Inhalt

W0095921

Der Mensch rückt die Natur wieder in seine Nähe (Einleitung) **7**

Über den Umgang mit Heilpflanzen **13**
Sammeln oder kaufen? **13**
Trocknung und Aufbewahrung **15**
Darreichungsform und Zubereitung **17**

Die Inhaltsstoffe der Pflanzen und ihre Wirkung **21**
Ätherische Öle **22**
Saponine **23**
Mineralstoffe **24**
Schleime **25**
Fette Öle **25**
Bitterstoffe **26**
Gerbstoffe **26**
Alkaloide **26**
Glykoside **27**
Salizylsäure **27**
Andere organische Säuren **28**
Vitamine **28**

Rezepte der modernen Pflanzenheilkunde **29**
Herz und Kreislauf **30**
Atemwege **41**
Magen und Darm **44**
Allergien **52**
Verletzungen und Schmerzen **57**
Rheumatismus **61**
Leber und Galle **76**
Niere und Blase **88**
Nervöse Leiden **100**
Frauenkrankheiten **106**

Gegen jede Krankheit ist ein Kraut gewachsen **117**

Kurzbiographien bedeutender Ärzte und Forscher
Avicenna **75**
Sebastian Kneipp **116**
Dioskurides **143**
Hildegard von Bingen **162**
Hippokrates **193**
Samuel Hahnemann **234**
Paracelsus **286**
Galenus **312**

Register **317**

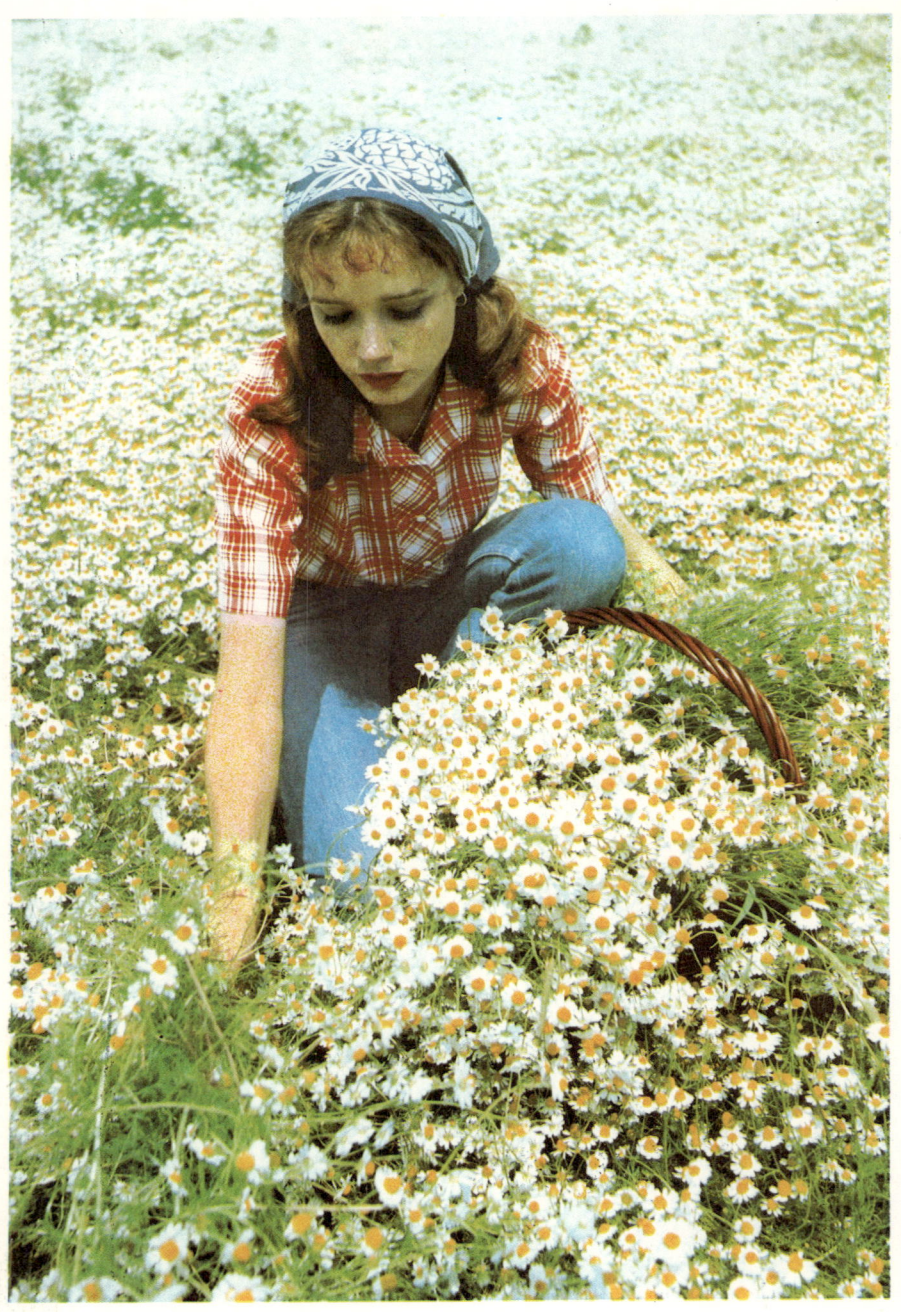

Gisela und Andreas Mihailescu

Gegen jede Krankheit ist ein Kraut gewachsen

Rezepte der modernen Pflanzenheilkunde
und deren Anwendung

mit 128 Abbildungen
in Farbe

Gondrom

Sonderausgabe für den
Gondrom Verlag 1985

© Copyright by Biblio Verlagsgesellschaft, München.

© Copyright der Heilpflanzen-Farbtafeln by Artia Verlag, Prag
(siehe Bildquellen-Verzeichnis)

Redaktion: Andreas Mihailescu
Umschlaggestaltung: Harry Pfanzelt, München
Satz: Satz 2000 GmbH, München
Gesamtherstellung: Lektüre-Verlag GmbH, München

ISBN 3-8112-0441-6

Bildquellen:

J. Krejča (49), V. Choc (1), K. Hisek (2), J. Kaplická (1),
Fr. Severa (1)

Archberger: 203, 265

Deutsches Museum München:
51 (2×), 56, 125, 174, 197, 212, 246, 258

Heinz Ehrenkäufer: 145

Rupert Haslberger:
119, 127, 161, 195, 206, 215. 225, 233, 237, 281,
285, 295, 307

Jukunda: 207

Kneipp Heilmittel-Werke: 116

H. Schrempp:
123, 134, 141, 149, 153, 157, 165, 169 (2×), 173,
180, 183, 187, 192, 199, 211, 221, 229, 245, 249, 253, 257,
261, 269, 277, 289, 299, 303, 315

Schuhmacher: 311

Süddeutscher Verlag. Bildarchiv: 193. 234. 286

Johannes Apel, Hamburg: 292

Karl F. Wolfstetter, Wörth am Main:
131, 137, 177, 219, 241, 273

Dr. Madaus & Co., Köln: 170, 197·

Archivbild, Schoenenberger Pflanzensaftwerk, Magstadt: 6

Der Mensch rückt die Natur wieder in seine Nähe

Ein bemerkenswertes Ergebnis mehrerer Meinungsforschungsinstitute vorweg: Über die Hälfte aller Befragten in den westeuropäischen Industrienationen würden im Krankheitsfalle Arzneimitteln pflanzlicher Herkunft den Vorzug geben. Und nicht einmal zwanzig Prozent greifen lieber zu chemischen Präparaten aus der Retorte, von denen sie sich eine größere Wirkung versprechen.

Hält man sich die rasante Entwicklung unseres technischen Zeitalters vor Augen, und vergleicht sie mit oben genanntem Ergebnis, dann wird jedem verständlich, daß sich in weitreichenden Bevölkerungskreisen unserer sogenannten Zivilisationsländern eine deutlich wandelnde Lebenseinstellung abzeichnet.

Nach ungeheuerlichen großen, aber auch zweifelhaften Erfolgen in allen Bereichen unseres Lebens, die ganz einschneidende Veränderungen für jeden von uns zur Folge hatten, setzt nunmehr eine Besinnung ein. Sie entspringt dem Bewußtsein, daß der Mensch des 20. Jahrhunderts an Grenzen gestoßen ist, deren Überschreitung ihn weder menschlich noch technisch weiterbringen würde. Während einerseits das rein materialistische Denken und Streben nach dem 2. Weltkrieg weitgehend auf Kosten der zwischenmenschlichen Beziehung ging, führte die bedingungs- und erbarmungslose Industrialisierung zu einem Raubbau der nicht regenerierbaren Rohstoffe dieser Erde, die niemand vor den künftigen Generationen ruhigen Gewissens verantworten kann.

Diese Entwicklung, die heute mehr denn je für den einzelnen spürbar wird, bedingt die überall einsetzende Überprüfung der eigenen Lebensführung und -gestaltung.

Es nimmt daher nicht wunder, daß der erste Schritt vieler Zeitgenossen in Richtung Natur führt, von der man unerschöpfliche Energien erhofft, und die als bewährtes Regulativ wieder näher in den Gesichtskreis des Menschen rückt. Zu den auf natürliche Energien bedachten Bürgern kommen auch die Schützer von Natur und Umwelt hinzu, die eine Bedrohung des schwankenden ökologischen Gleichgewichtes auf uns zukommen sehen. All diese Leute streben mit ganzer Kraft eine naturgemäße Lebensweise an, ohne die der Mensch vollends den Bezug zu seiner Herkunft verlieren würde.

Sämtliche Erscheinungen, durch die sich pflanzliche, tierische und menschliche Organismen von leblosen Körpern unterscheiden, und die wir vereinfacht als Leben bezeichnen, sind auf ständige Energiezufuhr angewiesen.

Die Urenergie des Planets Erde ist die Sonne. Sie gibt den Anstoß zu der entscheidensten Tätigkeit auf unserer Welt, ohne die Leben nicht denkbar wäre: zur Umwandlung anorganischer Stoffe in organische Materie.

Solch ungeheuerlich komplizierte chemische Arbeit, die selbst das größte von Menschenhand geschaffene Chemielabor nicht bewerkstelligen könnte, vollzieht sich auf kleinstem Raum von tausendsteln Millimetern. Diese winzigen Chemiefabriken sitzen in den Pflanzenzellen, in denen der grüne Blattfarbstoff Chlorophyll enthalten ist. Durch die Einwirkung des Sonnenlichts nehmen die Pflanzenzellen Kohlendioxyd und Wasser auf und verwandeln es unablässig in Eiweiß, Zucker und Fette. Das Wasser wird in Wasserstoff und Sauerstoff gespalten. Während der Wasserstoff zur Bildung von Kohlenhydraten benötigt wird, gibt die Pflanze den erzeugten lebensnotwendigen Sauerstoff an die Luft ab.

Veranschaulicht man diese Leistung mit Zahlen, so ergibt die Rechnung 100 Milliarden Tonnen organischer Substanzen, die jährlich dank dieser sogenannten Photosynthese gebildet werden – das sind 3000 Tonnen in jeder Sekunde. Und in nur 2000 Jahren wird durch die Pflanzenwelt der gesamte Sauerstoff unserer Atmosphäre erneuert.

Durch die sich immer wieder neu bildenden organischen Stoffe und durch den Sauerstoff in Luft und Wasser wird Leben überhaupt ermöglicht.

Am sichtbaren Anfang allen irdischen Lebens steht also die Pflanze. Ohne sie würde jegliches andere Leben sofort erlöschen; die vielgerühmte Macht und Größe menschlichen Geistes könnte sich nicht dagegen wehren.

Fahndet man nach dem Wesentlichen, nach dem Ursprung des Lebens, so stößt selbst der noch so unbeugsame Geist auf die Pflanze, die in direktem Zusammenhang zu seinem Dasein steht. Der Weg darüber hinaus führt dann zu immer weniger greifbaren Sphären und Kräften, zu der Schöpfung selbst. Hier sind dem Menschen die Grenzen gesetzt, hier beginnt der religiöse Glaube oder der Unglaube, hier war der Ausgangspunkt mittelalterlicher Zauberei, Dämonentums und Magie.

Es kam nicht von ungefähr, daß in vielen Kulturen die Medizin anfänglich der Schicht vorbehalten war, die sich als Verbindungsglied zu den göttlichen Welten betrachtete, der Priesterschaft. Sie entnahm die arzneilichen Mittel ausschließlich der Natur. Und es waren vornehmlich Pflanzen, die als heiliger Lebensquell und gottgegebene Arznei verehrt wurden.

So wie die Tiere bei Krankheiten, ihrem Instinkt folgend, nach bestimmten Heilpflanzen und -kräutern suchen, so entfalteten auch die frühen Menschen ihre Fähigkeit, Heilpflanzen als solche zu erkennen und zu verwenden.

Damit begann der Entwicklungsweg einer Heilkunde, in deren Mittelpunkt über Jahrtausende die Arzneipflanzen standen. Die daraus sich entwickelte Pflanzenheilkunde brachte es durch viele große Forscher, die meist Arzt und Botaniker zugleich waren, zu einer Hochblüte, die bis in das letzte Jahrhundert hineinreichte.

Erst in der Neuzeit trat durch die Entwicklung der wissenschaftlichen Chemie eine Änderung ein. Diese neue Wissenschaft schien die Natur »in den Griff zu bekommen«.

Man analysierte die chemische Struktur unserer Heilpflanzen, isolierte deren Hauptwirkstoffe, und begann die Bausteine der Natur nachzuahmen, abzuändern und sogar zu neuen, bisher unbekannten Molekülgruppen zusammenzuschließen.

Ein neues Zeitalter war geboren, dessen Auswirkungen alles Lebendige, aber auch selbst die anorganische Materie beeinflussen sollte. Die Menschen wurden zunächst forschungsgläubig und nahmen erwartungsvoll Mittel aus der Retorte überall in ihren Lebensbereich auf.

Heute, nicht einmal 100 Jahre danach, ist die Chemie zu einer unüberschaubaren Großmacht herangewachsen, die der Medizin über 30 000 chemische Präparate anbietet. Und die Zahl anderer chemisch erzeugter Kunststoffe beläuft sich derzeit auf ca. 60 000, die jährlich um etwa 200–300 neu erfundener Umweltchemikalien zunehmen. Erst ein verschwindend kleiner Teil dieser Stoffe ist auf mögliche schädliche Wirkungen geprüft worden.

Daß dieser Bereich unserer Zivilisation sich in zunehmendem Maße mehr schädigend denn nützlich auf Umwelt und Bevölkerung auswirkt, hört man heute immer öfter. Tatsächlich nehmen die Schäden durch chemische Einflüsse überhand. Dies beginnt mit dem hemmungslosen Einsatz vieler hochgiftiger Insekten- und Unkrautbekämpfungsmittel in der Landwirtschaft, der Verarbeitung und Herstellung vieler ungesunder Kunststoffe in der Industrie, wobei die Nahrungsmittelindustrie nicht ausgeschlossen ist. Das geht bis zur leichtfertigen Verabreichung stark wirkender pharmazeutischer Präparate, die neben der beabsichtigten Wirkung noch sogenannte Nebenwirkungen zur Folge haben. In dieser Bezeichnung wird bereits verharmlost, was gar nicht harmlos ist. Denn Nebenwirkungen erachtet man als klein und geringfügig – sie sind es nicht.

In einer Zeit, in der für jedermann spürbar das Gesundheits- und Sozialwesen die Grenzen ihres Wachstums erreicht haben, wo die Kostenex-

9

plosion der Krankenversorgung (es wurden 1978 in der Bundesrepublik allein für Arzneimittel 12 Milliarden DM ausgegeben!) zu einem volkswirtschaftlichen Problem geworden ist, und wo andererseits die Garantie für Gesundheit zu einem immer abstrakteren Begriff zu verschwimmen droht, wurde der Ruf nach anderen Lösungen zu Recht immer lauter und eindringlicher.

Daß dieses aus tief empfundenem Mangel entsprungene Bedürfnis gerade in jüngster Zeit viele falsche Propheten hervorgebracht hat, ist nicht verwunderlich. Den dabei schnell auf den Markt geworfenen Schriften über Natur- und Volksmedizin haftet ein medizinisch sachliches Prädikat nur selten an.

Gerade auf dem Gebiet der Pflanzenheilkunde werden häufig mit einer gewissenlosen Leichtfertigkeit Behandlungsanleitungen empfohlen, die den Patienten glauben machen, daß damit selbst chronische Leiden in wenigen Tagen oder Wochen ausgeheilt werden könnten, und daß somit weitere Arztbesuche überflüssig wären.

Solche Veröffentlichungen schaden der Sache. Denn dem Verlangen des Patienten von heute und morgen muß gewissenhaft Rechnung getragen werden. Er sieht sein Dasein in der Zukunft weniger von einem hohen, zweifelhaften technischen Lebensstandard bestimmt, als durch die Lebensqualität, die er zunehmend kritischer zu betrachten weiß.

Er erkannte, daß parallel mit dem hohen Standard der Zivilisation auch die gleichnamigen Erkrankungen gewachsen sind. Die Unlust an dieser Zivilisation greift immer mehr um sich.

Zwar sind die Möglichkeiten, schwere Erkrankungen erfolgreich zu behandeln, in den letzten Jahrzehnten enorm ausgeweitet worden, doch die Bedrohung der Volksgesundheit kommt schleichend von ganz anderer Seite. Es sind nämlich gerade die leichteren Erkrankungen, die chronischen und funktionellen Beschwerden sowie die mannigfachen und immer mehr zunehmenden vegetativen Störungen, unter denen die meisten der Patienten leiden.

Hier setzen viele Arzneipflanzen heilend und harmonisierend in das Krankheitsgeschehen ein, ohne die Gefahr unliebsamer, gefährlicher »Nebenwirkungen« heraufzubeschwören. Die Inhaltsstoffe der Pflanzen sind chemische Verbindungen, die durch Stoffwechselvorgänge zustande kommen, wie dies in ähnlicher Weise auch bei Mensch und Tier geschieht. Daß der menschliche Organismus auf solche Wirkstoffe mit bester Verträglichkeit anspricht, nimmt nicht wunder.

Die Phytotherapie bedient sich dabei nur noch in wenigen Fällen wildwachsender Pflanzen. Erstens könnte die benötigte große Menge gar nicht in freier Natur gesammelt werden, zweitens stehen zahlreiche Pflanzen heute unter Naturschutz, und drittens ist bei den wildwachsenden Pflanzen der Wirkstoffgehalt äußerst starken Schwankungen unterworfen. Die Garantie für gleichbleibende Zusammensetzung und medizinische Wirkung pflanzlicher Drogen, kurz Standardisierung genannt, ist nur in den heute üblichen Heilpflanzenkulturen gewährleistet, wo die Gewächse unter steter wissenschaftlicher Kontrolle stehen. Man berücksichtigt beim Anbau von Arzneipflanzen nicht nur Klima, Bodenverhältnisse und Sonneneinstrahlung, sondern auch Erbmerkmale des Saatgutes und bei der Ernte den Entwicklungszustand, bei dem der Wirkstoffgehalt am höchsten ist. Durch die wissenschaftliche Auswertung all dieser Daten konnte sogar bei vielen Heilpflanzen der Wirkstoffgehalt durch gezielte Züchtungen beträchtlich erhöht werden.

Ein Pflanzenwirkstoff ist jedoch noch kein Arzneimittel. Die frisch geernteten Pflanzen müssen je nach ihrer stofflichen Zusammensetzung unterschiedlichen Trocknungsverfahren unterzogen, und deren Wirksubstanzen durch sorgfältig abgestimmte Extraktionen erfaßt werden. Die Arzneimittelindustrie, die sich auf die Verarbeitung von Heilpflanzen spezialisiert hat, entwickelte in den letzten Jahrzehnten verschiedene Darreichungsformen, mit denen Arzt und Patient moderne Arzneimittel aus Pflanzen zur Verfügung stehen. An erster Stelle steht der Arzneitee, der von einigen Firmen in sofort löslicher Form angeboten wird. Die flüssigen Pflanzenextrakte werden dabei in einem aufwendigen Verfahren sprühgetrocknet, wobei man ihnen in Sekundenschnelle den Wassergehalt entzieht. Zurück bleibt ein in Wasser

lösliches Konzentrat, das alle wertvollen Pflanzenwirkstoffe enthält, auch die sehr empfindlichen ätherischen Öle.

Daß die Entwicklung dieses Zweiges der Medizin erst am Anfang steht, verdeutlicht die Tatsache, daß von den rund 380 000 Pflanzenarten der Erde etwa erst fünf Prozent einigermaßen auf ihre Inhaltsstoffe untersucht wurden. Das Reservoir der pharmazeutisch noch nicht überprüften Gewächse scheint unerschöpflich zu sein.

Wenn in dem vorliegenden Buch viele Arzneiteerezepte Erwähnung finden und die Pflanzen selbst vorgestellt werden, so geschieht dies mit der Absicht, aufzuzeigen, zu welch großartigen Leistungen die Natur imstande ist, und welche verhältnismäßig einfachen Möglichkeiten Arzt und Patient zur Verfügung stehen. Selbstverständlich ist es nicht zwingend, die Zubereitungen selbst vorzunehmen oder die Pflanzen gar selbst zu sammeln, um in diesen natürlichen Genuß zu kommen. Die Phytotherapie bedient sich ja derselben Darreichungsform wie die Chemotherapie; die Pflanzenwirkstoffe sind als Fertigpräparate in den Apotheken erhältlich. Sie werden von Naturheilärzten und zunehmend auch von Allopathen verschrieben.

In ihrer Bedeutung nicht gesunken sind jedoch die zahlreichen bewährten Tees, die sich der Laie seit jeher bei gesundheitlichen Störungen zuzubereiten weiß. Aber hier muß ein

Grundwissen über die Wirkung der Heilpflanzen Voraussetzung sein, damit der gewünschte Erfolg auch wirklich eintritt, oder die Wirkung nicht in falsche Bahnen gelenkt wird. Dies ist eines der Ziele dieser Schrift. Wenn die Autoren bei der Besprechung ernsthafterer Erkrankungen immer auf die Hinzuziehung eines Arztes hinweisen, dann geschieht das nur im eigenen Interesse des Lesers. Es herrscht bei uns eine freie Arztwahl. Und jeder kann sich heute in die Hand eines naturheilkundigen Arztes oder in eine biologische Klinik für Ganzheitsmedizin begeben, wo oben genannte Phytotherapeutica gebräuchliche Arzneien sind. Dort wird man auch am ehesten bemüht sein, nicht nur das Symptom einer Krankheit zu beseitigen, sondern ihre eigentliche psychische oder organische Ursache herauszufinden.

Getreu dem hippokratischen Lehrspruch »Die Natur zielt auf das Ganze mit dem Ganzen«, versucht die Pflanzenheilkunde mit der natürlichen Gesamtheit der Pflanzenwirkstoffe den harmonischen Ausgleich im Leben des menschlichen Organismus zu schaffen.

Wo nicht mit besonderem Grund der Gebrauch von starken chemischen Präparaten erforderlich ist, wird die Natur wieder mehr Geltung erhalten.

Damit schreiten die Menschen jedoch nicht zurück, vielmehr voran zur Natur. Mit solchem Bewußtsein wird ein Fortschritt in Angriff genommen, der zu niemandes Schaden, sondern nur zum Nutzen und Wohl alles Lebendigen ist.

Dieses Buch möchte im Bereich der Gesundheit einen kleinen Teil dazu beitragen.

Gisela u. Andreas Mihailescu

Über den Umgang mit Heilpflanzen

Sammeln oder kaufen?

Wir leben nicht mehr in und von einer sich selbst überlassenen Natur, in der alle Pflanzen im Überfluß wachsen. Und wer nicht über fundierte botanische Kenntnisse, verbunden mit praktischen Erfahrungen verfügt, kann allzu leicht beim Heilkräutersammeln danebengreifen.

Während beim unkundigen Pilzsammler ein solcher Fehlgriff häufig tödlich endet, trifft dies beim Heilpflanzensammler meist nicht zu. Vielmehr bringt der übereifrige, aber unerfahrene Sammler völlig wirkungslose Pflanzen mit nach Hause, die ihm eine große Enttäuschung bereiten, da der beabsichtigte therapeutische Effekt ausbleibt. Dann wird oft völlig zu Unrecht die Pflanzenheilkunde abgewertet, nichtsahnend, daß der Fehler bei einem selbst liegt.

Es soll trotzdem nicht unerwähnt bleiben, daß es auch in unserer Heimat Pflanzen gibt, die schnell- und starkwirkende Gifte beinhalten. Wer beispielsweise die Vögel munter Tollkirschen (Atropa belladonna) verzehren sieht, muß sich doch immer wieder ins Gedächtnis rufen, daß der Genuß von wenigen dieser verführerischen Beeren bei uns Menschen unweigerlich zum Tode führt.

Bevor man sich zum Sammeln von Heilpflanzen entschließt, ist es wichtig zu wissen, daß der Wirkstoffgehalt einer Pflanze großen Schwankungen unterliegt. Dies macht sich nicht nur von Ernte zu Ernte bemerkbar, sondern ist von vielerlei Unsicherheitsfaktoren abhängig. Dazu zählen außer Bodenbeschaffenheit und Standort, die Tageszeit der Ernte, die Mondphasen, die nachweislich das Wachsen und Gedeihen auf dieser Erde mit beeinflussen, ferner die möglichen Wirkstoffverluste und -veränderungen, die beim Trocknungsvorgang leicht auftreten können. Dasselbe gilt für eine unsachgemäße Aufbewahrung.

Schon der große griechische Arzt Hippokrates (460–377 v.Chr.), dessen Name für die Menschen und Wissenschaftler ein unauslöschlicher Begriff geworden ist, legte größten Wert darauf, daß seine Kräutersammler die von ihm erstellten Regeln des Sammelns, Aufbewahrens und Versendens peinlichst genau beachteten. Diese Sammler waren indes mehr als menschliche Pflückmaschinen. Sie spürten intuitiv, ob einer Heilpflanze auch noch ihre heilsamen Substanzen innewohnten. Ihre Augen, Nase und selbst die Hände, welche die Beschaffenheit der Pflanze erfühlen konnten, waren die untrüglichen Meßgeräte dieser Kenner.

Uns Menschen des 20. Jahrhunderts sind zwar solche Fähigkeiten abhanden gekommen, dafür sind wir aber auf andere Weise in der Lage, uns ein richtiges Bild über die Lebensvorgänge in den Heilpflanzen zu machen. Durch die chemische Analyse im Laboratorium können heute die Einflüsse der verschiedenen Umweltbedingungen auf den Wirkstoffgehalt der Pflanze überprüft werden.

Mit dem bloßen Sammeln, Trocknen und Aufbewahren ist es also nicht getan, denn ein Arzneitee muß gleichmäßig heilkräftig, seine Wirkung kontrollierbar sein.

Nur wenn diese Voraussetzungen gewährleistet sind, vermag der Arzt und Phytotherapeut den beabsichtigten Heileffekt beim Patienten auch tatsächlich zu erzielen.

Da aber gerade die wildwachsenden Kräuter und Heilpflanzen durch unterschiedlichste Wachstumsbedingungen den größten Inhaltsschwankungen unterliegen, bevorzugt man in der Phytotherapie die Drogen aus kultiviertem Pflanzenanbau. Diese gezüchteten Heilpflanzen sind den wildwachsenden keineswegs unterlegen, oft konnte der Anteil an den entscheidenden Substanzen sogar noch erhöht werden. Damit verfügt die Medizin über standardisierte Pflanzendrogen, deren Inhaltsstoffe in Menge und Zusammensetzung genau bekannt und somit exakt dosierbar sind.

Solche Drogen, zumal wenn sie aus einer Kultur stammen, die keine chemischen Spritz- und Düngemittel kennt, sind den wildgewachsenen zweifellos vorzuziehen.

Der Heilpflanzenfreund sollte sich also genau im klaren darüber sein, für welchen Zweck er die Pflanzen benötigt: als Nahrung, Gewürz oder Arznei. Wenn er Drogen für einen medizinischen Tee, der eine bestimmte therapeutische Wirkung hervorrufen oder auslösen soll, benötigt, sei ihm geraten, die notwendigen Drogen in der Apotheke oder dem Kräuterhaus zu besorgen.

Selbstverständlich sind davon die wildwachsenden Pflanzen ausgeschlossen, die wir alle beispielsweise im Frühjahr zur Blutreinigung und Stoffwechselanregung pflücken und frisch verwenden. Dazu zählen vor allem die allgemein bekannten Pflanzen wie Löwenzahn und Brennnessel, die überall und ausreichend vorkommen und bei denen keine Verwechslungsgefahr besteht.

Auch haben die vielen Heilpflanzen ihre eindeutige Berechtigung, die in Gärten gezogen werden und nicht nur in der Hausapotheke, sondern auch in der Küche Verwendung finden. So sind Pflanzen wie Salbei, Thymian, Pfefferminze, Melisse, Rosmarin und viele andere unschwer selbst zu ziehen.

Wachsen sie jedoch außerhalb des Gartens, wissen die wenigsten, ob es sich um Bastarde handelt, welche Eigenschaften und Wert sie besitzen. Jeder kennt die Linde, jenen majestätischen, unübersehbaren Baum vieler Alleen und Parkanlagen, allen ist von klein auf die Schlüsselblume ein Begriff, und für viele ist das Veilchen ein geheimer Schwarm. Doch wer kann schon wirklich außer der Familie auch die einzelnen Arten genauestens auseinanderhalten? Gerade die hier als Beispiel angeführten, die für eine Unzahl anderer Pflanzen genannt sind, unterscheiden sich von ihren vielen Artgenossen nur geringfügig im Aussehen, die medizinische Eignung ist jedoch meist nur einem oder wenigen Mitgliedern einer Familie zuzusprechen.

Wer trotzdem glaubt, wildwachsende Heilpflanzen sammeln zu können – und diese Fähigkeit ist nicht mit dem besten Bestimmungsbuch in der Hand zu erreichen –, der sollte dies mit der gebotenen Sorgfalt tun. Die unter Naturschutz stehenden Pflanzen bleiben dann unantastbar, es dürfen ferner niemals die Pflanzen einer gefundenen Art gänzlich geerntet werden, sondern lediglich ein Drittel oder die Hälfte, damit der Bestand nicht gefährdet wird.

Wenn das Sammelgut nur die Blätter sind, pflückt man nicht alle ab, da ansonsten der Pflanze die Ernährungsorgane geraubt würden, und sie unweigerlich eingehen müßte. Und in Naturschutzgebieten greift der wahre Heilpflanzenfreund nicht in das sich selbst überlassene Gefüge der Natur ein, respektiert vielmehr diese Reservate, wohlwissend, daß das Schicksal der Menschen vom Gedeih und

Verderb seiner natürlichen Umwelt abhängt.

Fallen Pflanzenernte und Brutzeit der Singvögel oder anderer bedrohter Vogelarten zusammen, so ist besondere Vorsicht geboten, damit der Brutvorgang oder die bereits geschlüpften Jungvögel nicht gestört werden.

Wenn der Sammler all dies beherzigt hat, und dann mit Eifer losziehen möchte, um seine Heilpflanzenapotheke aufzufrischen, sollte er darauf bedacht sein, solche Gegenden aufzusuchen, die nicht durch Autoabgase, Industrieverschmutzung, Kunstdünger und Unkraut- sowie Insektenvertilgungsmittel verseucht sind. Wir wissen zwar alle, daß man diesen Schadstoffen nicht mehr aus dem Weg gehen kann (fanden Forscher doch noch das hochgiftige Insektizid DDT in den Organen von Tieren der Antarktis), doch sollte man die Menge dieser Gifte so niedrig und wirkungslos wie eben möglich halten.

Man sammelt nur gesunde Pflanzen, die nicht fleckig oder von Pilzen, Insektenlarven und Schnecken befallen sind. Für die Ernte der verschiedenen Pflanzenteile lassen sich einige grundsätzliche Anmerkungen machen:

Wurzeln und deren Ausläufer: Wenn sie sich noch nicht durch das Sprießen von Stengeln und Blättern verausgabt haben, werden sie vorsichtig ausgegraben, von Erde befreit und gewaschen. Vegetationsruhe und Erntezeit ist also Herbst oder Vorfrühling. Schleim- und stärkehaltige Wurzeln gräbt man am frühen Morgen aus, da sich dann noch in ihnen die Heilstoffe befinden, die sich nachts vom Kraut in die unterirdischen Pflanzenteile zurückgezogen haben.

Blätter: Sie werden mehrmals im Jahr gesammelt, wobei die erste Ernte kurz vor Beginn der Blütezeit am wertvollsten ist. Während die größeren und meist auch härteren Blätter einzeln gepflückt werden müssen, streift man die zarten und jüngeren einfach vom Stengel ab. Das Sammelgut nicht drücken, damit es beim Trocknen nicht unansehnlich schwarz und somit wertlos wird. Man läßt die Pflanze, wie bereits erwähnt, immer einige Blätter zum Überleben. Das ist echter, angewandter Naturschutz.

Blüten: Wenn sie sich noch nicht ganz entfaltet haben, werden sie vorsichtig an sonnigen, trockenen Tagen um die Mittagszeit herum mit der Schere direkt unter dem Blütenkopf abgeschnitten. Obwohl dies, besonders bei sehr kleinen Blütenköpfen, wie bei der Kamille, sehr mühselig und zeitraubend ist, muß die Ernte vorsichtig vonstatten gehen, da die Blüten die empfindlichsten Pflanzenteile sind.

Kraut: Wird die ganze überirdische Pflanze zur Droge verarbeitet, schneidet man das Kraut – damit sind die Stengel, Blätter und Blüten gemeint – bei Beginn der Blüte einige Zentimeter über der Erde ab. Handelt es sich dabei um hochwüchsige Pflanzen, dann diese nur um die oberen 20–30 cm kürzen, wobei man etwaige holzige Teile als wertlos aussortiert.

Früchte und Samen: Da sie bei voller Reife ihrer Bestimmung gemäß abfallen, muß man sie vor der endgültigen Reife ernten. Man mäht das Kraut und drischt die Samen aus, wie dies zum Beispiel beim Kümmel gemacht wird, oder pflückt größere Früchte, wie Beeren, direkt von der Pflanze. Als Sammelbehälter, das gilt für alle Pflanzenteile, verwende man einen luftdurchlässigen Korb (Spankorb oder ähnliches), niemals jedoch Plastiktüten oder andere Kunststofferzeugnisse

Trocknung und Aufbewahrung

Die große Kunst, Heilpflanzen zu trocknen, besteht darin, der lebendigen Pflanze das Wasser zu entziehen, ohne ihren Wirkstoffgehalt anzutasten. Dieses Handwerk beherrschten die Menschen schon vor mehreren tausend Jahren, ohne zu wissen, welche Vorgänge damit in den Pflanzenteilen unterbunden wurden.

In der Pflanze ist jede chemische Reaktion nur unter Mitwirkung von Enzymen (auch Fermente genannt) möglich. Diese in der lebendigen Zelle erzeugten Eiweißstoffe wirken als Katalysatoren und bewirken somit die Auslösung, Beschleunigung und Steuerung des chemischen Vorgangs. In ihrem Lebenselement, dem Wasser, sind sie ohne Unterlaß tätig. Erst wenn der Feuchtigkeitsgehalt, der bei den frisch geernteten Pflanzenteilen zwischen 70 und 95% liegt, auf weniger als 12% herabgesetzt wird, ist der Lebensfähigkeit dieser Enzyme und somit der ganzen Pflanze Einhalt geboten. Es können sich dann zudem keine Bakterien oder Pilze ansiedeln, die den Wirkstoffgehalt der Heilpflanze mindern oder völlig zerstören.

Die getrocknete Pflanze wird als Droge bezeichnet. Der Wortstamm dieses Ausdrucks findet sich in fast allen westlichen Sprachen wieder und leitet sich von »trocken« oder »Trocknung« ab.

Das Leben der frischen Pflanze wird durch den Trocknungsvorgang nicht ausgelöscht, vielmehr zum Stillstand, zum Schlafen gebracht. Fügt man der Droge Wasser zu, dann erwacht in ihr wieder das Leben, und die Wirkstoffe beginnen ihre heilsamen Eigenschaften zu entfalten. Man muß sich den so einfach erscheinenden Trocknungsvorgang in der oben beschriebenen Weise vor Augen halten, um zu erkennen, welchen entscheidenden Eingriff der Drogenzubereiter ausführt. Unsachgemäßes Vorgehen kann sich hier genauso fatal auswirken, wie falsches, unkundiges Sammeln und Einbringen der Heilpflanzenernte.

Um die Kunst der Heilkräutertrocknung zu erlernen, bedarf es nicht nur eines reichhaltigen Wissens über diese Materie, sondern auch einer Erfahrung und eines dabei entwickelnden Fingerspitzengefühls.

Es seien darum hier nur einige der wichtigsten Ratschläge gegeben, deren Befol-

gung dazu befähigen, einfache Kräuter und Heilpflanzen richtig zu trocknen. Der Umgang mit den zu Drogen werdenden Pflanzen wird dann der beste Lehrmeister sein.

Man erntet nur soviele Pflanzen, wie man auch sofort zu trocknen imstande ist. Für den Laien, der lediglich seinen kleinen Eigenbedarf decken möchte, kommt als Trocknungsraum meist nur der Dachboden in Frage. Aber auch trockene und staubfreie Schuppen oder ähnliches können dafür hergenommen werden.

Es ist wichtig, daß das Pflanzengut im Schatten getrocknet wird und mäßiger Wärme sowie leichter Zugluft ausgesetzt ist, die von allen Seiten an die Pflanzen herankommen soll. Vorzüglich eignen sich hierfür Drahtgestelle, auf denen die ganzen Pflanzen ausgebreitet werden. Es ist jedoch ausreichend, wenn man das Sammelgut auf sauberem, unbedrucktem Papier (also kein Zeitungspapier) locker verteilt.

Bis auf die Wurzeln werden die Pflanzen nicht gewaschen, sondern nur von unerwünschten Teilen befreit. Kleine Blätter, Blüten und feingliedrige Kräuter während des ganzen Trocknungsvorgangs nicht wenden; das sollte man nur bei größeren, harten Blättern und dichtbelaubten Kräutern tun.

Große Wurzeln der Länge nach teilen und an Fäden aufhängen. Die Früchte und Samen häuft man dünnschichtig auf und schaufelt sie ein- bis zweimal täglich um.

Da die Ernte meist im Sommer und an warmen, trockenen Tagen stattfindet, herrscht im Trocknungsraum wahrscheinlich eine Temperatur von 30 bis 40 Grad Celsius, die als günstiger Durchschnittswert betrachtet werden kann. Die Pflanzen dürfen weder zu schnell noch zu langsam getrocknet werden. Das ist die Kunst. Geschieht es zu schnell bei zu hoher Temperatur, dann trocknet nur die Außenfläche, und von innen setzt ein Fäulnisprozeß ein, der die Droge wertlos macht. Bei zu langsamer Trocknung verfärbt sich das Pflanzengut, die Inhaltsstoffe verflüchtigen sich und können ebenfalls nicht der gedachten Verwendung zugeführt werden.

Trocknet man Pflanzen wegen ihres Gehalts an ätherischen Ölen, so achtet man auf eine Trocknungstemperatur von circa 35 Grad. Wurzeln und andere größere sowie härtere Teile vertragen Temperaturen bis zu 45 und 50 Grad Celsius. Es bedarf keiner Erklärung, daß verschiedene Pflanzenarten nicht dichtgedrängt zusammen getrocknet werden können. Das trifft vor allem auf Drogen zu, deren ätherischer Ölgehalt sehr hoch ist.

Je nach Beschaffenheit des Pflanzengutes und je nach Wetter und Jahreszeit ist der Trocknungsvorgang nach drei Tagen bis zwei Wochen beendet. Richtig getrocknete Pflanzen lassen noch ihre ursprüngliche Farbe erkennen. Sie sind zur lagerfähigen Droge geworden, wenn sie sich leicht brechen lassen.

Die Aufbewahrung größerer Drogenmengen ist mit beträchtlichem Aufwand verbunden. Die für den Eigenbedarf gekauften oder selbst zubereiteten Drogen begnügen sich mit unbeschädigten Papiersäckchen, Pappschachteln und die besonders empfindlichen Blatt- und Blütendrogen mit dunkelfarbigen Gläsern. Blechdosen, Plastiksäcke, -tüten und andere Kunststoffbehältnisse sind zu diesem Zweck unbrauchbar, manchmal sogar schädlich, da sich giftige Kunststoffmoleküle unter die Drogen mischen können. Die Aufbewahrungsräume sollten kühl, trocken, belüftbar und frostfrei sein. Sonnenbestrahlung schadet den getrockneten Pflanzen sehr.

Alle Behälter mit Etiketten versehen und darauf Name, Erntedatum und Herkunft vermerken. Das Datum ist neben dem Namen das Wichtigste, da sich die meisten Drogen selten länger als

ein Jahr aufbewahren lassen, ohne an Wert und Wirksamkeit zu verlieren. Sollen größere Drogenmengen aufbewahrt werden, achtet man besonders auf gute Durchlüftung des getrockneten Gutes. Man lockert daher die Drogen alle paar Wochen gut auf, um Gär- und Fäulnisvorgänge zu vermeiden

Darreichungsform und Zubereitung

Vor mehr als 5600 Jahren schrieb der chinesische Kaiser und Arzt Shin-Nong in seinem Heilpflanzenbuch: »Die Kraft deines Körpers liegt in den Säften der Pflanzen.« Die Tatsache, daß die heilungsfördernden Stoffe der Heilkräuter in der frischen Pflanze ihre größte Wirkung entfalten, ist lange Zeit in Vergessenheit geraten. Sebastian Kneipp war einer der ersten, der im letzten Jahrhundert die Bedeutung der Frischpflanzen wieder erkannte. Doch die Medizin, die gerade um die Jahrhundertwende völlig im Banne der Chemie stand, ignorierte die Pflanze in ihrer Gesamtheit und ging hin, die wirklichen oder vermeintlichen Wirkstoffe aus den Gewächsen zu isolieren und in ihre chemische Struktur zu zerlegen. Das war der Ausgangspunkt der chemisch-synthetischen Arzneimittel. Das hat selbstverständlich viele Vorteile, die es gar nicht gilt, abzusprechen. So können diese haltbaren Produkte um die ganze Welt geschickt, und im Kampf gegen Epidemien und Krankheiten überall leicht und gezielt eingesetzt werden.

Man hat dabei jedoch die Pflanze als biologische Einheit unterschätzt und verkannt. Erst in neuerer Zeit kam man dahinter, daß außer dem bekannten Wirkstoff einer Pflanze, dem man den Behandlungserfolg zuschrieb, eine Reihe anderer Substanzen mit dem Hauptbestandteil zusammen einen Wirkstoffring bilden, der auf den menschlichen Körper besser einzuwirken vermag, als der isolierte Einzelstoff. Eine Heilpflanze kann bis zu 50 und mehr solcher Hilfssubstanzen besitzen.

Auch die Pflanzenheilkunde hat ähnliche Überlegungen angestellt wie die moderne Medizin, um ihre Arzneimittel besser verfügbar zu machen. So wurde neben den Tinkturen (seit Paracelsus) fast ausnahmslos die getrocknete Arzneipflanze, die Droge, verwandt. Man konnte sie gut lagern, durch ihr geringes Gewicht problemlos transportieren und je nach Bedarf als schnell herzustellende Drogenmischung verabreichen.

Obwohl die Drogen ohne Zweifel von hohem Wirkungsgehalt sind, wissen wir heute, daß die Frischpflanze oder der Saft aus ihr an erster Stelle stehen, gefolgt von den Drogen. An letzter Stelle der Wertskala steht die Tinktur, die noch am wenigsten von den Inhaltsstoffen der frischen Pflanze besitzt. Diese Betrachtungsweise geht nur auf die chemische Reaktionsfähigkeit von Pflanzensubstanzen zurück, die direkt dem Körper zugeführt werden und dort wirken können. Nicht weiter erwähnt sind hier die Homöopathica, die u.a. auch von Pflanzenstoffen ausgehen, jedoch eine andere Wirkungsweise besitzen. Die Hochpotenzen (sehr hohe Verdünnungen) haben letztlich überhaupt keine Moleküle der pflanzlichen Rohsubstanz mehr. Die Wirkungsweise tritt hier auf anderer Ebene ein. Es handelt sich dabei um energetische Übertragungen, deren genaue Wirkungsweise noch nicht erforscht und nachgewiesen ist. Durch Beobachtung und Erfahrung hat jedoch die Homöopathie einen berechtigten Platz in der alternativen Medizin erringen können.

Pflanzensäfte

Eiweiß, Farb-, Bitter-, Gerb- und Mineralstoffe, Stärke, die ätherischen Öle, Vitamine, Spurenelemente und die Zuckerarten sind im Preßsaft der Heilpflanze in natürlicher Form vorhanden. Je mehr die Pflanze aus ihrer frischen, biologischen Einheit gerissen wird, desto mehr nehmen ihre Inhaltsstoffe in Gehalt und Qualität ab.

Aus diesem Grund wird in dem vorliegenden Buch immer wieder auf die Pflanzenpreßsäfte hingewiesen, die sich sowohl als vorbeugende Mittel als auch bei der eigentlichen Therapie bestens bewährt haben.

Selbstverständlich lassen sich nicht aus allen Pflanzenteilen, wie Wurzeln und Rinden, Säfte herstellen. Schon darum bleibt die Bedeutung der getrockneten Pflanzen ungeschmälert. Die Herstellung der frischen Pflanzenpreßsäfte im Haushalt ist zudem jahreszeitlich gebunden.

Die frisch geernteten Pflanzenteile werden mit Hand, besser in einem Gemüse- oder Fleischwolf zerkleinert und durch ein sauberes Tuch gepreßt. Rückstand etwas mit Wasser anfeuchten und nochmals ausdrücken. Diese Frischsäfte sind nicht haltbar und müssen umgehend eingenommen werden.

Es gibt heute im Handel ein großes Angebot frischer Pflanzensäfte. Doch nur die wenigsten Hersteller solcher Säfte arbeiten nach selbst auferlegten Richtlinien, was Anbau und Verarbeitung betreffen. Der Verbraucher sollte sich stets vergewissern, daß die Säfte nicht chemisch konserviert sind und die dafür verwendeten Heilpflanzen möglichst aus biologischem Anstammen, d.h. nicht mit chemischen Dünge-, Unkraut- und Insektenvertilgungsmitteln, behandelt sind. Solche Produkte sind in Apotheken, Naturkostläden und Reformhäusern erhältlich.

Drogen

Wie bereits erwähnt, sind die getrockneten Arzneipflanzen (= Drogen) aus der modernen Phytotherapie nicht mehr wegzudenken. Sie besitzen hier vor allem in der Volksmedizin eine bedeutende Rolle als jederzeit verfügbare Hausarznei. Seit alters her bereitet man aus den getrockneten Heilpflanzen verschiedene Arzneiformen. Neben der häufigsten und beliebtesten Darreichung als medizinischer Tee, finden auch die pulverisierten Drogen Verwendung, da sie leichter einzunehmen sind. Die getrockneten Pflanzenteile werden dazu im Mörser zerrieben und die vorgeschriebene Menge mit etwas Flüssigkeit eingenommen. Mit Zusatzstoffen wird Pflanzenpulver auch zu Tabletten verarbeitet.

Je nach Beschaffenheit der Drogen, bedürfen die Arzneitees verschiedener, nachstehend aufgeführten Zubereitungsarten.

Aufguß (Infus): Er findet Anwendung bei Pflanzen mit empfindlichen Wirkstoffen, die durch Kochen zerstört würden. Meistens handelt es sich dabei um die leicht flüchtigen ätherischen Öle. Man bereitet einen Aufguß, indem 1–3 TL der zerkleinerten Droge oder die vorgeschriebene Pflanzenmenge mit 1 Tasse heißem Wasser (= max. ¼ Liter) übergossen werden. Das Gefäß sollte bedeckt sein, um eine unnötige Verflüchtigung der ätherischen Öle zu verhindern. Nach 5–10 Minuten abseihen. Empfindliche, die einen Tee anfänglich nicht so gut vertragen, lassen bei gleichbleibender Drogenmenge 5 Minuten ziehen und steigern dann den Auszug bis auf 10 Minuten. Diese Zeit sollte bei guten Drogen (wenn nicht anders angegeben) niemals überschritten werden.

Medizinische Tees trinkt man diätetisch, d. h. schluckweise und meistens warm.

Abkochung (Dekokt): Festere Drogen, deren Inhaltsstoffe sich nicht so ohne weiteres ausziehen lassen, müssen abgekocht werden. Dazu zählen vor allem schwer quellbare Wurzeln, Rinden, Stammholz und verholzte Stengel.

Man gibt die zerkleinerten Pflanzenteile in das **kalte** Wasser, und bringt dieses unter ständigem Rühren zum Kochen. Je nach Widerstandsfähigkeit der Pflanzenzellen bereitet man eine leichte oder starke Abkochung. Erstere besteht darin, daß das Wasser einige Male kurz aufgekocht, dann vom Feuer genommen noch 10 Minuten ziehen gelassen wird. Starke Abkochung bedeutet das längere Kochen von 5 bis zu 30 Minuten, je nach Angabe.

Kaltwasserauszug (Mazeration): Die entsprechenden Drogen werden durchschnittlich 6–12 Stunden in kaltem Wasser ausgelaugt. Je länger der Auszug dauert, desto mehr Inhaltsstoffe werden ausgezogen und desto stärker wird das Mazerat.

Bei Teegemischen, in denen sich Pflanzenteile verschiedenster Beschaffenheit befinden, wie beispielsweise Blätter, Blüten, Wurzeln, Hölzer, muß man zu einem Kompromiß greifen. Die vorgeschriebene Drogenmenge wird dabei in kaltem Wasser 6–10 Stunden angesetzt, die Hälfte des kalten Wasserauszuges dann einige Minuten aufgekocht und mit dem restlichen Mazerat zur Verabreichung vermischt.

Tinkturen

Tinkturen sind Pflanzenauszüge in alkoholischen Lösungen. Sie werden innerlich und äußerlich verdünnt angewandt und sind je nach beabsichtigter Wirkung mehr oder minder stark. Der Arzt allein entscheidet bei schweren Krankheitsfällen, welche Tinktur angebracht ist. Diese ist dann in der angegebenen Stärke und Zusammensetzung in der Apotheke erhältlich. Für den Hausgebrauch lassen sich jedoch auch sehr brauchbare Tinkturen selbst herstellen.

Man nimmt dazu 1 Teil der getrockneten oder frischen Heilpflanze auf 5 Teile 70prozentigem Alkohol und bewahrt den Ansatz gut verschlossen bei Zimmertemperatur und vor direktem Sonnenlicht geschützt, auf. Täglich mehrmals schütteln. Nach 10–14 Tagen abfiltern. Tinkturen, zu denen frische Pflanzenteile verwandt wurden, sind nur begrenzt haltbar.

Inhalationen

In einer flachen Schüssel werden die entsprechenden Drogen (4–6 EL) mit einem Liter kochendem Wasser übergossen. Man atmet die aufsteigenden Dämpfe ein, indem man sich tief über die Schüssel beugt und den Kopf mit einem Handtuch bedeckt, damit die Dämpfe nicht allzu schnell entweichen. Inhalieren, bis sich durch Erkalten die Anwendung erübrigt.

Umschläge

Bei **feuchten Auflagen** werden reine, mehrfach zusammengelegte Tücher in einem Drogenaufguß oder einer -abkochung getränkt, ausgewrungen und nicht zu heiß den entsprechenden Stellen aufgelegt. Wenn nicht anders angegeben, nimmt man dazu 2 EL der vorgeschriebenen Droge auf ¼ Liter Wasser.

Breiumschläge und Pflaster sind klassische Naturheilmethoden, bei denen die Wirkstoffe der Heilpflanzen von außen direkt in die Haut eindringen. Während bei den Pflastern die meist großblättrigen Pflanzenteile, beispielsweise Kohlblätter, mit dem Bügeleisen oder anderen heißen Wärmeträgern erhitzt und aufgelegt werden, muß man beim Breiumschlag die verwendeten Arzneipflanzen zerkleinern und mit einem Lösungsmittel, wie Tee, Wasser oder Quark verrrühren. Je nach Wirkungsstärke der Pflanzen, als auch der Hautverträglichkeit des Patienten, muß man die Menge der Lösung verringert oder vermehrt werden.

Bei stark reizenden Heilpflanzen kann man die Haut auch durch das Dazwischenlegen eines Tuches schützen. Die beste Temperatur des Breis liegt bei etwa 40–45 Grad Celsius, höhere Temperaturen mindern die ableitenden, beruhigenden oder durchblutenden Eigenschaften der verwandten Pflanzen.

Die Auflagedauer der Pflaster und Breiumschläge ist mit 5–10 Minuten begrenzt. Nicht die Quantität, sondern die Qualität bestimmt auch hierbei den Heilerfolg. Es ist besser, mehrere Umschläge mit neuen Heilpflanzenbreis aufzulegen, als eine Auflage lange auf einer Stelle zu belassen.

Bäder

Daß bestimmte Arzneipflanzen durch die Osmosewirkung (= Flüssigkeitsaufnahme durch eine halbdurchlässige Wand, hier die Haut) schneller im Körper wirksam werden, als durch innerliche Verabreichung, ist eine unumstößliche Tatsache. Dies kann mit Voll-, Sitz- oder Teilbädern erfolgen und bedeutet bei vielen Beschwerden eine äußerst wirksame, unterstützende Therapie.

Wenn nicht anders angegeben, kocht man 100 g Pflanzenteile in einem Liter Wasser ab oder bereitet je nach Pflanzenkonsistenz einen Aufguß mit derselben Menge. Der Auszug wird dann dem Vollbad zugefügt. Für Teilbäder nimmt man die Hälfte der Drogen und nur ½ Liter Wasser.

Die Inhaltsstoffe der Pflanzen und ihre Wirkung

Es ist ein charakteristisches Merkmal vieler Heilpflanzen, daß die ihr zugeschriebene medizinische Eigenschaft nur bei Verabreichung der ganzen Pflanze in ihrer natürlichen, biologischen Ganzheit wirkungsvoll zum Ausdruck kommt. Das haben selbst zahlreiche Wissenschaftler erkennen müssen, die nach dem Hauptwirkstoff einer Pflanze forschten und bemüht waren, diesen zu isolieren, um ihn dann als Reinsubstanz verabreichen zu können. Sie dachten, daß die vielen Begleit- und Ballaststoffe einer Pflanze für den medizinischen Effekt unwesentlich seien. Es stellte sich dann oftmals heraus, daß diese isolierte Hauptsubstanz gar keine, oder nur eine schwache Wirkung hervorrief.

Während so mancher Forscher den voreiligen und leider auch heute noch weitverbreiteten Schluß zog, die meisten Heilpflanzen seien wirkungslos und ohne jegliche therapeutische Bedeutung, machten sich andere daran, dem Geheimnis der Arzneipflanzen auf die Spur zu kommen. Die ungeheuerliche Arbeit, die da geleistet wurde, und die auch heute noch nicht abgeschlossen ist, kann man an dieser Stelle unmöglich in wenige Sätze zwängen.

Trotzdem sei hier ein kurzes Resümee gezogen. Die heutige Erfahrung lehrt, daß die scheinbar überflüssigen Begleitstoffe einer Pflanze der eigentlichen Hauptsubstanz erst ihre optimale Entfaltung ermöglichen. Sie fördern die Resorption des Hauptwirkstoffes im menschlichen Organismus, beschleunigen und verstärken damit gleichzeitig den medizinischen Effekt. Somit ist es von größter Wichtigkeit, die Pflanze in der Gesamtheit ihrer natürlichen Wirkstoffe zu verabreichen.

Es muß aber auch erwähnt werden, daß es auf der anderen Seite sehr stark wirksame Heilpflanzen (= Giftpflanzen) gibt, bei denen die reinen Wirkstoffe von ungeschmälerter Bedeutung sind. Hervorgehoben sei hier nur der Hauptwirkstoff des roten Fingerhutes, das Digitoxin, welches sich als Reinglykosid in den letzten zwei Jahrzehnten bei allen Formen der Herzinsuffizienz durchgesetzt hat. Exakte Dosierung, überschaubare und genau definierte Wirkung, bekannte und gleichmäßige Resorption sowie die außerordentliche Haltbarkeit sind die Vorteile dieser Arznei, die heute kein Arzt mehr missen möchte.

Eine zweite Heil- und Giftpflanze ist die Herbstzeitlose, die mit ihrer Hauptsubstanz Colchicin das unentbehrliche Mittel gegen den akuten Gichtanfall liefert. Fast alle Arzneien, die heute bei diesen akuten Beschwerden verordnet werden, beinhalten diesen pflanzlichen Wirkstoff.

Außer diesen zwei herausgegriffenen Beispielen gibt es noch etliche andere Pflanzen mit ähnlicher Bedeutung. Die Gefährlichkeit bei diesen isolierten Wirkstoffen besteht jedoch darin, daß eine Überdosierung zu einer bedrohlichen Ansammlung giftiger Stoffe im Körper

21

führen kann. Solche Mittel sind daher nur dem Arzt vorbehalten.

Wenn nachstehend einige Wirkstoffgruppen der Heilpflanzen in einer zusammengefaßten Kurzform Erwähnung finden, muß sich der Laie trotzdem die Bedeutung der gesamten Heilpflanze in ihrer biologischen Einheit stets vor Augen halten. Es handelt sich dabei nur um die wichtigsten Inhaltsstoffe, die zum besseren Verständnis der Heilpflanzentherapie herausgestellt sein sollen. Sie verdeutlichen in knapper Schilderung die mannigfaltigen Anwendungsbereiche unserer Arzneipflanzen, die oft als verhältnismäßig einfache Mittel Beschwerden auf natürlichste Art und Weise zu beheben vermögen.

Ätherische Öle

Grundlage für den Duft einer Pflanze ist ihr Gehalt an ätherischen Ölen. Dies sind leicht- bis dickflüssige Stoffe von öliger Beschaffenheit, die der Pflanze ihren eigenen, typischen Geruch geben. Ätherische Öle unterscheiden sich von fetten Ölen unter anderem durch ihre Eigenschaft, sich schnell an der Luft zu verflüchtigen, was bereits bei Zimmertemperatur erfolgt. Sie hinterlassen – auf Papier getropft – keinen Fettfleck und sind in Wasser nur schwer, meistens gar nicht löslich.

Die bloße Bezeichnung »ätherische Öle« sagt noch nichts über die eigentliche Wirkung aus, ist sie doch nur ein Oberbegriff für chemische Gemische, die aus verschiedenen organischen Verbindungen bestehen. Je nach Zusammensetzung empfinden wir den Geruch dieser Öle als sehr angenehm, als penetrant oder sogar als geradezu ekelerregend. Dementsprechend bewirken die ätherischen Öle auch keinen einheitlichen medizinischen Effekt.

Alle Pflanzen, die einen aromatischen Geruch verströmen, beinhalten ätherische Öle. Es sind meist Mitglieder aus den artenreichen Familien der Lippen- und Doldenblütler. Die Öle können sich in allen Pflanzenteilen befinden, wobei der Gehalt sehr unterschiedlich ist. In größerer Konzentration finden sich ätherische Öle meist in Blüten und Blättern, wo sie in besonderen Ölzellen, -drüsen oder -kanälen als Abfallprodukt des Pflanzenstoffwechsels entstehen. Die Menge der gebildeten ätherischen Öle ist ganz wesentlich vom Standort der Pflanze, der Bodenbeschaffenheit, dem Klima und natürlich von der jeweiligen Jahreszeit abhängig.

Heilpflanzen, die wegen ihres Gehalts an ätherischen Ölen gesammelt bzw. geerntet werden, muß man bei der Aufbereitung zu Drogen oder anderen Pflanzenarzneien sehr vorsichtig behandeln, damit sich die wertvollen Öle nicht verflüchtigen. Die entsprechenden Pflanzenteile mit den meisten ätherischen Ölen müssen einem schnellen, aber auch sanften Trocknungsverfahren unterzogen werden. Die Drogen bewahrt man in dichtschließenden, dunkelfarbigen Gefäßen auf. Aber auch bei sorgfältiger Behandlung verliert sich die Heilkraft der Öle bei längerer Lagerung. Drogen mit einem ätherischen Wirkstoffgehalt müssen daher nach einem Jahr durch frische Ware ausgetauscht werden. Bei der Zubereitung zu einem Arzneitee kommt nur der Aufguß in Frage, da die ätherischen Öle durch Kochen zerstört würden.

Bei aller Unterschiedlichkeit dieser Wirkstoffgruppe, ist allen ätherischen Ölen eine Eigenschaft gemeinsam: Sie werden gut von der Haut, besonders den Schleimhäuten aufgenommen und wirken daher alle im Sinne einer Reiztherapie. Der medizinische Anwendungsbereich ist dementsprechend sehr umfangreich.

Äußerlich angewandt fördern Pflanzenzubereitungen mit ätherischen Ölen die Durchblutung und durch die Ausscheidung über die Lunge wirkt die innerliche Verabreichung fast aller ätherischen Öle mehr oder minder desinfizierend auf die Atemwege. Je nach Zusammensetzung der ätherischen Öle wirkt sich die spezifische Eigenschaft der einzelnen Pflanze durch Förderung der Magensaftsekretion und des Speichelflusses, Anregung des gesamten Verdauungsapparates sowie durch eine günstige Beeinflussung des Stoffwechsels aus. Ätherische Öle wirken stark krampflösend, schweißtreibend, beruhigend und entspannend und regen den Gallenfluß an. Durch eine bessere Nierendurchblutung können sie die Nierengefäße erweitern und lösen somit einen harntreibenden Effekt aus.

Wenn aufgrund einer Überdosierung ätherische Öle über Lunge, Niere oder Haut nicht gänzlich ausgeschieden werden, kann es zu Vergiftungserscheinungen kommen, die je nach Intensität des ätherischen Öls schwere Schäden im Organismus nach sich ziehen. Da jedoch im Hausgebrauch der Laie meist nie reine, isolierte Öle, sondern Zubereitungen aus der ganzen Pflanze zu sich nimmt, sind solche unliebsamen Nebenwirkungen selten der Fall. Trotzdem ist es ratsam, vorgeschriebene Dosierungen einzuhalten. In der Hand des Arztes stellen aber Pflanzenarzneien mit ätherischen Ölen als Hauptwirkstoff hochwertige Mittel der Reiztherapie dar.

Die Öle für die ärztliche Praxis werden mittels verschiedener Methoden gewonnen. Am gebräuchlichsten sind: Auspressen der Pflanzenteile, Wasserdampfdestillation und das Ausziehen der Öle aus den Blüten mit flüssigen Lösungsmitteln wie Äther, Schwefelkohlenstoff u. a. Für die Parfumherstellung entwickelte man ein ganz anderes Verfahren, Enfleurage genannt. Man wendet es vor allem in Frankreich zur Gewinnung der angenehm riechenden Parfumöle an. Dabei wird ein geruchloses Fett auf Glasplatten gestrichen. Die darauf eingedrückten Pflanzenblüten scheiden ihr ätherisches Öl aus, das sich in dem fetten Öl löst. Es entsteht eine Pomade, ein wohlriechendes Fett, aus dem die ätherischen Öle mit Alkohol herausgelöst werden können.

Saponine

Es handelt sich dabei um eine Gruppe von Stoffen, die chemisch noch nicht eindeutig definiert ist. Die medizinisch wesentlichen Bestandteile sind jedoch Glykoside.

Der Name Saponin (lat. sapo = Seife) rührt von der Eigenschaft dieser Stoffe her, bei der Abkochung in Wasser stark zu schäumen. Zwar haben die Saponine chemisch mit der Seife nichts gemein, besitzen aber eine ebenfalls ausgezeichnete Reinigungskraft. Die schäumende und reinigende Wirkung wird daher häufig in der Kosmetik genutzt, wo saponinhaltige Pflanzen Bestandteile von Haut- und Haarreinigungsmitteln sowie Zahnpasten sind.

Pflanzen mit hohem Saponingehalt galten schon seit jeher in der Volksmedizin als Blutreinigungsmittel. Den zunehmenden wissenschaftlichen Forschungen zufolge, ist diese Annahme berechtigt und wird sogar durch die gewonnenen Erkenntnisse verstärkt. Denn es ist die Haupteigenschaft der Saponine, daß sie an der Darmschleimhaut eine bessere und schnellere Aufnahme anderer gelöster Substanzen ins Blut ermöglichen, wobei die Saponine selbst eine intakte Darmwand nicht durchdringen können. Diese Tatsache ist um so bedeutender, als daß sie das stärkste bekannte Blutgift sind. Ins Blut injiziert, vermag sogar noch eine Verdünnung von 1 : 125 000 die roten Blutkörperchen zu zerstören. Das Unvermögen, die Darmwand zu passieren, bewahrt den Menschen vor schweren Saponinvergiftungen bei oraler Einnahme. Eine Ausnahme machen die Saponine des Alpenveilchens (sie ist keine Heilpflanze), die vom Körper aufgenommen werden und schwerwiegende Schäden zur Folge haben.

Der medizinische Anwendungsbereich der Saponine ist verhältnismäßig groß. Durch die starke Reizwirkung auf die Schleimhäute bewirken sie vor allem eine Anregung der Schleimabsonderung in den Bronchien, weshalb Saponindrogen häufig als Hustenmittel verabreicht werden. Bei trockenen, chronischen Katarrhen der oberen Atemwege helfen sie den zähen Schleim zu verflüssigen, so daß die Abhustung erleichtert wird. Eine zu lange Anwendung bzw. eine zu hohe Dosierung führt u. U. zu einer unerwünschten Schleimhautreizung, weshalb die Einnahmedauer zeitlich begrenzt sein muß.

Andere Saponine entfalten ihre Heilkraft bei Magen- und Darmkatarrhen, sie regen den gesamten Verdauungsapparat an, fördern die Darmeigenbewegung (Peristaltik) bei Darmträgheit und wirken sich durch ihre Stoffwechselbeeinflussung günstig bei chronischen Hauterkrankungen aus.

Die früher so hervorgehobene Bedeutung als harntreibende Mittel ist zwar heute bestätigt, doch nach der rasch steigenden Harnausscheidung fällt diese ebenso plötzlich wieder ab. Dem schwindenden Effekt kann man nicht mit erhöhter Dosierung entgegenwirken. Saponinhaltige Pflanzen sind daher nur als kurzfristig einsetzbare harntreibende Mittel geeignet, deren Wirkung nur wenige Tage anhält. Vor einer erneuten Einnahme müssen mindestens drei bis fünf Tage, manchmal sogar Wochen verstreichen, damit die harntreibende Eigenschaft der Saponine wieder zum Ausdruck kommt.

In Verbindung mit anderen Pflanzen, die die Nieren zu verstärkter Harnausscheidung anregen, sind Saponindrogen aber trotzdem angebracht, weil sie den entscheidenden Stoffen, z. B. ätherischen Ölen, das Eindringen in den Stoffwechsel ermöglichen bzw. beschleunigen und verstärken.

Mineralstoffe

In den Pflanzen finden sich verschiedene Mineralien vorwiegend in Form von Salzen, die dem menschlichen Organismus wichtige Aufbaustoffe zuführen.

Neben vielen anderen Mineralstoffen sind die nicht wasserlöslichen Calciumsalze in geringen Mengen vorhanden. Sie erhöhen die Widerstandsfähigkeit gegen Infektionskrankheiten, sind wichtig für den Knochenaufbau, für die Erhaltung der Zähne und ein funktionierendes Nervensystem. Da sich die Calciumsalze auch nicht durch noch so langes Auskochen von Pflanzenteilen lösen lassen, kann ein Calciummangel niemals mit Arzneitees behoben werden. Am geeignetsten sind frische Gemüsesäfte, noch besser die Rohkost von Wurzelgemüsen.

Leicht im Tee löslich ist das Kaliumsalz, das mehr oder minder in fast allen Heilpflanzen vorkommt und für den Menschen ebenfalls einen wichtigen Aufbaustoff bedeutet.

Unter den zahlreichen Mineralstoffen ist die Kieselsäure die bekannteste. In anorganischer Form ist sie wesentlicher Bestandteil von Sand, Bergkristall, Quarz, Gneis und anderen Gesteinen. Diese mineralische Kieselsäure ist jedoch in Wasser unlöslich und für den menschlichen Organismus nicht verwertbar. Als kieselsaures Salz kommt sie in einigen Pflanzen, vor allem dem Ackerschachtelhalm (Zinnkraut) vor. Diese Pflanze besitzt bis zu 10% Kieselsäure, wovon mindestens 0,5% bis 1% durch längere Abkochung in Wasser löslich sind.

Kieselsäure ist in der Lage, neue Zellen zu bilden, sie wirkt gewebsfestigend, wobei das Bindegewebe besonders gut beeinflußt wird. Umstritten ist noch die vielfach gepriesene Wirkung auf das Lungengewebe. Tuberkulöse Lungen wird sie mit Sicherheit nicht alleine ausheilen können. Zahlreiche Beobachtungen legen jedoch die Vermutung nahe, daß sich Kieselsäure günstig bei beginnender Tuberkulose auswirkt, jedenfalls scheint sie die Widerstandskraft gegen Tuberkulose zu erhöhen.

Ihrer entzündungshemmenden Eigenschaft wegen, verwandten schon früher die Heilkundigen der Volksmedizin kieselsäurehaltige Heilpflanzen zur äußerlichen Behandlung von Geschwüren, Ekzemen, Hautjucken und schlecht heilenden Wunden. Schon bald nach mehreren Kräuterbädern oder Umschlägen mit Kieselsäuredrogen zeigt sich ein Rückgang der Entzündung und durch beschleunigte Vernarbung die einsetzende Wundheilung. In geeigneter Zubereitung und Dosierung werden kieselsäurehaltige Pflanzenpräparate bei entzündeten Schleimhäuten verabreicht, insbesondere bei Rachen- und Mundschleimhautentzündungen und bei der Schleimhaut der Atmungsorgane.

Da kurz nach der Einnahme die Kieselsäure zum größten Teil über die Niere ausgeschieden wird, fördert dieser Mineralstoff auch die vermehrte Ausscheidung von Harnsäure und anderen harnpflichtigen Stoffwechselprodukten. Bei zu hoher Dosierung der Kieselsäure kann es u. U. zu einer Nierenreizung kommen. Als Mittel der Langzeittherapie kommt es bei kieselsäurehaltigen Pflanzenzubereitungen weniger auf die Menge als auf den regelmäßigen Gebrauch an.

Schleime

Löst man den Hauptwirkstoff schleimhaltiger Heilpflanzen in kaltem oder warmem Wasser, erhält man einen dickflüssigen, zähen Schleim, der nicht resorbiert, d. h. vom Körper aufgenommen wird. Er ist chemisch betrachtet kein einheitlicher Stoff, er wird vielmehr aus verschiedenen Gummiarten, zelluloseähnlichen Substanzen, Pektin u. a. gebildet.

Der Schleim wird häufig bei innerlichen und äußerlichen Entzündungen und Verletzungen angewandt, wo er über der erkrankten Stelle eine Schutzschicht bildet, die mechanische und chemische Reize fernhält. Auf diese mehr schützende, nicht direkt heilende Weise, kann eine Entzündung ausgeheilt werden.

Äußerlich helfen Schleimdrogen bei eitrigen und schlecht heilenden Wunden, Entzündungen und Hauterkrankungen. Innerlich wirkt sich die reiz- und schmerzlindernde Eigenschaft dieser Stoffe günstig bei Schleimhautentzündungen der oberen Luftwege, Magenschleimhautentzündungen und Übersäuerung des Magens aus. Aufgrund der Fähigkeit, Wasser aufzunehmen und aufzuquellen, sind Schleimdrogen milde Abführmittel. Durch Zunahme ihres Volumens wird der Dickdarm zur Eigenbewegung angeregt, die Verdauung kommt wieder in Gang.

Stärkste schleimhaltige Heilpflanze ist der Eibisch, dessen meisten Schleimstoffe sich in der Wurzel befinden. Bereitet man aus der zerkleinerten Wurzel einen Aufguß mit heißem Wasser, gerinnen die schleimigen Wirkstoffe derart, daß eine gallertige Masse entsteht. Eibischdrogen werden daher mazeriert, d.h. in kaltem Wasser mehrere Stunden lang ausgezogen.

Fette Öle

Als Bau- und Reservestoffe befinden sich fette Öle sowohl im Körper von Menschen und Tieren, als auch in den Pflanzen. Dort sammeln sie sich vor allem in den Speicherorganen der Samen und Früchte. Sie sind nicht zu verwechseln mit den ätherischen Ölen (siehe dort), die chemisch völlig anders zusammengesetzt sind und durch ihre Reizwirkung eine ganz andere medizinische Eigenschaft besitzen.

Zur Ölgewinnung werden die entsprechenden Samen oder Früchte kalt ausgepreßt, wodurch zwar nicht die optimale Menge erzielt wird, aber die Qualität keinerlei Einbußen erfährt. Die wertvollsten Öle sind alle kaltgepreßt.

Ihr Wirkungsbereich ist ähnlich dem der Schleimdrogen. Fette Öle wirken als Oberflächenschutz und machen bei innerlicher Einnahme den Darminhalt gleitend. Sie werden bei verschiedenen Entzündungen der Haut und Schleimhäute verabreicht. Oft sind in Pflanzen fette Öle und Schleimstoffe gebunden,

z. B. in den Leinsamen. Dadurch wird der Anwendungsbereich durch eine abführende Wirkung erweitert, da die Schleime als Quellmittel die Darmbewegung anregen.

Fette Öle sind ferner energiereiche Nahrungsmittel, finden zudem in der Kosmetik Verwendung, wo sie in die Haut eindringen, diese geschmeidig machen und helfen, den Wasserverlust (Austrocknung) zu mindern. Sie dienen zur Herstellung von Emulsionen, Salben, Pflastern und Pasten in der Arzneimittelindustrie und für kosmetische Präparate. Bei unsachgemäßer Lagerung zersetzen sich die fetten Öle, werden ranzig und somit unbrauchbar.

Bitterstoffe

Bitterstoffe, auch Amara genannt, finden sich in zahlreichen Pflanzen, in hoher Konzentration vor allem in Enzian und Wermut. Sie stellen keine einheitliche chemische Substanz dar. Allen Bitterstoffdrogen ist jedoch der charakteristische, bittere Geschmack und eine ähnliche Wirkungsweise zu eigen, welche vom Gehalt der Bitterstoffe bzw. der Dosierung abhängt. Zu beachten ist, daß die Bitterstoffwirkung durch längere Lagerung erheblich gemindert wird (bis zu $\frac{1}{3}$ der ursprünglich vorhandenen Menge).

Bitterstoffhaltige Pflanzen gelten seit alters her als Magenmittel. Sie regen im Magen die Absonderung der Magensäfte (Salzsäure und Pepsin) an, fördern die Magenperistaltik und steigern die Schleimhautdurchblutung der Verdauungsorgane. Sie wirken demnach appetit- und magenanregend sowie verdauungsfördernd. Bitterstoffe verhindern ein Völlegefühl im Magen und machen schwer verdauliche Speisen besser verträglich. Nach ihrer Resorption im Körper stärken sie zudem die Blutgefäße und die Muskulatur, weshalb ihr Ruf als Stärkungsmittel gerechtfertigt ist.

Arzneitees aus Bitterstoffdrogen sollten langsam und schluckweise getrunken

werden, da die Reizung der Geschmacksnerven im Mund reflektorisch auf die Verdauungswege wirkt. Weil der medizinische Effekt nicht sofort einsetzt, nimmt man Bitterstoffdrogen etwa eine halbe Stunde vor den Mahlzeiten ein.

Gerbstoffe

Es sind organische Verbindungen, die in wäßriger Lösung die frische, abgezogene Haut von Tieren festigen und somit zu Leder verwandeln. Diese Gerbwirkung ist die eigentliche medizinische Eigenschaft, die sich bei entzündeten Schleimhäuten günstig auswirkt. Die Hemmung von Entzündungen erfolgt durch Abdichtung und Verfestigung der oberen Zellschichten; Schadstoffe können somit nicht mehr in die Schleimhäute eindringen, und Bakterien werden durch das Ausfällen des Gerbstoffeiweißes abgetötet.

Gerbstoffhaltige Heilpflanzen werden angewandt bei Rachen- und Mundschleimhautentzündungen, sie heilen die Darmschleimhaut bei Durchfallerkrankungen, ferner nässende Hautausschläge, Sonnenbrand, Schrunden und Frostbeulen.

Die ebenfalls gebräuchliche Bezeichnung Gerbsäure rührt von der leicht sauren Eigenschaft des Wirkstoffes her. Bei Überdosierung kann die Säure im Gewebe Ätzungen und Entzündungen hervorrufen und Übelkeit mit Brechreiz auslösen.

Es befinden sich in fast allen Pflanzenteilen mehr oder minder Gerbstoffe, vor allem in Rinden und Wurzeln gerbstoffreicher Heilpflanzen und -bäume.

Alkaloide

Abgesehen von einigen Ausnahmen gehören die Alkaloide zu den stärksten Giften, die in Pflanzen vorkommen. In der Hand des Arztes, der sie wohldosiert einzusetzen weiß, verwandeln sich aber alkaloidhaltige Giftgewächse in wertvolle Heilpflanzen.

Alkaloide sind organische Basen, die Abfallprodukte des Pflanzenstoffwechsels sind. So verschieden wie ihre chemische Zusammensetzung ist, so unterschiedlich sind ihre Wirkungen. Der Anwendungsbereich dieser Giftstoffe ist sehr umfangreich und wird durch ihre schmerzstillenden, betäubenden, aufputschenden und krampferregenden Eigenschaften bestimmt.

Bei den Alkaloiden gilt die bereits eingangs erwähnte Ausnahme: Der isolierte Hauptwirkstoff hat in der Medizin heute mehr Bedeutung als die komplexen Pflanzenwirkstoffe. Er läßt sich so besser dosieren und die Wirkung kann von vornherein abgesehen werden. Dies ist um so bedeutender, als daß bereits einige Zehntel und Hundertstel Gramm der giftigsten Alkaloide bleibende Schäden verursachen oder sogar den sofortigen Tod herbeiführen können. Aber nicht nur der isolierte Hauptwirkstoff wirkt u.U. tödlich, auch der Genuß der frischen Pflanzenteile, z.B. der Verzehr einiger weniger Tollkirschen, würde unweigerlich zum Tode führen.

Die wichtigsten starken Alkaloide sind das Morphin aus dem Schlafmohn, das Atropin der Tollkirsche, Colchicin aus der Herbstzeitlosen, Chinin der Chinarinde und Aconitum, das sich im Eisenhut findet. Arzneimittel, die obengenannte Wirkstoffe beinhalten, sind verschreibungspflichtig, die Drogen dürfen im freien Handel nicht angeboten werden.

Weniger gefährliche Alkaloide sind das Nikotin des Tabaks und das Coffein in den Kaffeebohnen. Diese Genußmittel sind zwar ebenfalls giftig, doch treten Schäden bei maßvollem Gebrauch meistens nicht auf. Hält man sich jedoch vor Augen, daß beispielsweise die Nikotinmenge von nur sieben Zigaretten, direkt ins Blut gespritzt, ebenfalls einen tödlichen Verlauf nehmen würde, dann wird jedem bewußt, daß Genußmittel eigentlich Gifte sind, deren Konsum gesundheitsschädigend ist.

Glykoside

Ähnlich den Alkaloiden handelt es sich bei den Glykosiden um meist sehr stark wirksame Substanzen, die im Pflanzenreich zahlreich vertreten sind (siehe auch Kapitel über Saponine). Neben wenigergiftigen Glykosiden gibt es mehrere Gewächse, deren Glykosidanteil sehr hoch ist und bei denen dasselbe gilt wie bei den oben angeführten alkaloidhaltigen Giftpflanzen.

Am bekanntesten ist das Digitalisglykosid des roten Fingerhutes, das ein unschlagbares Herzmittel pflanzlicher Herkunft ist. Ebenfalls herzwirksam ist das Strophantin der afrikanischen bzw. asiatischen Hundsgiftgewächse.

Drogen und Arzneimittel, deren Hauptwirkstoff Glykoside sind, verfügen über sehr unterschiedliche Wirkungen. Hauptanwendungsgebiete sind: Herzinsuffiziens, Kreislaufstörungen und Wassersucht. Nur der Arzt kann über Anwendung und Dosierung bestimmen, weshalb die starken glykosidhaltigen Pflanzen und Medikamente verschreibungspflichtig sind.

Salizylsäure

Es gibt eine Reihe von Heilpflanzen, in denen sich eine Vorstufe der Salizylsäure, das Salicin, befindet. Im Organismus wird das Salicin teilweise in Salizylsäure umgewandelt und wirkt schmerzlindernd, antibakteriell und entzündungshemmend.

Salizylsäurehaltige Drogen finden Verwendung bei fast allen fieberhaften Erkrankungen, Entzündungen der Magen- und Darmschleimhaut und bei Hautentzündungen. Da die Salizylsäure im Urin unverändert ausgeschieden wird und sich dabei desinfizierend auf die Harnwege auswirkt, kommt noch die Anwendung bei Blasenkatarrhen hinzu. Die antirheumatische Eigenschaft gilt es besonders hervorzuheben. Man verabreicht solche Drogen bei entzündlichen und schmerzhaften Gelenkveränderungen, selbst beim akuten Gelenkrheumatismus.

Die Bezeichnung Salizylsäure leitet sich von dem lateinischen Namen der Weide, Salix alba, ab. Als Hauptbestandteil enthält diese Pflanze das Salicin. Es war die Ausgangssubstanz für die chemisch-industrielle Herstellung von Salizylsäure. Heute wird die Säure synthetisch erzeugt und ist Grundstoff unzähliger Schmerz- und Fiebermittel. Die Weiterentwicklung zur Acetylsalizylsäure führte zu dem allseits bekannten Schmerzmittel Aspirin.

Andere organische Säuren

Außer der Salizylsäure gibt es noch einige andere organische Säuren, die in den Pflanzenzellen vorkommen. Da sie sich meist in den Früchten befinden, bezeichnet man sie auch häufig als Fruchtsäure.

Je nach ihrer Beschaffenheit fördern organische Säuren Nieren- und Darmausscheidungen, beeinflussen die Zelltätigkeit im Körper und beleben ganz allgemein den Stoffwechsel, weshalb ihnen auch eine blutreinigende Wirkung zukommt. Die wichtigsten Vertreter dieser Säuren sind: Apfelsäure, Weinsäure, Oxalsäure, Zitronensäure und Ameisensäure.

Vitamine

Vitamine sind lebensnotwendige organische Wirkstoffe (Vita = Leben), die vom menschlichen Organismus nur unzureichend bzw. teilweise überhaupt nicht gebildet werden. Das bedeutet, daß sie durch Nahrungsaufnahme dem Körper zugeführt werden müssen. Sie entstehen in höheren Pflanzen als reine Vitamine oder als Vorstufe, den sogenannten Provitaminen. Diese werden im menschlichen Körper durch Einwirkung von Bakterien zu Vitaminen in reiner Form umgewandelt.

Vitamine sind nicht direkt für den Körperaufbau notwendig. Sie regulieren jedoch die vielseitigen Lebensfunktionen, die durch stoffliche Veränderungen im Organismus bedingt sind. Fehlen diese organischen Substanzen oder herrscht ein chronischer Vitaminmangel vor, dann treten früher oder später schwere gesundheitliche Störungen und ernsthafte Erkrankungen auf.

Die typische Zivilisationskost, die nur aus konservierter Nahrung, wertlosen Weißmehlen, reichlichem Zucker (= Vitamin-B-Räuber), aber wenig naturbelassenen Lebensmittel besteht, fördert den chronischen Vitaminmangel, Avitaminose genannt.

Der Tagesbedarf an Vitaminen ist verhältnismäßig gering. Mit einer natürlichen, vitalstoffreichen Ernährung, die reichlich rohe Salate und Gemüse, Früchte und Obst in frischem Zustand, Frischkornbrei, Vollkornbrot und andere Getreidezubereitungen, naturbelassene kaltgepreßte Öle, Nüsse und Milchprodukte enthält, werden dem Körper ausreichend Vitamine zugeführt. Nicht mehr als 10 mg benötigt ein gesunder Erwachsener täglich. In Zeiten außerordentlicher Belastung, z. B. Wachstum, Schwangerschaft, Stillzeit, Genesung etc., wird der Bedarf etwas höher sein.

Grundsätzlich ist zu sagen, daß die reichlich angebotenen und gepriesenen künstlichen Vitamine der chemisch-pharmazeutischen Industrie auf Dauer kein befriedigender Ersatz sind, zumal es in den Pflanzen noch zahlreiche andere Wirkstoffe gibt, die in den Fertigpräparaten nicht enthalten sind.

Um einen Vitaminmangel zu beheben, stehen zahlreiche Heilpflanzenfrischsäfte oder andere Präparate aus höheren Pflanzen zur Verfügung. Da man mit dem heute so überbewerteten Vitamin C allein keine Avitaminose beheben kann, wie dies eine weitverbreitete Meinung ist, sondern nur durch Zuführung aller oder des jeweils fehlenden Vitamins, sollte die Behandlung eines ernsthaften Vitaminmangels vom Arzt bestimmt werden.

Rezepte der modernen Pflanzenheilkunde

Es gibt zur Genüge Heilpflanzen- und Kräuterbücher, in denen neueste wissenschaftliche Erkenntnisse nicht berücksichtigt sind. Sie stützen sich zudem oft auf mittelalterliche Quellen, die außer botanischer Beschreibung lediglich einige medizinische Anwendungsgebiete vage erwähnen. Fragen über Darreichung und Dosierung bleiben offen; somit hat der Leser eher eine historische Lektüre, als einen nutzbringenden Ratgeber in der Hand.

Die Verfasser dieses Buches wissen sehr wohl um die Verantwortung und Schwierigkeit, andere Wege zu beschreiten. Es soll einerseits aufgeklärt, veraltete und überholte Vorstellungen weggewischt werden, andererseits muß man aber auch die Gefahr der Überschätzung, die häufig eine Selbstdiagnose und -therapie nach sich zieht, verhindern. Darum werden in diesem Kapitel nicht nur bewährte Rezepte erwähnt, sondern auch die Krankheitsbilder und Organfunktionen für den Laien mit den Arzneipflanzen in Zusammenhang gebracht, und in leicht verständlichen Worten geschildert. Zudem wird immer wieder darauf hingewiesen, daß bei schweren Erkrankungen das Hinzuziehen eines naturheilkundigen Arztes unerläßlich ist.

Mit ihm kann man auch besprechen, ob man sich für die Einzeldroge oder für eine Arzneipflanzenmischung entscheiden soll. Doch ist diese Frage von untergeordneter Bedeutung, da es sich auch in den Rezepturen lediglich um eine oder wenige Hauptsubstanzen handelt; die restlich genannten Drogen unterstützen nur, füllen oder korrigieren den Geschmack.

Bevor man darangeht, medizinische Tees zuzubereiten, sollte das Kapitel »Über den Umgang mit Heilpflanzen« gelesen und die verschiedenen Zubereitungsweisen genau studiert werden.

Die in diesem Buch gebräuchlichsten Abkürzungen sind:

TL = Teelöffel
EL = Eßlöffel
geh. = gehäuft

Herz und Kreislauf

sind der Motor unseres Lebens. Entweder werden sie überbewertet oder gänzlich vernachlässigt. Beides kann gefährlich werden.

Es klingt unglaublich, entspricht jedoch den Tatsachen: Der echte Herzkranke hat meist wenig Beschwerden. Er will daher oft nicht wahrhaben, daß er wirklich krank ist. Und all diejenigen, die sich häufig dramatisch an die linke Brustseite fassen und in der Herzgegend massierend ihre Schmerzen beruhigen wollen, sind meist nicht herzkrank. Was hat dies zu bedeuten?

Das Herz hat keine Schmerzempfindungsnerven. Selbst der Patient mit dem schlimmsten Herzklappenfehler kann sich nie über Herzschmerzen beklagen. Es wäre ja auch unerträglich, wenn ein Kranker mit einer Herzmuskelentzündung bei jedem Herzschlag einen heftigen Schmerz empfinden würde, etwa achtzigmal in der Minute.

Daß das Herz jedoch bei den meisten Kranken eine Überbedeutung besitzt, erklärt sich zum Teil damit, daß die meisten funktionellen Störungen mit unangenehmen Empfindungen in der Herzgegend einhergehen.

Diese fast immer als Herzbeschwerden mißgedeuteten Schmerzen sind aber Hinweise auf Störungen des vom Willen unabhängigen vegetativen Nervensystems.

Dieses Nervensystem regelt auf wunderbare Weise die Lebensfunktionen des menschlichen Körpers, wie Atmung, Verdauung, Stoffwechsel, Sekretion, Wasserhaushalt usw. Ein gesundes vegetatives Nervensystem gewährleistet also das harmonische Ineinandergreifen der Tätigkeiten der einzelnen Körperteile und Funktionen. Tritt nun eine Störung auf, die diesen reibungslosen Funktionsablauf stört, dann hat dies eine Rückwirkung auf das Nervensystem. das sich durch unangenehme Empfindungen (Schmerzen) bemerkbar macht.

Das Zentrum des vegetativen Nervensystems liegt im Kopf. So ist es nicht verwunderlich, daß Kopfschmerzen die häufigsten Schmerzen überhaupt sind. Dann folgen die sogenannten Herzschmerzen. Weitere bevorzugte Stellen, an denen sich das Vegetativum bemerkbar macht, sind: Hals, Magengrube und das kleine Becken. An diesen Körperstellen treten Schmerzen jedoch nicht in der Intensität auf wie im Kopf und in der Herzgegend.

So ist der tiefverwurzelte Glauben verständlich, das Herz als Lebenszentrum, dem Ort der Seele und Empfindungen, zu betrachten. Daher kommt wohl auch der poetische Ausdruck »gebrochenes Herz«.

Zentrum aller Lebensfunktionen ist jedoch das Gehirn. Das Herz ist im Vergleich zu anderen Organen unkompliziert. Die einzige Aufgabe des Herzens besteht darin, sich unermüdlich zusammenzuziehen und wieder zu erschlaffen. Selbst ein krankes Herz läßt sich nicht von dieser Tätigkeit abhalten und arbeitet unbeirrt fort. Die Angst, daß ein krankes Herz versagt, ist also unbegründet.

Gefährlich für das Herz und seine Tätigkeit wird es erst dann, wenn durch vorangegangene Gefäßveränderungen eines Tages plötzlich die Blutzufuhr vermindert wird und die Herztätigkeit damit erschwert oder gar unmöglich gemacht wird.

Wenn es dann zu einem völligen Verschluß eines Astes der Herzkranzgefäßarterien kommt, ist der Herzinfarkt unabwendbar. Der Infarkt tritt als Folge unseres gesundheitsschädigenden Zivilisationslebens heute immer häufiger auf. 95 Prozent aller Fälle werden durch die Arteriosklerose bedingt. Sie ist eine Gefäßverengung, die durch Ablagerung fettähnlicher Stoffe und später von Kalk in der Gefäßinnenhaut entsteht.

Die Ursache solcher Gefäßerkrankungen aufgrund der Arterienverkalkung liegt in unserer denaturierten Zivilisationskost, und hier im besonderen an den raffinierten Kohlenhydraten, die wir in Form von Zucker und Auszugsmehlen zu uns nehmen.

Wir wissen heute, daß sich organische Schäden als Folge von Ernährungsfehlern erst nach einer Zeit von etwa zwanzig Jahren zeigen. Und bis es zu einem Herzinfarkt kommt, muß der Mensch 40 Jahre lang tagtäglich dieselben kleinen und großen Ernährungsfehler begehen. Erst dann sind die Blutgefäße und der Stoffwechsel derartig geschädigt, daß sie einem Herzinfarkt den Weg ebnen können.

Wenn man bisher davon sprach, daß Faktoren wie Bewegungsmangel, hoher Blutdruck, Rauchen, psychische Belastungen und erhöhte Blutfettwerte Ursachen des Herzinfarkts sind, dann weiß man heute, daß all dies nur verstärkende Faktoren oder Auslöser bedeuten, die eine Neigung zum Ausbruch bringen.

Einem gesunden Blutgefäß, das durch eine vitalstoffreiche Vollwertkost (siehe dazu auch Seite 47) nichts an seiner Elastizität und Durchflußvolumen verloren hat, kann ein seelischer Schock nichts anhaben. Ein krankes, verkalktes Gefäß kann jedoch eine solche plötzlich eintretende Belastung zum Anlaß nehmen und einen Herzinfarkt auslösen.

Die erste Vorbeugung gegen den Herzinfarkt ist also die **Blutgefäßpflege.** Als tägliches Getränk, das den altersbedingten Gefäßverhärtungen entgegenwirkt, bietet sich der Buchweizentee an. Er besteht aus Blatt und Blüte der Buchweizenpflanze, die sich durch einen hohen Rutingehalt auszeichnet. Rutin zählt zu der Vitamin-P-Gruppe, und ist ein natürliches Mittel zur Gesunderhaltung der Blutgefäße. Es hält die Adern geschmeidig und funktionstüchtig. Um eine möglichst große Wirkung des Tees zu erzielen, muß man das Rutin vollkommen aus dem Buchweizenkraut lösen. Daher ist es erforderlich, den Teeansatz (1 geh. TL Buchweizenkraut für 1 Tasse Wasser) zunächst zwei Minuten aufzukochen. Dann 5–10 Minuten zugedeckt ziehen lassen, anschließend abseihen. Diese Abkochung kann man mit anderen Tees mischen oder aber auch für sich alleine trinken.

Wer jedoch bereits unter **Arteriosklerose** leidet, greift besser zu nachfolgender, bewährter Kräutermischung, die auf Gefäß, Blutdruck, Leberstoffwechsel, Herz, Gewebe, Darm- und Nierenfunktion wirkt und somit umfassend die Arterienverkalkung angeht:

Weißdorn 20 g
Engelsüßwurzel 20 g
Hauhechelwurzel 20 g
Schafgarbe 30 g
Brunnenkresse 25 g
Zinnkraut 30 g
Blasentang 15 g
Sassafrasrinde 15 g
Mistel 25 g

Man bereitet aus den genannten Kräutern zwei Gemische:

1. Blasentang, Zinnkraut, Sassafrasrinde, Mistel, Engelsüßwurzel und Hauhechelwurzel.
2. Weißdorn, Schafgarbe und Brunnenkresse.

Aus der ersten Teemischung nimmt man 1 TL (für 1 Tasse) und setzt die Kräuter mit kaltem Wasser an, bringt sie langsam zum Kochen und läßt sie 20 Minuten auf kleiner Flamme. Dann den Topf vom Herd nehmen und 1 Prise der zweiten Pflanzenmischung hinzufügen und weitere 10 Minuten ziehen lassen. Danach abseihen.

Von diesem Tee trinkt man über mehrere Monate hinweg täglich 3 Tassen. Es empfiehlt sich, diese Kur unter ärztlicher Aufsicht durchzuführen, zumal nur der geübte Praktiker den Erfolg feststellen und die Weiterbehandlung bestimmen kann.

Eine andere bewährte Teemischung hilft bei **erhöhtem Blutdruck** und bei **Arteriosklerose:**

Mistel	**25 g**
Rautenkraut	**25 g**
Weißdorn	**20 g**
Zinnkraut	**20 g**
Hirtentäschelkraut	**10 g**

Auf 1 Tasse Wasser nimmt man 1 EL der Mischung und bereitet daraus einen Aufguß, von dem man 3mal täglich 1 Tasse trinkt.

Und was kann man dem Herzinfarktpatienten raten? Nun, er muß alles tun, um seine Blutgefäße zu schonen und jegliche körperliche und geistige Überanstrengung vermeiden.

Zur **Infarktvorbeugung** kommt es darauf an, das Nervensystem zu harmonisieren. Der Infarktpatient muß seine seelische Ausgeglichenheit wiederfinden. Ein einfacher Tee zur **Nervenberuhigung** läßt sich aus diesen Kräutern zusammenstellen:

Pfefferminzblätter	**25 g**
Lavendelblüten	**25 g**
Baldrianwurzel	**25 g**
Bitterklee	**50 g**

Man trinkt davon 3mal täglich 1 Tasse, die als Aufguß aus 1 EL der Mischung zubereitet wird.

Sehr nervöse und aufgeregte Menschen greifen zu folgendem **Entspannungstee:**

Melisse	**45 g**
Baldrianwurzel	**45 g**
Odermennig	**30 g**
Heidekrautblüten	**30 g**

Die wohltuend beruhigende Wirkung setzt bald nachhaltig ein, wenn man von diesem Tee, als Aufguß zubereitet, morgens und abends je 1 Tasse warm trinkt. Für 1 Tasse benötigt man 1 EL der Mischung.

> **»Wenn die Menschen nur halb soviel Sorgfalt darauf verwenden würden, gesund zu bleiben, als sie heute darauf verwenden, um krank zu werden – die Hälfte der Krankheiten bliebe ihnen erspart.«**
> Sebastian Kneipp

Weil gerade bei allen Herz- und Kreislauferkrankungen nichts ohne Arzt oder Heilpraktiker unternommen werden soll, um eine Besserung oder Heilung eines Leidens zu erreichen, hat der Patient in der täglichen Vorsorge einen großen Spielraum, um selbst etwas für sich und seine Gesundheit zu tun. Die Verfasser möchten aus diesem Grund besonders auf eine Pflanze hinweisen und für sie eine Lanze brechen, da sie in ihrer Wirkung unübertroffen ist. und doch in unseren Breiten leider allzuoft verschmäht wird. Es ist der **Knoblauch,** eine unserer ältesten Heilpflanzen. Seine Heimat sind die südosteuropäischen Länder und der Orient. Er wurde nicht nur in der altincischen Medizin als wertvolles Arzneimittel hochgeschätzt, sondern fand auch in der Ernährung der beim Bau der ägyptischen Pyramiden eingesetzten Arbeiter Verwendung, um deren Gesundheit und Arbeitskraft zu erhalten. Die Infektionskrankheiten, die seinerzeit in diesen Menschenheeren schnell um sich greifen konnten, wurden auf diese Weise weitgehend gebannt. Der Knoblauch wurde also schon vor Jahrtausenden als Mittel der Gesundheitsvorsorge eingesetzt.

Die Phytotherapeuten schreiben dem Knoblauch eine Vielzahl von heilungsfördernden Substanzen zu, die jedoch nur in ihrer Gesamtheit den therapeutischen Effekt ergeben. Diese wertvollen Inhaltsstoffe reichen von den unmißverständlich spür- und riechbaren ätherischen Ölen aus schwefelhaltigen Verbindungen über den hohen Anteil der Vitamine aus der B-Gruppe sowie Vitamin A und C. bis hin zu Fe menten und hormonartigen Stoffen.

Die Wirkung des Knoblauchs auf Herz und Kreislaufsystem verdient hier unsere besondere Aufmerksamkeit. Sie erstreckt sich u. a. auf die vielen kleinen Gefäße in der Peripherie (am Rande) unseres Körpers, auf die Tatsache, daß der Blutdruck gesenkt wird und somit der Puls langsamer und ruhiger wird. und daß die Herzkranzgefäße erweitert werden, wodurch der Herzmuskel eine spürbare Kräftigung erfährt.

Erst in neuerer Zeit hat man in Tierversuchen nachgewiesen. daß der Knoblauch antisklerotisch wirkt. Versuchstiere, die mit Cholesterin gefüttert wurden, gleichzeitig aber Knoblauch zugeführt bekamen, zeigten eine wesentlich geringere Steigerung des Cholesteringehaltes im Blut, als jene Tiere, die keinen

Knoblauch zusätzlich erhielten. Ferner beobachteten die Forscher eine merkliche Blutdrucksenkung durch Knoblauch, stellten dies jedoch nur bei der Zufuhr der frischen Pflanzenknollen fest Die blutdrucksenkende Wirkung läßt also nach, wenn diese Heilpflanze länger aufbewahrt wird. Eine normale Lagerung schließt aber die anderen Wirkungen des Knoblauchs nicht aus.

Bei diesen Tierversuchen kam man zudem noch auf eine ganz neue Wirkung des Knoblauchs, die besonders in unserer Zeit nicht genug geschätzt werden kann: Knoblauch wirkt entgiftend bei chronischer Bleivergiftung. Dies ist nicht nur für Arbeiter in bleiverarbeitenden Betrieben interessant, sondern in immer steigenderem Maße für alle Großstädter, die der permanenten Bleivergiftung durch Autoabgase schutzlos ausgeliefert sind.

In anderen Tierexperimenten ließ sich der Volksglaube, Knoblauch wirke krebsfeindlich. insofern bestätigen. als daß man bei überpflanzten Krebszellen nach einer Knoblauchbehandlung eine sichtbare Wachstumshemmung dieser Zellen feststellen konnte. Wenn man von der neueren Erkenntnis ausgeht, daß die immer mehr um sich greifenden Krebsgeschwülste Folgen von schwerwiegenden Stoffwechselfunktionsstörungen sind, ist eine krebshemmende Wirkung des Knoblauchs nicht verwunderlich, denn er hat eine ausgesprochen gute Wirkung auf den Magen-Darm-Kanal.

Eine weitere unschätzbare Eigenschaft des Knoblauchs soll hier nicht unerwähnt bleiben: Es ist dies der allgemein stärkende Effekt, der diese Heilpflanze zu einem unübertroffenen Phyto-Geriatricum macht, einem pflanzlichen Mittel der Altersversorge.

Führt man sich nun all die genannten guten Eigenschaften dieser alten Heilpflanze vor Augen, bleibt die Verwunderung nicht aus, daß sie bei uns so wenig Zugang gefunden hat. Dies ist mit Sicherheit mit dem intensiven, scharf durchdringenden, schwefelartigen Geruch in Zusammenhang zu bringen, der sich durch die Abdünstung der Inhaltsstoffe über die Haut und bei der Ausatmung durch die Lungen äußerst unerfreulich bei den Mitmenschen bemerkbar macht. Es kann aber gar nicht deutlich genug betont werden, daß jegliche Versuche, dem Knoblauch seinen Geruch zu nehmen oder zu mindern, gleichzeitig auf Kosten seiner Wirksamkeit gehen. Deshalb ist grundsätzlich bei den häufig angebotenen Knoblauchpräparaten Vorsicht geboten, die versprechen, daß bei gleichbleibendem therapeutischen Effekt die Einnahme der Pillen keine riechbaren Folgen nach sich zieht. Sogenannte Knoblauchkapseln, die den reinen Pflanzensaft beinhalten, verhindern zwar den üblen Geruch aus dem Magen, wenn die Wirkstoffe jedoch vom Darm in die Blutbahn überwechseln, werden sie im ganzen Körper verteilt und ebenfalls riechbar über Haut und Lunge ausgeschieden.

Gegen den Geruch ist also wirklich kein Kraut gewachsen. Die berühmten Petersilienblätter, die es laut Volksmund dagegen zu kauen gilt, bewirken wie bei den Kapseln nur die Geruchsvermeidung aus Mund- und Magenbereich.

Es bleibt einem keine andere Wahl, wenn man in den wunderbaren Genuß des Knoblauchs kommen möchte: Entweder man macht eine Knoblauchkur und zieht sich in dieser Zeit weitestgehend von seinen Mitmenschen zurück, oder man ignoriert die rümpfenden Nasen seiner »Mitriecher«. Es lassen sich auch Mittelwege finden, z. B. wenn die Pflanzenknollen nur am Wochenende in Salat und Gemüse Verwendung finden und auch sonst in den Zeiten den Speiseplan ergänzen, in denen der Kontakt zu anderen Menschen merklich geringer ist als sonst.

Tatsache jedoch ist, daß der Geruch niemanden belästigen könnte, wenn in der deutschen Küche der Knoblauch grundsätzlich seinen Platz hätte. Denn der Knoblauchesser schmeckt und riecht nach kurzer Gewöhnungszeit seine eigene Ausdünstung nicht mehr und die anderer »Knoblauchgenießer« auch nicht.

So käme im südosteuropäischen Raum, im Orient und sogar in Südfrankreich niemand auf den Einfall, sich über einen lästigen Knoblauchgeruch zu beschweren, da jedermanns Nase gewissermaßen immun geworden ist. Denn dort ist der ständige Knoblauchverzehr eine Selbstverständlichkeit, die einen »knoblauchlosen« nasenrümpfenden Kritiker gar nicht zuläßt. Einen solchen gesundheitsfördernden, lebensverlängernden und schmackhaften Zustand in unseren deutschen Landen zu erreichen, scheint leider durch mangelnde Einsicht und des Deutschen eigenen Vorurteilsfähigkeit von vornherein zum Scheitern verurteilt zu sein.

Vielleicht trügt der Schein. Durch die in Mode gekommenen vielen Auslandsreisen in den Süden, die knoblauchessenden Gastarbeiter und einem freieren und der Natur aufgeschlossenerem Denken jüngerer Generationen könnte der Knoblauch wieder an seinen angestammten Platz auf dem täglichen Speisezettel zurückfinden und seinen Kampf gegen vielerlei Zivilisationskrankheiten aufnehmen. Wer sich nicht für die ständige Verwendung des Knoblauchs in der Küche entschließen kann, aber trotzdem nicht auf die Heilwirkungen dieser außerordentlichen Pflanze verzichten möchte, greift besser zu der Knoblauchsaftflasche und unterzieht sich einer mehrwöchigen Saftkur.

Man nimmt dabei 3mal täglich kurz vor den Mahlzeiten 1 EL Knoblauchsaft (Empfindliche und Kinder 1 TL) jeweils mit der doppelten Menge Wasser oder Suppe verdünnt. Es empfiehlt sich, diese Kur mit Knoblauchsaft in einem vierwöchigen Wechsel durchzuführen, um eventuelle Gewöhnungen auszuschließen. Man kann die Kur jederzeit bedenkenlos unterbrechen oder wieder beginnen.

Wer sich selbst eine jahrelang haltbare Knoblauchtinktur herstellen möchte, hält sich an dieses Rezept: Man läßt 50 g geschälte und zerkleinerte Knoblauchzehen in 100 g Alkohol 10 bis 15 Tage gut verschlossen stehen. Flasche mehrmals täglich gut durchschütteln. Dann gießt man die Flüssigkeit durch einen Filter und fügt 2–3 Tropfen Angelikawurzelöl hinzu. Von dieser Knoblauchtinktur werden je nach Bedarf zu Heilzwecken täglich 15–25 Tropfen eingenommen.

Außer dem Knoblauch, der für jung und alt, für Gesunde und Kranke gleichermaßen geeignet ist, wirkungsvolle Gesundheitsvorsorge zu leisten, bietet sich eine zweite Pflanze als ausgesprochenes Herz- und Kreislaufmittel an, die in der Vorsorge gegen diese Krankheiten wunderbare Dienste leistet. Es soll hier vom **Weißdorn** die Rede sein (siehe auch Seite 309).

Während der Siegeszug des roten Fingerhutes vor etwa 300 Jahren begann und diese hochgiftige Pflanze zu einer Arznei werden ließ, die heute aus der Herztherapie nicht mehr wegzudenken ist, ist die Bedeutung des Weißdorns ihm nicht untergeordnet, vielmehr gleichrangig – natürlich aus verschiedenen Blickwinkeln betrachtet. Die Wirkstoffe des roten Fingerhutes (Digitalis) sind schnellwirkend und finden vor allem bei bereits bestehenden Herzerkrankungen Verwendung. Digitalis gehört in die Hand des erfahrenen Arztes. Schon die kleinste Gabe kann ein Herzkammernflimmern herbeiführen, das unter Umständen zum Tode führt. Aus diesem Grund hat diese stark giftige Heilpflanze nie Eingang und Verwendung in der Volksmedizin gefunden.

Ganz anders verhält es sich mit dem Weißdorn. Giftige Wirkungen sind selbst bei Überdosis nicht zu befürchten. Eine Langzeittherapie ist sogar erwünscht und notwendig, da die Wirkung nicht plötzlich eintritt wie beim Fingerhut. Und während Digitalis nie zur Vorbeugung eingesetzt werden darf, da es die Arznei für das schwerkranke, versagende Herz ist, hilft der Weißdorn dem leicht Herzkranken, dem sogenannten Altersherzen und all denen, die zu Herzerkrankungen neigen.

Allgemein erläutert ist der Weißdorn eine herz- und gefäßwirksame Droge mit beruhigenden und entkrampfenden Eigenschaften. Sie findet Verwendung bei dem muskelschwachen Herzen, bei beginnenden Herzmuskelschädigungen, allen Hochdruckkrankheiten (auch wenn die Gefahr eines Schlaganfalls besteht) bei Arteriosklerose, Angina pectoris, allgemeiner Herz- und Kreislaufschwäche und bei Herzbeschwerden in den Wechseljahren. Der Weißdorn ist als **das** Mittel für die Verbrauchserscheinungen am Herzen, die, bevor sie zum versagenden Herzen führen, nur undeutliche, nicht klar erkennbare Beschwerden verursachen. So machen sich das Altersherz und die altersbedingten Kreislaufstörungen mit Herzklopfen, Schwindel, Angstgefühl, Kurzatmigkeit, innerer Unruhe und Druck in der Herzgegend auf sich aufmerksam.

Die eindeutige Diagnose läßt sich leider immer erst dann stellen, wenn bereits eine schwerwiegende Komplikation eingetreten ist, wie ein Infarkt oder Herzkrampf. Da aber die degenerativen Herzleiden eine der größten Sorge unserer Zeit sind – zumal immer jüngere Menschen davon betroffen werden –, fordert diese beängstigende Tatsache eine wirksame Prophylaxe (Vorbeugung) heraus. Wir finden sie in der Weißdorndroge, die hier den Schwerpunkt ihrer Anwendungsmöglichkeiten besitzt.

Über die Wirkungsweise der Weißdornpräparate wurde viel und eifrig geforscht. So weiß man heute, daß die Inhaltsstoffe dieser Heilpflanze auf die Herzmuskelzellen wirken, die für die Triebkraft des Herzens verantwortlich sind, die Herztätigkeit wird also dadurch angeregt. Ferner tritt bei Verabreichung des Weißdorns eine Steigerung der Durchblutung ein, die sich nicht nur auf die Herzgefäße beschränkt, sondern auch die Arterien, Venen und Kapillaren erfaßt. Und schließlich konnte die Einwirkung auf das Herzreizleitungssystem nachgewiesen werden.

Bei der Einnahme von Weißdorndrogen zur Gesundheitsvorsorge des Herzens muß immer beachtet werden, daß nicht die Menge der Medikamentengabe entscheidend für die Wirkung ist, vielmehr die kontinuierliche Verabreichung, die sich nicht über Wochen, sondern über Monate und sogar Jahre erstrecken soll. Es ist also wichtig, daß das anfällige Herz dauernd und möglichst ununterbrochen unter dem Einfluß einer Weißdornarznei steht.

Nachfolgend sind die zweckmäßigsten Möglichkeiten aufgezeigt, den Weißdorn seinem Herzen zugute kommen zu lassen.

1. Weißdornaufguß, bestehend aus Blüten und Blättern zu gleichen Teilen. Für 1 Tasse Wasser nimmt man 1 EL. Morgens und abends je 1 Tasse mit oder ohne Honig trinken. Wer Schwierigkeiten mit dem Einschlafen hat, nimmt zu oben genanntem Aufguß noch die gleiche Menge Melisse hinzu.

2. Kostspieliger, aber sehr wirksam sind die reinen Weißdorn-Pflanzensäfte. Man nimmt 3mal täglich vor den Mahlzeiten 1 EL Saft (Empfindliche und Kinder 1 TL) mit jeweils der 6fachen Menge Flüssigkeit (Wasser, Milch, Tee, Suppe) ein.

3. Recht zufriedenstellend und einfach einzunehmen ist die Weißdorntinktur oder der stärkere Weißdorn-Fluidextrakt. Es werden von der Tinktur oder dem Extrakt als Dauerbehandlung 2–3mal täglich nach dem Essen 10–15 Tropfen in etwas Wasser eingenommen.

Eine weitere heimische Heilpflanze, die als Herz- und Gefäßmittel Verwendung findet, ist die **Arnika.** Sie ähnelt in ihrer Wirkungsweise sehr dem Weißdorn. Auch ihre Heilsubstanzen erweitern die Herzkranzgefäße und stärken den Herzmuskel. Die Arnika wird gerne beim Herzen des alternden Menschen angewandt, weil gerade hier die arteriosklerotischen Verengungen der Herzkranzgefäße eine bessere Durchblutung verlangen. Dies wird durch eine Vermehrung der Phosphate im Herzmuskel herbeigeführt, die die notwendige Mehrenergie dem Herzen zuleiten.

Johann Wolfgang von Goethe, der im zunehmenden Alter unter Herzkrämpfen (Angina pectoris) zu leiden hatte, ließ sich, wenn die Beschwerden kamen, eine Tasse schnellwirkenden Arnikatee zubereiten.

Arnika nimmt man als Teeaufguß oder Tinktur ein. Für den Aufguß werden 2 TL der Droge je Tasse Wasser benötigt. Auch diesen Tee trinkt man täglich 2–3mal.

Als Dauergabe sind von der Arnikatinktur 2mal täglich 10 Tropfen angebracht. Die Heilpflanze Arnika ist bei uns leider sehr selten geworden. Da sie zudem unter Naturschutz steht, sollte sich jeder natur- und umweltbewußte Heilpflanzenfreund lieber dem Weißdorn zuwenden, oder die Droge aus dem gewerbsmäßigen Anbau käuflich erwerben.

Bevor in diesem Kapitel noch einige Heilpflanzenzubereitungen genannt werden, die Anwendung bei bereits bestehenden Herz- und Kreislaufstörungen und -erkrankungen finden, sei nochmals auf die Notwendigkeit hingewiesen, daß bei all diesen Beschwerden ein Arzt hinzugezogen werden sollte, der nach Möglichkeit der Naturheilkunde aufgeschlossen gegenübersteht. Denn das Schwierigste und Ungenaueste ist die Diagnose, zu der sich der Laie niemals versteigen darf. Sie ist und bleibt dem Fachmann vorbehalten. Was jeder jedoch für sich und seine Gesundheit nie unterlassen sollte, ist die hier oft genannte Vorsorge, die auf den vorangegangenen Seiten ausführlich beschrieben wurde.

Wer sich die Phyto-Prävention, also die Gesundheitsvorsorge durch Heilpflanzen, sprichwörtlich zu Herzen nimmt, beschreitet damit einen begrüßenswerten Weg, der ihn immer seltener zu den Ärzten führen wird. Dies allein ist schon Grund genug, sich beizeiten um den Sinn und Wert seiner Gesunderhaltung Gedanken zu machen. Denn niemand – auch der vermeintlich Gesündeste – kann sich in der heutigen, immer menschenfeindlicheren Umwelt unserer Industriestaaten den schädigenden Einflüssen entziehen. Diese beginnen bei den chemisch behandelten Nahrungsmitteln und führen über die blei- und chemieverseuchte Atemluft, die streßfördernde Hektik der Städte bis hin zu der gene verändernden Manipulation der überall gegenwärtigen Alltagschemie.

Da nutzt es teilweise nicht mehr, sich dem Natürlichen zu besinnen, und den Zivilisationsauswüchsen für einen gesunden Fortschritt zu entsagen. Wenn da beispielsweise mit einem solch aufgeschlossenen Bewußtsein eine junge Mutter die Fabriknahrung für ihren Säugling in den anpreiserischen Regalen der Supermärkte stehen läßt und sich entschließt, ihrem Neugeborenen die natürlichste und beste Milch, die eigene Muttermilch, zu geben, dann muß der verantwortungsvolle Arzt dieser jungen Frau unter Umständen eine Enttäuschung bereiten. Denn die Muttermilch vieler Großstädterinnen ist mit gesundheitsschädigenden Stoffen derart »verunreinigt«, daß sie nach amerikanischen Vorschriften für die Säuglingsernährung nicht mehr geeignet ist. In Tokio ist das Stillen sogar durch Gesetz verboten worden. Und daß gerade die Schäden an den Kreislauforganen in einem erschreckenden Maß zugenommen haben, daß sie bereits die Volksgesundheit der Industrienationen bedrohen, nimmt nicht wunder, spricht doch der Kreislauf – neben dem Stoffwechsel – am ehesten auf falsche Ernährung, Genußmittelsucht, Überernährung und Arzneimittelmißbrauch an. Fehler, die dem zivilisierten Menschen täglich unterlaufen.

Es ist daher nicht erstaunlich, daß in den Mangelzeiten der Kriegs- und vor allem der Nachkriegsjahre, Krankheitsbilder wie Arteriosklerose, Herzinfarkt und viele andere ernährungsbedingte Störungen nur vereinzelt zu sehen waren. Mit wachsendem Wohlstand und somit mit zunehmender denaturierter Nahrung, vermehrtem Zucker- und Fleischgenuß, nahmen obengenannte Schäden ihren verheerenden Lauf.

So bekommen auch heute die Ärzte die »Pest unseres Jahrhunderts«, den **Bluthochdruck,** nicht in den Griff. In der Rauwolfiawurzel hat sich erst in jüngster Zeit eines der wertvollsten pflanzlichen Mittel gefunden, das den Blutdruck senkt, indem es an der Stelle im Zentralnervensystem angreift, von der aus der Blutdruck im Körper geregelt wird. Rauwolfia ist in ihrem Ursprungsland Indien eine altbekannte Heilpflanze, die uns Europäern bis vor wenigen Jahren vorenthalten war. In Verbindung mit weiteren Arzneipflanzen läßt sich mit der Rauwolfiawurzel ein blutdrucksenkender Tee herstellen:

Rauwolfiawurzel 30 g
Baldrianwurzel 25 g
Schafgarbenkraut 30 g
Kalmus 15 g
Weißdornblüten 25 g

Für 1 Tasse Wasser nimmt man 1 TL des Heilpflanzengemisches und bereitet daraus einen Aufguß oder eine leichte Abkochung. Täglich 2 Tassen trinken.

Man stößt immer wieder auf die anscheinend weitverbreitete Meinung, daß es normal sei, wenn in fortgeschrittenem Alter der Blutdruck steigt. Viele beruhigen sich also damit, indem sie diesen Zustand als üblich ansehen. Genauso üblich ist es heute, daß man mit 50 oder 60 Jahren, und vielfach schon wesentlich früher, seine sogenannten dritten Zähne bekommt. Nur weil dann in dieser Altersgruppe eine Zahnprothese üblich ist, kann nicht behauptet werden, daß dies normal sei. Ganz im Gegenteil, Zahnverfall und Bluthochdruck sind keine natürlichen Alterserscheinungen, sondern Zeichen der Zivilisationsschäden, die sich eben mit zunehmendem Alter deutlicher und häufiger bemerkbar machen.

Jeder, der oben genannten blutdrucksenkenden Tee trinkt, sollte daher vordringlich die Ursache des Hochdrucks aufspüren und beseitigen.

Die entscheidenste und häufigste Ursache für Bluthochdruck ist heute der überhöhte Kochsalzverbrauch. Daran hat auch die Nahrungsmittelindustrie einen entscheidenden Anteil, da sie der Bevölkerung mit der natriumhaltigen Konservierung der Nahrungsmittel einen hohen Kochsalzverbrauch geradezu aufzwingt, der zur unmerklichen Gewöhnung führt. So haben beispielsweise Dosenerbsen einen 250fachen Salzgehalt gegenüber dem frischen Gemüse. Aber auch in Brot, Käse und Wurstwaren werden meist zu hohe, schädigende Kochsalzmengen verarbeitet. Da die Gewöhnung daran bereits im Säuglingsalter beginnt, wird die Versalzung im späteren Alter kaum noch wahrgenommen.

Wir tun also gut daran, wenn wir unsere Speisen nicht zusätzlich salzen, und möglichst keine konservierten Nahrungsmittel zu uns nehmen, was auch der Forderung nach Vitalkost entgegenkommt. Professor Werner Kollaths Ausspruch »das Natürliche so natürlich wie möglich lassen« sollte vor allem in unserer Ernährung seine Verwirklichung finden.

Wenn ein **Bluthochdruck** rein nervös bedingt ist, wirkt rasch und zuverlässig eine Abkochung folgender Heilpflanzendrogen:

Johanniskraut 40 g

Melissenblätter 30 g

Schafgarbe 30 g

Arnikablüten 10 g

Für die Abkochung einer Tasse Wasser benötigt man 2 TL der Kräutermischung. Je nach Bedarf 1–2 Tassen täglich schluckweise trinken.

Solange ein zu niedriger Blutdruck keine Beschwerden verursacht, ist ein Eingreifen nicht angebracht. Denn je nachdem, welche Anforderungen an das Herz und den Blutumlauf gestellt werden, steigt oder fällt der Blutdruck. So hat ein ruhender Mensch einen wesentlich niedrigeren Druck, als ein tätiger Bauarbeiter oder Sportler. Auch kann eine seelische Belastung den Blutdruck unversehens verändern. Und zudem darf nicht unterschätzt werden, daß manchmal der niedrige Blutdruck eine sinnvolle Schutzreaktion gegen Überanstrengung bedeutet. Denn ein erhöhter Blutdruck verlangt dem Herzen eine größere Leistung ab, damit die ganze Blutmenge durch den gesamten Kreislauf gepreßt werden kann. So wirkt sich der niedrige Druck herzschonend aus. Hier soll nur aufgezeigt werden, daß ein niedriger Blutdruck nicht unbedingt als Zeichen einer Herzschwäche angesehen werden darf, was leider häufig geschieht. Und selbst wenn einem veränderten Blutdruck krankhafte Zustände zugrunde liegen, ist es wenig sinnvoll, lediglich am Blutdruck »herumzubasteln«, vielmehr ist dann eine Ursachen- und nicht die Symptombehandlung angezeigt.

Ein natürliches Mittel, das den Kreislauf anregt, ohne unmittelbar auf das Herz zu wirken, ist der **Rosmarin.** Er war eine der Lieblingspflanzen von Pfarrer Sebastian Kneipp. Die kampferartigen Substanzen des Rosmarins stärken die Blutgefäße und Nerven, so daß diese ihre Aufgaben leichter erfüllen können. Wenn also ein niedriger Blutdruck Folge einer Gefäßerschlaffung ist, die zu Beschwerden führt, dann ist die Rosmarinanwendung angebracht. Diese wirkt zwar mild, ist jedoch anhaltend und vor allem in der richtigen Dosierung mit Sicherheit ungefährlich.

Je nach Beschwerden und Geschmack nimmt man Rosmarin in Form von Tee, Preßsaft oder alkoholischen Auszügen zu sich. Für den äußeren Gebrauch eignen sich die Rosmarinbäder am Vormittag, die den Kreislauf wohltuend anregen. Rezepte und Dosierung siehe unter Rosmarin auf Seite 270.

Mit der **Schafgarbe** haben wir eine weitere Heilpflanze, deren Inhaltsstoffe kreislauffördernde Eigenschaften besitzen. Sie verbessert die Elastizität der Blutgefäße und unterstützt damit den Blutkreislauf. Die auf den Kreislauf bezogene Wirkung kommt bei dieser Arzneipflanze besonders in Form des frischen Pflanzenpreßsaftes zur Geltung, der aus dem blühenden Schafgarbenkraut gewonnen wird. Durch verbesserte Durchblutung werden vor allem nervöses Herzklopfen, beschleunigter Puls, Schwindel und Blutandrang im Kopf günstig beeinflußt. Soweit nicht anders verordnet, täglich 3mal vor den Mahlzeiten 1 EL Saft mit jeweils der 6fachen Menge Wasser, Tee oder Suppe verdünnt, einnehmen. Empfindliche und Kinder erhalten 1 TL.

Nachstehend nun die bereits angekündigten Heilpflanzenrezepturen, die bei schon bestehenden Herzerkrankungen Verwendung finden. Diese sollten jedoch nur nach Rücksprache mit dem behandelnden Arzt zubereitet und eingenommen werden.

Bei nicht klar erkennbaren **Herzstörungen,** die sich mitunter durch Schwächezustände oder nervöse Beschwerden des Herzens bemerkbar machen, vermag folgende Heilkräuterkombination oft recht zufriedenstellende Erfolge zu erzielen. Man nimmt dazu:

Schafgarbe 40 g

Mistel 15 g

Baldrian 40 g

Adoniskraut 10 g

Arnikablüten 20 g

Weißdornblüten 20 g

Gottesgnadenkraut 5 g

Liebstöckelwurzel 20 g

Oleander 5 g

Über nicht zu längeren Zeitraum trinkt man täglich 1 Tasse dieses stark wirksamen Tees, der je Tasse aus 1 EL der Mischung als Aufguß zubereitet wird.

Die **Angina pectoris** ist ein sehr schweres Herzleiden, das schnell einen Herzschlag oder Infarkt zur Folge haben kann. Zur Nachbehandlung und Vermeidung erneuter Anfälle empfiehlt sich ein Tee, der aus sechs bekannten Heilpflanzen zusammengestellt wird:

Weißdornfrüchte und

-blüten je 15 g

Arnikablüten 5 g

Angelikawurzel 5 g

Melissenblätter 20 g

Gänsefingerkraut 20 g

Bibernellwurzel 20 g

Man bereitet mit 1 EL dieser Kräutermischung einen Aufguß für eine Tasse Wasser und trinkt diese schluckweise. Nicht mehr als zwei Tassen täglich zu sich nehmen.

Während des Klimakteriums (Wechseljahre) können Herzbeschwerden auftreten, die vor allem durch Gartenraute und Berberitzenwurzel günstig beeinflußt werden. Auch bei **Erschöpfungszuständen des Herzens** ist folgender Tee angezeigt:

Rautenkraut 30 g

Berberitzenwurzel 30 g

Rosmarinblätter 20 g

Schafgarbenkraut 15 g

Arnikablüten 5 g

1 Tasse aus 1 EL der Heilpflanzenmischung wird im Aufguß zubereitet. Täglich 1–2 Tassen trinken.

Bei einer **rheumatischen Entzündung des Herzmuskels** empfiehlt sich ebenfalls obengenannte Drogenmischung, wobei lediglich die Berberitzenwurzel durch die gleiche Menge Spierstaude ersetzt wird.

Abschließend sollen in diesem Kapitel noch zwei venöse Gefäßerkrankungen

Erwähnung finden, die von der Häufigkeit her gesehen wahre Volksübel sind, jedoch meist nie einen bedrohlichen Verlauf nehmen. Es sind dies zum einen die Hämorrhoiden, unter denen fast 80 Prozent aller Männer leiden, zum anderen die Krampfadern, die namentlich unter dem weiblichen Geschlecht verbreitet sind. Beide Erkrankungen gehen mit sehr lästigen Beschwerden einher; bei den Krampfadern kommt noch der kosmetische Aspekt hinzu, den vor allem Frauen störend finden.

Hämorrhoiden sind prall gefüllte, knotenartige Erweiterungen der kleinen Blutadern in und am After, die sich vor allem beim Stuhlgang außerordentlich schmerzhaft bemerkbar machen. Der Patient muß daher zuerst um einen weichen, breiigen Stuhl besorgt sein und darauf achten. daß die Darmentleerung reiz- und mühelos erfolgt. Für die innerliche Behandlung finden folgende Arzneipflanzen Verwendung:

Schafgarbe	**20 g**
Heidelbeerblätter	**20 g**
Bittersüß	**10 g**
Klettenwurzel	**15 g**
Löwenzahnwurzel	**20 g**
Engelsüß	**10 g**
Wegwarte	**15 g**
Ackerwinde	**10 g**

Von den gut vermengten Drogen nimmt man 1 TL für 1 Tasse Wasser, die als Aufguß zubereitet den medizinischen Tee ergibt.

Bei der notwendigen äußeren Anwendung darf neben örtlichen kalten Duschen das Kamillensitzbad nicht fehlen. Mit 2 Liter Wasser und 100 g Kamillenblüten wird ein Aufguß bereitet, der dem Wasser zugesetzt wird. Das Kamillenbad wirkt krampf- und juckreizstillend und ist heilungsfördernd. Wer sich ein etwas aufwendigeres Sitzbad gönnen will, greift zu:

Kamille	**30 g**
Zinnkraut	**30 g**
Johanniskraut	**30 g**
Ringelblume	**30 g**
Schlangenknöterich	**20 g**
Bockshornklee	**20 g**
Odermennig	**20 g**

und verwendet für einen Aufguß von 1½ Liter Wasser eine gute Handvoll dieser Kräutermischung. Den Aufguß dem heißen Sitzbad zufügen und etwa 10 Minuten darin verweilen. Der Hämorrhoidenleidende sollte als Vorbeugung neben dem weichen Stuhl auf viel Bewegung achten und des öfteren die Afterschließmuskeln zusammenziehen und wieder entspannen; wenn keine akute Entzündung vorhanden ist, gehört das regelmäßige Schwimmen zu den besten Übungen der Vorsorge.

Die **Krampfadern** sind ebenfalls venöse Erweiterungen, die mit nachstehenden Heilpflanzen behandelt werden:

Schafgarbe	**20 g**
Brennessel	**30 g**
Stiefmütterchen	**20 g**
Walnußblätter	**20 g**
Klettenwurzel	**20 g**

Der Aufguß, zu dem man 1 TL der Drogenmischung benötigt, muß 15 Minuten stehen gelassen werden. Der Patient trinkt davon 3mal täglich 1 Tasse.

Auch bei den Krampfadern ist die äußerliche Behandlung unerläßlich. Für Umschläge greift man zu:

Arnikablüten	**20 g**
Ringelblume	**20 g**
Zinnkraut	**20 g**
Johanniskraut	**20 g**
Odermennig	**20 g**
Kamille	**20 g**

und bereitet aus 1 EL der Mischung einen Aufguß auf ¼ Liter Wasser. Auch Rosmarinbäder (Rezept siehe Seite 270) haben einen günstigen Einfluß auf Durchblutungsstörungen.

Atemwege

Die Anfälligkeit der Atmungs- organe nimmt beängstigend zu. Vor allem hier gilt: Vorbeugen ist besser als heilen.

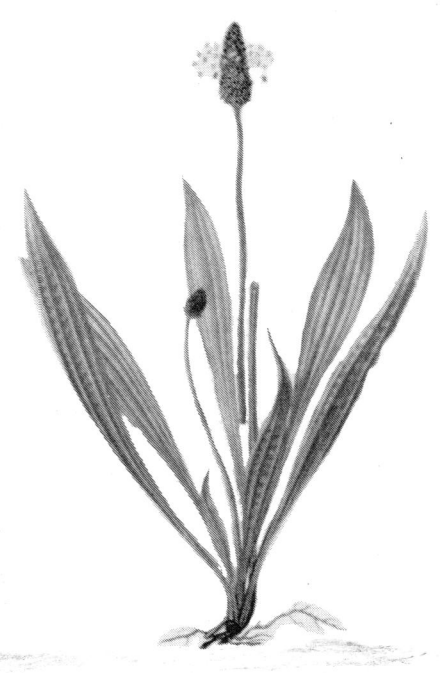

Alljährlich werden in der feuchten Jahreszeit und mit dem ersten Kälteeinbruch viele Menschen mit Schnupfen, Grippe und Angina geplagt. Trotz der vielen neuen Impfstoffe gegen diese Erkältungskrankheiten gelingt es nicht, diese Übel auszurotten. Ganz im Gegenteil, wir alle fördern unsere Anfälligkeit für die Erkrankung der Atemwege durch die zunehmend mangelhafte Durchblu-

tung unserer Muskulatur, die als Folge der außerordentlich großen Bewegungsarmut entstanden ist. Der chronische Sauerstoffmangel unserer Städte tut sein übriges, um die Empfindlichkeit unserer Atmungsorgane zu steigern.

Und nachdem man die unangenehme Erfahrung gemacht hat, daß bei den Erkältungskrankheiten die Antibiotica im ersten, fieberhaften Stadium der Erkrankung wirkungslos bleiben, sind w r besonders hier auf unsere Heilpflanzen angewiesen, wobei die Vorbeugung einen großen Raum einnimmt.

Die Volksmedizin kennt zwei heimische Heilpflanzen, die vorzüglich zur Stärkung der Abwehrkraft geeignet sind: die Linde und der Holunder. Von beiden kommen nur die Blüten zur Anwendung, die, als Aufguß genossen, zudem schweißtreibend wirken. Es genügt meist. wenn sich noch kein Krankheitssymptom gezeigt hat, in der entsprechenden Jahreszeit 2–3mal täglich einen warmen Lindenblütentee zu trinken, den man jeweils mit 1 TL Honig – vorzugsweise Lindenblütenhonig – süßt. Für den Aufguß nimmt man 1 geh. EL je Tasse. In der gleichen Weise wie die Lindenblüten die Abwehrkräfte des Körpers steigern, wirkt der Holunderblütentee, der jedoch eine ganz andere Geschmacksrichtung besitzt. Pro Tasse Wasser nimmt man 1 gestr. El als Aufguß, den man auch a s reizlinderndes Gurgelwasser verwenden kann.

41

»Eine Erkältung dauert ohne Arzt sieben Tage, mit Arzt eine Woche!« An dieser alten Bauernweisheit ist leider allzuviel Wahres dran. Man kann einen Schnupfen mit noch so vielen Medikamenten nicht schneller heilen, wir können jedoch die lästigen Symptome lindern. Schaffen wir uns also bei einem starken Schnupfen im Kopf Erleichterung und behandeln wir die geschwollenen Nasenschleimhäute.

Hier kommt unsere bewährteste Heilpflanze, die Kamille, zum Einsatz. Zur Spülung der entzündeten Nasenschleimhäute überbrühe man 1 TL Kamillenblüten mit 1 Tasse kochendem Wasser, und spüle dann mit dem lauwarmen Aufguß.

Am einfachsten sind jedoch immer noch die heißen Kamillendämpfe, die inhaliert entzündungswidrig wirken. Eine Handvoll Kamillenblüten übergießt man auf dem Boden einer breiten Schale oder Topfes mit kochendem Wasser. Die Dämpfe werden tief eingeatmet, wobei ein Tuch über dem Kopf verhindern hilft, daß die wertvollen Dämpfe entweichen. Die Wirkung der Kamilleninhalation geht über den schleimlösenden Effekt sogar noch hinaus. Wie wir erst seit neuester Zeit wissen, neutralisieren die Kamillendämpfe die Gifte, die die Bakterien auf den erkrankten Schleimhäuten der Atemwege bilden. Sie dringen also nicht mehr in den Körper ein. Der Kranke stellt dies durch die auffällige Besserung des Allgemeinzustandes fest.

Wenn sich die Erkältung im Rachenraum festsetzen will und langsam zur **Angina** umzuschlagen droht, bringt Gurgeln Erleichterung. Man stellt einen Aufguß aus Salbeiblättern her (1 TL auf 1 Tasse Wasser) und gurgle damit mehrmals täglich. Salbeiblätter stellen ein äußerst kräftiges, aromatisches und blutstillend wirkendes Heilmittel dar, das im Mittelalter als lebensverlängerndes Kräftigungsmittel weitverbreitet in hohem Ansehen stand. Außer dem Gurgeln sollte man immer den ganzen Rachen-

> **»Einem jeglichen lant wechst sein krankheit selbs – sein arznei selbs – sein arzt selbs. Also hab ich die ordnung für mich genommen – die kreutter in ein vollkommen rezept zu bringen – also das ein hilf gefunden werden den kranken.«**
> **Paracelsus**

raum damit ausspülen. Salbeipulver ist neben Majoran, als Schnupfpulver angewandt, niesreizfördernd. Man trinke zusätzlich täglich 2–3 Tassen von:

Thymian	**30 g**
Eibischwurzel	**30 g**
Fenchel	**20 g**
Anis	**20 g**

Für eine Tasse nimmt man 1 EL und bereitet daraus eine Abkochung.

Eine **trockene Bronchitis** wird mit folgender erprobter Arzneipflanzenmischung angegangen:

Eibischwurzel	**40 g**
Süßholz	**15 g**
Anis	**10 g**
Malvenblüten	**10 g**
Huflattich	**20 g**
Veilchenwurzel	**5 g**

Für eine Abkochung verwende man je Tasse Wasser 1 El der Kräuter und trinke davon – möglichst heiß – täglich 3–4 Tassen.

Bei der Behandlung einer Bronchitis darf das Thymianbad nicht unerwähnt bleiben, das auf die Bronchien krampfstillend wirkt. Es werden 100 g Thymiankraut mit 1 Liter kochendem Wasser übergossen und 10–15 Minuten ziehen gelassen. Abseihen und einem Vollbad zusetzen. Nach dem Bad gönnt man sich eine Ruhepause im vorgewärmten Bett. Bei Fieber ist das Thymianbad nicht angezeigt.

Es ist sehr wohltuend, wenn man alle Tees, die bei Erkrankungen der Atmungsorgane eingesetzt werden, mit Honig süßt. Die eigentliche Heilwirkung des Honigs geht zwar mit dem Erhitzen von über 40° Celsius verloren, er wirkt jedoch beruhigend auf die entzündeten Schleimhäute.

Wer den Honig bei Erkältungskrankheiten als Heilmittel anwenden will, ist damit bestens beraten. Denn Honig ist ein hervorragender Kaliumspender, und Kalium entzieht den Bakterien die Feuchtigkeit, die sie zum Gedeihen benötigen. Honig ist somit ein richtiger Bakterientöter. Man nimmt ihn pur oder in etwas lauwarmer Flüssigkeit. Zusätzlich kaue man täglich einige TL Honigwaben.

Um den **Hustenreiz** zu mildern und den Auswurf zu fördern, greift man nach diesen heilenden Pflanzen:

Huflattich

Alantwurzel

Salbei

Spitzwegerich

Die Mischung erstellt man zu gleichen Teilen und verwendet für eine Abkochung 1 EL je Tasse Wasser. Der Arzneitee wird 3mal täglich getrunken. Es empfiehlt sich, ihn jedesmal frisch zuzubereiten.

Nach der Vorschrift der Deutschen Apothekerschaft setzt sich ein **Brust- und Lungentee** zusammen aus:

Brombeerblätter 5 g

Thymiankraut 5 g

Fenchelsamen 5 g

Pfefferminzblätter 5 g

Eibischwurzel 10 g

Malvenblüten 10 g

Süßholzwurzel 10 g

Lungenkraut 10 g

Hohlzahn 20 g

Huflattich 20 g

Bei Beschwerden wird dieser Tee 2–4mal täglich zu sich genommen. Für eine Tasse stellt man einen Aufguß aus 1 EL der Drogenmischung her, 15 Minuten ziehen lassen.

Auch bei den Erkrankungen der Atemwege können reine Pflanzensäfte erfolgreich zur Anwendung kommen:

Huflattichsaft:
Ist schleimlösend und erleichtert den Auswurf. 3mal täglich 1 EL.

Spitzwegerichsaft:
Wirkt eventuellen Entzündungen entgegen. 3mal täglich 1 EL.

Zinnkrautsaft:
Festigt und kräftigt die Bronchien durch Kieselsäuregehalt. 3–4mal täglich 1 EL.

Thymiansaft:
Hilft bei trockenem Reizhusten. Desinfiziert die Atemwege und löst Krämpfe. 3mal täglich 1 EL.

Rote-Beete-Saft:
Stärkt die Abwehrkraft bei Fieber, verbessert die Zellatmungsfähigkeit. 3mal täglich 2–3 EL.

Hagebuttensaft:
Erhöht die Abwehrkraft der Schleimhäute durch Vitamin C und Provitamin A. 3mal täglich 1 EL.

Salbeisaft:
Desinfiziert den Rachenraum. Mehrmals täglich gurgeln.

Kamillensaft:
Dämpft den Schmerz und wirkt entzündungswidrig. 3mal täglich 1 EL.

Magen und Darm

reagieren besonders feinfühlig auf die Auswüchse unserer Lebensweise. Sie sind der Gradmesser der Gesundheit.

Von Magen und Darm hängt sehr unser gesamtes Wohlbefinden ab. Diese äußerst empfindlichen Organe reagieren selbst auf seelische Konflikte, die sich eben dann auf »den Magen schlagen«. Ein unausgeglichenes Gefühlsleben, Überarbeitung oder Sorgen können ganz wesentlich dazu beitragen, daß Magen oder Darm rebellieren und damit energisch auf einen Lebenswandel pochen. Wird dieser nicht herbeigeführt, ist die Gesundheit des Betreffenden in Gefahr. Das muß und darf nicht sein.

Wenn nämlich das Verdauungssystem seine Aufgaben zur Zufriedenheit unseres Organismus und somit unseres Wohlbefindens erfüllt, dann sind die besten Voraussetzungen für ein langes und besonders gesundes Leben gegeben.

Diese Aufgaben bestehen darin, die zugeführten Nahrungsmittel zu zerlegen, aufzusaugen und die unverdaulichen Substanzen auszuscheiden. In der Mundhöhle wird durch die Speichelfermente die erste der vielen komplizierten Verdauungsfunktionen in Gang gesetzt.

Und schon hier zeigen sich die Schwächen unseres zivilisationsgeschädigten Lebens. Da wir immer weniger naturbelassene **Lebens**mittel, statt dessen denaturierte, industriell verarbeitete und gewürzarme, tote **Nahrungs**mittel unserem Körper zumuten, ist die erste Verdauungsfunktion in der ursprünglichen Wirkung äußerst geschmälert: der Speichelfluß mit seinen verdauenden Fermenten.

Neueste wissenschaftliche Untersuchungen räumten mit der bislang häufig anzutreffenden Meinung auf, daß Gewürze, vor allem Pfeffer, Paprika und Senf, für die inneren Organe schädlich seien. Wohl kann zum Beispiel der Genuß von Paprika eine Vermehrung der Harnmenge zur Folge haben. Aber das ist mit Sicherheit ungefährlich. Ganz im Gegenteil, man kann selbst die langweilige, salzarme Kost der Nierenkranken mit den Gewürzen abwechslungsreicher und schmackhafter gestalten.

Alle Gewürze steigern nicht nur den Speichelfluß, sondern bewirken auch, daß die durch sie angeregte Speichelproduktion viel fermentreicher ist, als der Ruhespeichel (Kochsalz ist hier nicht als Gewürz zu verstehen).

Und die bewiesene wohltuende Wirkung der Gewürzpflanzen auf Herz und Kreislauf sollten uns diese Speisezutaten zu den ersten Heilpflanzen werden lassen, die wir täglich zur Vorbeugung im Kampf gegen die Krankheit schlechthin wirkungsvoll einsetzen.

Der gewürzaktivierte Speichel fördert also, wenn er mit den Speisen in den Magen gelangt, die Verdauungstätigkeit auf vielfache Weise: Im Magen wird die Stärke besser verdaut, die Magenentleerung beschleunigt und damit die Verdauungsarbeit erheblich verkürzt. Gleichzeitig schützt die größere Speichelmenge vor chemischer und mechanischer Verletzung der Magenschleimhaut und vor schädlichen Keimen.

Den meisten Magenbeschwerden liegen nervöse Ursachen zugrunde. Krämpfe und ein Zuviel an Magensäure (Sodbrennen) hängen häufig mit zu hastigem Essen zusammen. Saure und reizende Lebensmittel wie Obst und saure Fruchtsäfte sowie Alkohol, Nikotin und Kaffee sind zu meiden, und jeder Bissen sollte mindestens 20mal gekaut werden. Ja, Sie haben richtig gelesen. Wer dies einmal ausprobiert hat, wird zudem auf eine sehr erfreuliche Nebenwirkung stoßen. Das gründliche Kauen sättigt nämlich den hungrigen Magen viel schneller, so daß man tatsächlich weniger Substanz zu sich nehmen muß. Wer das Essen herunterschlingt, bekommt erst dann ein Sättigungsgefühl, wenn eine große Menge von Nahrungsmitteln den Magen gespannt hat. Völlegefühl und Unwohlsein sowie erschwerte Verdauung sind die Folge. Gründliches Kauen macht also schlank und gesund.

Als **magenberuhigender Arzneitee** hat sich folgende Kräutermischung bewährt:

Fenchel 10 g	
Kamille 20 g	
Minze 10 g	
Melisse 20 g	
Majoran 5 g	

Von dem Aufguß aus 1 TL der Mischung auf 1 Tasse Wasser trinkt man täglich 2–3 Tassen.

Zur Magenberuhigung kann aber auch die Melisse als Einzelgabe gegeben werden. Man nehme dazu 1–2 TL im Aufguß. Die Melisse ist zwar milder als Baldrian und Hopfen, zeichnet sich jedoch durch einen guten Geschmack aus, der sich mit 1 TL Honig noch steigern läßt.

Stärker beruhigend wirkt die Kamille, eine unserer ältesten und bekanntesten Heilpflanzen. Sie wirkt krampfstillend und ist dabei auch magenstärkend. Auch sie wird im Aufguß mit 1–2 TL je Tasse Wasser zubereitet.

Genauso häufig wie der nervöse, plagt der **träge Magen** viele Menschen. Folgender Tee unterstützt den Magen nachhaltig:

Angelika 20 g	
Enzian 20 g	
Kamille 40 g	
Tausendgüldenkraut 25 g	

Aufguß aus 1 TL der Mischung je Tasse Wasser. 1–2 Tassen täglich schluckweise trinken.

Wer zu Kopfschmerzen und zu nervöser Erregung neigt, muß den Enzian weglassen.

Bei **hartnäckigen Magenbeschwerden** zeigt sich die Kalmuswurzel von der besten Seite. Als ausgezeichnetes Bittermittel ist sie verdauungsfördernd, regt den Gallenfluß an und wirkt darüber hinaus blutreinigend. Man gibt am Abend 1 gestr. TL der pulverisierten Wurzel in 1 Tasse Wasser. Dieser kalte Ansatz wird nicht gekocht, sondern nur angewärmt und am darauffolgenden Tag schluckweise nach jeder Mahlzeit getrunken. Mehr als eine Tasse täglich darf nicht getrunken werden. Man teilt also eine Tasse in zwei oder drei Portionen auf.

Es kann nicht oft genug darauf hingewiesen werden, daß jedes Anzeichen einer ernsteren Erkrankung als Aufforderung verstanden werden muß, unverzüglich einen mit der Naturheilkunde vertrauten Arzt aufzusuchen. Aus diesem Grund sind die hier wiedergegebenen Rezepturen bei schweren Krankheitssymptomen als Empfehlungen zu betrachten, die bei entsprechender Krankheit die Therapie des Arztes (nach Absprache mit ihm) unterstützen oder bei Neigung zu einem Leiden eine wirksame Vorbeugung darstellen.

So empfiehlt sich auch bei einem **Magenkatarrh** (Gastritis), der **mit Blähungen** einhergeht, folgende Mischung:

Anis 5 g
Kümmel 5 g
Kamillenblüten 20 g
Melissenblätter 20 g

1 EL der Drogenmischung auf 1 Tasse Wasser als Aufguß. Vor jeder Mahlzeit 1 Tasse warm trinken.

Der **chronische Magenkatarrh mit starker Appetitlosigkeit** verlangt das Miteinbeziehen von Bitterstoffen:

Isländisches Moos 30 g
Kamillenblüten 50 g
Majoran 20 g
Kümmel 10 g

Aufguß aus 1 El der Arzneipflanzenmischung je Tasse Wasser. 1 Tasse vor den Mahlzeiten warm trinken.

Bei allen, die neben den **Magenbeschwerden** auch unter Störungen der Leberfunktion leiden, ist ein Aufguß aus folgenden Heilpflanzen angezeigt:

Anis
Kamillenblüten
Melissenblätter
Pfefferminzblätter
Thymian

Alle Drogen zu gleichen Teilen vermengen und aus 1 EL der Mischung 1 Tasse Tee als Aufguß zubereiten. Täglich 1 Tasse vor jeder Mahlzeit.

Magen und Darm stellen eine funktionelle Einheit dar. Da man den einen nicht betrachten kann, ohne den anderen miteinzubeziehen, kommen auch viele Heilpflanzen bei beiden zur Anwendung. So ist auch kein Rezept bei Magen- und Darmleiden ohne Kamillenzusatz denkbar. Man kann also bei allen Beschwerden des Magen-Darm-Traktes immer unbedenklich die Kamille in jeglicher Form verabreichen. Es empfiehlt sich der Aufguß, bei dem je Tasse Wasser 1–2 TL der Blüten verwandt werden.

Zu den täglich spürbar lästigsten Zivilisationskrankheiten zählt ganz gewiß die **Stuhlverstopfung.** Und obwohl es an verheißungsvollen Abführmitteln wirk-

lich nicht mangelt, deren Verbrauch sogar erschreckend zunimmt, ist diesem Übel nicht abzuhelfen. Warum?

Jedes Abführmittel hat die Eigenschaft nach einiger Zeit zu einer Gewöhnung zu führen, die der pharmaziebewußte Zivilisationsmensch durch Erhöhung der Dosis auszugleichen versucht. Das führt aber unweigerlich zu einer Reizung der Darmschleimhaut und zur Störung der Darmnerven, die für die notwendige Darmperistaltik (Darmbewegung) verantwortlich sind. Der Darm erschlafft, wird wieder gereizt und verfällt schließlich in völlige Bewegungslosigkeit, unfähig sich zu erholen und eine annähernd normale Darmentleerung zu bewirken.

Wenn der Darm schon einmal in solch einen jämmerlichen Zustand versetzt worden ist, hilft es auch nicht, plötzlich auf Vollkornbrot, Müsli, Rohkost und Frischobst umzusteigen. Das hätte sicher eine verstärkte Entzündung der Schleimhäute, Koliken und Blähungen zur Folge.

Vor der notwendigen Umerziehung des mißhandelten Darmes muß dieser erst beruhigt werden (siehe Seite 45).

Beim anschließenden Aufbau der Darmfunktion bietet sich der Leinsamen an. Seine beiden Hauptbestandteile, der Schleim und das Öl, werden dabei gleichermaßen wirksam eingesetzt. Als Gleit- und Quellmittel wirkt der Leinsamen rein mechanisch. Darum ist es wichtig, daß er erst im Darm quillt und nicht, wie man oft lesen und hören kann, vor der Einnahme über Nacht in einem Schälchen Wasser. Man erreicht eine bessere Wirkung, wenn die Samen kurz vor der Verabreichung in einer alten Kaffeemühle geschrotet werden.

Am Anfang nimmt man die Samen mit etwas Flüssigkeit 3mal am Tage ein, je nach Verträglichkeit 1–2 EL. Ist die erwünschte Wirkung eingetreten, vermindern Sie die Einnahme auf 2mal 1 EL pro Tag. Dies ist zu Beginn der Kur immer die Mindestmenge! Im Gegensatz zu den bequemen und schnellwirkenden chemischen Abführmitteln, müssen wir jedoch zwei bis drei Tage warten, bis sich der erwünschte Erfolg einstellt. Wenn die Stuhlgangregelung eingesetzt hat, nimmt man die Leinsamenmenge langsam zurück, setze aber niemals gänzlich ab. Nach Monaten kann man, wenn auch die notwendige Ernährungsumstellung auf zellulosehaltige Kost erfolgt ist, die Leinsamenzufuhr abbrechen.

Auch wenn es hier den Heilpflanzenrahmen sprengen mag, sei kurz angeführt, was eine **verdauungsfördernde, gesunde Vollwertkost** beinhalten soll.

1. Vollkornmüsli: Täglich 3 EL frisch gemahlenes Vollkornschrot (Weizen und/oder Roggen, auch mit Gerste und Haferzusatz) mit Wasser zu einem Brei verrühren und 5–10 Stunden zugedeckt stehen lassen. Honig, Sahne, Obst nach Saison und Nüsse machen diesen wertvollsten Vitamin-B-Träger schmackhaft. Die Ballaststoffe der Getreiderandschichten garantieren uns eine natürliche Verdauung.

2. Zuckergenuß stark einschränken. Der Zucker ist unser größter Vitamin-B-Räuber und die Ursache vieler Zivilisationskrankheiten. Beim Absetzen dieses Süßmittels geht auch allmählich das Zuckerbedürfnis zurück, der Körper verlangt nicht mehr danach.

3. Die aus Auszugsmehlen hergestellten Brotsorten durch Vollkornbrot ersetzen.

4. Rohkost, bestehend aus Salaten und rohen Gemüsen (Wurzel- und Blattgemüse in gleichem Verhältnis), immer vor den Mahlzeiten gut gekaut zu sich nehmen.

5. Naturbelassene Fette, wie Butter oder durch Kaltpressung gewonnene unraffinierten Öle und Margarinen. Distelöl hat den höchsten Gehalt an Linolsäure und ist besonders cholesterinsenkend.

Diese fünf groben Ernährungsrichtlinien sollte jeder, der ein gesundheitsbewußtes Leben beginnen und verwirklichen möchte, beherzigen.

Man wird anfänglich dies als Zukost betrachten und erst ganz allmählich als Selbstverständlichkeit in die tägliche Nahrung einschließen. Bald kann man da der Körper sich umgestellt und daran gewöhnt hat, auf diese Vollwertkost nicht mehr verzichten. Die Verfasser dieses Heftes haben durch diese Ernährungsweise mit **Lebens**mitteln ihre jahrzehntelange chronische Verstopfung beheben können und beispielsweise ihre unaufhörlich weiterschreitende Paradontose zum Stillstand gebracht. Vollwertkost ist das einzige Mittel dagegen.

Glücklichen Umständen verdanken wir es, daß es heute eine umfassend aufklärende Literatur über eine gesunde Lebensführung gibt, die dem bewußt lebenden Menschen zur Verfügung steht. Führend bei der Verbreitung solcher Schriften ist der Schnitzer Verlag in St. Georgen / Schwarzwald, dessen gleichnamiger Gründer auf diesem Gebiet echte Pionierarbeit geleistet hat.

Noch ein Wort zur Qualität unserer nunmehr in den Speiseplan aufgenommenen vollwertigen Lebensmittel.

Wenn man bereits vielen Heilpflanzen bei der Behandlung großer und kleiner Schmerzen den chemisch-pharmazeutischen Präparaten den Vorzug gibt, sollte auch beim Einkauf der Garten- und Ackerfrüchte darauf geachtet werden, daß diese nicht mit chemischen Giften verseucht sind, die heute leider im Übermaß gegen Unkraut und Insekten eingesetzt werden. Wissenschaftler haben nachgewiesen, daß die vielen chemischen Konservierungsstoffe in den denaturierten **Nahrungs**mitteln und die Spritzgifte, mit denen die chemisch überdüngten Früchte behandelt sind, als Ursachen für viele unserer chronischen Zivilisationskrankheiten betrachtet werden können.

Die Nachfrage bestimmt das Angebot. Es liegt in der Hand jedes einzelnen, welche Qualität auf den Tisch kommt. Lösen wir uns doch von der großen, fleischigen und makellos anzusehenden Tomate, die fast ohne Geschmack ist, zugunsten der kleineren, häßlicheren, aber köstlich nach Tomate schmeckenden gesunden Frucht, der wieder das Prädikat Paradiesapfel zuerkannt werden darf. Es wäre für uns und unsere Nachkommen segensreich, wenn es nicht nur in Reformhäusern und Naturkostläden Gesundheit zu kaufen gäbe, sondern auch im Supermarkt in Stadt und Land.

Manche Menschen reagieren auch auf den Extrakt der Rhabarberwurzel. Sie wirkt in größeren Mengen genommen als Abführmittel, wogegen kleinere Dosen stopfend sind. Auch größere Mengen rufen keine Entzündungen hervor, weshalb der Rhabarber für Kinder und geschwächte Menschen geeignet ist. Bei längerem Gebrauch kann jedoch die Gerbsäure hervortreten und stopfen – Rhabarber also nur bei Bedarf einnehmen. Als Abführmittel nimmt man 2 TL je Tasse, als Stopfmittel 1 TL auf 4 Tassen Wasser in leichter Abkochung. Auch wirken die kalten Rhabarberauszüge stopfend.

Wenn eine **Verstopfung kurzfristig** behoben werden soll, bietet sich die sichere Wirkung der Faulbaumrinde an: 20 g Faulbaumrinde kocht man in 200 g Wasser bis sich die Flüssigkeit um die Hälfte verringert hat. Mit 50 g Honigwasser verrührt, nimmt man abends 3–4 EL. Pulverisierte Faulbaumrinde kann man bis zu 15 g pro Tag (Einzelgabe 5 g = 1 geh. TL) mit etwas Flüssigkeit einnehmen.

Wer im Frühjahr seinem Gedärm einen gründlichen »Hausputz« angedeihen lassen möchte, kann sich diesen **stuhlfördernden Tee** zusammenstellen:

Anis 15 g
Fenchel 15 g
Sennesblätter 30 g
Holunderblüten 40 g

Aufguß aus 1 El der Mischung je Tasse Wasser. 2mal täglich 1 Tasse mit Honig gesüßt trinken.

Alle, die zu einem **Darmkatarrh** neigen, wenden als abführenden Tee besser folgende Mischung an, da die Sennesblätter bei obigem Rezept die Darmschleimhäute zu sehr in Mitleidenschaft ziehen:

Brennesselkraut 10 g
Queckenwurzel 10 g
Faulbaumrinde 20 g
Walnußblätter 20 g
Erdrauchkraut 20 g
Veilchenkraut 20 g

1 EL der Mischung 8 Stunden lang in 1 Tasse kaltem Wasser ansetzen, danach kurz aufkochen. 1–2 Tassen täglich, jedoch nicht über längeren Zeitraum.

Die Wegwarte hat eine ausgezeichnete Wirkung auf Leber und Galle, weshalb sie in der Naturheilkunde bei Erkrankungen dieser Organe erfolgreich angewandt wird. Häufig ist eine **Verstopfung mit einer Leberstörung** verbunden. Dann wählt man als **Abführtee** folgende Arzneipflanzenmischung:

Wegwartwurzel 20 g
Anis 20 g
Pfefferminze 30 g
Sennesblätter 30 g

1 EL der gemischten Drogen auf 1 Tasse als Aufguß. Abends 1 Tasse trinken. Dieser Arzneitee ist bei Darmkatarrh ungeeignet.

Einen **akuten Darmkatarrh** bringt man mit dieser Teemischung zur Ruhe, wobei 24 Stunden lang keine Nahrung zu sich genommen werden darf:

Gänsefingerkraut 40 g
Kamillenblüten 30 g
Tormentillwurzel 30 g

Abkochung aus 1 EL der Mischung je Tasse Wasser. 3mal täglich 1 Tasse. Nach dieser 24stündigen Teekur muß der Darm erst wieder mit Hafer- oder Reisschleim aufgebaut werden.

Dem Übel des **Darmkatarrhs, verbunden mit Durchfall,** begegnet man äußerst wirkungsvoll mit nachstehenden Heilpflanzen, deren Mischung einen bewährten Tee liefert, der mild stopft und die Darmfunktion reguliert:

Arnikablüten 5 g
Bärlappkraut 5 g
Kamillenblüten 10 g
Odermennigkraut 10 g
Pfefferminzblätter 10 g
Zinnkraut 10 g
Süßholz 10 g
Wermut 10 g
Eichenrinde 15 g
Tormentillwurzel 15 g

Abkochung aus 1 EL der gut gemischten Drogen auf 1 Tasse Wasser. 1–2 Tassen täglich schluckweise trinken.

Einen **einfachen Katarrh** vermögen auch einige Fastentage beseitigen. Man trinke in dieser Zeit nur schwarzen Tee, und unterstützt diese Therapie mit einer Tinkturenmixtur:

Enziantinktur 5 g
Tormentilltinktur 10 g
Kalmustinktur 15 g

An drei aufeinanderfolgenden Tagen täglich 10 Tropfen einnehmen.

Sehr hilfreich bei Verstopfung, die mit Darmkrämpfen und Blähungen einhergeht, ist eine Tinktur aus:

Kümmelöl 15 Tropfen
Faulbaumrindenextrakt 5 g
Fencheltinktur 10 g
Odermennigtinktur 15 g

Von der Mischung dieser alkoholischen Auszüge nimmt man 3mal täglich 20–30 Tropfen ein.

Blähungen sind Beschwerden, denen vielfältige Ursachen zugrunde liegen können. Es ist daher ratsam, bei hartnäckigen und chronischen Blähungen den Arzt aufzusuchen. Die beste Vorbeugung gegen Blähungen ist ohne Zweifel eine funktionierende Verdauung. Jeder Blähungsleidende sollte, sofern nicht eine Krankheit die Ursache ist, auch seinen Kreislauf in Schwung bringen: Gymnastik, Sitzbäder und wechselwarme Fußbäder können hier wahre Wunder vollbringen. Ein empfehlenswerter **blähungstreibender Tee** setzt sich zusammen aus:

Kamillenblüten
Pfefferminzblätter
Kümmel
Fenchel

Man mischt die Drogen zu gleichen Teilen und verwendet für 1 Tasse Wasser 1 EL. 1–2 Tassen täglich als Aufguß zubereiten. Tritt aufgrund der Verabreichung Durchfall auf, muß dieser Tee sofort abgesetzt und durch nachstehenden ersetzt werden. Dieser ist angezeigt bei **Blähungen mit Neigung zu Durchfall:**

Wermut 10 g
Zinnkraut 30 g
Schafgarbe 30 g
Tormentillwurzel 30 g

1 EL der Mischung als Abkochung auf 1 Tasse Wasser. 1–2 Tassen schluckweise trinken.

Wer unter **Blähungen und** gleichzeitig unter **Verstopfung** leidet, nehme bei Bedarf 1–2 Tassen dieses Aufgusses (1 EL der Mischung je Tasse Wasser):

Anis 10 g
Fenchel 10 g
Pfefferminzblätter 20 g
Kamillenblüten 30 g
Faulbaumrinde 30 g

In der Zeit des 30jährigen Krieges brachten schwedische Feldschere ein Kräuter-Elixier nach Mitteleuropa, dessen Rezeptur seinerzeit unter der Hinterlassenschaft des schwedischen Arztes und Rektors der Medizin, Dr. Samst, gefunden wurde. Dort hieß es unter anderem: »Wer diese Tropfen früh und abends nimmt, braucht keine andere Medizin, denn diese stärkt den Körper, erfrischt die Nerven und das Blut, nimmt das Zittern der Hände und der Füße, kurz, sie nimmt überhaupt alle Krankheiten. Der Körper bleibt jung und straff . . .«

Nun weiß man zwar, daß Dr. Samst 104 Jahre alt geworden ist (er ist vom Pferd gefallen!), daß auch seine Verwandten ein patriarchalisches Alter erreichten, was auch für die damalige Zeit höchst ungewöhnlich war. muß jedoch dieser Arznei als Wundermittel kritisch gegenüberstehen. Es bleibt dennoch eine Tatsache, daß die Kräutermischung, aus der das Elixier hergestellt wird, die Tätigkeit der Verdauungsorgane und der damit verbundenen Stoffwechselvorgänge aktiviert und normalisiert. Man konnte zudem nachweisen, daß der Gallefluß gefördert und der Körper somit besser entschlackt wird. Die harmonisierende Wirkung auf alle Drüsen und Organe im Verdauungstrakt erklärt vielleicht auch die euphorische Beschreibung aus jener Zeit.

Die Rezeptur der Schwedenkräuter, so benannt nach der Herkunft des Elixiers, ist nach den heutigen Bedürfnissen und Erkenntnissen abgeändert worden.

Man kann sich den Trunk selbst herstellen, indem man die Kräuter einzeln kauft und nach folgenden Angaben vermengt. Die Kräuter sind jedoch auch in der Apotheke in der richtigen Menge abgepackt erhältlich. Ebenso wird die fertige Zubereitung im Handel angeboten. Die Zusammensetzung der Arzneipflanzen weicht bei jedem Produkt geringfügig ab, entspricht aber im wesentlichen der Originalrezeptur. Nachstehend eine Drogenmischung, die wir den Erfahrungen entsprechend zusammengestellt haben:

Aloe 20 g

Myrrhe 10 g

Sennesblätter 10 g

Kalmus 10 g

Angelika 10 g

Anis 5 g

Rhabarber 5 g

Tormentill 3 g

Süßholz 3 g

Safran 2 g

Ringelblume 1 g

Enzianwurzel 1 g

Die Kräuter im Mörser zerstoßen und in eine große, mindestens zwei Liter fassende Flasche mit 1½ Liter gutem Branntwein übergießen. Es empfiehlt sich, echten Korn oder Wacholder mit mindestens 40 Vol. % zu verwenden. Flasche gut verschließen und an einem sonnengeschützten Ort bei Zimmertemperatur stehen lassen. Das Ansatzgefäß muß mehrmals täglich kräftig geschüttelt werden. Nach 10 Tagen den Ansatz durch ein Tuch oder Filterpapier filtrieren. Fertig ist der Schwedenbitter.

Man nimmt abends 1–2 TL der Tinktur, bei Beschwerden kann die Dosis auf 2 EL täglich erhöht werden.

Achtung: Schwangere dürfen den Schwedentrunk nicht zu sich nehmen. Die Tinktur ist ebenfalls nicht angezeigt bei Leberfunktionsstörungen und Darmverschluß. Wer das Elixier über längere Zeit einnimmt, sollte Einnahmepausen einschalten. Bei anhaltender Veränderung im Stuhlgang bitte den Arzt befragen.

Das Bitterelixier empfiehlt sich besonders bei Verdauungsschwierigkeiten auf Reisen, bei Klima- und Kostwechsel und nach üppigem Essen. Vorbeugend nimmt man es bei Bewegungsmangel, wie Bettlägerigkeit und sitzender Lebensweise.

Abschließend seien noch zusammengefaßt jene Pflanzenpreßsäfte genannt, die einen günstigen Einfluß auf Magen und Darm ausüben.

Je nach Stärke der Beschwerden nimmt man von ihnen mehrmals täglich 2–4 TL nach den Mahlzeiten ein.

Sauerkrautsaft:
Baut eine gestörte Darmflora wieder auf und wirkt verdauungsfördernd.

Wermutsaft:
Zur Anregung der Verdauungsdrüsen, stärkt Magen- und Darmmuskel und fördert den Gallenfluß, regt zu verstärkter Magensaftabsonderung an.

Schafgarbensaft:

Löst Magen- und Darmkrämpfe und wirkt Entzündungen entgegen.

Knoblauchsaft:

Regt die Verdauungsdrüsen an und beeinflußt die Darmflora, indem er übermäßige Gärungs- und Fäulnisprozesse hemmt. Knoblauchsaft tötet die krankhaften Darmbakterien ab, während er die Vermehrung der normalen Darmbewohner, der Colibakterien, fördert. Die bakterielle Zusammensetzung der so wichtigen Darmflora wird also durch die Anwesenheit von Knoblauch normalisiert. Dadurch wirkt diese unentbehrliche Heilpflanze blähungstreibend, krampflösend und bessert spürbar die Verträglichkeit schwerverdaulicher Speisen.

Einen bewährten Trunk kann man sich selbst mixen. Er dient der Magenpflege und wird vor dem Mittagessen getrunken. Man nimmt dazu:

Johanniskrautsaft 2 TL

Löwenzahnsaft 2 TL

Wacholdersaft 2 TL

Wasser 7 EL

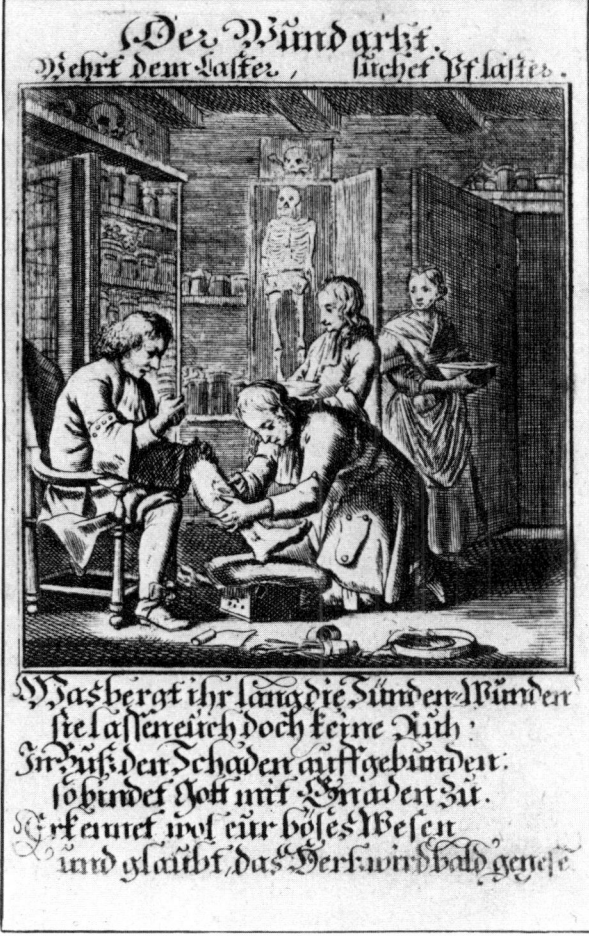

Der Wundarzt (Kupferstich von Weigel, 1698): »Wehrt dem Laster, suchet Pflaster. / Was bergt ihr lange die Sünden-Wunden / sie lassen euch doch keine Ruh, / In Buß den Schaden auffgebunden: / so bindet Gott mit Gnaden zu. / erErkennet wol eur böses Wesen / und glaubt, das Hertz wird bald genese.«

Allergien

sind lästige und oft lebenslange Begleiter, deren Symptome sich aber mildern lassen.

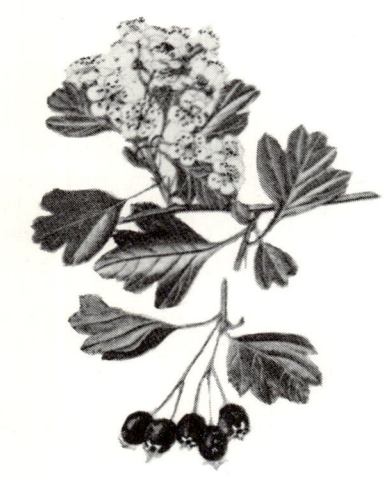

Wörtlich bedeutet Allergie »anders reagieren«, d. h. der Körper reagiert auf eindringende Substanzen anders als sonst. Die Stoffe, die zu einer solchen veränderten Reaktionsfähigkeit führen, heißen Antigene. Dringen nun ·mehrmals Antigene in den Körper ein, reagiert der Organismus darauf mit der Bildung von Antikörpern, die er zur Abwehr einsetzen will. Sie bewirken eine Überempfindlichkeit gegen diese Substanzen: Der Körper wird gegen das Antigen empfindlich gemacht. Dieser Vorgang kann sich über Jahre erstrecken. Eine Allergie entwickelt sich also erst im Laufe des Lebens.

Während der Zeit dieser Sensibilisierung treten noch keine Krankheitserscheinungen auf. Erst wenn sich genügend Antikörper gebildet haben, kommt es bei einer erneuten Antigenzufuhr zur sogenannten Antigen-Antikörperreaktion, die das Gewebe des Körpers reizt, und damit die Allergie auslöst.

Diese Stoffe treten am häufigsten als Antigene auf: Pollen von Bäumen, Gräsern und Getreide, Schimmelpilzsporen, Hausstaub, Tierhaare, bestimmte Nahrungsmittel, Medikamente, Farbstoffe, Kosmetika und Chemikalien. Gerade die letzteren nehmen heute sowohl mengenmäßig als auch an Stärke immer mehr zu. Der unvermeidbare Kontakt zu Chemikalien wird unüberschaubar.

Bei den meisten Antigenen handelt es sich um Eiweißstoffe, deren chemische Struktur man bis heute nicht immer entschlüsseln konnte. Man weiß, daß die Allergie auf einer Störung im Eiweißstoffwechsel beruht. Die Hauptursache der allergischen Erkrankungen sind demnach in der übermäßigen Zufuhr von tierischem Eiweiß zu finden. Es treffen daher zwei sich bestens ergänzende Faktoren aufeinander: die erhöhte Eiweißzufuhr tierischen Ursprungs als »Allergiebereitschaft« einerseits, und die erhöhte Zahl an Antigenmöglichkeiten der Chemie andererseits. die diese Bereitschaft aus ihrer Reserve lockt und anspricht. Beides sind schwierige Zivilisationsübel.

Am Anfang einer Allergietherapie steht die strikte Vermeidung jedes tierischen Eiweißes und dies über einen langen Zeitraum hinweg. Der ernährungsphysiologische Ausgleich erfolgt durch eine vitalstoffreiche Vollwertkost, deren Grundzüge auf Seite 47 beschrieben sind.

Der zweite Schritt ist die Desensibilisierung. Der Arzt versucht das Antigen zu finden. Kennt er dann den allergisch machenden Stoff, dann injiziert er kleine Mengen dieser Substanz, um die gebildeten Antikörper aufzubrauchen und die normale Reaktionsbereitschaft wieder herzustellen.

Dieses Verfahren ist jedoch leider in der Praxis nicht so erfolgreich, wie es die Theorie verspricht. Grund dazu sind u.a., wie schon erwähnt, nicht zuletzt die steigende Zahl der Gifte in unserer Umwelt, besonders die chemischen Ursprungs.

Die Symptome aller allergischen Erkrankungen lassen sich sehr wirkungsvoll durch Präparate der Nebennierenrindenhormone unterdrücken. Durch diese sogenannten Cortisone wird der Patient beschwerdefrei. Sobald das Medikament abgesetzt wird, erscheint das Krankheitsbild in derselben Intensität. Da cortisonhaltige Arzneien zu viele unerwünschte Nebenwirkungen haben, dürfen sie nicht langfristig verwendet werden. Jeder Arzt der dies trotzdem tut, um dem Patienten vermeintlich zu helfen, handelt verantwortungslos. Die Folgen von Cortisondauergaben reichen von der Gewebsaufschwemmung, über Schwächung der Abwehrkräfte bis zur Knochenentkalkung. Bei Jugendlichen kann zudem eine Akne auftreten oder, wenn bereits vorhanden, das Krankheitsbild erheblich verschlimmern.

Unter den Heilpflanzen besitzt vor allem die Rauwolfiawurzel die Fähigkeit, eine **Überempfindlichkeit bei Allergien** zu mindern. Man trinkt täglich 2 Tassen folgender Teemischung:

Rauwolfiawurzel 20 g

Weißdornblüten 20 g

Baldrianwurzel 20 g

Schafgarbenkraut 30 g

Kalmus 10 g

Kamille 10 g

Pro Tasse Wasser nimmt man 1 TL dieses Drogengemisches. Bei allen Arten von Gefäßerkrankungen (Verkalkung, Entzündungen) ist dieser Tee nicht angezeigt.

Trotz aller Mittel (Desensibilisierung durch synthetische als auch pflanzlicher Substanzen) sind die Heilerfolge bei allergischen Krankheitszuständen gering.

Man erfaßt daher heute mehr und mehr die gesamte Daseinsstruktur des Patienten, da man die psychische Ursache nicht außer acht lassen kann. So sind Allergiker zumeist äußerst introvertierte Menschen, die mit ihrer nach innen gekehrten Geisteshaltung nicht die Fähigkeit besitzen, etwas nach außen abzureagieren.

Alle hier wiedergegebenen Hinweise und Rezepte bewirken also nur eine Symptombekämpfung, die vielleicht auch bei dem einen oder anderen zur Heilung führen kann. Doch ist eine absolute Befreiung, eine Ausschaltung der Ursache, damit nur selten zu erreichen. Den meisten wird nur durch Erleichterung geholfen sein.

Beim allergisch bedingten **Bronchialasthma,** das mit Fieber einhergeht, dürfen keine antibiotischen Arzneimittel angewandt werden. Die Erfahrung hat nämlich gezeigt, daß das Fieber beim Asthma eine Heilwirkung entfaltet. Daraus entwickelte sich die Heilbehandlung mit künstlich erzeugtem Fieber, das in manchen Fällen zufriedenstellende Erfolge zeigte.

Die nachstehend aufgeführten Drogenmischungen haben schon vielen Bronchialasthmatikern geholfen. Da die Reaktionen darauf jedoch sehr unterschiedlich sind, muß man leider erst seinen Tee finden. Der erfolgreiche Arzt Dr. B. Aschner empfiehlt folgenden Drogenaufguß als Dauerbehandlung (besonders geeignet bei Bronchialasthma mit nervöser Ursache):

Arnikablüten 20 g
Alantwurzel 20 g
Anis 20 g

Pro Tasse verwende man 1 TL der Mischung als Aufguß und trinke davon täglich 3–4 Tassen warm.

Auch der Meerrettichaufguß schafft vielen Erleichterung: 2 EL frisch geriebenen Meerrettich mit ½ Liter heißer Milch übergießen und 2 Stunden stehen lassen. Schluckweise trinken.

Eine Art Inhalationstherapie hat folgende Rezeptur zur Folge:

Stechapfelblätter 50 g
Lobelienkraut 10 g
Grindeliakraut 10 g
Salbeiblätter 5 g
Kaliumchlorat 2,5 g
Kampfer-Benzoe-Tinktur 2,5 g
Salpeter 20 g

1 TL der Mischung anzünden und den Rauch tief einatmen.

Dem Bronchialasthmatiker empfiehlt sich die grundsätzliche Verwendung von Knoblauch. Man nimmt ihn regelmäßig in der Küche als Gewürzarznei her, vorzugsweise roh als Beigabe zu Salaten und Rohkost.

Das allergische Bronchialasthma, das deutlich vom Herzasthma zu trennen ist, kann seine Ursache auch in der Ernährung und einer Darmunterfunktion sowie in Infektionen der Mandeln und Nasennebenhöhlen haben.

Der Arzt wird hier ebenso zuerst diese eventuellen Krankheitsherde beseitigen müssen, um das Übel anzugehen.

Eine weitere medizinische Teevorschrift gegen Asthma, die sich zur Langzeitbehandlung eignet, enthält nachstehende Heilpflanzendrogen:

Alantwurzel 10 g
Fenchel 10 g
Isländisches Moos 10 g
Lobelienblätter 10
Spitzwegerich 10 g
Vogelknöterich 10 g

Sternanis 10 g
Eibischwurzel 10 g
Süßholz 5 g
Veilchenwurzel 5 g
Huflattich 10 g
Königskerzenblüten 10 g

Man trinkt von diesem Asthmatee 3mal täglich 1 Tasse (aus 1 EL der Mischung je Tasse Wasser als Abkochung).

Eine zweite, weitverbreitete Allergie ist der **Heuschnupfen,** auch **Heufieber** genannt. Er ist die Folge einer Überempfindlichkeit gegen Pollen oder Pilzsporen.

Eine Langzeitbehandlung, die immer bereits im Winter begonnen werden muß, besteht aus dem Heilpflanzengemisch von:

Melissenblätter 20 g
Faulbaumrinde 20 g
Odermennigkraut 20 g
Pfefferminzblätter 20 g
Schöllkraut 20 g

1 EL der Mischung als Aufguß je Tasse Wasser. Zweimal täglich 1 Tasse. Es empfiehlt sich zudem viel Rohkost während der ganzen Blütezeit zu essen und mehrmals täglich Bienenwabenstücke zu kauen.

Viele Heuschnupfengeplagte sprechen auf eine Honigkur an: Drei Monate vor dem Einsetzen der Beschwerden nimmt man nach jeder Mahlzeit 1 EL naturreinen und kaltgeschleuderten Wabenhonig ein. Ein weiterer EL in etwas lauwarmem Wasser aufgelöst abends vor dem Schlafengehen. Zwei Wochen vor dem voraussichtlichen Ausbruch der Allergie löst man morgens vor dem Frühstück und abends vor dem Einschlafen 2 TL Honig mit 2 TL Obstessig in einem kleinen Glas lauwarmen Wasser auf und trinkt dies schluckweise.

Nach dem Mittag- und Abendessen nimmt man weiterhin 2 EL Honig ein. Um die Nase frei und trocken zu halten, ist es von Vorteil, die bereits erwähnten Bienenwaben zu kauen, sooft es sich als nötig erweist.

Zinnkrautaufgüsse mildern, als Spülung angewandt, das Brennen und Jucken in der Nase.

Viele Naturheilärzte schwören auf die Eigenblutbehandlung, von der sie behaupten, daß sie bei 80% aller Patienten zum Erfolg führt. Diese Zahl ist jedoch unbestätigt und läßt sich mit größter Wahrscheinlichkeit nicht beweisen. Doch sollte jeder der Heuschnupfenverzweifelten eine Eigenblutbehandlung nicht unversucht lassen. Wenn die Beschwerden bei vielen auch nicht völlig verschwinden, so können sie jedoch an Intensität verlieren. In der allergiegefährdeten Zeit ist natürlich die sicherste Behandlung der Aufenthalt an der See oder im Hochgebirge, wo die Pollen und Pilzsporen gar nicht oder zumindest nur sehr vereinzelt vorkommen. Helgoland, die fast vegetationslose Nordseeinsel, ist ein Paradies für Heuschnupfenleidende. Leider können sich jedoch die wenigsten einen solchen Langzeiturlaub leisten, der sich ja meistens über mehrere Wochen, bei vielen auch über Monate hinziehen müßte. Allen sei deshalb der Trost gegeben, daß der Höhepunkt der Heuschnupfenallergie zwischen dem 20. und 30. Lebensjahr erreicht wird. Dann besteht bei den meisten die Neigung zum langsamen Abflauen des Krankheitsbildes. Der Heuschnupfen wird im Alter fast kaum noch registriert.

Der **Nesselausschlag** ist eine Hautallergie, die auch unter den Namen **Nesselsucht** oder **Nesselfieber** bekannt ist, und meist aufgrund einer Überempfindlichkeit gegen Nahrungsmittel oder Medikamenten entsteht.

Folgende Allergene treten am häufigsten als Verursacher auf: Erdbeeren und andere Obstsorten, Fische, Muscheln, Krebse, Fleisch-, Milch- und Getreideeiweiß, Honig, Nüsse und Gewürze. Bei den Arzneimitteln tritt oft Aspirin als Allergen auf.

Als Erstbehandlung nimmt man nach der Ausschaltung des schuldigen Reiz-

stoffes eine salz- und eiweißfreie Diät zu sich, und trinkt täglich 2 Tassen Kräutertee folgender Pflanzenmischung:

Rauwolfiawurzel 20 g
Weißdornblüten und -früchte 20 g
Baldrianwurzel 20 g
Kalmus 10 g
Schafgarbenkraut 30 g

Für einen Aufguß verwendet man 1 TL der gemischten Drogen je Tasse Wasser.

Wer jedoch unter zu niedrigem Blutdruck leidet, greift besser zu diesem Arzneitee:

Melissenblätter 20 g
Rosmarinblätter 20 g
Baldrianwurzel 30 g
Johanniskraut 30 g

Aus 1 EL der Kräutermischung bereitet man 1 Tasse Tee, der fünf Minuten gekocht werden muß. 1 Tasse täglich schluckweise trinken.

Heilpflanzenbäder unterstützen den Abheilungsprozeß der Hautallergie.

Das **Zinnkrautbad** regt den Hautstoffwechsel an: 100 g Zinnkraut werden 15 Minuten lang ausgekocht und nach dem Abseihen einem Vollbad zugesetzt.

Sehr juckreizstillend und heilungsfördernd wirkt das **Kamillenbad:** Man bereitet aus 100 g Kamillenblüten und 2 Litern Wasser einen Aufguß, der dem Badewasser zugefügt wird.

Weizenkleiebäder haben eine wohltuend beruhigende Wirkungsweise auf die allergischen Hautstellen. Man füllt 500–800 g Weizenkleie in kleine Leinen- oder Mullsäckchen und läßt diese im Badewasser ziehen.

Haferstrohbäder steigern die Durchblutung und damit den Hautstoffwechsel. 500 g Haferstroh müssen dazu 20 Minuten lang ausgekocht werden. Den Absud fügt man dem Vollbad zu.

Während sich die Nesselsucht mit roten Quaddeln verschiedenster Größe bemerkbar macht, ist das **Ekzem** eine entzündliche Reaktion auf einer empfindlichen Haut. Diese Entzündungen können naß bis trocken sein und leider auch chronisch werden. Wenn die Ursache eines Ekzems auf eine Allergiebereitschaft zurückzuführen ist, dann besteht die Möglichkeit der völligen Heilung, indem man nach dem Allergen forscht und dieses dann beseitigt. Häufig ist jedoch ein Ekzem auch die Folge von psychischer Belastung und Neurosen. Hier helfen dann keine Heilpflanzen mehr, sondern nur noch die Psychotherapie. Wer zu Ekzemen neigt, sollte mehrmals jährlich **blutreinigende Tees** kurmäßig trinken, die bei Hautleiden angezeigt sind, zum Beispiel:

Sarsaparillwurzel 30 g	
Klettenwurzel 30 g	
Sassafrasholz 10 g	
Süßholz 10 g	
Bittersüßstengel 10 g	
Guajakholz 10 g	

Man kocht 3 EL dieser holzigen Pflanzenmischung mit 1½ Liter Wasser 20 Minuten lang und trinkt die ganze Menge über den Tag verteilt.

Bei stark juckenden und nässenden Ekzemen helfen Umschläge aus Kamillenblütentee. Man nimmt dazu 1 EL der Blüten auf 1 Tasse Wasser und bereitet daraus einen Aufguß, der nach dem Erkalten zu Aufschlägen verwandt wird.

Beim **nässenden Ekzem** bietet sich auch die Eichenrinde an, die als Umschlag oder Badezusatz Verwendung findet und dabei entzündungswidrig wirkt. Man kocht 500 g der Rinde in 2 Liter Wasser ½ Stunde aus und seiht dann ab.

Alle unter Nesselausschlag aufgeführten Heilpflanzenbäder finden auch bei den Ekzemen Verwendung: Kamillen-, Weizenkleie-, Zinnkraut- und Haferstrohbäder.

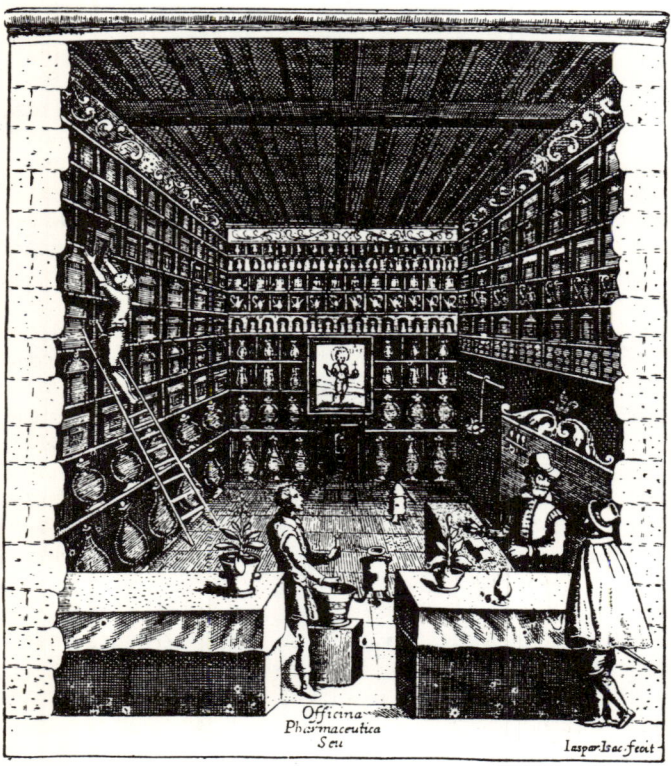

Officina
Pharmaceutica
Seu

Iaspar Isac fecit

Apotheke um 1608 (Kupferstich nach Joh. Renodacus). In dieser Zeit übten die Entdeckungen der Naturwissenschaften großen Einfluß auf die Pharmazie aus. Apotheker und Arzt gingen von nun an immer mehr ihre eigenen Wege, die in wissenschaftlichere Bahnen gelenkt wurden.

Verletzungen und Schmerzen

Schnelle Hilfe muß rascher zur Stelle sein, als die Zeit für den Weg in die nächste Apotheke.

Niemand ist gegen Verletzungen und Schmerzen gefeit, die sich bei der Arbeit, in der Freizeit und hier vor allem in zunehmendem Maße beim Sport ergeben können. Allzu schnell ist man dann mit irgendwelchen Präparaten zur Hand, deren rasch einsetzenden Wirkungen verblüffend sind.

Gerade die große Palette der schmerzstillenden (sowie Beruhigungs-, Schlaf- und Abführ-) Mittel verleitet viele Menschen zum Arzneimittelmißbrauch, der bedrohliche Dimensionen annimmt.

Bei der Versorgung und Behandlung von Verletzungen bieten sich mehrere Heilpflanzen für einen beschleunigten Heilungsverlauf an. Nachstehend aufgeführte Verletzungen sind nach dem Gesichtspunkt der Häufigkeit herausgegriffen worden.

Offene Wunden: Mit an der Spitze der wundheilenden Pflanzen steht die Ringelblume, die – ähnlich dem Penicillin – Entzündungen und Eiterungen verhindern hilft. Ihre Inhaltsstoffe bewirken eine Anregung der Blutzirkulation, sind antibakteriell und somit gewebsreinigend, die zusammenziehende Wirkung dieser Substanzen fördert die Wundheilung.

Die Ringelblume wird meist in Salbenform auf die verletzten Partien aufgetragen. Im Handel sind solche Präparate unter dem Namen Calendulasalbe erhältlich. Wer sich selbst eine Ringelblumen-

salbe herstellen möchte, kann sie sich nach den Angaben von Sebastian Kneipp zubereiten (Rezepte siehe Seite 266).

Bei allen Verletzungsarten findet die Ringelblumensalbe Verwendung, so bei sämtlichen Schnitt- und Schürfwunden und auch bei Verbrennungen. Selbst die Bedeutung bei offenen Geschwüren, die man der Heilpflanze seit alters her zuschreibt, konnte durch neuere Forschungen nachgewiesen werden.

Eine ähnliche Wirkung auf schlecht heilende Wunden und Geschwüre besitzt das zu Ölen und Salben verarbeitete Johanniskraut. Vor allem das sogenannte Rotöl findet, da es entzündungshemmend, durchblutungsfördernd und bakterienhemmend wirkt, bei Schnitt-, Brand- und Schürfwunden, Sonnenbrand, bei Wundliegen von Bettlägerigen und bei Schrunden sowie rissiger Haut Verwendung.

Will man bei einer späteren Wundbehandlung den Verband nicht jedesmal restlos erneuern und dabei die Wunde wieder aufreißen, wird einfach der obere Teil des Verbandes entfernt und auf die noch anhaftende Gaze Rotöl aufgetragen.

Das Johanniskraut-Rotöl und die Ringelblumensalben brennen nicht in der Wunde.

Eiternde Wunden bedürfen Umschlägen und Spülungen aus der Abkochung von:

Goldrutenblätter 40 g

Hirtentäschelkraut 30 g

Salbeiblätter 50 g

1 EL dieser Drogenmischung auf 1 Tasse Wasser wird als Abkochung zubereitet. Sorgfältig durch ein sauberes Tuch seihen und die Wunde damit ausspülen oder einen Verband anlegen.

Bluterguß, Quetschungen, Verrenkungen: Die betroffene Stelle wird anfänglich kühl gehalten, damit der Bluterguß nicht zu tief in das Gewebe eindringt. Dies kann durch kalte Umschläge geschehen oder indem Eisstücke direkt aufgelegt werden. Eis darf jedoch nie länger als zwanzig Minuten auf der gequetschten Stelle verbleiben, da bei zu langer Kälteeinwirkung Schäden entstehen können.

Wenn die innerliche Blutung zum Stillstand gekommen ist, sich der Bluterguß also nicht mehr vergrößert, kann durch heiße Auflagen mit anschließender kalter Abwaschung begonnen werden, den Bluterguß aufzusaugen.

Ein lockerer Arnikaverband aus Salbe oder Tinktur oder die Verwendung der Ringelblumensalbe unterstützen diese Auflösung der Blutgerinnsel.

Umschläge mit Arnikatinktur bereitet man auf nachstehende Weise: Ein sauberes Leinentuch wird in einem halben Liter Wasser getränkt, dem 2 EL Arnikatinktur beigefügt wurden. Das leicht ausgedrückte Tuch kommt direkt auf die verletzte Partie. Der Verband soll locker angebracht werden, damit ein kühlender Effekt durch Verdunstung eintreten kann. Mehrmals täglich wechseln.

Bei der Auflösung eines Blutergusses läßt sich eine anfängliche stärkere Verfärbung beobachten. Der Erguß wird dabei aus dem Gewebe herausgesaugt und unter der Haut deutlicher sichtbar. Dieser Vorgang ist also positiv zu bewerten, da er den Ausheilungsbeginn anzeigt.

Bei allen Einreibemitteln darf nicht vergessen werden, daß vor ihrer Anwendung die zu behandelnde Hautstelle durch Abseifen entfettet werden muß, damit die Wirkstoffe der Arzneipflanzenpräparate tief in das Gewebe eindringen können.

Die beruhigende und schmerzstillende Hopfensalbe bringt bei schmerzhaften Quetschungen beachtliche Erfolge: 10 g Hopfendrüsen werden mit 20 g Wachssalbe gut vermengt und mit einem Verband auf die Verletzungen gebracht.

Brandwunden: Wenn es sich nicht um kleinere Brandwunden handelt, die man dem 1. Verbrennungsgrad zurechnet, muß unverzüglich der Notarzt gerufen werden, der alles weitere veranlaßt. Erste Hilfe besteht darin, die Brandverletzung mit kaltem Wasser auszuwaschen und die Stelle mit keimfreiem Mull abzudecken.

Leichtere Verbrennungen, zu denen meist auch der Sonnenbrand zählt, erkennt man daran, daß die tieferen Hautschichten noch unverletzt sind und sich keine Gewebeflüssigkeit absondert. Zur Behandlung ist das Johanniskrautöl angezeigt, das wohltuende Erleichterung schafft und für solche Zwecke in keiner Hausapotheke fehlen dürfte.

Auch eine Abkochung der Tormentill- und Beinwellwurzeln wirkt heilend und schmerzstillend. Für eine Tasse Wasser nimmt man je 1 EL der zerkleinerten Drogen, spült mit dem Absud die Wunde aus oder legt einen Wundverband an.

Insektenstiche: Auf keinen Fall darf man einen Insektenstich aufkratzen, da eine Infektion eintreten kann und zudem die Aufnahme des Gifts in den Körper gefördert wird. Falls ein Stachel steckengeblieben ist, soll man ihn vorsichtig mit einer Pinzette herausziehen und darauf achten, daß er nicht abbricht. Je nachdem, was gerade zur Hand ist, wird dann in die Einstichstelle gerieben, um den Schmerz zu lindern und die Giftwirkung herabzusetzen: Nelkenwurzöl wirkt örtlich betäubend und macht keimfrei, ferner frisch geriebener Meerrettich und der Saft von frischen Hauswurzblättern. Weitere Pflanzen, die beruhigen, keimfrei machen und die frisch zerrieben einfach aufgetragen werden, sind: Zwiebeln, Salbeiblätter, Thymian, Petersilie, Lavendelblätter, Johannisbeerblätter, Knoblauch, Wermut und Kalmus.

Vorsicht ist geboten (das gilt in besonderem Maße für Kinder), wenn Insekten in Auge, Zunge oder Mundhöhle gestochen haben, oder sich nach einem Stich die ersten Anzeichen einer Blutvergiftung zeigen, wie Blaufärbung, Verlagerung der Einstichstelle und Schwellung. Dann muß unverzüglich ein Arzt aufgesucht werden.

Verstauchungen: Einige Tropfen Arnikatinktur auf die verstauchte Stelle träufeln und leicht einmassieren. Besser sind Breiumschläge mit der Beinwellwurzel. Die geschälten Wurzeln werden weichgekocht, zerdrückt und noch heiß aufgelegt. Mehrmals täglich den Aufschlag erneuern. Auch Umschläge oder Pflaster mit warmen Kohlblättern beeinflussen den Heilungsverlauf günstig.

Frostbeulen: Frostbeulen sind Gewebsschädigungen, die auf oberflächliche Erfrierungen zurückzuführen sind, und sich durch blaue Schwellungen und schmerzhaften Juckreiz zu erkennen geben.

Mangelnde Abhärtung (Wanderer leiden selten darunter), zu enge Schuhe und dünne Strümpfe fördern die Frostbeulenbildung in der feuchtkalten Jahreszeit. Wenn sie nicht behandelt werden, kann es bis zur Blasen- und Geschwürsbildung kommen, unter Umständen auch zur Gewebszerstörung. Die Beschwerden klingen jedoch meist schnell ab, wenn die befallenen Gliedmaßen mit folgendem Heilpflanzenbad behandelt werden:

Arnikablüten 30 g
Heublumen 30 g
Eichenrinde 30 g
Kalmus 20 g

Für ein Handbad nimmt man 1 Handvoll, für ein Fußbad 2 Handvoll der Drogenmischung und bereitet eine 10-minutige Abkochung, die so weit abge-

kühlt wird, bis die Haut die Temperatur verträgt. 10–15 Minuten sollte das Bad dauern. Bei offenen Frostwunden finden Verwendung:

Zinnkraut
Johanniskraut
Ringelblume
Kamille

Für ein Bad werden von jedem Kraut 1 EL genommen und davon ein Aufguß bereitet. Nach beendigtem Bad empfiehlt es sich, die Frostbeulen mit einer Mischung von Tormentilltinktur und Kalmusspiritus (von jedem dieselbe Menge) einzureiben. Bad und Einreibung 1–2mal täglich wiederholen.

Kopf- und Zahnschmerzen: Neben der rasch einsetzenden Wirkung moderner Anti-Schmerzmittel kommt vor allem ihre problemlose Einnahme in Tablettenform unserer schnellebigen Zeit entgegen. Wer denkt dann schon an all die schädigenden Nebenwirkungen, die auftreten, wenn Schmerzmittel längere Zeit eingenommen werden? Diese unbeabsichtigten Begleiterscheinungen reichen von der Reizung der Magen-Darm-Schleimhaut über Leber- und Nierenschäden, bis zum Eingriff in die Funktion der blutbildenden Organe. Und je mehr wir uns dem Glauben hingeben, daß Beschwerdefreiheit mit Gesundheit gleichzusetzen ist, desto mehr weichen wir von einem natürlichen Leben ab, in das die Errungenschaften unserer Zeit eindringen und Veränderungen vollziehen, die oft im einzelnen nicht überprüfbar sind und selbst die nachfolgenden Generationen belasten.

Zweifelsohne war ursprünglich Beschwerdefreiheit mit Gesundheit gleichzusetzen, doch versteht man dies heute so, daß die Beschwerde (= Symptom) unterdrückt werden muß. Eine derartige Symptombehandlung, die von nicht wenigen Schulmedizinern praktiziert wird, verführt auch den Laien zum Nacheifern, und der gedankenlose Griff zum Schmerzmittel bleibt nicht aus. Der

Schmerz, das Symptom, ist beseitigt, nach der wahren Ursache wird nicht gefragt. Daß diese sich dann einen anderen Weg der Veräußerlichung sucht, wird völlig ignoriert und neue Schmerzen, die an ganz anderen Stellen auftreten, nicht mit den ersten in Verbindung gebracht, sondern wie diese nach dem scheinbar bewährten Prinzip lediglich unterdrückt. Mit solch einem Eintagsdenken schadet man sich nur.

Umdenken tut not. Denn genaugenommen ist der Schmerz ein Freund des Menschen, und wir täten gut daran, seine Mahnung ernst zu nehmen, die er eben durch Schmerzen zum Ausdruck bringt. Er möchte uns auf Störungen im Körper aufmerksam machen, die es zu beseitigen gilt.

Die Gruppe der Menschen, die durch den »klassischen« Kopfschmerz geplagt werden, nämlich die echte Migräne und die Neuralgien, machen nur etwa 10 Prozent aus. Sie sollen hier keine Erwähnung finden, da ihre Behandlung dem Nervenfacharzt oder wenn psychisch bedingt, was häufig der Fall ist, dem Psychotherapeuten vorbehalten bleibt. Aber die restlichen 90 Prozent, die sich mehr oder minder chronisch über Kopfschmerzen beklagen, bewirken eine Symptombehandlung, wenn sie zum Schmerzmittel greifen. Diese können ihnen auf Dauer nicht helfen, nur schaden.

Wenn Kopfschmerzen nicht auf organische Krankheiten hinweisen, was bei Stoffwechselstörungen, Diabetes, Nierenschäden, Herz- und Kreislauferkrankungen der Fall sein kann, stecken meist Ursachen dahinter, die auf Zivilisationserscheinungen zurückzuführen sind. Dazu gehören: Bewegungsmangel, einseitige körperliche Betätigung, das lange Aufhalten in überwärmten Räumen, Alkohol- und Nikotinmißbrauch, schlechte Zähne, falsche Ernährung, seelische Konflikte und Unausgeglichenheit.

Neben viel Bewegung an frischer, sauberer Luft, Sonnenbaden, Schwimmen und der Ausschaltung oben genannter Ursachen, helfen erfrischende Tees, die Kopfschmerzen zu beseitigen. Wir bereiten sie aus: Pfefferminze, Lavendel, Melisse oder Dost.

Wenn die Anwendung eines schmerzstillenden Mittels unabwendbar ist, kommt auch hier die Heilkräutertherapie mit einer Drogenmischung zum Zuge, der ein Platz in der Hausapotheke zusteht. Sie wird bereitet aus:

Schafgarbe 30 g

Hopfen 15 g

Kamille 30 g

Heidekraut 15 g

Schlüsselblume 15 g

Chinarinde 20 g

Guarana 10 g

Hundszunge 15 g

Kola 10 g

Für den Aufguß mit einer Tasse Wasser benötigt man 1–2 TL der Mischung. Je nach Bedarf werden täglich bis zu 3 Tassen getrunken.

Da es bei Zahnschmerzen keine Frage ist, welche Ursachen zugrunde liegen, muß man sich leider unverzüglich in die Hände eines Zahnarztes begeben. Wenn dies nicht sofort geschehen kann, lindert das Kauen von eingeweichten Malvenblüten die Schmerzen. Völlig betäuben lassen sich damit die Schmerzen nicht, besonders wenn es sich um sehr starke handelt. Hier ist dann eventuell eine herkömmliche, schmerzstillende Tablette angebracht. Da es sich lediglich um eine ein- oder zweimalige Einnahme handelt, kann dies auch verantwortet werden. Für solche Zwecke und in geringer Dosierung sind diese Medikamente immer angebracht.

Bei Zahnfleischentzündungen besitzt die Mischung von Eichenrinde und Tormentillwurzel eine stark entzündungshemmende Eigenschaft. Man nimmt von beiden je 1 TL für eine Tasse Wasser und bereitet daraus eine Abkochung, die zu Spülungen verwandt wird.

Rheumatismus

ist der Oberbegriff für alle Erkrankungen der Bewegungsorgane. Sie sind unsere häufigsten Zivilisationskrankheiten.

Rheuma, das Kurzwort für Rheumatismus, steht als ein vielstrapazierter Begriff für eine Vielzahl von Beschwerden des menschlichen Bewegungsapparates.

Das Wort Rheuma kommt aus dem Griechischen (rheo = ich fließe) und bedeutet soviel wie »das was fließt« oder »das Wandernde, das Wechselnde«. Damit wird ein charakteristisches Merkmal der meisten rheumatischen Erkrankungen deutlich. Tatsächlich ziehen rheumatische Schmerzen in Muskeln, Gelenken, Nerven, Sehnen und Bindegewebe scheinbar ziellos umher. Die Beschwerden sind also weder örtlich noch zeitlich bestimmbar, auch ist der Schmerz verschieden stark.

Bis heute sind sich die Mediziner noch nicht einig, welche Krankheitsformen im einzelnen unter den sogenannten rheumatischen Formenkreis fallen und welche nicht. Und unter den Leidenden, den betroffenen Patienten, herrscht somit erst recht keine klare Vorstellung von der eher abstrakten Bezeichnung Rheuma.

Das vielbeklagte Zipperlein vergangener Zeiten (heute sagen wir Gicht dazu), der Hexenschuß, knackende Gelenke, Gliederreißen, Muskelschmerzen, Rückenschmerzen und sonstige Wehwehchen, über deren Ursprung sich niemand so recht im klaren war und mit denen es eben zu leben galt, bezeichnete man schlicht als Rheuma. Dahingehend hat sich bis heute wenig geändert, gleichwohl die Wissenschaft bemüht ist, die rheumatischen Erkrankungen eindeutig zu bestimmen.

In diesem Buch, in der ja die Heilpflanzen in ihrer Beziehung zu den entsprechenden Krankheiten im Vordergrund stehen, haben die Autoren die wesentlichen Krankheitsbilder herausgegriffen, bei denen sich die moderne Pflanzenheilkunde, die Phytotherapie, hilfreich und unterstützend einsetzen läßt.

Auf einem uneinheitlichen medizinschen Gebiet kann es keine einheitlichen therapeutischen Maßnahmen geben. Auf jeden Fall können die Heilpflanzen bei den vielfältigen rheumatischen Erscheinungen nur als Teil einer Behandlung gewertet werden, deren Gesamtablauf unerläßlich von einem Arzt gesteuert werden muß. Nur er kann die Wurzel des rheumatischen Übels erkunden, exakt diagnostizieren und die Therapie bestimmen. Hierbei haben einige Heilpflanzen ihren festen Platz, die dem naturheilkundigen Arzt oder Heilpraktiker vertraut sind.

Die Grundzüge einer solchen phytotherapeutischen Behandlung sollen im nachfolgenden veranschaulicht werden, wobei wir die herkömmlichen mechanschen und chemotherapeutischen

Methoden am Rande erwähnen wollen. Doch zuvor müssen zum besseren Verständnis die rheumatischen Ursachen und die sich daraus ergebenden Krankheitsbilder erklärt werden.

Vor allem bei Rheumatikern, die unter Muskelrheumatismus leiden, hat sich der Glaube verbreitet, daß Rheumatismus die Ursache von Erkältungen ist. Sie belegen ihre Meinung mit der richtigen Tatsache, daß Zuführung von Wärme die Schmerzen der betroffenen Körperteile lindert. Sie gehen also dann davon aus, daß Kälte und Feuchtigkeit ihren Rheumatismus bedinge. Wenn es wirklich zuträfe, daß die Einwirkung von feuchter Kälte die alleinige Ursache rheumatischer Erkrankungen ist, dann müßten alle Menschen, ja ganze Volksgruppen, die einem unerbittlichen Klima ausgesetzt sind, unablässig an irgendeiner Art Rheumatismus erkrankt sein.

Es ist jedoch nicht bekannt, daß beispielsweise bei den Eskimos, häufiger rheumatische Symptome zu finden sind als bei Mitteleuropäern oder anderen Bewohnern der gemäßigten Zonen. Feuchte und Kälte können also niemals wirkliche Ursache rheumatischer Erkrankungen sein, vielmehr muß man eine solche Wetterempfindlichkeit als Zeichen verstehen. daß der Betreffende bereits an Rheuma erkrankt ist. Das Wetter als Auslöser von Schmerzen und Bewegungseinschränkung ist lediglich als mahnendes Zeichen zu verstehen, das vor anderen schädlichen Einflüssen warnen möchte.

Die wahren Ursachen des Rheumatismus liegen häufig in falschem Verhalten, das meist auf Auswüchse unserer Zivilisation zurückzuführen ist. Hierzu zählen in erster Linie die groben Ernährungsfehler des Menschen unserer Zeit, der mit einem Übermaß an denaturierten Nahrungsmitteln seinem Organismus sehr zusetzt. Dr. M. O. Bruker, Facharzt der inneren Medizin und führender Ernährungswissenschaftler, zählt gar alle rheumatischen Erkrankungen zur Gruppe der ernährungsbedingten Zivilisationskrankheiten.

Als unermüdlicher Kämpfer für eine gesunde Lebens-, sprich Ernährungsweise, zeigt er immer wieder auf, daß diese denaturierten Nahrungsmittel dem menschlichen Organismus abträglich sind. Seinen glaubwürdigen Ausführungen nach – da auf einer 30jährigen praktischen Erfahrung beruhend – führen denaturierte, d. h. industriell verarbeitete Lebensmittel, die durch Erhitzung und chemische Konservierung verändert wurden, zu einem Verlust an sogenannten Vitalstoffen. Diese sind zwar für die Erhaltung des Lebens scheinbar nicht unbedingt notwendig, aber für die Aufrechterhaltung eines gesunden Lebens unerläßlich.

Zu diesen Vitalstoffen zählt er hauptsächlich die Vitamine, die Mineralstoffe, die Spurenelemente, die Fermente (Enzyme), die hochungesättigten Fettsäuren und die Aromastoffe. Durch die industrielle Verarbeitung von Lebensmitteln erhalten wir schließlich nur noch tote Nahrungsmittel.

Werden dem Körper durch fehlerhafte Ernährung diese Vitalstoffe nicht zugeführt, dann greift der menschliche Organismus zuerst auf die Reserven der weniger wichtigen Organe zurück, um einen Schaden der lebenswichtigeren inneren Organe zu vermeiden. Auf diese Weise kann der Mineralstoffwechsel eine sehr lange Zeit aufrechterhalten werden, ohne daß die Lebensfähigkeit beeinträchtigt wird. So kann es Jahrzehnte dauern, bis sich die ersten Beschwerden einstellen und eine lebensbedrohliche Erkrankung zum Ausbruch kommt. Zuerst sind dann in diesem Falle die Bewegungsorgane betroffen, wenn deren Reserven an Vitalstoffen, vor allem die Kalkdepots, erschöpft sind.

Wie bei vielen anderen typischen Zivilisationskrankheiten, z.B. Herzinfarkt, Gicht, Arteriosklerose u. a., wird durch die lange Zeitspanne zwischen eigentlicher Ursache und Ausbruch der ersten Krankheitssymptome der wahre Ursprung einer Erkrankung oftmals verkannt. Auf äußerst gefährliche Weise wird dann der Zusammenhang zwischen Ernährung und Krankheit verschleiert; Symptom- statt Ursachenbehandlung ist die unausbleibliche Folge.

In dem dritten Krankheitskapitel über Magen und Darm sind auf Seite 47 die Grundzüge einer vitalstoffreichen, gesundheitserhaltenden Ernährung aufgeführt.

Eine Rheumabehandlung beginnt also mit der Ernährungsumstellung, wobei Genußmittel vermieden werden sollen. Ein der Jahreszeit angepaßter hoher Frischkostanteil in Form von rohen Gemüsen und Salaten ist unerläßlich. Nach Bruker beeinflußt vor allem bei den schweren degenerativen Gelenkerkrankungen, den Arthrosen, eine reine Frischkostdiät den Krankheitsverlauf günstig. Eine solche Kur, verbunden mit den klassischen Behandlungsmethoden, wie Kneippsche Anwendungen, Bäder und Verabreichung von Medikamenten, sollte nur unter ärztlicher Aufsicht, besser noch in einer Naturheilklinik durchgeführt werden.

Sicherlich sind die meisten rheumatischen Erkrankungen – dank unserer Zivilisationskost – auf Ernährungsfehler zurückzuführen. Sie schädigen den gesamten menschlichen Organismus nachhaltig. Typische Symptome sind Stoffwechselstörungen, nicht richtig funktionierende Ausscheidungsvorgänge von Darm, Niere, Leber und Lunge, Schädigungen des höchst labilen vegetativen Nervensystems und hormonelle Störungen.

Da jedoch dem von Schmerzen geplagten Rheumatiker nicht allein mit der Ursachenbehandlung gedient ist – diese wird ja langfristig angegangen –, darf auch die Symptombehandlung zur Schmerzlinderung nicht außer acht gelassen werden. Oben aufgeführte Grundstörungen verdeutlichen die Vielfalt der rheumatischen Behandlungsmethoden. Manche Therapie wird demnach über die Beruhigung des Nervensystems angegangen, eine andere über Darm, Niere oder die Leber. Deshalb gibt es auch keine Heilpflanze gegen den Rheumatismus schlechthin, obwohl zur Schmerzlinderung und allgemeinen Anregung der Stoffwechselvorgänge einige bewährte Heilpflanzen zur Verfügung stehen.

Neben den ernährungsbedingten rheumatischen Ursachen kommen aber auch noch andere hinzu, wobei man strenggenommen die im nachfolgenden beschriebenen lokalen Krankheitsherde, wie tote Zähne u. a., ebenfalls häufig auf eine Mangelernährung zurückführen kann.

Gerade die entzündlichen Gelenkerkrankungen, die Arthritiden, bereiten den Medizinern auch heute noch am meisten Kopfzerbrechen. Es sind Infektionskrankheiten, deren wahre Ursache noch nicht erforscht werden konnte. Da man jedoch dafür in Frage kommende Erreger bislang nicht gefunden hat, nimmt man eine Überempfindlichkeit (Allergie) bestimmten Stoffen gegenüber an. Da vor allem Frauen in den Wechseljahren von dieser heimtückischen Krankheit befallen werden, liegt es nahe, daß hormonelle Veränderungen eine Störung hervorrufen, welche die Allergie bedingen.

Eine andere Ursache können Bakterienströme sein, die von Störungsfeldern aus den Körper befallen. Solche Krankheitsherde sind vor allem tote Zähne, deren Schmerzempfindungsnerven entfernt worden sind. Der Patient kann bei solchen »entnervten« Zähnen nicht mehr spüren, wenn sich ein Bakterienherd bildet. Die Bakterien gelangen dann über die Lymph- und Blutbahnen in den Körper. Auch erkrankte Mandeln können Bakterien streuen.

Daß solche Bakterienströme nicht direkt die Gelenkentzündung hervorrufen, beweist die Tatsache, daß in den befallenen Gelenken niemals gestreute Bakterien gefunden wurden. Da aber eine Entfernung von Krankheitsherden oftmals eine schlagartige Besserung zur Folge haben kann, nimmt man an, daß die Bakteriengifte eine allergische Reaktion auslösen, die dann zum entzündlichen, rheumatischen Symptom führen. Tote Zähne sollte man deswegen unbedingt entfernen lassen. Vor einer unbedachten Operation der Mandeln dagegen ist dringend abzuraten. Kranke Mandeln lassen sich in den meisten Fällen erfolgreich behandeln.

Eine solche Herd- oder Fokalsanierung (focus = Herd) führt jedoch leider nicht immer zum erhofften Erfolg. Man muß daher annehmen, daß viele dieser kranken Herde nicht imstande sind, einen ernsthaften Schaden hervorzurufen. Wenn jedoch ein Arzt eine Fokalinfektion eindeutig diagnostiziert hat, sollte jeder Patient, der unter chronischem Gelenkrheumatismus leidet, den Versuch einer Herdsanierung vornehmen.

Die genannten unterschiedlichen Ursachen des rheumatischen Formenkreises bedingen eine klare Unterscheidung der Krankheitsbilder. An dieser Stelle müssen und wollen wir uns beschränken, und greifen neben dem Muskelrheumatismus vor allem die Gelenkerkrankungen heraus, da unter dem chronischen Gelenkrheumatismus immer mehr Menschen erkranken.

Vorzeitiges Ausscheiden aus dem Berufsleben und Arbeitszeitausfall durch lange Kuren sowie die hohen Kosten der langwierigen Behandlungen, die die Krankenkassen aufbringen müssen, lassen diese Volksseuche zu einem volkswirtschaftlichen Problem werden. Wir unterscheiden:
- **Muskelrheumatismus**
- **Arthrose**
- **Arthritis**
- **Gicht**

(Letztere darf man streng genommen nur ihrem äußeren Erscheinungsbild nach den rheumatischen Krankheiten zu-

rechnen, da ihre Ursache in der Harnsäureablagerung zu finden ist. Trotz dieser Sonderstellung ist sie eine entzündliche Gelenkerkrankung und muß daher diesem Kapitel zugeordnet werden. Als typische Wohlstandskrankheit ist die Gicht unaufhaltsam im Vormarsch.)

Muskel-rheumatismus

Es handelt sich dabei um die harmloseste Form rheumatischer Erkrankungen. Davon betroffen sind die gelenknahen Weichteile, daher auch die Bezeichnung Weichteilrheumatismus. Die schmerzhaften Symptome treten meist ganz plötzlich im Anschluß an eine ungewohnte Bewegung auf, die ein Gelenk überbeansprucht. **Tennisellbogen** und **Hexenschuß** fallen genauso darunter wie der Schmerz am Schultergelenk, der die Bewegungsfähigkeit an dieser Stelle stark einschränkt.

Der bewegungsarme Alltag des Stadtmenschen läßt seinen Körper weitgehendst untrainiert. Wenn dann dieses Sitzfleisch am Wochenende und in der sonstigen, verhältnismäßig spärlich bemessenen Freizeit unvermutet beansprucht wird, reagiert das Muskel- und Bindegewebe mit einem Schock. Die kleinsten Blutgefäße (Kapillaren), die sich im Muskelgewebe verästeln, um die Muskelfasern zu ernähren, verkrampfen sich und versorgen das umliegende Gewebe nicht mehr ausreichend mit Sauerstoff. Es bleibt bei solchen Ernährungsstörungen der Muskelzellen nicht aus, daß auch die Empfindungsnerven in diesem Bereich gereizt und in Erregung gesetzt werden: Der Wochenendsportler, -heimwerker oder -gärtner verspürt plötzlich Schmerzen.

Diese Beschwerden verschwinden meist nach wenigen Tagen auch ohne Behandlung. Sie können jedoch durch Kneippsche Anwendungen, Bäder mit

Kräuterzusätzen und Einreibungen sowie Massagen gemildert werden.

Da nicht bekannt ist, inwieweit Stoffwechselstörungen und allergische Reaktionen auf Bakteriengifte die Bereitschaft für Muskelrheumatismus mitbedingen, empfehlen sich dieselben Heilpflanzenanwendungen, die bei den Gelenkerkrankungen Arthrose und Arthritis aufgeführt sind.

Neben diesen vorbeugenden medizinischen Maßnahmen sollte der Körper mäßig aber regelmäßig trainiert werden. Täglich etwas Sport oder Gymnastik sind beste Mittel der Vorbeugung.

Sobald sich die ersten Schmerzen bemerkbar gemacht haben, kann 3mal täglich 1 Tasse folgender Kräuterteemischung getrunken werden. Es empfiehlt sich, den Tee nach Abklingen der muskelrheumatischen Beschwerden noch einige Tage länger zu trinken. Zum Dauergetränk eignet sich die Teemischung nicht, da der Anteil an Bittersüß (nur auf ärztliche Verordnung erhältlich) auf Dauer schädigen kann. Bittersüß besitzt eine stark stoffwechselumstimmende Wirkung und ist somit eine sehr wirksame antirheumatische Heilpflanze. Wer öfters nachfolgende Teemischung zu sich nehmen möchte, sollte das Bittersüß weglassen. Die Dosierung beim Mischen von 2 g (= 1 TL) keinesfalls überschreiten.

Bittersüß	**2 g**
Schafgarbe	**10 g**
Brennessel	**10 g**
Wegwarte	**5 g**
Birkenblätter	**10 g**
Bohnenschale	**10 g**
Wacholder	**10 g**
Johanniskraut	**10 g**
Spierstaude	**10 g**
Kalmuswurzel	**5 g**
Löwenzahnwurzel	**10 g**

Man nimmt je Tasse Wasser 1 TL. Kurz aufkochen und zugedeckt ca. 10–15 Minuten ziehen lassen.

Arthrose

Als Arthrosen bezeichnet man die nichtentzündlichen Gelenkerkrankungen. Es sind degenerative Prozesse der Gelenke, vornehmlich des Knorpels. Bei weit fortgeschrittenen Arthrosen können Formveränderungen im Röntgenbild sichtbar sein. Dieses Stadium bezeichnet man als Arthrosis deformans und ist nicht wieder zurückbildbar. Solange sich jedoch noch keine Veränderungen im Röntgenbild erkennen lassen, besteht die Hoffnung auf Stillstand der Verformungen, was einer Heilung gleichzusetzen ist. Nach Bruker sind Arthrosen reine ernährungsbedingte Zivilisationskrankheiten, die in erster Linie durch Ernährungsumstellung angegangen werden müssen.

Wie alle Gelenkerkrankungen gehört die Arthrosebehandlung in die Hand eines erfahrenen Arztes. Die unten aufgeführten Heilpflanzenzubereitungen unterstützen den Heilungsprozeß dergestalt, daß sie nachhaltig in das gestörte Stoffwechselgeschehen des Rheumatikers eingreifen. Ein krankes Gelenk benötigt behutsame Bewegung. Ruhig gestellte Gelenke werden in kürzester Zeit steif. Doch ist es nicht ratsam, die Gelenke übertrieben zu belasten, wie es häufig empfohlen wird.

Da die zivilisationsbedingte Arthrose keine altersbedingte Verschleißerscheinung ist, wäre es grundsätzlich falsch, eine Behandlung mit dem Hinweis abzulehnen, daß man diese Schmerzen eben ertragen müsse, daß es lediglich mit dem Alter zusammenhänge. Gerade in der heutigen bewegungsarmen Zeit, wo schon seit frühester Jugend mechanische Sklaven die körperliche Arbeit für uns erledigen, leiden immer mehr und immer jüngere Menschen an degenerativen Gelenkerkrankungen. Um reine Abbraucherscheinungen kann es sich also nicht handeln. Zweifelsohne nimmt die Beweglichkeit der Gelenke im Alter ab. Die für die Elastizität der Gelenke verantwortliche Knorpelschicht, die den Knochen an den Gelenken überzieht, wird hart und rauh. Die Knorpel verlieren die Flüssigkeit, die für das reibungslose Aneinandergleiten der Gelenkknochen unerläßlich ist. Diesen Vorgang bezeichnet man als Entquellung, die durch den Verlust verschiedenster Stoffe hervorgerufen wird.

Eine dieser wichtigen Substanzen ist die Kieselsäure. Sie ist im gesunden Gewebe normalerweise reichlich vorhanden, da sie für die Verwertung des Sauerstoffs unersetzbar ist. Ohne Kieselsäure funktioniert die Energieproduktion in den Zellen nur lückenhaft. Einen Kieselsäuremangel kann man demnach ebenfalls auf eine andere Ursache zurückführen als lediglich die des Alters. Wie wir ja wissen, zeigen sich fehlerhafte Ernährungs- und Lebensweisen erst nach einer relativ langen Zeitspanne, so daß auch ein Kieselsäuremangel mit Sicherheit in ursächlichem Zusammenhang mit der Lebensführung steht.

Ein Mangel an Kieselsäure ist mit unserer kieselsäurehaltigsten Heilpflanze sehr einfach zu beheben. Es ist der Ackerschachtelhalm, auch unter dem Namen Zinnkraut bekannt, der bis zu 10 Prozent Kieselsäure dem Heilkundigen bereitstellt.

Als Unkraut verkannt, wächst der ausdauernde Ackerschachtelhalm fast überall, und stellt somit nicht nur eine äußert wirkungsvolle, sondern auch eine verhältnismäßig preiswerte Heilpflanze dar (siehe auch Seite 119).

Für die innere Anwendung werden 2 TL der zerkleinerten Droge in ¼ l Wasser 20 Minuten lang ausgekocht. Auch läßt sich ein mehrstündiger Kaltwasserauszug bereiten, der vor dem Abseihen nochmal kurz aufgekocht wird. 1–2 Tassen des Tees täglich genossen, behebt bald den Kieselsäuremangel im Körper. Ohne Schaden zu nehmen kann man den Ackerschachtelhalm über Jahre hinweg zu sich nehmen. Mit Hilfe dieses Tees lassen sich auch die Gelenke bei chronischer Arthrose leichter bewegen. (Heilpflanzen und -rezepte zur Behandlung der Arthrose siehe Seite 68.)

Arthritis

Die entzündlichen Gelenkkrankheiten bezeichnet man in der Medizin als Arthritiden (Einzahl = Arthritis). Sind mehrere Gelenke entzündet, spricht man von **Polyarthritis** (poly = viel).

Es gibt verschiedene Arten von Polyarthritis. Die früher häufigste Gelenkentzündung, die **akute Polyarthritis,** auch **rheumatisches Fieber** genannt, ist dank dem Penicillin stark zurückgegangen. Während diese infektionsbedingte Krankheit früher oft bleibende Herzschädigungen zur Folge hatte, ist dies heute bei rechtzeitigem Erkennen und richtiger Behandlung vermeidbar. In seltenen Fällen kann eine akute Polyarthritis in eine chronische übergehen.

Diese sogenannte **primär chronische Polyarthritis** (auch **rheumatoide Arthritis)** ist die heimtückischste Gelenkentzündung überhaupt und gilt auch heute noch als unheilbar. Alle Behandlungsmethoden können bei dieser Art von chronischem Gelenkrheumatismus lediglich die Symptome mildern und das Fortschreiten des Krankheitsverlaufs verlangsamen.

Die Krankheit befällt hauptsächlich Frauen, und beginnt erst im vierten oder fünften Lebensjahrzehnt die ersten schleichenden Symptome zu zeigen. Diese Anzeichen können sein: morgendliche allgemeine Schwäche, Rötung und leichte Unbeweglichkeit der Gelenke, vielleicht Schwellung. Im Laufe der ersten Morgenstunden verschwinden diese Beschwerden. Auch müssen sie nicht jeden Tag wiederkehren. Daher lassen sich die meisten betroffenen Menschen täuschen und fühlen sich anfänglich überhaupt nicht krank. Erst wenn mehrere Gelenke von der Entzündung befallen sind und die Versteifung schon weitgehend fortgeschritten ist, kommen sie als Patienten zum Arzt. Dieser kann dann meist nur noch die Diagnose des chronisch gewordenen Gelenkrheumatismus stellen.

Die chronische Polyarthritis schränkt die Bewegungsfähigkeit vor allem der kleinen Gelenke von Händen und Füßen ein. Sie beginnt meist in den Fingergelenken, greift von dort aus dann auf immer mehr Gelenke über. Die großen Gelenke werden selten davon befallen.

Wie vorangegangen bereits erwähnt, ist die Ursache der Polyarthritis noch immer nicht erforscht. Einheitliche Behandlungsmaßnahmen sind demnach auch hier nicht vorzufinden. Hat sich die Krankheit einmal festgesetzt, dann ist auf dem Röntgenbild eine Knochenentkalkung in der Nähe der erkrankten Gelenke sichtbar. Die unaufhaltsame Gelenkversteifung und starke Bewegungsschmerzen sind im Sinne einer Ausheilung nicht mehr zu vermeiden.

Es kommt dann vor allem darauf an, den Patienten vor völliger Versteifung zu bewahren und seine Schmerzen zu lindern. In beides können die Arthritiker heute große Hoffnung legen, wenn sie alle physikalischen, chemo- und phytotherapeutischen Maßnahmen wahrnehmen.

Nach dem 2. Weltkrieg begann ein Wundermittel den scheinbar unaufhaltsamen Siegeszug um die Welt. Die chronische Polyarthritis rückte plötzlich in die Gruppe der heilbaren Krankheiten. Millionen Menschen auf der ganzen Erde schöpften neue Hoffnungen. Und tatsächlich, bei Einnahme des Medikaments verschwanden fast über Nacht sämtliche arthritischen Beschwerden, sofern nicht bereits eine völlige Gelenkversteifung vorlag. Diese Wunderdroge wurde unter dem Namen **Cortison** weltbekannt.

Während des Krieges gelang einem Mitarbeiter der berühmten Mayo-Kliniken, dem Professor für Biochemie,

Edward Calvin Kendall, die chemische Herstellung des Cortisons. 1950 wurde ihm dafür der Nobelpreis verliehen.

Cortison ist ein lebensnotwendiges Hormon, das der Körper in der Rinde seiner Nebenniere herstellt. Zur exakten Steuerung der unterschiedlichsten Stoffwechselereignisse im gesamten Organismus, gibt die Nebenniere dieses Hormon in regelmäßigem Rhythmus in das Blut ab.

Die anfänglich durchaus verständliche Begeisterung über die gelungene Synthese und somit der dosierbaren Anwendung des Hormons legte sich jedoch rasch, als man die Feststellung machte, daß beim Absetzen des Medikaments die vermeintlich heilende Wirkung völlig erlosch und die Krankheit sich unverändert, wenn nicht sogar verschlimmert, zeigte.

Mit dem Nebennierenhormon Cortison können entzündliche Gelenke niemals geheilt werden. Es ist jedoch nach wie vor das beste Linderungsmittel, wenn Schmerzschübe das Leiden unerträglich machen.

Vor einer langdauernden und hohen Dosierung des Cortisons kann aber nicht eindringlich genug gewarnt werden. Da die Nebennieren des mit Cortison behandelten Rheumatikers weiterhin natürliches Cortison bilden und abgeben, entsteht nach kurzer Zeit ein Überangebot dieses Hormons, das zu Störungen im gesamten Organismus führt. Diese reichen von dem typischen Mondgesicht, Bluthochdruck und Diabetes bis hin zu Muskelschwäche und der Förderung von Arterienverkalkung. Außer diesen unangenehmen Nebenerscheinungen kann die langfristige Cortisonverabreichung zu Magengeschwüren und zum bedrohlichen Abbau der körpereigenen Abwehrkräfte führen. Schließlich wird durch die Zufuhr des künstlichen Hormons die eigene Hormonproduktion blockiert; die Nebennieren beginnen zu schrumpfen und ein feinreguliertes Hormonsystem ist auf die gefährlichste Weise gestört.

Cortisongewöhnten Patienten darf das synthetische Hormon keinesfalls schlagartig entzogen werden. Das Absetzen des Medikaments erfordert meist eine klinische Behandlung und darf in seiner Auswirkung nicht unterschätzt werden. Da die arthritischen Symptome (Steifheit der Gelenke und starke Schmerzen) bei verminderter Cortisondosis wieder hervortreten, müssen während der Übergangzeit andere therapeutische Maßnahmen ergriffen werden, damit der Cortisonentzug nicht zu einer unerträglichen Qual wird.

Wohldosiert und unter ärztlichen Aufsicht verabreicht, ist jedoch das Cortison in dem Gesamtheitplan der primär chronischen Polyarthritis-Behandlung derzeit nicht mehr wegzudenken, vor allem bei der Überwindung besonders schwerer Krankheitsstadien oder akuten Schmerzschüben.

Cortison findet nur bei dem arthritischen Rheumatismus Verwendung. Das künstliche Hormon nimmt keinen Einfluß auf die degenerativen Gelenkerkrankungen.

Heilpflanzen bei der Behandlung des chronischen Gelenkrheumatismus

Es wurde bereits des öfteren auf die zwingende Notwendigkeit hingewiesen, daß jede rheumatische Erkrankung eine Behandlung durch einen Arzt erfahren muß. Es liegt in der Natur des rheumatischen Formenkreises, daß die meisten Patienten nicht unter Arthrose allein oder nur unter Arthritis leiden. Bei den häufig anzutreffenden Mischformen überwiegt dann entweder der entzündliche oder der degenerative Anteil. Da die

Arthrosen in ihrem Krankheitsverlauf nachhaltig günstiger zu beeinflussen sind als die polyarthritischen Gelenkerkrankungen, ist diese Tatsache von entscheidender Bedeutung für eine gezielte Behandlung.

Die Heilpflanzen spielen dabei nur eine Rolle, können niemals die Therapie allein bestimmen. Auch die physikalischen Maßnahmen, die eigentlich bei allen Formen des Rheumatismus erfolgreiche Anwendung finden, müssen vom Arzt verordnet werden, da besonders bei den entzündlichen Prozessen eine sorgfältige Auswahl vonnöten ist. Gerade bei den Arthritiden kommt es häufig zu Fieber, das eine ganze Reihe der physikalischen Behandlungen während dieser Zeit ausschließt.

Zu den erfolgreichen und herkömmlichen rheumatischen Behandlungen zählen wir alle Formen der Kneippschen Anwendungen, Salz-, Moor-, Schwefel- und Thermalbäder mit Unterwassergymnastik, Neuraltherapie, Chiropraktik, Akupunktur, Massagen, Lymphdrainage, und zur behutsamen Bewegung der erkrankten Gelenke und zur Stärkung des Muskelgewebes das Schwimmen.

Nach Dr. R. F. Weiss, einem jener Mediziner, der die Pflanzenheilkunde auf wissenschaftlichem Gebiet entscheidend vorangetrieben hat, greifen einige Arzneipflanzen sehr wirkungsvoll in die chronischen Stoffwechselstörungen ein. Sie beeinflussen das Stoffwechselgeschehen der gesamten Körperflüssigkeiten in den Geweben und dem Zellstoffwechsel. Über diese weitreichende Wirkung läßt sich die Behandlung der rheumatischen Erkrankungen günstig beeinflussen.

Chronische Krankheiten bedürfen chronischer Behandlung. Dabei ist ein Wechsel der Mittel (Heilpflanzen) und das Einschieben von Pausen empfehlenswert. Nachgenannte Pflanzen gelten nach Weiss zu den grundsätzlichen antirheumatischen Mitteln: Löwenzahn, Wacholder, Brennessel, Bittersüß, Teufelskralle. Da sich die medizinischen Wirkungen dieser Heilpflanzen nicht ganz dekken, die Behandlungsdauer sich jedoch über Monate erstrecken soll, werden die einzelnen Pflanzen nacheinander abgewechselt. Bittersüß ist ein hochwirksames antirheumatisches Mittel, das bei zu langer und zu hoher Dosierung giftig wirkt. Da es sowieso nur auf Verordnung des Arztes erhältlich ist, sind einem Mißbrauch Riegel vorgeschoben.

Löwenzahn (siehe auch S. 235):
Die Summe seiner im Kraut und in der Wurzel innewohnenden Heilstoffe bewirken eine Anregung aller großen Ausscheidungsorgane, vor allem der Niere und Leber sowie eine Beeinflussung des Stoffwechsels und des Bindegewebes. Der Löwenzahn ist in seiner Wirkung stark genug, um ihn über mehrere Wochen hinweg allein einzunehmen. Hauptanwendungsgebiet beim rheumatischen Formenkreis sind die chronischen Arthrosen, Muskelrheumatismus mit der Neigung zum Hexenschuß.

Der Rheumatiker bereitet sich von der zerkleinerten Droge aus Kraut und Wurzel eine leichte Abkochung, oder man läßt nur kurz aufkochen und dann noch 10 Minuten ziehen. Je Tasse Wasser benötigt man 1–2 TL. Mindestens 8 Wochen lang werden 2mal täglich 1–2 Tassen getrunken.

Oder man nehme 2mal täglich 1–2 EL des frischen Pflanzenpreßsaftes ein, wie man ihn gebrauchsfertig kaufen, aber auch selbst frisch zubereiten kann.

Wacholder (siehe auch S. 301):
Seine Wirkungskraft kommt ebenfalls hauptsächlich den Patienten zugute, die an degenerativen Gelenkerkrankungen leiden. Das ätherische Öl der Wacholderbeeren beeinflußt den Stoffwechsel der Gelenke, der Gelenkkapsel und deren Umgebung, dem Bindegewebe zwischen Muskeln und Sehnen. Die durchblutungsfördernde und vor allem keimtötende Wirkung des ätherischen Öls, berechtigt jedoch ebenfalls die Anwendung bei den entzündlichen Gelenkerkrankungen. Die Gelenke werden durch Wacholder merklich beweglicher, die Steifigkeit läßt nach und die Schmerzschübe treten nicht mehr so häufig auf. Diese Erfolge lassen sich selbstverständlich nicht nach einmaliger Verabreichung erzielen. Wie bei fast allen Pflanzenarzneien hilft die Wacholderfrucht nur bei kurmäßiger Einnahme.

Wegen der Gefahr einer Nierenreizung, die sich durch Eiweiß im Harn nachweisen läßt, darf eine Wacholderkur niemals länger als 6 Wochen andauern. Nierenkranke müssen auf Wacholder verzichten. Die richtige Kurdauer liegt zwischen 4 und 6 Wochen. Die einfachste kurmäßige Anwendung besteht in der Einnahme von frischem Wacholdersaft. Morgens, mittags und abends nimmt man jeweils 1 EL Saft in Flüssigkeit ein.

Eine bewährte alte Regel, die auf Pfarrer Sebastian Kneipp zurückgeht, findet in der heutigen hektischen Zeit sicherlich fast keine Freunde mehr. Es ist die etwas umständliche Wacholderkur, bei der die Wacholderbeeren zerkaut werden. Man beginnt am ersten Tag mit je 10 Beeren morgens, mittags und abends. Jeden Tag steigert man nun die Menge um 1 Beere, so daß am zweiten 3mal 11 Beeren, am dritten Tag 3mal 12 Beeren gegessen werden usw. Man fährt so fort, bis man bei 3mal täglich 30 Beeren angekommen ist. Die Kur ist damit jedoch noch nicht beendet, sondern es werden von dieser Menge jetzt jeden Tag 1 Beere weggenommen, so daß man nach der gleichen Zeit wieder bei 3mal 10 Beeren täglich angekommen ist.

Entsprechend der unterschiedlichen Pflanzenvegetation bietet es sich an, daß man in den Frühlingsmonaten eine Löwenzahnkur durchführt, um im Herbst, wenn aus der Spätsommerernte der frische Saft zur Verfügung steht, sich einer Wacholderkur zur Erleichterung der rheumatischen Beschwerden unterzieht.

Brennessel (siehe auch S. 149):
Die Inhaltsstoffe der Brennessel bewirken eine vermehrte Harnsäure-, Chlor- und Harnstoffausscheidung der Nieren. Teilweise werden die Stoffe auch aus dem Bindegewebe, wo sie gespeichert sind, ausgeschwemmt, was zu einer nachhaltigen Entlastung des Gewebes führt. Dies berechtigt die Verwendung der Brennesselpflanze als Rheuma- und Gichtmittel, wobei ein Erfolg erst nach langdauernder, regelmäßiger Einnahme ersichtlich werden kann.

Am wirkungsvollsten ist bei rheumatischen Beschwerden der reine Pflanzenpreßsaft. Es werden 3mal täglich 1 EL Saft, mit der 6–10fachen Menge Flüssigkeit verdünnt, eingenommen. Eine Brennesselkur sollte mindestens 6 Wochen, besser 2 Monate andauern.

Aus der Droge läßt sich auch ein Tee herstellen. Man bereitet einen Aufguß aus 2 TL und trinkt davon mehrmals täglich 1 Tasse. Der teuerere bzw. aufwendiger herzustellende Saft ist dem Tee jedoch vorzuziehen. Zumindest sollte der Rheumatiker einmal im Jahr eine Brennesselsaftkur nicht vergessen.

Bittersüß (Solanum dulcamara):
Das Bittersüß gehört zur Familie der Nachtschattengewächse. Es ist auch unter den Namen Bittersüßstengel und Hundsbeerstengel bekannt, und rankt sich als heimisches Lianengewächs hauptsächlich an Fluß- und Bachufern bis zu drei Metern empor.

Als Arznei finden nur die Stengelspitzen Verwendung. Die Wirkstoffe des Bittersüß beeinflussen die gesamten Stoffwechselfunktionen sehr intensiv. Da bei falscher Dosierung Schädigungen durch Vergiftung auftreten können, bleibt die Verordnung dieser stark wirksamen Heilpflanze ausschließlich dem Arzt überlassen.

Teufelskralle: Seit einigen Jahren hört man immer öfter von einer Pflanze namens Teufelskralle, die jedoch unter keinen Umständen mit den Glockenblumengewächsen verwechselt werden darf. Letztere sind bei uns im mitteleuropäischen Raum heimisch und werden im Volksmund ebenfalls Teufelskralle genannt.

Die Teufelskralle, von der hier die Rede ist, stammt aus Südafrika und besitzt den wissenschaftlichen Namen Harpagophytum procumbens. In ihren knollenartigen Ausläufern, die wie Kartoffeln aussehen, befindet sich der Hauptwirkstoff Harpagosid. Dieses Glykosid läßt sich nur in diesen knolligen Speicherwurzeln nachweisen, die eigentlichen Wurzeln werden keiner arzneilichen Verwendung zugeführt. Die Pflanze bevorzugt sandigen Wüstenboden, ihre Knollen reichen bis zu zwei Meter unter den Boden. Um deren medizinische Wirkung wußten die Eingeborenen des südlichen Afrikas schon immer Bescheid; die Pflanze hat in ihrer Volksmedizin einen legendären Ruf, der neuesten wissenschaftlichen Forschungen zufolge nicht unberechtigt ist.

So bewirkt diese Heilpflanze durch entzündungswidrige Substanzen eine eindeutige Schmerzlinderung der Gelenke. Es hat ganz den Anschein, daß die Wirkungsweise der des Nebennierenrindenhormons Cortison ähnelt, wobei eine Daueranwendung mit der Teufelskralle unschädlich ist und somit unliebsame Nebenwirkungen unterbleiben. Dies ist ja bei Cortison leider nicht der Fall. Trotzdem darf man sich nicht darüber hinwegtäuschen, daß die Wirkungsintensität beider Mittel nicht vergleichbar ist. Cortison ist und bleibt das »Wundermittel« für den akuten Schmerzschub und für besonders schwere Stadien. Die Teufelskralle, die auch vor allem den Arthrotikern sehr helfen kann, ist ein Mittel der Langzeittherapie.

Mit der Teufelskralle wurde die Palette der antirheumatischen Phytotherapeutica um eine sehr wertvolle Heilpflanze bereichert. Sie findet vornehmlich bei allen Erscheinungen des chronischen Gelenkrheumatismus Verwendung.

Innerlich gibt man den sogenannten Teufelskrallen-Tee (auch unter Harpago-Tee bekannt) kurmäßig über mehrere Wochen. Es werden täglich drei Tassen des Tees getrunken, der nach Packungsvorschrift zubereitet wird. Von sehr magenempfindlichen Patienten wird der Tee nicht immer gut vertragen. Es empfiehlt sich dann der Zusatz von Kamillenblüten.

Rezepte für spezielle **antirheumatische Tees** können in diesem Kapitel aus mehrfach genannten Gründen nicht gegeben werden, da der individuelle Ansatzpunkt der Krankheit vom Arzt bestimmt werden muß. Trotzdem seien hier zwei Teemischungen genannt, die als allgemein antirheumatisch gelten. Das erste Rezept beinhaltet Drogen, deren Wirkungsweise vor allem durch ihren Salizylsäureanteil bestimmt wird. Salizylsäure (siehe auch Seite 27) ist nicht nur schmerzstillend und fiebersenkend, sondern wirkt außerdem ausgesprochen antirheumatisch. Der Arzneitee läßt sich aus folgenden Heilpflanzen mischen:

Weidenrinde 20 g
Schlüsselblumenwurzel 20 g
Veilchenkraut 20 g
Spiere (Blüten) 30 g
Ringelblumen 30 g

Aus 1 EL der Mischung bereitet man je Tasse Wasser eine Abkochung. Täglich 3mal 1 Tasse nach dem Essen trinken. Wertvoller als eine Abkochung ist ein mehrstündiger Kaltwasserauszug, den man ruhig über Nacht stehen lassen kann. Am Morgen wird vor dem Abziehen kurz aufgekocht. Dosierung wie oben.

Nach den Vorschriften der deutschen Apothekerschaft setzt sich ein anderer **allgemein antirheumatisch wirksamer Tee** zusammen aus:

Wacholderbeeren 2 g
Bittersüßstengel 4 g
Faulbaumrinde 4 g
Hauhechelwurzel 10 g
Brennesselkraut 10 g

Schafgarbe 10 g
Guajakholz 10 g
Ackerschachtelhalm 20 g
Birkenblätter 30 g

Für 1 Tasse Wasser benötigt man 1 EL der Mischung. 10 Minuten lang abkochen. Mehrmals täglich 1 Tasse (nicht mehr als drei) schluckweise trinken. Dieser Tee ist in den Apotheken, fertig gemischt, unter dem Namen STADA-Rheumatee erhältlich. (Heilpflanzenbäder siehe nach dem Kapitel über Gicht.)

Gicht

Früher wurde sie Zipperlein oder auch Podagra genannt. In den vergangenen Jahrhunderten, auch noch nachweislich um die Jahrhundertwende, blieb diese Krankheit vornehmlich der sogenannten Oberschicht vorbehalten. Am häufigsten waren davon Männer ab dem 40. oder 50. Lebensjahr betroffen. Daß während Notzeiten das Krankheitsbild der Gicht nur selten zu sehen war, legt die Vermutung nahe, daß es sich ausschließlich um eine zivilisationsbedingte Erkrankung handeln muß. Sehr eindrucksvoll bestätigte sich dies während und vor allem in den Zeiten nach den Weltkriegen.

Als nach dem zweiten Weltkrieg die europäischen Industriestaaten einem breitgestreuten Wohlstand zustrebten, kam als treuer Wegbegleiter von Wohlstand und Zivilisation die Gicht zum Vorschein. Heute hat die Verbreitung dieser Krankheit bedrohliche Ausmaße erreicht, 20–30jährige Gichtkranke sind keine Ausnahmen mehr.

Gicht ist eine Stoffwechselkrankheit, bei der sich Harnsäure in Blut und Gewebe ansammelt, statt mit dem Harn regelmäßig ausgeschieden zu werden. Die Harnsäure ist neben dem Harnstoff das Endprodukt des Eiweißstoffwechsels. Daß dieser beim Gichtkranken gestört ist, hängt ursächlich mit dessen vermehrtem Verzehr von tierischen Produkten zusammen, die dem Körper zuviel Eiweiß zuführen. Dazu gesellt sich der chronische Vitamin-B-Mangel der denaturierten Zivilisationskost sowie der reichliche Genuß des gefährlichsten Vitamin-B-Räubers, dem Zucker. Die heute übliche Fleisch- und Wurstmast vom Kindesalter an erklärt den ungeheuren Zuwachs der Gichtkranken. Während es früher üblich war, selten mehr als einmal in der Woche Fleisch zu essen, ist es im Wohlstandszeitalter undenkbar, einige Tage ohne Fleischnahrung vergehen zu lassen. Fleischlose Tage sind selten und gelten als etwas Besonderes.

Die vermehrte Harnsäure lagert sich anfänglich im Gewebe, erst bei längerem Krankheitsverlauf in den Gelenken ab. Bei dem sogenannten Gichtanfall kommt es zu einer plötzlichen Ausschüttung der Harnsäurekristalle in ein oder mehrere Gelenke. Am häufigsten ist davon das Großzehengelenk betroffen. Die plötzlichen Schmerzen treten in der Nacht oder am Morgen, nach vorangegangenem üppigen Essen, reichlichem Alkoholgenuß, Abkühlung oder ungewohnter Anstrengung auf. Bei richtiger Behandlung verschwinden die Beschwerden wieder nach kurzer Zeit.

Häufen sich mit der Zeit die Harnsäurekristalle an einzelnen Stellen, kommt es zu Ablagerungen in den Gelenken (Großzehen-, Fuß-, Knie-, Finger- und Handgelenke), oft auch in Knotenform am Ohrmuschelrand; der Zustand der erhöhten Harnsäurewerte wird chronisch. Bei der **chronischen Gicht** ruft die Harnsäure in den Gelenken sehr schmerzhafte Entzündungen hervor, die mit Schwellungen und Rötungen einhergehen. Schließlich kommt es zur Gelenkversteifung und somit zu starker, schmerzhafter Bewegungseinschränkung der betroffenen Gelenke.

Außer diesen typischen Gichtsymptomen, hat die Blutbelastung durch den zu hohen Harnsäuregehalt noch andere Folgen. So sind die Gichtiker durch ein höheres Herzinfarktrisiko gefährdet, die Nierenfunktion wird eingeschränkt, es kann unter Umständen zu Schrumpfnieren kommen, der Bluthochdruck wird gefördert, es zeigen sich Verdauungsstörungen mit Neigung zu Krämpfen und schließlich ist die fortschreitende Arteriosklerose eine unabwendbare Begleiterscheinung der Gicht.

Ihrem äußeren Krankheitsbild nach wird die Gicht von Laien häufig mit der primär chronischen Polyarthritis verglichen. Tatsächlich handelt es sich letztlich bei beiden Erkrankungen um eine Gelenkentzündung, die Ursachen müssen jedoch klar unterschieden werden. Die Gicht ist eindeutig durch einen gestörten Eiweißstoffwechsel bedingt, der eine Ausschüttung von Harnsäurekristallen in Gewebe und Gelenken zur Folge hat.

Die Gichtbehandlung beginnt also mit dem strikten Meiden von Fleisch, ferner allen koffeinhaltigen Genußmitteln wie Kaffee und Tee, da das Abbauprodukt von Koffein am Ende ebenfalls Harnsäure ist. Ferner muß auf eine Vitamin-B-haltige Ernährung geachtet werden; der reichliche Gebrauch von Zucker ist stark einzuschränken bzw. ganz einzustellen.

Bei der chronischen Gicht, die sich durch Gelenkentzündungen äußert, entspricht die innere und äußere Behandlung im wesentlichen der des chronischen Gelenkrheumatismus. Nierenanregende Medikamente und Pflanzen, die die Harnsäureausscheidung fördern, sind als zusätzliche Medikation unerläßlich.

Der Gichtkranke muß sich streng an die vom Arzt auferlegte Diät halten. An seinem Befinden kann der Patient beurteilen, ob seine Ernährung richtig oder falsch ist.

Gegen den **akuten Gichtanfall** gibt es ein unschlagbares pflanzliches Mittel. Es wird aus einer Pflanze gewonnen, die mit ihren rosavioletten Blüten den Ausgang der Vegetationszeit unserer gemäßigten Zone anzeigt: die Herbstzeitlose. Sie gehört zu der Familie der Liliengewächse und könnte dem Aussehen nach mit den Krokussen der Frühjahrswiesen verwechselt werden, wäre ihre Blütezeit eben nicht die Herbstmonate. Alle Teile dieser eher unscheinbaren Pflanze sind stark giftig. Ihr lateinischer Name Colchicum autumnale weist auf das giftige Alkaloid Colchicin hin, das sich vor allem in den Samen in konzentrierter Form befindet. Aus den Samen, die übrigens erst im Frühjahr ausreifen, wird daher auch die heute meistgebräuchliche Colchicum-Tinktur hergestellt. Der reine Naturstoff des Alkaloids Colchicin findet in der ärztlichen Praxis ebenfalls Verwendung. Die meisten aller wirksamen Medikamente, die zur Behandlung eines Gichtanfalls eingesetzt werden, enthalten als Hauptwirkstoff nichts anderes als das Gift der Herbstzeitlosen.

Wegen der starken Giftigkeit des Colchicins sind sämtliche Präparate der Herbstzeitlosen rezeptpflichtig und nur nach ärztlicher Verordnung einzunehmen. Die vorgeschriebene Dosierung und Dauer der Behandlung muß unbedingt eingehalten werden. Denn auf der einen Seite tritt die optimale Wirkung nur bei ausreichend hoher Dosierung ein, andererseits ist eine zu hohe Dosierung von nachhaltigem Schaden. Nicht umsonst nannten die Griechen die Herbstzeitlose »Ephemoren«, das heißt, »die in einem Tag Tötende«.

Dosierung und Einnahmedauer stehen somit in engem Verhältnis und können nur von einem Arzt bestimmt werden, der die individuelle Konstitution des Patienten kennt und berücksichtigt. Mit dem Colchicin der Herbstzeitlosen werden nur die akuten Gichtanfälle behandelt. Bei der chronischen Gicht ist die Anwendung von geringerer Bedeutung, gleichwohl viele Ärzte das Mittel in kleinen Mengen verabreichen, wenn die Gelenkschmerzen ein Übermaß annehmen.

Im allgemeinen darf Colchicin nie länger als drei Tage hintereinander einge-

nommen werden. Nach dieser Zeit sind auch die stärksten Beschwerden eines Gichtanfalls abgeklungen. Der Arzt wird meistens zu Beginn des Anfalls die stündliche Einnahme von 5–12 Tropfen der Tinktur verordnen. Wenn die Wucht des Schmerzschubes gebrochen ist bzw. wenn Übelkeit oder Durchfall auftreten vermindert man die Menge sofort und nimmt 3mal täglich 10–20 Tropfen ein.

Es liegt in der Wirkungsweise der Herbstzeitlosen, daß ihre Hauptsubstanz Colchicin gichtische Schmerzanfälle sofort angeht. Gelenkentzündungen, die nicht auf diese Heilpflanze reagieren, rühren nicht von Harnsäureablagerungen her sind also keine Gicht.

Wie bei dem chronischen Gelenkrheumatismus sind stoffwechselfördernde Mittel bei der Gicht stets angebracht. Frühjahrskuren mit Löwenzahn und die Herbstkur mit Wacholder (siehe S. 69) helfen, die Beschwerden in Grenzen zu halten und die Neigung zu akuten Gichtanfällen zu dämpfen.

Eine Heilkräutermischung, die über längere Zeit als Teezubereitung die **Stoffwechselvorgänge allgemein belebt** und die die Harnsäure in Blut, Gewebe und Gelenken zur Ausscheidung anregt, besteht aus folgenden Pflanzen:

Brennesselkraut	**20 g**
Hauhechelwurzel	**15 g**
Ginsterblüte	**10 g**
Löwenzahn	**30 g**
Bohnenschale	**20 g**
Goldrute	**10 g**
Birkenblätter	**20 g**

Man trinkt über mehrere Wochen 3mal täglich 1 Tasse. Je Tasse Wasser benötigt man 1–2 TL der Mischung und bereitet daraus nach kurzem Aufkochen einen Auszug von ca. 10–15 Minuten.

Oben genannter Heilpflanzentee soll nicht darüber hinwegtäuschen, daß dem Arzt stärkere Mittel bekannt sind, die zu vermehrter Harnsäureausscheidung anregen. Als Langzeitgetränk und -medikament hat sich der Tee jedoch durchaus bewährt und unterstützt auf jeden Fall die Gesamttherapie auf günstige Weise.

Wenn der Stoffwechsel im Körper einmal mobilisiert ist, um langfristig rheumatische Erkrankungen zu behandeln, empfiehlt sich die **Anregung der Verdauungsorgane,** damit unerwünschte Stoffwechselprodukte auch aus dem Körper ausgeschwemmt werden. Ein auf alle Ausscheidungsorgane wirkender Arzneitee setzt sich zusammen aus:

Brennesselkraut 20 g
Ackerschachtelhalm (Zinnkraut) 20 g
Wacholderbeeren 15 g
Johanniskraut 20 g
Schafgarbe 20 g
Süßholz 15 g
Wermutkraut 5 g
Tausendgüldenkraut 5 g
Faulbaumrinde 5 g
Rosmarin 5 g
Salbei 5 g

Aus 1 EL der Mischung für eine Tasse Wasser bereitet man sich eine 5minutige Abkochung. Täglich 1–2 Tassen warm und schluckweise trinken.

Heilpflanzen bei der äußerlichen Behandlung von rheumatischen Beschwerden

Die bereits erwähnten physikalischen Maßnahmen sind bei rheumatischen und gichtigen Erkrankungen unerläßlich. Wertvolle Heilpflanzen sind bei den Einreibungen, Bädern und Umschlägen teilweise ebenfalls an Schmerzlinderung und Entspannung beteiligt. So werden Massagen häufig mit Einreibungen von Brennessel-, Rosmarin- oder Kalmusspiritus (auch -öl) beendet. Die durch die Massage erwärmten Gelenke oder Mus-

keln lassen die Pflanzensubstanzen leichter in die Haut einziehen und ihre heilende Wirkung entfalten.

Von allen äußerlichen Heilpflanzenanwendungen nehmen die entspannenden, nervenberuhigenden, kreislaufanregenden, durchblutungs- und stoffwechselfördernden sowie schmerzlindernden Bäder eine herausragende Stellung ein. Nachfolgend aufgeführte Heilpflanzenbäder haben sich bei allen rheumatischen und gichtigen Beschwerden bewährt.

Kalmus- und Quendelbad: Es wirkt sich allgemein stärkend aus, da Kalmus und Quendel die Durchblutung kräftig anregen. Um eine größtmögliche Wirkung zu erreichen, nimmt man für ein Vollbad 200 g je Pflanzendroge und bereitet mit 3 l Wasser einen 15minutigen Aufguß, der vor dem Abseihen kurz aufgekocht wird. Im Gegensatz zu den nachgenannten Bädern ist dieses nicht gerade billig, da für jedes Vollbad eine erhebliche Kräutermenge vonnöten ist. Für Halb- oder Teilbäder wird die Dosierung entsprechend verringert.

Fichtennadelbad: Es regt die Hautnerven und -gefäße an, was zu einer nachhaltigen Förderung des gesamten Hautstoffwechsels und des Gefäßnervensystems führt. Es werden heute fast ausschließlich gebrauchsfertige Präparate verwendet.

Ackerschachtelhalmbad: Auch die Abkochung des Schachtelhalms (Zinnkraut) wirkt auf den Hautstoffwechsel anregend. Wer die fertigen Badezusätze nicht verwenden will, bereitet sich aus 150–200 g Ackerschachtelhalm eine 20minutige Abkochung. Abseihen und dem Vollbad zusetzen.

Rosmarinbad: Es ist das bewährteste aller kreislaufanregenden Bäder. Aus 60 g Rosmarinblättern bereitet man sich einen Auszug für das Badewasser.

Haferstrohbad: Hautstoffwechsel- und durchblutungsfördernd wirkt sich dieses Bad aus. Dazu wird etwa ½ Kilo

Haferstroh 20 Minuten lang ausgekocht, und der Absud dem Vollbad zugegeben.

Heublumenbad: Seine kreislaufaktivierende und schmerzlindernde Wirkung hat schon vielen Rheumatikern wohltuende Erleichterung verschafft. In 4–5 l Wasser werden etwa ½ Kilo Heublumen ausgekocht und der Absud dem Badewasser zugesetzt.

Die Heublumen sind schon seit Pfarrer Sebastian Kneipp wertvolle Helfer bei der rheumatischen Behandlung. Kneipp verwandte sie ausschließlich in der oben beschriebenen Form des Heublumenbades.

Die durchblutungsfördernde und vor allem schmerzlindernde Wirkung kommt jedoch durch die Packung viel tiefgreifender zur Geltung. Erst lange nach Kneipp kam man auf den **Heublumensack,** der das Bad mit diesen Kräutern verdrängt hat.

Ein flaches Leinensäckchen füllt man 4–5 cm hoch mit Heublumen, schnürt es zu und übergießt es in einem Topf mit kochendem Wasser. Zugedeckt 10 Minuten ziehen lassen, dann vorsichtig ausdrücken und so heiß wie eben nur möglich auf die erkrankte, schmerzende Stelle dicht auflegen. Damit die Wärme nicht allzu schnell entweicht, deckt man die Heublumenpackung mit einer dicken Wolldecke oder mehreren Tüchern gut zu. Dieses Heublumensäckchen läßt sich mehrere Male im selben Wasser erhitzen und verwenden, ehe man es mit neuen Heublumen füllt. Heublumenpackungen sind unersetzliche Hilfsmittel bei der Behandlung aller rheumatischen Beschwerden Die Wirkung bei Hexenschuß und anderen muskelrheumatischen Schmerzzuständen ist überraschend tiefgreifend. Lediglich bei Nervenentzündungen (Neuritis) und akuten Neuralgien, die auf Wärme schlecht reagieren, darf der Heublumensack keine Verwendung finden.

Heublumensäckchen sind auch im Handel als fertige Packungen erhältlich.

Avicenna

(980–1037)

Nach den großen Ärzten, Mathematikern und Philosophen der Antike, entstand eine Lücke in der Geistes- und Naturgeschichte, und das Abendland lief Gefahr, den Anschluß an die antiken Großtaten zu versäumen.

Als verbindendes Glied zwischen Antike und Neuzeit traten die Araber hervor, die von dem Propheten Mohammed getragen, im Osten bis in das neupersische Reich vordrangen, und im Westen über Kairo, Karthago und Gibraltar das abendländische Reich zu beherrschen versuchten. Zwar wurden ihre Vorstöße hinter den Pyrenäen in Frankreich zum Stillstand gebracht, doch der Kontakt mit der alten Kultur bedeutete für die morgenländischen Völker der Beginn einer ungeheuren kulturellen und politischen Entwicklung, die die Lücke zwischen Antike und Spätmittelalter schließen sollte. Die Grundlagen der modernen Naturwissenschaft gehen aus dieser Blütezeit hervor und äußern sich auch einschneidend auf dem Gebiet der Medizin. Neben Rhazes trat vor allem der Arzt, Philosoph und Naturforscher Avicenna hervor, der als Ali ibn Sina am Rand des islamischen Reiches geboren wurde und mit einer außergewöhnlichen Begabung ausgestattet war.

Sein fünfbändiges Hauptwerk mit dem Titel „Canon medicinae" systematisierte die ganze Medizin in einer Vollendung, wie es sein ärztliches Vorbild Galenus immer versucht, jedoch nie erreicht hatte.

Das ganze Wissen der griechisch-arabischen Heilkunde wurde durch Avicenna in einem unvergleichlich logischen Gebäude verankert, das im Abendland bis zum 17. Jahrhundert mustergültige Geltung besaß, und das im Orient noch heute, dank der bestechenden Klarheit, nichts von seiner ursprünglichen Bedeutung verloren hat.

Avicennas übermenschlich geistige Anstrengungen einerseits, und sein leidenschaftliches und auch zügelloses Leben andererseits, forderten ihren Tribut – er starb früh verbraucht im 58. Lebensjahr.

Leber und Galle

sind für den Stoffwechsel lebensnotwendig. Die Leber ist das vielseitigste Organ des Körpers und wird in der heutigen Zeit mehr denn je beansprucht.

Mit durchschnittlich 1500 g beim erwachsenen Menschen ist die Leber das größte und neben der Lunge auch das blutreichste Organ. Ihre vielgestaltigen Aufgaben machen die Leber zum wichtigsten Stoffwechselorgan überhaupt. Es gibt kaum einen biochemischen Vorgang im menschlichen Organismus, an dem sie nicht in irgendeiner Weise beteiligt ist.

Als bedeutendes Chemielaboratorium leistet die Leber Erstaunliches: In lediglich einer der vielen kleinen Milliarden Leberzellen können zur selben Zeit Hunderte von chemischen Umsetzungen vor sich gehen, zu denen selbst das größte und modernste von Menschenhand geschaffene Labor niemals imstande wäre. Die wichtigsten Leistungen, die die Leber pausenlos vollbringen muß, sind:

1. Die Aufnahme, Bildung und Verwertung der Kohlenhydrate. Gleichzeitig können Kohlenhydrate gespeichert werden und bei Bedarf, z. B. bei vermehrter Muskeltätigkeit, in Form von Traubenzucker rasch ins Blut abgegeben werden, damit den arbeitenden Muskelzellen genügend Brennstoffe zur Verfügung stehen.

2. Der Aufbau und die Speicherung von Eiweißstoffen. Der Eiweißstoffwechsel vollzieht sich teilweise in der Leber. Die angelieferten Aminosäuren werden in der Leber zu körpereigenen Eiweißsubstanzen aufgebaut, gespeichert und bei Hunger wieder abgegeben.

3. Der Umbau der Fettsäuren. Diese können in der Leber als Abbauprodukte der Fette umgewandelt werden und der Energiebildung dienen. Auch sie werden von der Leber in gewissem Umfang deponiert.

4. Die Entgiftung. Als einziges Organ ist die Leber dazu imstande, giftige Substanzen zu neutralisieren und ausscheidungsfähig zu machen.

5. Der Gallenfarbstoff Bilirubin wird in der Leber so umgearbeitet, daß er in die Gallenblase ausgeschieden werden kann. Ferner produziert die Leber eine dünnflüssige, hellgelbe bis grünliche Galle, ohne die eine Fettverdauung im Darm unmöglich wäre.

Die Galle besteht aus vielerlei Substanzen: Es finden sich neben etlichen Mineralstoffen Harnsäure, Harnstoff, Cholesterin, kohlensaurer Kalk, Gallensäure und der Gallenfarbstoff Bilirubin; in der Gallenblase kommt noch der dort abgeschiedene Schleim hinzu.

In der Leber wiederum wird aus verbrauchten Blutzellen die außerordentlich bittere Gallenflüssigkeit erzeugt und dauernd abgesondert. Die durchschnittliche Tagesmenge liegt bei einem Liter. Durch den Leber-Gallen-Gang gelangt die Gallenflüssigkeit in die Gallenblase, wo sie nicht nur gesammelt, sondern auch durch Wasserentzug eingedickt wird. Auf diese Weise kann dem Speisebrei im Darm Galle in konzentrierter Form angeboten werden.

Die Gallenblase gibt bei Bedarf – wenn im Darm Fett verdaut werden soll – diesen eingedickten Gallensaft durch einen engen Gang in den Zwölffingerdarm ab. Dort werden durch ihren Einfluß die Fette in kleinste Tröpfchen geteilt, so daß die fettspaltenden Enzyme das Fett besser angreifen können. Ein Teil des Gallenfarbstoffes Bilirubin wird im Darm aufgesogen und dem gallenbildenden Organ, der Leber, wieder zugeführt.

Daß die Leber eine besonders wichtige Stellung im menschlichen Organismus einnimmt, ahnten bereits die alten Griechen. So erklärt sich auch das immerwährende Interesse der Ärzte und Wissenschaftler, die sich der Erforschung dieses Organs gewidmet haben. Doch es liegt an den vielfältigen komplizierten Funktionen und den reichhaltigen Aufgaben der Leber, daß man lange im dunkeln tappte. Auch heute noch sind die Geheimnisse der Leber nicht alle gelüftet. und eine internationale Schar von Wissenschaftlern versucht durch enge Zusammenarbeit die letzten Rätsel zu lösen.

Obgleich Leber und Gallengänge eng miteinander verwoben sind und eine Erkrankung der einen Seite bald die andere in Mitleidenschaft zieht, wurden seit jeher die Erkrankungen getrennt betrachtet. Man kann dies dadurch erklären, daß die Erkrankungen der Gallenwege verhältnismäßig einfach und mit wesentlich größerem Erfolg behandelt werden können als die der Leber. Auch hat sich die Operationstechnik so verbessern lassen, daß beispielsweise die operative Entfernung von Gallensteinen heutzutage eine Routinesache ist.

Es ist hier der falsche Platz, um auf alle Leber- und Gallenerkrankungen ausführlich einzugehen. Daher sollen nur die Beschwerden Erwähnung finden, bei denen unsere Heilpflanzen erfolgreich eingesetzt werden können.

Die Zahl der leber- und gallenwirksamen Heilpflanzen ist außerordentlich groß, obgleich bei akut entzündlichen Zuständen die meisten Mittel pflanzlicher Herkunft versagen bzw. nicht stark genug sind. Die Anwendung der Heilpflanzen setzt hier jedoch bei der Nachbehandlung ein oder unterstützt die schwache Leber oder die anfälligen Gallenwege. Die Vielfalt der angebotenen Heilpflanzen für Erkrankungen dieser Organe liegt auch in der Tatsache begründet, daß nicht allein die direkte Einwirkung auf Leber oder Gallenwege für einen Heilungserfolg entscheidend ist. Es können nicht nur die gallentreibenden oder -fördernden Pflanzen den Krankheitsverlauf beeinflussen, sondern auch zahlreiche Mittel, die ganz andere Ansatzpunkte haben. So setzen naturheilkundige Ärzte und Heilpraktiker je nach der individuellen Konstitution des Patienten hier auch Heilpflanzen mit krampflösenden, blähungstreibenden, verdauungsfördernden und allgemein stärkenden Eigenschaften ein.

Wenden wir uns den **Lebererkrankungen** zu, dann bietet sich auf der Statistik ein besorgniserregendes Bild. Die Zahl der Leberschäden ist unaufhörlich am Wachsen. In unseren westlichen zivilisierten Industrienationen haben die Lebererkrankungen mittlerweile die unrühmliche dritte Stelle der Todesursachen eingenommen (nach Herz-/Kreislauferkrankungen und Krebs). Ihre Behandlung ist also bereits von volkswirtschaftlichem Interesse, werden die Patienten doch auch immer jünger und somit häufig arbeitsunfähig oder zumindest in ihrer Leistung erheblich beeinträchtigt.

Die Lebererkrankungen sind vor allem durch den zunehmenden Wohlstand bedingt, lediglich die infektiösen Krankhe-

> **»Unser Lebensweg ist voll Aufregungen infolge von Sorgen und von Vergnügungen, infolge des Rennens nach Geld und Gesellschaften, des Hastens nach Arbeit und Verdienst; die Natur, deren Gesetze beständig verletzt werden, rächt sich durch hunderterlei Ach und Weh. Aber die große Mehrzahl der Leute lernt erst durch eigene, bittere Erfahrung, daß es viel leichter ist, eine Krankheit zu verhüten als zu heilen.«**
>
> **Der chinesische Arzt Dr. Le-Ung**

ten, z. B. die durch Viren verursachte Leberentzündung (Hepatitis) macht hier eine scheinbare Ausnahme. Geht man jedoch davon aus, daß eine erhöhte Infektanfälligkeit auch durch irgendeinen Mangel, z. B. ungesunde, falsche Lebensweise, verursacht sein kann, ist die Hepatitis nicht ganz davon auszuschließen. Als hochempfindliches Stoffwechselorgan gehen alle äußeren Einflüsse an der Leber nicht spurlos vorüber. Nachfolgend aufgeführte schädigende Ursachen bewirken die häufigsten Lebererkrankungen wie Zirrhose, Fettleber u. a.:

An erster Stelle steht hier der zunehmende Wohlstandsalkoholismus, der in beängstigendem Ausmaß auch bei Jugendlichen zu beobachten ist; da ist die chronische Überernährung, die zudem fast ausnahmslos eine vitalstoffarme und somit wertlose, krankmachende Ernährung ist; da sind ferner die unkontrolliert wachsende Zahl der vielen Umweltgifte, die in unseren Körper eindringen und von dem einzigen Entgiftungsorgan, der Leber nämlich, neutralisiert werden müssen. Diese Umweltgifte beginnen mit der industrie- und autoabgasgeschwängerten Luft der Städte und Industriezentren, reichen über die vielen, immer höher dosierten Spritz- und Düngemittel der Landwirtschaft (Chemiewirtschaft) bis hin zu den chemischen Stoffen in den festen und flüssigen Industrienahrungsmitteln und dem unübersehbaren Arzneimittelmißbrauch. Sehr viele chemische Medikamente belasten die Leber. Sie werden trotzdem in beliebiger Menge weiterverordnet oder meistens sogar ohne Wissen des Arztes in der Apotheke selbst beschafft und eingenommen. Ärzte und Apotheker gehen heute gleichermaßen leichtsinnig mit stark wirksamen Arzneimitteln um, wo könnte sich da der Laie ein Beispiel nehmen?

Wenn schon vor einer zu weitreichenden Selbstmedikation von Heilpflanzenpräparaten gewarnt wird, muß man bei den vielfach stärkeren chemischen Mitteln eine solche Selbstüberschätzung rigoros verbieten.

Die überfüllten Praxen von Heilpraktikern und Ärzten mit lebergeschädigten Patienten beweisen, daß die Leber mit all dem Genannten nicht mehr fertig wird. Daß dieses vielseitige Organ so eine Überforderung überhaupt einige Zeit mitmacht, daß es sich nicht von Anfang an gegen diese Mißhandlungen auflehnt, erklärt sich durch das Fehlen von

Schmerzempfindungsnerven. Die Leber besitzt eine höhere Eigentemperatur als der übrige Organismus. Das verdeutlicht die pausenlose anstrengende Arbeit, die sie vollbringen muß. Wäre sie nun zusätzlich mit Empfindungsnerven ausgestattet, würden wir die Schwerarbeit unentwegt spüren. Dies birgt natürlich die Gefahr in sich, daß man wirklich eine gewisse Zeit die Leber überstrapazieren kann, ehe sie mit funktionellen Störungen antwortet. Schmerzen werden jedoch von der Leber selbst niemals ausgehen. Es gäbe keinen Alkoholismus, wenn unser wichtigstes Organ mit Schmerzempfindungsnerven versehen wäre: Jeder Schluck Schnaps würde einen stechenden Schmerz hervorrufen, so daß niemand an solch zweifelhaftem Genuß Gefallen finden könnte.

Leberkranken kann heute vielfach besser geholfen werden als früher. Von entscheidender Bedeutung ist dabei eine möglichst frühzeitige Diagnose. Die Vielseitigkeit der Leber ist auch für die Schwierigkeit verantwortlich, exakte Diagnosen zu stellen. Das kleinste nichtbeachtete Symptom kann sich irreführend auswirken. Ist ein Leberschaden so weit gediehen, daß die Diagnose problemlos zu stellen ist, muß man von einem sehr langwierigen Heilungsverlauf ausgehen. Je geringer der Schaden und je früher eine richtige Diagnose mit nachfolgender Behandlung, desto besser und schneller die Heilung.

Bei der Behandlung erfahren die phytotherapeutischen Maßnahmen eine erhöhte Bedeutung, zumal man sich bei chronischen Leberbeschwerden über die medikamentöse Therapie noch nie einheitlich einigen konnte.

Die Verbindung zwischen Leber und Darm wird von den Gallenwegen und der Gallenblase hergestellt. Nicht selten treten aus dem Zwölffingerdarm schädliche Stoffe in die Gallenwege und reizen deren Schleimhäute. Häufig stellt sich dann eine Entzündung ein. Schwellen aufgrund einer fortgeschrittenen Entzündung die Schleimhäute so weit an, daß der Gallenabfluß in den Darm gehemmt wird, kommt es zum Gallenstau und schließlich zum Austritt der Galle ins Blut. Dies ist u. a. auch eine von mehreren Ursachen der Gelbsucht.

Daß es jedoch zu solchen Entzündungen kommen kann, hängt mit denselben Lebensbedingungen unserer Wohlstandsgesellschaft zusammen, wie sie bei den Lebererkrankungen, vor allem der Fettleber, genannt wurden. Auch Streß und die damit verbundene Störung des vegetativen Nervensystems leisten Gallenerkrankungen Vorschub. Denn die Gallenblasenmuskulatur und der Gallenentleerungsmechanismus reagieren ungemein empfindlich auf nervöse Stimmungen. Verkrampft sich der Entleerungsschließmuskel und kommt es gleichzeitig zu einer Gallenblasenverkrampfung, kann die Galle nicht abfließen. Der erfolglose Ausstoßversuch erzeugt dann Schmerzen im rechten Oberbauch.

Die Gallenwegstauung ist die häufigste Ursache einer Gallenwegserkrankung. Auch können auf diesem Wege Gallensteine gebildet werden. Es gibt zahlreiche Heilpflanzen, die sich günstig auf Gallenfluß und ausreichende Gallenförderung auswirken, womit vielen Erkrankungen der Weg von vornherein nicht geebnet wird. Die meisten Leber-Galle-Tees arbeiten ebenfalls nach diesem Prinzip, haben also mehr die Vorbeugung zum Ziel.

Da im Mittelpunkt der Gallenwegserkrankungen die **Gallensteine** stehen, soll an dieser Stelle etwas weiter ausgeholt werden. Jenseits des 30. Lebensjahres nimmt die Gallensteinhäufigkeit rapide zu. Schätzt man sie bei den 30jährigen um die 20 Prozent, so liegt sie ab dem 50. Lebensjahr bereits bei 40 Prozent, und im fortgeschrittenen Alter muß man jeden zweiten Zivilisationsmenschen als Gallensteinträger betrachten.

Seit der Jahrhundertwende haben sich die Gallensteinleiden mehr als verdreifacht. Unser zu fettes, zu reichliches, aber zu vitalstoffarmes Essen ist wohl die Hauptursache von Gallensteinen. Dickere Menschen leiden häufiger daran, Frauen sind öfter betroffen als Männer. Lange Zeit glaubte man, daß die Neigung zu Gallensteinen vererbbar sei. Betrachtete man aber solche Familien genauer, dann kam in erster Linie eine gemeinsame schlechte Lebensweise zutage, die eine Erblichkeit vortäuschte.

Vordergründig bilden sich Gallensteine durch:

– Stauung der Gallenflüssigkeit,
– Entzündungen in den gallenführenden Gängen und der Gallenblase,
– falsche Zusammensetzung der Gallenflüssigkeit.

Letztere tritt häufig im Anschluß an eine durchgemachte Leberentzündung (Hepatitis) oder nach einer Schwangerschaft auf; auch bei Zuckerkranken weicht oft die Zusammensetzung der Galle von der Norm ab.

Durch entzündliche Zustände der Gallenwege und vor allem der Gallenblase kann es zu Zersetzungen der Gallenflüssigkeit kommen. Dieser Vorgang wird durch einen Gallenstau begünstigt, zumal Entzündungen meistens mit Schwellungen und somit mit Verengungen der Gallenwege einhergehen. Die eingedickte Galle beginnt zu kristallisieren, es kommt zu feinem Gallengrieß, schließlich zu richtigen Gallensteinen.

Es gibt verschiedene Steinarten mit den unterschiedlichsten Formen, Größen und Zusammensetzungen. Meistens handelt es sich um gemischte Steine, die im wesentlichen aus Cholesterin und dem Gallenfarbstoff Bilirubin bestehen und von kohlensaurem Kalk überzogen sind. Die braun bis schwarzgrünen Steine erreichen Größen von Walnüssen, manchmal sogar von Hühnereiern. Je nachdem finden sich in der Gallenblase bis zu hundert Gallensteine.

Die Bildung bzw. das Vorhandensein von Gallensteinen zeugt genau genommen eigentlich noch nicht von einem Krankheitsbild. Es ist sogar so, daß etwa 20 Prozent aller Gallensteinträger zeitlebens niemals über irgendwelche Beschwerden zu klagen haben. Oftmals werden solche »ruhigen Steine« auf einem Röntgenbild zufällig sichtbar. Der Betreffende fällt dann aus allen Wolken und beginnt, sich ernsthafte Sorgen zu machen. Diese sind jedoch unbegründet, solange ihm die Steine keine Beschwerden bereiten. Selbstverständlich wird man in einem solchen Falle zu fettes Essen meiden, auf den Cholesterinspiegel im Blut achten und vielleicht zudem Tees trinken, die einer Gallenwegsentzündung und einem Gallenstau vorbeugen.

Ein Gallensteinträger wird erst dann zum Gallensteinkranken, wenn zum ersten Mal eine Gallenkolik auftritt. Die bislang ruhigen Steine geraten in Bewegung, und versuchen sich durch die Gallenwege zu zwängen. Manchmal gelingt es ihnen auch, da sich durch die ausgelöste Reizung die Gallenblasenmuskulatur zusammenzieht und den oder die Steine hinausdrückt. Damit ist jedoch noch nicht gesagt, daß die Steine auch in den Darm gelangen. Vielfach kommen zwar kleinere Steine in den Darm und werden somit gänzlich vom Körper ausgeschieden, größere Exemplare können jedoch irgendwo zwischen Gallenblase und Darm steckenbleiben. Die Gallenflüssigkeit staut sich, da sie nicht mehr abfließen kann, wird in die Leber zurückgedrückt und gelangt auf diese Weise in das Blut. Eine Gelbsucht ist die Folge. Werden die Gallenwege innerhalb der folgenden Wochen nicht wieder freigemacht, damit die Galle auf dem richtigen Wege abfließen kann, muß operiert werden. Gallensteinoperationen haben ihre früheren Schrecken verloren. Sie gelten als komplikationslos und werden auch von älteren Leuten gut überstanden.

Werden die sich bewegenden Gallensteine, die eine Kolik ausgelöst haben, ruhiggestellt, kann es zu einem Ruhestadium kommen, das sehr lange andauert. Unter Umständen dauert es Jahre, bis sich der nächste Gallensteinanfall zeigt, manchmal wird es bei dem einen für immer geblieben sein. Genausogut kann es aber auch zu chronischen Gallenwegserkrankungen kommen. Auch die Erkrankung der Gallenblase und -wege gehören daher in die Hand des erfahrenen Arztes.

Bei der Ruhigstellung der Gallensteine sowie bei chronischen Gallenwegsbeschwerden spielen unsere pflanzlichen Heilmittel eine große Rolle. Einem akuten Anfall werden sie niemals plötzlich und vehement entgegentreten können, es sei denn, der Arzt (und nur dieser) verordnet stark giftige Heilpflanzenstoffe wie das Belladonna aus der Tollkirsche, das sehr entkrampfend wirkt. Als Mittel der konservativen Therapie halten die Heilpflanzen jedoch immer noch eine uneinnehmbare Stellung, da sie ohne jegliche Nebenwirkungen Gallenabsonderung fördern und Gallenfluß anregen können. Diese vorbeugenden Maßnahmen allein, eventuell verbunden mit entkrampfenden, stärkenden und verdauungsfördernden Mitteln, sind die besten Voraussetzungen, um Gallenbeschwerden aus dem Weg zu gehen.

Bevor nun leber- und gallenwirksame Heilpflanzen und -rezepte Erwähnung finden, sei nochmals die Wichtigkeit der ärztlichen Aufsicht betont, ohne die vor allem ein ernsthaftes Leberleiden niemals behandelt werden darf. Die enge Verbindung zwischen Leber und Gallenwegen sollen aber auch beim kleinsten Symptom von Gallenwegbeschwerden den Gang zum Arzt nicht überflüssig erscheinen lassen.

Nachstehende Heilpflanzen sind nur ein Teil bei einer umfassenden Leber-Galle-Behandlung, wenngleich manche, z.B. die Mariendistel, durchaus im Mittelpunkt stehen können. Doch wird der Arzt, der die individuelle Therapie festlegen wird, auch noch andere Maßnahmen ergreifen, um den Heilungsverlauf zu beschleunigen. Dazu können neben Kuren, Bädern und diätischen Vorschriften auch eine Eigenbluttherapie zählen, andererseits genauso chemotherapeutische oder chirurgische Eingriffe nötig sein.

Die letzte Entscheidung liegt immer beim Arzt, die erste allerdings beim Patienten, der sich in freier Wahl seinen Therapeuten aussucht. Daß es gerade unter diesen genauso große und zahlreiche Unterschiede gibt wie Behandlungsmethoden, braucht dem Leser dieser Schrift wohl nicht erst bewußt gemacht werden. Gerade heute gibt es viele sehr gute Naturheilärzte und -kliniken, die den Menschen immer in seiner seelischen und körperlichen Gesamtheit betrachten und diese auch bei der Behandlung berücksichtigen. Ganz im Gegensatz zu der allgemein üblichen Praxis greifen sie immer erst zu den natürlichen Mitteln und Methoden, die sanft in das Geschehen des menschlichen Organismus eingreifen, bevor sie mit schwereren Geschützen auffahren. Diese werden jedoch kaum oder nur in unbedingt notwendigem Umfang angewandt, da die Naturheilkunst, zu der im erweiterten Sinne auch die Phytotherapie gehört, mit ihrer Wirkung nicht auf sich warten läßt.

Mariendistel (siehe auch Seite 239): Als bedeutendste leberwirksame Heilpflanze hat sich die Mariendistel (Silybum marianum) hervorgetan. Während sie früher als reines Bitterstoffmittel galt, stellte sich ihre wahre Bedeutung erst in jüngster Zeit heraus.

Hauptwirksame Substanz ist der Naturstoff Silymarin, der heute das bevorzugteste pflanzliche Mittel bei Lebererkrankungen ist. Das Silymarin wird üblicherweise schon im akuten Stadium einer **Leberentzündung** (Hepatitis) verabreicht, findet aber vor allem bei allen **chronischen Lebererkrankungen** bis hin zur **Fettleber** und **Leberzir-rhose** erfolgreiche Verwendung.

Als Leberschutzmittel können silymarinhaltige Präparate, oder ganz einfach der Mariendisteltee, unbedenklich über längere Zeit eingenommen werden. Die gute Verträglichkeit macht die Pflanze zu einem Mittel der Langzeittherapie.

Eine Tasse Mariendisteltee bereitet man als 10–15minutigen Aufguß, für den 1 TL der Früchte benötigt wird. 2–3mal täglich vor den Mahlzeiten 1 Tasse warm und möglichst mit Honig gesüßt trinken. In akuten Fällen empfiehlt sich eine zusätzliche vierte Tasse.

Die gebräuchlichste Verwendung des Wirkstoffs Silymarin erfolgt durch Verabreichung der zahlreich angebotenen Fertigpräparate. Sie sind besser dosierbar und ermöglichen dem Arzt oder Heilpraktiker eine genauere Überprüfung der Wirkung, als dies beim Tee der Fall ist. Die Dosierung richtet sich nach Anweisung des Arztes.

Artischocke (Cynara scolymus): Diese im Mittelmeergebiet beheimatete Pflanze ist mit der Mariendistel nicht nur botanisch verwandt, sondern besitzt auch ähnliche medizinische Eigenschaften.

Unter den Feinschmeckern hat die Artischocke schon seit jeher einen ausgezeichneten Ruf als Feingemüse. Der angenehm bittere Geschmack weist auf den Bitterstoff Cynaropikrin hin, der das Gewächs zu den bitterstoffhaltigen Heilpflanzen zählen ließ. Die eigentliche Wirksamkeit als Leberschutzmittel wurde aber erst mit der Entdeckung einer weiteren Natursubstanz erkannt. Es ist das Cynarin, das nicht nur die Gallenabsonderung anregt, sondern – ähnlich dem Silymarin – einen direkten Einfluß auf die Leberzellen ausübt. Wenngleich diese Wirkung nicht mit der des Silymarins Schritt halten kann, zeichnet sich die Artischoke dadurch aus, daß sie eine **Leber- und Gallenwirkung** vereinigt, wobei letztere stärker zum Ausdruck kommt.

Diese Sonderstellung wird durch einen dritten Faktor verstärkt, der erst vor wenigen Jahren durch österreichische Wissenschaftler bekannt wurde. Extrakte aus Artischocken bewirken eine Senkung des Cholesterinspiegels im Blut. Da ein Zusammenhang zwischen vermehrtem Cholesterin und der Bildung von Gallensteinen besteht, die ja vorwiegend aus diesem Blutfett bestehen, liegt die Vermutung nahe, daß die Artischocken auch bei **Gallensteinbehandlungen** und deren Vorbeugung an Bedeutung gewinnen werden.

Die Artischocke eignet sich nicht zur Teezubereitung. Aus Wurzeln und Blättern werden gebrauchsfertige Extrakte hergestellt, die häufig auch mit anderen, ergänzenden Pflanzenstoffen kombiniert sind. Man nimmt diese Extrakte nach Anweisung des Arztes oder nach Vorschrift der Gebrauchsanweisung.

Auch die naturreinen Preßsäfte aus den frischen Blütenköpfen und Blättern der Artischockenpflanze entfalten ihre Heilkräfte auf Leber und Gallenwege auf schonendste Weise. Soweit nicht anders verordnet, nimmt man 3mal täglich 1–2 EL Saft eine Stunde vor den Mahlzeiten ein.

Die Artischockensubstanzen sind sehr gut verträglich und auch bei längerer Einnahme völlig unschädlich und frei von jeglichen Nebenwirkungen.

Zuckerrübe (Beta vulgaris): Dieser unscheinbaren Ackerfrucht, aus der eigentlich nur der Zivilisationsschädling Nr. 1, der weiße Zucker, gewonnen wird, kann auch eine vorteilhaftere Seite abgerungen werden. Es ist der Naturstoff Betain, den französische Wissenschaftler isolieren und als höchst leberwirksam erkennen konnten. Betain greift direkt in das Stoffwechselgeschehen der Leber ein und baut **geschädigte Leberzellen** wieder auf. Der günstige Einfluß auf den Fettstoffwechsel läßt das Betain vor allem bei der **Fettleber** Verwendung finden. Bei der Lebertherapie kommen nur gebrauchsfertige Arzneimittel in Frage, die vom behandelnden Arzt verschrieben und dosiert werden.

Wermut (siehe auch Seite 313): Wermut, das klassische Bittermittel hilft schon seit Menschengedenken bei Magenbeschwerden und Gallenleiden Mit dieser Pflanze bietet sich eine hervorragende Arznei an, die bei allen funktionellen Störungen der Gallenblase und -gänge ohne organische Ursache Verwendung findet. Wermut ist somit ein Mittel bei **chronischen Gallenleiden** und bei einer **schwachen Gallenblase und gleichzeitigen Magen- und Verdauungsbeschwerden.** Einer akuten Gallenkolik kann also niemals mit Wermut entgegengetreten werden.

Da Wermut zudem die Leber zur Mehrproduktion von Gallenflüssigkeit anregt, ist die alte Heilpflanze bei **Leberleiden** angezeigt, bei denen Magen und Gallenwege stärker in Mitleidenschaft gezogen sind.

Für die medizinische Wirkung ist die Einnahmeform ohne Bedeutung. Jedoch ist der Wermutsaft geschmacklich überzeugender, da der Bittergeschmack meist harmonischer empfunden wird, als der Wermuttee aus der getrockneten Pflanze. Man nimmt 3mal täglich 1–2 TL Saft in Wasser oder Tee verdünnt ein.

Möchte man die Wirkung auf die Gallenwege lenken, nehme man den Saft einige Zeit nach den Mahlzeiten, zielt man auf den Magen, empfiehlt sich die Einnahme ¼ Stunde vor dem Essen. Das gilt auch für nachstehende Zubereitungsarten.

Für eine Tasse Wermuttee benötigt man ½ bis 1 TL der Droge, und bereitet einen 10minutigen Aufguß. 2–3 Tassen täglich warm trinken.

Die bewährte Wermuttinktur, die ein Gallenkranker stets bei sich tragen sollte, dosiert man 3mal täglich mit 15 Tropfen oder mit morgens 10, mittags 20 und abends 30 Tropfen in viel Wasser.

Vom Wermutpulver nehme man 3mal täglich eine kleine Prise. Ohne ärztliche Verordnung dürfen die hier angegebenen Dosierungen niemals überschritten werden, da Wermutmißbrauch zu schweren Schädigungen führt. Nicht die Bitterstoffe sind gefährlich, sondern die starken ätherischen Öle der Pflanze. Trotzdem zählt Wermut zu den besten Heilmitteln pflanzlicher Herkunft, achtet man sorgfältig auf Einnahmedauer und Dosierung. Regelmäßig dürfen Wermutmittel nie länger als 3–4 Wochen eingenommen werden. Bis zur nächsten, darauffolgenden Kur müssen mindestens ein, besser zwei Monate verstreichen. Jeder Gallenkranke weiß mit der Zeit mit Wermut umzugehen, wenn er vor allem auf Reisen Diätfehler begeht oder sich seine Gallenbeschwerden nach Aufregungen oder ungewohnter körperlicher Belastung verschlimmern.

Löwenzahn (siehe auch S. 235): Die zahlreichen Wirkstoffe des Löwenzahns kommen auch bei der Leber- und Gallenbehandlung zur Anwendung. Sie sind einerseits **gallenanregend**, steigern also die Gallenproduktion direkt in der Leber, andererseits entfalten sie eine **gallentreibende Wirkung**. Die Galle wird leichter zum Abfluß in den Darm gebracht. Löwenzahn ist um so mehr ein äußerst gutes pflanzliches Mittel bei Gallenleiden, als er dank seiner allgemeinen Stoffwechsel- und Zellwirkung die Neigung zur **Gallensteinbildung** unterbindet, bei starker Veranlagung zumindest verlangsamt. Auf bereits vorhandene Steine haben die Löwenzahnwirkstoffe allerdings keinen Einfluß.

Löwenzahnextrakte nimmt man stets kurmäßig ein. Löwenzahntee bereitet man sich aus den getrockneten Wurzeln und dem Kraut. 2–3 TL der Droge je Tasse Wasser werden für eine leichte Abkochung benötigt. Oder kurz aufkochen und noch 10–15 Minuten ziehen lassen. Über einen Zeitraum von 4–6 Wochen trinken Gallenleidende 2–3mal täglich 1 Tasse Löwenzahntee. Die gebrauchsfertigen Frischsäfte aus dieser vielbewährten Heilpflanze werden 3–4mal täglich vor den Mahlzeiten eingenommen. Jeweils 1 EL einnehmen.

Es gibt auch fertige Präparate zu kaufen, die Extrakte von Löwenzahn und Mariendistel verbinden und somit vorzügliche Heilpflanzenarzneien bei Leber- und Gallenbeschwerden abgeben.

Erdrauch (siehe auch Seite 163): Französische Forscher waren es, die den regulierenden Einfluß dieser alten Heilpflanze auf die Gallenwege nachgewiesen haben. War die Gallenabsonderung bei den Testpatienten niedrig, stellten sie eine Steigerung des Gallenflusses fest. Bei übermäßiger Gallenbildung konnten die Wissenschaftler nach der Verabreichung von Erdrauch eine Verlangsamung des Gallenflusses beobachten. Bei gesunden Menschen erzeugen Erdrauchpräparate keine Veränderungen. Es werden also nur die jeweils krankhaften Zustände normalisiert.

Durch diese Wirkungsweise hebt sich der Erdrauch von allen anderen gallenwirksamen Pflanzen deutlich ab. Diese einzigartige, regulierende Eigenschaft rechtfertigt den Ruf dieser Pflanze als wirksames Gallenmittel, das nicht nur bei allen **nervösen, chronischen Gallenbeschwerden,** sondern auch bei **Gallenkoliken** eingesetzt werden kann.

Die Gallenpatienten erfahren nach Verabreichung der Erdrauchextrakte spürbare Erleichterung, die sich durch Schmerzlinderung im rechten Oberbauch zeigen, und auch eine bessere Verträglichkeit fettreicher Speisen sowie eine allgemeine Steigerung des körperlichen Wohlbefindens zur Folge haben. Erdrauch zeichnet sich durch beste Verträglichkeit aus, wenn man sich an die vorgeschriebene Dosierung hält. In Verbindung mit Odermennig und Löwenzahn ist der Erdrauch ein ausgezeichnetes Leber- und Gallenmittel.

Als Einzelgabe werden 1 TL der Droge je Tasse Wasser als Aufguß zubereitet

und 2mal täglich getrunken. Die Einnahme von Erdrauch sollte in ärztlichem Einvernehmen erfolgen, wobei sich in der Praxis die Verabreichung von Erdrauch-Dragées durchgesetzt hat. Die Dosierung wird vom Arzt bestimmt oder erfolgt nach Gebrauchsanweisung.

Odermennig (siehe auch S. 247): Der Gebrauch von Odermennig ist heute zwar zugunsten von Wermut und anderen bitterhaltigen Pflanzen zurückgegangen, hat jedoch noch immer eine Bedeutung als **mild gallentreibendes Mittel,** vor allem dann, wenn mit den Gallenbeschwerden **Darmleiden** oder **Magenübersäuerung** einhergehen. Nachhaltiger Erfolg wird jedoch nur bei langdauernder, d. h. kurmäßiger Einnahme beschieden sein. Es werden dabei täglich 3–4 Tassen Odermennigtee schluckweise getrunken. Für 1 Tasse benötigt man 1–2 TL der Droge, als Aufguß zubereitet. Odermennig ist Bestandteil zahlreicher Gallen- und Magentees.

Rettich (Raphanus sativus): Vor allem in bayerischen Gebieten gilt der Rettich als landläufig beliebter Durstanreger, der immer noch ein Glas oder eine Maß mehr Bier rechtfertigt. Daß diese aus Asien stammende Kulturpflanze jedoch wertvollere Eigenschaften besitzt, ist lange Zeit in Vergessenheit geraten. Heute hat die medizinische Bedeutung des Rettichs dank der zunehmenden Beliebtheit und Verbreitung der Pflanzenfrischsäfte wieder zugenommen, und das mit Recht. Denn der Rettich, insbesondere der Schwarzrettich, ist ein altes, bewährtes Volksheilmittel bei Gallenerkrankungen.

Rettich stärkt die Gallenwege, wirkt Entzündungen, Gallenstauungen sowie der Bildung von Gallengrieß entgegen. Er fördert vor allem den Gallenfluß, so daß sich die daraus ergebenden Beschwerden merklich lindern lassen.

Als wertvolle Heilpflanze wird der Rettich gerne als Teil einer **Leberschutz-**

therapie verwendet. Seine günstige Beeinflussung der Darmflora und seine ausgezeichnete Wirkung bei Verstopfung wirken sich dabei ergänzend aus. Bei hartnäckigen Gallenwegsstörungen und zur Leberfunktionsstärkung wird gerne der Löwenzahn hinzugenommen. Beide Pflanzen werden dabei über 3–4 Wochen kurmäßig, am einfachsten in Saftform, eingenommen.

Rettichsaft ist außerdem ein bewährtes Mittel bei Katarrhen der Atmungsorgane und hartnäckigem Erkältungshusten, wobei der Saft – in Wasser verdünnt – mit etwas Honig gesüßt wird. Während die meisten Heilpflanzen eine arzneiliche Zubereitung erfordern, und sei es nur als Arzneitee, erschließen sich die dem Rettich innewohnenden Wirkstoffe auf die erdenklich einfachste Weise: durch den Verzehr der rohen Wurzel. Bei einer Rettichkur ißt der Gallenleidende zwei mittelgroße Rettiche täglich.

Als besser dosierbar erweist sich dennoch der Rettichsaft, der zudem jederzeit verfügbar ist, auch außerhalb der Vegetationszeit. Die käuflichen Säfte sind außerdem garantiert zu der Zeit gepreßt worden, in denen der medizinische Wirkungsgrad der Pflanze am höchsten war.

Schwarzrettichsaft nimmt man über 3–4 Wochen, täglich 3–4mal 1 EL vor den Mahlzeiten ein. Es empfiehlt sich, die Ration mit Wasser, Tee oder Suppe zu verdünnen.

Manche empfindlichen Patienten vertragen den Rettichsaft nicht besonders. Bei ihnen ist die Reizwirkung zu groß und verursacht Magenbeschwerden. Solche Patienten müssen auf den Schwarzrettich verzichten und zu einer anderen gallenwirksamen Pflanze greifen. Wer nur ganz leicht überempfindlich reagiert, kann versuchen, bei der Rettichkur nach 3–5 Tagen mit der Einnahme auszusetzen und nach einer Pause von 1–2 Tagen wieder zu beginnen. Diese Pausen sollten dann immer eingehalten werden. Die Verträglichkeit muß jeder für sich selbst ausprobieren, auch die Pausen bei dem nur gering Empfindlichen müssen durch Versuchen erfahren werden.

Länger als vier Wochen darf eine richtig durchgeführte Rettichkur nicht andauern. Andererseits darf man sich von dem gelegentlichen Genuß eines oder einiger Rettiche keine medizinische Wirkung versprechen. Eine Kur setzt ja stets voraus, daß die Einnahmedauer eines Mittels eine Mindestzeit nicht unterschreiten darf, um erfolgreich wirken zu können, aber daß auch nach oben eine Grenze gesetzt ist.

Pfefferminze (siehe auch Seite 255): Die vielbewährte Pfefferminze findet auch bei entzündlichen Leber- und Gallenerkrankungen wohltuende, ergänzende Verwendung. Dabei entfalten sich hauptsächlich ihre typischen Eigenschaften, die sich krampflösend, schmerzstillend und entzündungswidrig auswirken.

Da sie auch als **gallentreibend** bekannt ist, wird sie gerne bei allen **krampfartigen Beschwerden der Gallenwege** verabreicht, aber auch bei **Gallengrieß** und **entzündlichen Zuständen. Nervöse Gallenbeschwerden** lassen sich häufig mit einer Tasse Pfefferminztee lindern, zumeist wird diese Heilpflanze jedoch als Bestandteil verschiedener Leber- und Gallentees herangezogen. Sie kann niemals bei Leber- und Gallenbeschwerden kurmäßig eingenommen werden, man muß sie hier stets als ergänzende und unterstützende Heilpflanze betrachten. Als Einzelgabe bereitet man sich aus 1–2 TL (je Tasse Wasser) der Droge einen Aufguß. Je nach Bedarf 2–3 Tassen täglich trinken.

Olive (Olea europaea): Jedes gute Speiseöl (kalt geschlagen und erste Pressung), vor allem aber das reine Olivenöl, wirkt stark **anregend auf die Gallentätigkeit.** Es kann vorhandene **Gallensteine** in Bewegung bringen und unter Umständen einen Anfall auslösen.

Dann nämlich, wenn der in Bewegung gebrachte Stein zu groß ist, um problemlos abgeführt werden zu können. Dagegen werden kleinere Steine und Gallengrieß durch eine Ölkur oftmals schmerzfrei in den Darmkanal befördert und ausgeschieden. Ölkuren eignen sich vor allem als vorbeugende Maßnahmen gegen Gallensteinbildung. Der durch das Öl geförderte Gallenfluß verdünnt die Galle, so daß sich Steine nur schwer bzw. überhaupt nicht bilden können.

Ölkuren sind nur denen anzuraten, die gut Öl trinken können. Den Widerwillen, reines Öl zu trinken, kann man bei manchen mit der Zugabe von etwas Honig und Zitronensaft entgegentreten. Reines Öl ist dem Organismus sehr zuträglich. Man nimmt bei einer Ölkur bis zu drei Tagen hintereinander 1 EL Olivenöl morgens auf nüchternen Magen ein. Die Wirkung um so erfolgversprechender, je weniger in diesen Tagen gegessen wird. Am besten ist es, den ersten und zweiten Tag keine feste Nahrung zu sich zu nehmen. Solch eine Ölkur kann bei Bedarf nach 3–4 Wochen wiederholt werden.

Bei der Auswahl der zahlreichen Leber- und Gallenteerezepte stellt sich die Schwierigkeit, von welcher individuellen Konstitution auszugehen ist. Es lassen sich daher in diesem Buch lediglich einige Beispiele nennen, die in ihrer Wirkung mehr allgemeiner Natur sind. Sie unterscheiden sich von anderen allgemeinen Teemischungen zu diesen Krankheiten weder besser noch schlechter. Jeder naturheilkundige Arzt oder Heilpraktiker hat seine Erfahrungen mit bestimmten Therapieformen, Medikamenten und Heilpflanzen gemacht. Der eine verschreibt letztere in flüssiger Form, der andere als Preßsäfte, Pulvermischungen, Tinkturen, Dragées oder schlicht als Arzneitee. In der Wirkung unterscheiden sich die Formen unwesentlich. Nur die Zubereitung ist eine andere.

Bei den meisten Gallenbeschwerden ist auch die gesamte Verdauung gestört. Auf eine geregelte Darmtätigkeit ist daher unbedingt zu achten. Vielfach sind darmregulierende Heilpflanzen fester Bestandteil von Gallentees.

Ein typischer **Lebertee,** der die vielen Funktionen der Leber anregt und deren Stoffwechsel unterstützt und verbessert, besteht aus folgenden Heilpflanzen:

Pfefferminze 10 g
Faulbaumrinde 10 g
Löwenzahn 10 g
Schafgarbe 10 g
Tausendgüldenkraut 10 g
Johanniskraut 10 g
Odermennig 10 g
Wegwarte 10 g
Kalmus 10 g
Klette 10 g
Engelsüß 8 g
Bitterklee 5 g
Walnußblätter 10 g
Andorn 10 g
Gundelrebe 5 g
Berberitze 5 g
Benediktenkraut 5 g

Je Tasse Wasser benötigt man 1–2 TL der Kräutermischung. Die Zubereitung erfolgt als leichte Abkochung (5 Minuten), besser ist es, die Pflanzen mit kochendem Wasser zu übergießen, kurz aufkochen und zugedeckt 15 Minuten ziehen lassen. 3mal täglich vor den Mahlzeiten 1 Tasse schluckweise trinken.

Nachstehendes Teerezept übt einen allgemein günstigen Einfluß bei **allen Beschwerden der Gallenwege** aus:

Löwenzahnkraut 5 g
Löwenzahnwurzel 5 g
Kamille 20 g
Pfefferminze 15 g
Odermennig 15 g
Faulbaumrinde 15 g
Berberitze 15 g
Kalmus 10 g
Johanniskraut 15 g

1 TL der wurzel- und rindenhaltigen Drogen von Löwenzahn, Berberitze, Faulbaum und Kalmus kocht man zuerst 10–15 Minuten lang aus, fügt dann 1 TL der restlichen Heilpflanzen zu und läßt alles zusammen noch 10–15 Minuten zugedeckt ausziehen. Die Rinden- und Wurzelteile können auch über Nacht mit kaltem Wasser ausgezogen werden; am Morgen kurz aufwallen lassen und dann die übrigen Kräuter für den nachfolgenden Aufguß zugeben.

Zwei speziell den **Gallenfluß anregende und gallentreibende Tees** setzen sich beispielsweise zusammen aus:

Rhabarberwurzel 10 g

Andorn 20 g

Odermennig 20 g

Pfefferminzblätter 50 g

2 TL der Mischung je Tasse Wasser als Aufguß zubereiten und 30 Minuten vor dem Essen warm trinken.
Oder:

Faulbaumrinde 10 g

Andorn 20 g

Löwenzahnwurzel 20 g

Odermennig 30 g

Pfefferminze 40 g

Zubereitung wie bei vorstehendem Rezept. Man trinkt jedoch 1 Tasse des Aufgusses 30 Minuten nach dem Essen.

Bei einem **Gallenstau in der Leber,** helfen Heilpflanzen, die auf Kreislauf, Leber, Magen und Darm wirken:

Kümmel 10 g

Kalmus 10 g

Berberitze 20 g

Odermennig 20 g

Schafgarbe 20 g

Andorn 20 g

Von dem 10–15minutigen Aufguß aus 1 EL der Drogenmischung trinkt man 3mal täglich vor den Mahlzeiten 1 Tasse warm und schluckweise.

Ein ähnliches Rezept, das auf die **Leber und alle Drüsen des Magen- und Darmkanals** wirkt, beinhaltet folgende Heilpflanzen:

Faulbaumrinde 20 g

Brennesselblätter 15 g

Löwenzahnwurzel 5 g

Angelikawurzel 15 g

Melisse 20 g

Tausendgüldenkraut 15 g

Wacholderbeeren 15 g

Tormentillwurzel 15 g

1 TL der Wurzel- und Rindenteile von Faulbaum, Löwenzahn, Angelika und Tormentill kocht man 5–10 Minuten aus, fügt dann 1 TL der restlichen Kräuter hinzu und läßt alles noch 15 Minuten ausziehen.

Bei **Gallensteinleiden** gibt es auch Teerezepte, die vor einer Operation bzw. während des Anfangsstadiums und bei Neigung zur Steinbildung nicht unterücksichtigt werden sollten. Eine dieser Heilpflanzenmischungen setzt sich aus diesen Kräutern zusammen:

Kümmel 10 g

Sennesblätter 10 g

Angelikawurzel 10 g

Faulbaumrinde 10 g

Pfefferminze 10 g

Salbei 20 g

Aus 2 TL der Mischung bereitet sich der Patient eine 5minutige Abkochung und trinkt vor dem Schlafengehen 1–2 Tassen.

Ein anderes Rezept bei **Gallensteinneigung** wird nach folgender Vorschrift zubereitet:

Ackergauchheil 3 g

Schafgarbe 15 g

Pfefferminze 15 g

Erdrauch 5 g

Odermennig 10 g

Andorn 10 g

Löwenzahnwurzel 15 g

Kalmus 10 g

1 gehäufter EL der Mischung kocht man mit 2 Tassen Wasser auf die Menge von etwa einer Tasse ein. Je nach Bedarf trinkt man täglich 2–4 Tassen.

Niere und Blase

dienen zur Ausscheidung unverwertbarer Stoffwechselendprodukte. Nur durch ihr reibungsloses Funktionieren wird der Organismus nicht vergiftet.

Unser Stoffwechsel beschert uns neben den wertvollen Produkten, die wir zum Leben benötigen, auch zahlreiche unbrauchbare Stoffe. Diese sind größtenteils giftig und müssen als Neben- bzw. Endprodukte des Stoffwechsels laufend aus dem Körper entfernt werden. Dazu bieten sich mehrere Organe an. So wird beispielsweise das Kohlendioxyd, das mit dem Blut wieder in die Lunge gelangt, auch dort wieder ausgeatmet. Die giftigen Stoffe, die das Entgiftungsorgan Leber ausscheidungsfähig macht, gelangen über den Darm aus dem Körper. Auch die durchlässige Haut ist ein äußerst wichtiges Organ, das zur Atmung und Ausscheidung herangezogen wird.

Die Nieren wiederum dienen zur Entfernung der im Eiweißstoffwechsel freigewordenen Schlacken. Diese Abfälle (neben Schlacken auch harnpflichtige Stoffe genannt) fließen mit dem Blut durch eine Arterie in die Rinde der beiden bohnenförmigen Nieren. Dort werden in winzigen Nierenkörperchen, von denen eine Niere etwa eine Million besitzt, überschüssiges Wasser und die Stoffwechselendprodukte herausfiltert.

Über 1000 Liter Blut durchspülen täglich die Nieren. Der dabei in den Nieren-körperchen abgesonderte Vorharn beträgt am Tag etwa 170 Liter. Dieser Harn besitzt noch verwertbare Substanzen, die mit dem größten Teil der Flüssigkeit wieder in das Blut zurückbefördert werden. Nicht rückgeführt werden die Schlacken und die zur Ausscheidung notwendige bzw. überflüssige Wassermenge. Beides wird als ausscheidungsfähiger Harn in das Innere der Nieren, die Nierenbecken, geleitet, wo sich dieser Harn ansammelt und durch den bleistiftdicken Harnleiter in die Harnblase gelangt. Das Fassungsvermögen der Harnblase beträgt 0,5 bis 1 Liter, doch setzt der Harndrang meist schon bei etwa 0,3 Liter ein.

Von der Blase gelangt der Harn durch die Harnröhre aus dem Körper. Sie ist beim männlichen Geschlecht erheblich länger als beim weiblichen, da sie zugleich Samenweg ist. Die weibliche Harnröhre ist nur wenige Zentimeter lang und mündet in den Scheidenvorhof. Der kurze Weg zwischen Harnröhrenausgang und Blase erleichtert auch das Vordringen von Bakterien in die Harnblase. Dies ist unter anderem auch ein Grund, warum Frauen häufiger unter Blasenentzündungen leiden als Männer.

Die durchschnittliche Tagesharnmenge eines gesunden Erwachsenen schwankt zwischen 1–2 Litern. Tag für

Tag werden auf diese Weise etwa 50 g giftige Abbaustoffe aus dem Körper geschwemmt.

Neben dieser wichtigen Ausscheidungsfunktion regeln die Nieren auch die Wasserabsonderung zur Aufrechterhaltung des Salz-Wasser-Gleichgewichtes. Nimmt ein Mensch sehr wenig Flüssigkeit zu sich, wird ein hochkonzentrierter, dunkler Harn mit scharfem Geruch ausgeschieden, während bei reichlicher Flüssigkeitszufuhr eine große Menge Harn von niedriger Konzentration gebildet wird. Dieser ist dann häufig von geringem oder gar keinem Geruch und hellgelb bis farblos.

Zur gründlichen Ausschwemmung der Schlacken ist auf eine ausreichende Flüssigkeitszufuhr zu achten, die ein Liter pro Tag nicht unterschreiten soll. Werden die Nieren in ihrer Leistung gemindert, kann das sehr schädliche Folgen für den Stoffwechsel und die übrigen Organe haben. Es sammelt sich Wasser im Gewebe an, der Blutdruck wird erhöht, die Blutgefäße geraten in Mitleidenschaft, und es lagern sich Schlacken im Bindegewebe ab. Wären beide Nieren völlig funktionsunfähig, träte innerhalb kurzer Zeit infolge Vergiftung und Übersäuerung des Blutes der Tod ein. Das Blut kann jedoch mit Hilfe technischer Mittel gereinigt werden. Die betreffenden Patienten werden dabei an eine sogenannte »künstliche Niere« angeschlossen, durch die das Blut gespült und von den Stoffwechselschlacken befreit wird. Dies kann allerdings immer nur eine vorübergehende Lösung sein.

Die Medizin ist heute so weit fortgeschritten, daß die Überpflanzung einer Niere auf einen anderen Menschen mit zunehmendem Erfolg geschieht. Das größte Problem bei einer Nierentransplantation ist meistens nur noch die Organbeschaffung. Muß eine Niere operativ entfernt werden, dann übernimmt die zweite die gesamten Aufgaben. Dabei wird sie im Laufe der Zeit größer und schwerer, was durch die erhöhte Belastung bedingt ist, aber ohne schädigenden Einfluß bleibt.

Bei vielen Krankheiten zeigt sich die Anregung der Nierenfunktion als eine äußerst wertvolle Maßnahme. Naturheilkundige benutzen dazu gerne harntreibende Pflanzen, von denen es sehr viele gibt. Bei organischen Erkrankungen des Harnsystems, einer Entzündung zum Beispiel, bleibt diese sogenannte »**Ableitung über die Nieren**« selbstverständlich erfolglos. Nachstehend drei Arzneiteerezepte, die sich als **harntreibende Tees** immer wieder bewähren und die trotz vieler chemischer Medikamente hierzu ihre Bedeutung nie verlieren werden.

Achtung: Schwangere und Patienten mit entzündlichen Nierenleiden dürfen diese Tees nicht trinken. Um einer Nierenreizung, die durch Wacholder eintreten kann, vorzubeugen, werden die Tees niemals länger als 4–6 Wochen hindurch getrunken. Nach einer Vorschrift des Deutschen Arzneibuches verwendet man für einen harntreibenden Tee folgende Heilpflanzen:

Liebstöckelwurzel 25 g
Hauhechelwurzel 25 g
Süßholz 25 g
Wacholderbeeren 25 g

1 TL der Mischung mit einer Tasse Wasser kalt ansetzen und über Nacht ausziehen lassen. Am Morgen 15 Minuten aufkochen und zum Frühstück warm und schluckweise trinken. Je nach Bedarf noch 1–2 Tassen über den Tag verteilt trinken.

Das zweite Rezept lautet:

Hauhechelwurzel 25 g
Petersilienwurzel 25 g
Süßholz 25 g
Wacholderbeeren 25 g

Zubereitung und Dosierung wie bei obenstehendem Rezept.

Folgende sieben Heilpflanzen sind dem Schweizerischen Arzneibuch entnommen und ergeben ebenfalls einen erprobten harntreibenden Tee:

Anis 5 g

Petersilienfrüchte 5 g

Stiefmütterchen 10 g

Liebstöckelwurzel 20 g

Hauhechelwurzel 20 g

Süßholz 20 g

Wacholderbeeren 20 g

Zubereitung und Dosierung siehe erstes Rezept.

Bei allen Krankheitssymptomen, die ernste Stadien erreichen können, ist eine ärztliche Therapie unbedingt notwendig. Dazu zählen auch – wie bei allen inneren Organen – die Nierenerkrankungen. Gerade bei diesen sind jedoch die Heilpflanzen oft recht wirksam, wenn sie von fachkundiger Hand eingesetzt und in den Gesamtheilplan miteinbezogen werden. Wie es häufig bei schweren Erkrankungen der Fall ist, spielen die Heilpflanzen auch hier nur eine von vielen Rollen. Soweit hier unter anderem auch schwere Krankheitsbilder wie Nierenentzündung usw. besprochen werden, handelt es sich immer um eine empfehlende Teiltherapie, die dem Arzt oder Heilpraktiker zur Verfügung steht.

Was der Laie unbedenklich selbst in die Hand nehmen kann, ist die Vorbeugung, zu der sich ja die meisten Heilpflanzen geradezu anbieten. Aber auch hier muß eine gründliche Aufklärung vorangegangen sein. Dies ist unter anderem ein wesentliches Ziel dieses Buches.

Bevor nun auf einige typische Nieren- und Blasenerkrankungen eingegangen wird, sollen aus oben genannten Gründen einige allgemeine Nieren- und Blasentees vorweg genannt werden. Die nachstehenden zwei Arzneitees enthalten den sogenannten **Indischen oder Holländischen Nierentee**. Auch unter dem Namen **Koemis Koetjing** ist dieses ausländische Heilkraut in der Apotheke erhältlich. Es handelt sich dabei um einen Lippenblütler, dessen Heimat die gesamte Inselwelt zwischen Südostasien und Australien ist. Er kommt auch in Australien vor und ähnelt nicht nur im Aussehen unserer Pfefferminze, sondern ist auch mit dieser botanisch verwandt.

Orthosiphon stramineus, so der lateinische Name, wirkt in erster Linie auf die Nieren. Die Bedeutung bei Blasenleiden ist gering. Die Pflanze ist bei dem überaus günstigen Einfluß auf die erkrankten Nieren frei von schädlichen Nebenwirkungen, selbst bei hoher Dosierung und langzeitiger Anwendung. Koemis Koetjing eignet sich auch zur Einzelgabe, wofür man je Tasse Wasser 1 EL verwendet und als Aufguß zubereitet. Meistens ist der Tee jedoch Bestandteil von Nieren- und Blasentees. Hier zwei bewährte Arzneitees, die in ihrer ausgewogenen Mischung auf **Niere und Blase** wirken.

1. Rezept:

Koemis Koetjing (Indischer oder Holländischer Nierentee) 10 g

Petersilienwurzel 5 g

Sandelholz 5 g

Mate 5 g

Pfefferminze 10 g

Bohnenschalen 10 g

Ackerschachtelhalm (Zinnkraut) 10 g

Bärentraubenblätter 10 g

Bruchkraut 5 g

Birkenblätter 15 g

Aus 1 EL der Mischung bereitet man mit 1 Tasse Wasser einen 1stündigen Aufguß. 1–2 Tassen täglich warm trinken.

2. Rezept:

Koemis Koetjing (Indischer oder Holländischer Nierentee) 10 g

Kamillenblüten 10 g

Bohnenschalen 7 g

Bruchkraut 5 g

Wacholderbeeren 5 g

Liebstöckelwurzel 5 g

Hauhechelwurzel 10 g

Ackerschachtelhalm (Zinn-kraut) 10 g
Birkenblätter 10 g
Bärentraubenblätter 15 g
Löwenzahnwurzel 5 g

Man bereitet sich aus oben genannten Pflanzen zwei Mischungen. 1. Mischung: Löwenzahnwurzel, Hauhechelwurzel, Bärentraubenblätter, Ackerschachtelhalm, Bohnenschalen und Liebstöckelwurzel. Die 2. Mischung besteht aus den restlich verbliebenen Heilpflanzen.

Von der ersten Mischung nimmt man 1 TL auf ¼ l Wasser und läßt die Kräuter über Nacht in kaltem Wasser ausziehen. Morgens 1 TL der restlichen Pflanzen zugeben, kurz aufkochen und dann noch 10–15 Minuten ziehen lassen. 2–3 Tassen täglich warm trinken.

Statt des kalten Auszuges können die Pflanzen der ersten Mischung 20 Minuten lang ausgekocht werden, dann die übrigen Teile der zweiten Mischung zugeben und ebenfalls 10–15 Minuten ausziehen lassen. **Dieser Tee ist für Schwangere und bei einer akuten Nierenentzündung nicht geeignet!**

Folgender Nieren- und Blasentee enthält die **Goldrute,** die sich durch ihre leistungssteigernde Wirkung auf die Nieren auszeichnet:

Goldrute 15 g
Hauhechelwurzel 10 g
Brennesselkraut 15 g
Schafgarbe 10 g
Wacholderbeeren 10 g
Ackerschachtelhalm (Zinn-kraut) 20 g
Birkenblätter 20 g

1 TL der Mischung setzt man in einer Tasse Wasser kalt an, läßt einige Stunden oder über Nacht ausziehen und kocht dann kurz auf. Mehrere Tassen täglich trinken.

Auch diesen Tee dürfen wegen des Wacholderzusatzes Schwangere und Pa-

tienten mit einer akuten Nierenentzündung nicht trinken.

Bei den nachfolgend beschriebenen Nieren- und Blasenleiden sind nur die wichtigsten und häufigsten Krankheitsbilder herausgegriffen worden. Wie bei den vorangegangenen Kapiteln kann auch hier nur eine Übersicht geboten werden, um die Aufgaben der Heilpflanzen bei der Gesamttherapie zu verdeutlichen und hervorzuheben. Es muß an dieser Stelle nochmals betont werden, daß bei allen genannten Erkrankungen ein (naturheilkundiger) Arzt oder Heilpraktiker hinzugezogen werden muß. Nur er kann die individuelle Behandlung sowie die geeignetsten Heilpflanzenzubereitungen bestimmen; vor allem wird er es verstehen, die Gefahr zu bannen, daß eine akute Erkrankung in eine chronische übergeht.

Dies trifft vor allem bei der **Nierenentzündung (Nephritis)** zu. Sie ist eine Infektion, die von Eitererregern hervorgerufen wird. Diese Bakterien können von den Mandeln, Zahnwurzeln oder den Nebenhöhlen (Herdinfektion) stammen, aber auch von Hauteiterungen und nervlichen Einflüssen herrühren. Sie gelangen über das Blut in die Nieren, setzen sich dort fest und lösen die Entzündung aus. Die Ausscheidungstätigkeit der Nieren wird dadurch erheblich gestört.

Erste Anzeichen einer akuten Nierenentzündung sind schlechtes Allgemeinbefinden, Gliederschmerzen, Engegefühl in der Brustgegend; Schmerzen in der Nierengegend sind selten! Bei fortgeschrittenem Krankheitsverlauf sind Schwellungen (Wassersucht) in Gesicht und Unterschenkeln kennzeichnend. Vor allem setzt sich Wasser um die Augenlider herum ab, das Gesicht wirkt aufgedunsen. Der spärliche, wenig konzentrierte Harn enthält Blut- und Eiweißkörperchen, der Blutdruck beginnt zu steigen.

Wenn der Patient die vom Arzt verordneten Maßnahmen konsequent verfolgt, heilt eine akute Nierenentzündung in einigen Wochen völlig aus. Strenge Bettruhe und eine salz- sowie eiweißarme Diät gehören genauso zur ärztlichen Therapie wie die Verabreichung von Sulfonamiden und Antibiotica. Hier sind diese Medikamente unserer Zeit nicht nur angebracht, sondern wirklich unerläßlich. Denn wird eine Nierenentzündung nicht energisch genug behandelt und vollständig ausgeheilt, kann es zu einer **chronischen Nierenentzündung** kommen, deren Heilungsverlauf wesentlich schlechter zu beeinflussen ist. Außerdem besteht noch nach Jahren die Gefahr der Nierenschrumpfung.

Ist die Entzündung einmal gebannt, kann zur Nachbehandlung einer der oben genannten Nierentees getrunken werden. Auch eignet sich dazu die Einzelgabe des Indischen bzw. Holländischen Nierentees oder die alleinige Verabreichung der Goldrute. Sie haben den Vorteil, daß sie schon zu Beginn der Nierenentzündung als unterstützende Maßnahme eingesetzt werden können, wobei die Goldrute mehr bei der akuten, der Indische Nierentee mehr bei der chronischen Nierenentzündung Anwendung findet.

Beide Pflanzen sind trotz ihrer eindeutigen nierenstärkenden Eigenschaften nicht in der Lage, allein eine Nierenentzündung auszuheilen. Als zusätzliche Arznei haben sie jedoch einen berechtigten Platz in der Gesamttherapie.

Indischer bzw. Holländischer Nierentee (Koemes Koetjing): 1 geh. EL je Tasse Wasser als Aufguß zubereiten, 2–3 Tassen täglich warm trinken.
Goldrutentee: 1 EL der Blätter in 1 Tasse Wasser kalt ansetzen und mehrere Stunden (über Nacht) ausziehen lassen. Vor dem Abseihen kurz aufkochen. 2–3 Tassen täglich warm trinken.

Beide Arzneitees können unbedenklich über einen langen Zeitraum getrunken werden. Sie sind ohne schädliche Nebenwirkungen und entfalten ihre heilsamen Eigenschaften bei einer Langzeittherapie um so nachhaltiger. Die heimische Goldrute kann sogar über Jahre hinaus regelmäßig eingenommen werden. Man trinkt dann morgens und abends je eine Tasse Goldrutentee. Selbstverständlich stehen dem Arzt auch von dieser bewährten Heilpflanze Fertigpräparate zur Verfügung, deren Einnahme praktischer sind und gerade von Berufstätigen bevorzugt werden.

In den letzten Jahren haben die gefürchteten **Nierensteinerkrankungen (Nephrolithiasis)** erheblich zugenommen. (Lithiasis kommt aus dem Griechischen, lithos = der Stein.) Machten früher Nierensteine nur etwa 3% der urologischen Krankheitsfälle aus, stiegen sie nach dem Krieg auf über 30% an.

Wie bei vielen anderen zivilisationsbedingten Krankheiten zeigten sich Nierensteine während den sogenannten Not- oder Mangelzeiten nach den Weltkriegen nur sehr selten. Die Nephrolithiasis ist also eine vorwiegend ernährungsbedingte Zivilisationskrankheit. Zuviel tierisches Eiweiß, reichliches und zu fettes Essen, das wenig Vitalstoffe enthält, fördert die Bildung von Nierensteinen.

Bei Versuchstieren ließen sich innerhalb kürzester Zeit Nieren- und Blasensteine erzeugen, indem man der Kost solcher Tiere jegliches Vitamin B_6 und Magnesium entzog.

Nierensteine bilden sich aus Niederschlägen von Harnbestandteilen. Es sind Salze, die sich aus dem Harn in der Niere auskristallisieren und sich in der Vorstufe zu einem feinen, mehligen Nierensand, dann zu Nierengrieß und schließlich zu richtigen Steinen festigen.

Am häufigsten sind kleinste Nierensteine, die stecknadelkopfgroß und recht scharfkantig sind. Sie lassen sich aus dem Nierenbecken ausschwemmen, gelangen durch den engen Harnleiter in die Blase, um dann durch die weitere Harnröhre ausgeschieden zu werden. Verbleiben sie in der Blase, kann es zur Bildung von Blasensteinen kommen. Ist ein Stein jedoch so groß, daß er bereits im Harnlei-

ter zwischen Niere und Blase stecken-
bleibt, beginnt sich dort der Harn zu
stauen – es kommt zu einer **Nierensteinkolik.**

Diese Koliken sind wegen ihres
äußerst schmerzhaften Verlaufs zu Recht
gefürchtet. Erst mit dem Einsetzen einer
solchen Kolik erzeugen die Nierensteine
die eigentliche Nierensteinkrankheit. Sie
kennzeichnet sich durch die besagten
Schmerzen, die von den Nieren bis in die
Leistengegend und Oberschenkel strahlen und eine Stunde oder gar mehrere
Tage andauern kann. Dunkler, blutver-
färbter Harn ist eine häufige Begleiterscheinung. Auch können Fieber, Erbrechen und Schüttelfrost auftreten.

In 70% der Fälle lassen sich Nierenkoliken mit verhältnismäßig einfachen Mitteln beheben, die jedoch immer von fachkundiger Hand ausgewählt sein müssen.
Auch entscheidet letztlich der Arzt, ob eine Operation unumgänglich ist oder
nicht. Diese ist immer dann vonnöten,
wenn die Steine so groß sind, daß sie
nicht mehr zu einem Abgang auf natürliche Weise zu bewegen sind.

Einer Nieren- oder Harnleiterkolik tritt
man zu Anfang mit einem sehr heißen
Bad entgegen, ferner trinke man reichlich harntreibende Tees (siehe S. 89). Ruhe ist zu bewahren, unnötige Bewegun-
gen müssen vermieden werden. Oft reichen diese Maßnahmen aus, um eine
Nierensteinkolik abklingen zu lassen.

Zur Linderung der Schmerzen eignet
sich auch vorzüglich die Auflage eines
Heublumensackes auf die Lenden-
gegend (Zubereitung siehe S. 75). Helfen jedoch die beschriebenen Maßnahmen alle nichts, muß unverzüglich der
Notarzt gerufen werden, der bei anhaltend unerträglichen Schmerzen mit
einer morphiumhaltigen Spritze sofort
zur Stelle ist.

Zurück zu den weniger bedrohlichen
Nierensteinen, die zur Ausscheidung gebracht werden können. Nach Weiß bewähren sich dazu immer wieder aufs

neue die sogenannten Wasserstöße. Man
trinkt dazu so lange jeden Morgen auf
nüchternen Magen 1½ l Löwenzahntee
(es eignet sich auch jeder Nierentee dazu), bis die Steinchen abgegangen sind.
Während der Kur sollte man den Harn in
ein Gefäß ablassen, um den Abgang der
Steine zu überwachen. Sie sammeln sich
sichtbar auf dem Boden und sind nicht
selten bei der Ausscheidung regelrecht
hörbar.

Zu einer Wasserstoßkur bereitet man
sich vor dem Frühstück aus 1 EL Löwenzahnkraut und 1 EL Löwenzahnwurzel einen Aufguß, kocht diesen nach 15–20 Minuten kurz auf, seiht ab und füllt diesen
starken Tee mit warmem Wasser bis zur
erforderlichen Menge von 1½ l auf.
Innerhalb von 15 Minuten muß dann die
ganze Menge ausgetrunken werden, damit es nach kurzer Zeit (1–2 Stunden) zu
reichlicher Harnabsonderung kommt.

Wenn die Steinchen abgegangen sind,
muß der Arzt ihre chemische Zusammensetzung analysieren. Danach richtet sich
die weitere Behandlung, um eine erneute
Steinbildung zu verhüten. Es gibt unter
den Steinen sieben verschiedene Haupt-
gruppen, die entsprechend unterschiedliche Behandlungen erfordern, da jede
eine andere Entstehungsursache hat.
Direkt im Körper auflösbar sind zum Beispiel die Harnsäuresteine. Der Arzt verabreicht dabei zitronensaure Salze. Leider sind diese Steine sehr selten, die
Behandlungsweise ist bei allen anderen
Steinarten wirkungslos.

Zur Nierensteinvorbeugung kann einmal in der Woche ein Wasserstoß in der
oben beschriebenen Weise mit Löwenzahn durchgeführt werden. Es ist ratsam,
regelmäßig Kuren mit harntreibenden
Arzneitees durchzuführen und immer
wieder die bewährten Nierentees zu trinken (die vorgenannten Nierentees sind
wegen ihres Wacholderanteils nur für eine beschränkte Zeit bestimmt, man muß
daher nach vier bis sechs Wochen pausieren!).

Als tägliches Getränk eignen sich bestens die sogenannten Heilwasser oder stille Wasser ohne Kohlensäure. Die reichliche Durchspülung der Nieren verhindert die Bildung von größeren Steinen. Es ist dies jedoch immer eine Symptombehandlung. Will man das Übel an der Wurzel packen, muß die Bereitschaft für einen Lebens- bzw. Ernährungswandel unbedingt vorhanden sein. Arzt oder Heilpraktiker geben den Willigen gerne entsprechende Ernährungshinweise, die ganz speziell auf sie abgestimmt sind.

Wie bei der Nierenentzündung werden vom Arzt bei der **Nierenbeckenentzündung (Pyelitis)** in erster Linie und unbedingt notwendigerweise Sulfonamide und Antibiotica verabreicht. Diese Entzündung der Nierenbeckenschleimhaut wird meist durch Kolibakterien des Dickdarms hervorgerufen, die von der Blase her durch den Harnleiter in die Nierenbecken aufsteigen. Die verhältnismäßig kurze Harnröhre der Frau bedingt das bevorzugte Auftreten dieser Erkrankung beim weiblichen Geschlecht. Männer sind seltener davon betroffen.

Die vollständige Ausheilung einer Nierenbeckenentzündung kann eine geraume Zeit in Anspruch nehmen. Ein bis zwei Monate müssen als die geringste Zeit angesehen werden, beim Übergang zu einer chronischen Entzündung muß man mit einem mehrmonatigen Heilungsverlauf rechnen.

Die Behandlung der Nierenbeckenentzündung deckt sich im wesentlichen mit der des nachstehend beschriebenen **Blasenkatarrhs (Blasenentzündung, Zystitis).**

Der Blasenkatarrh ist die häufigste Erkrankung der Harnblase. Es gilt hier dasselbe wie bei der oben erwähnten Nierenbeckenentzündung: Durch die Kürze der weiblichen Harnröhre wandern Kolibakterien in die Harnblase und rufen die Entzündung hervor. Es ist nicht außergewöhnlich, wenn sich solche Kolibakterien

in der Blase befinden; nicht immer muß sich deswegen eine Entzündung breitmachen, denn eine gesunde Blasenschleimhaut besitzt genügend Abwehrkräfte, um dies bei einigen wenigen Bakterien zu unterbinden. Die Widerstandsfähigkeit der Blase wird jedoch u.a. durch Verkühlungen sehr geschwächt. Auch kann es zu einer Blasenentzündung kommen, wenn die Abwehrkräfte des Körpers durch andere schwere Krankheiten stark herabgesetzt worden sind.

Ein durch Bakterien hervorgerufener Blasenkatarrh geht häufig mit hohem Fieber und heftigen Beschwerden in der Blasengegend einher. Dem starken Harndrang kann nicht bzw. oft nur tropfenweise nachgegeben werden und erfolgt unter starken Schmerzen und Brennen.

Eine Blasenentzündung bedarf nicht nur wegen den akuten Schmerzen einer durchgreifenden ärztlichen Behandlung, sondern auch wegen der Gefahr eines Übergangs in das chronische Krankheitsstadium. Eine chronische Blasenentzündung ist zwar oft weniger schmerzhaft, kann aber gefährliche Dimensionen annehmen, wenn der Organismus durch Ammoniak und Harn (Urämie) langzeitig vergiftet wird.

Nachfolgende Arzneiteerezepte sind Vorschläge, mit denen man bewährte Heilpflanzenmischungen bei der Behandlung von Nierenbecken- und Blasenentzündungen heranziehen kann. Sie dienen vor allem als eine unterstützende Maßnahme, durch die niemals eine ernsthafte Entzündung allein ausheilt. Werden sie zu Beginn der Erkrankung und bei leichteren Formen des Blasenkatarrhs sofort genommen, kann damit oftmals ausreichend geholfen sein.

Zeigen sich die ersten bekannten Beschwerden einer **Blasenentzündung,** die man sich **aufgrund Verkühlung** zugezogen hat, bereitet man sich so schnell wie möglich einen Tee aus folgenden Heilpflanzen:

Liebstöckelwurzel 25 g

Bärentraubenblätter 30 g

Leinsamen 20 g

Bibernellwurzel 25 g

Es wird aus 1 geh. EL der Mischung und 1 Tasse Wasser eine Abkochung zubereitet und 3mal täglich 1 Tasse davon warm getrunken. (Man kann auch die Drogen über Nacht kalt ansetzen und am Morgen kurz aufkochen.) Bleibt es bei einem einfachen Katarrh, kann unter Umständen diese Teemischung allein völlig genügen.

Bei **stärkeren Beschwerden** empfiehlt sich die Einnahme des nachstehenden Blasentees, der speziell auf die **Blasenentzündung** abgestimmt ist:

Birkenblätter 20 g

Bärentraubenblätter 20 g

Maisgriffel 20 g

Süßholz 20 g

Queckenwurzel 20 g

Für 1 Tasse Wasser benötigt man 1 EL der gemischten Heilpflanzen. Die Zubereitung erfolgt als Abkochung. Je nach Blasenbeschwerden trinke man täglich 2–3 Tassen.

Sind außer der Blase auch die **ableitenden Harnwege** von einer Entzündung in Mitleidenschaft gezogen, greift man zu dieser Kräuterkombination:

Eibischblüten 10 g

Bärentraubenblätter 20 g

Ehrenpreis 20 g

Salbeiblätter 20 g

Ackerschachtelhalm (Zinnkraut) 50 g

Von der Abkochung dieser Mischung, zu der man je Tasse Wasser 1 geh. EL benötigt, trinkt man 2–3mal täglich 1 Tasse. Mangelt es dem Körper nebenbei an **Kieselsäure**, empfiehlt sich eine andere Zubereitung: 1–2 TL des Ackerschachtelhalms setzt man über Nacht in ¼ l Wasser kalt an. Am Morgen fügt man 1 TL der restlichen 4 Heilpflanzen hinzu, kocht das Ganze

kurz auf und läßt das Ganze noch 10–15 Minuten zugedeckt ausziehen.

Geht eine **Blasenentzündung mit Harnzwang und Blasenkrämpfen** einher, lassen sich folgende vier bewährten Heilpflanzen hilfreich anwenden:

Bärentraubenblätter 30 g

Baldrianwurzel 20 g

Melissenkraut 25 g

Thymiankraut 20 g

Für den 15–20minutigen Aufguß nimmt man 1 EL der Mischung. Je nach Bedarf bis zu 3 Tassen täglich warm trinken.

Ist eine **akute Nierenbecken- oder Blasenentzündung** einmal in das **chronische Stadium** hinübergegangen, kann unter ärztlicher Aufsicht ein Tee getrunken werden, der regelmäßige Einnahmepausen verlangt. Wegen des Wacholderbeerenanteils muß die akute Entzündung auch wirklich abgeklungen sein, was nur Arzt oder Heilpraktiker feststellen können. Eigenmächtige Medikation ist hier also wirklich nicht angebracht, da durch die Gefahr einer Nierenreizung die gegenteilige Wirkung einsetzen kann.

Die Mischung aus nachstehenden Heilpflanzen wirkt auch stark entwässernd und eignet sich daher auch bei **Wassersucht.**

Bärentraubenblätter 10 g

Hauhechelwurzel 10 g

Goldrutenkraut 10 g

Löwenzahnwurzel und -kraut 10 g

Wacholderbeeren 10 g

Birkenblätter 10 g

Liebstöckelwurzel 10 g

Berberitzenfrüchte 10 g

Thymiankraut 10 g

Anisfrüchte 10 g

Man setzt 1 EL dieser Heilkräuter in ¼ l Wasser kalt an und läßt sie über Nacht ausziehen. Am Morgen kurz aufkochen und warm trinken. Täglich 1–3 Tassen trinken.

Zahlreiche Patienten kommen in die Praxis mit Beschwerden der harnableitenden Wege, bei denen häufig keine organische Ursachen festzustellen sind. Es handelt sich dabei meist um die sogenannte **Reizblase,** deren Krankheitszeichen dem der Blasenentzündung ähnelt: heftiger Harndrang, Schmerzen und Brennen beim Wasserlassen. Im Unterschied zum Blasenkatarrh ist der Harn jedoch meistens klar. Gelegentlich kann er auch bei einer Reizblase trüb sein. Klärt sich der Urin auf Zusatz eines Essigtropfens, dann kann eine Blasenentzündung ausgeschlossen und von einer Reizblase ausgegangen werden.

Die Reizblase ist ein typisches Krankheitszeichen bei Frauen, die sich auf die Wechseljahre zubewegen. Die Ursachen können so verschieden sein, daß sich ein allgemeines Behandlungsschema nur schwerlich aufzeigen läßt.

Nervosität, Überspanntheit und ein strapaziertes vegetatives Nervensystem fördern die Reizblase. Auch kann sich eine Unterfunktion der Eierstöcke direkt auf die Entleerungsmuskulatur der Harnblase auswirken und zu dem Symptom der Reizblase führen. Viele Ärzte greifen daher – zumal sich solche Patientinnen in oder am Anfang der Wechseljahre befinden – zu Hormonpräparaten. Es gibt jedoch auch einige sehr gut wirksame Heilpflanzen, die den lästigen Zustand der Reizblase ganz allein zu beseitigen vermögen. Zumindest sollten sie vor einer Hormonbehandlung ausprobiert werden.

Sehr bewährt haben sich dabei die Kürbiskerne (siehe auch bei Prostata auf Seite 98), die bei Blasenbeschwerden einen überaus günstigen Einfluß haben. Wichtig dabei ist, daß man die wirklich heilsamen Kürbiskerne einnimmt. Es ist daher ratsam, sich nur der käuflichen Samen zu bedienen, die aus Spezialzuchten in Asien und Amerika stammen. Neben den reinen Kernen sind auf dem Markt auch einige Fertigpräparate angeboten, die neben der Kürbisfrucht noch andere, speziell auf die Reizblase abgestimmte Heilpflanzen beinhalten. Dosierung erfolgt nach Anweisung des Arztes, bzw. man halte sich nach der beiliegenden Gebrauchsanweisung.

Nachstehend einige Heilpflanzenmischungen, die sich bei der **Reizblase** bewährt haben. Ein solches Arzneiteerezept lautet:

Baldrian 20 g
Melissenblätter 20 g
Gänsefingerkraut 30 g
Raute 30 g

Man bereite sich aus 1 TL der Mischung einen Aufguß und trinke täglich 2–3 Tassen mit heißer Milch.

Steht eine **Reizblase in ursächlichem Zusammenhang mit einer Unterfunktion der Eierstöcke,** können folgende drei Heilpflanzenrezepte Abhilfe schaffen. Mild anregend wirken sich diese Heilpflanzen aus:

Rosmarinblätter 25 g
Rautenblätter 20 g
Melissenblätter 30 g
Andorn 20 g

1 EL der Mischung wird für eine Tasse Wasser benötigt. Man stellt sich daraus einen Aufguß her und trinkt 2–3mal täglich 1 Tasse.

Immer noch vielverwendet ist nachstehende Heilpflanzenmischung:

Fenchel 30 g
Süßholz 30 g
Sennesblätter 40 g

Die Zubereitung erfolgt als Abkochung von 1 EL der Mischung auf ¼ l Wasser.

Eine stärkere Beeinflussung erreicht man mit diesen Heilpflanzen:

Schafgarbe 30 g
Arnikablüten 5 g
Alantwurzel 10 g
Ringelblume 15 g
Raute 20 g

1 EL der Mischung mit 1 Tasse Wasser als Aufguß zubereiten und 2mal täglich 1 Tasse warm trinken.

Von einer weiteren Blasenerkrankung, deren häufigste Ursache psychischer Natur ist, sind meistens Kinder betroffen: dem **Bettnässen (Enuresis).** Es handelt sich auch hierbei nicht um eine organische Erkrankung der Harnblase, sondern um eine nervöse Schwäche der Blasenmuskulatur. Organisch bedingte Formen kommen zwar vor, sind jedoch sehr selten und nehmen etwa nur drei Prozent aller Fälle ein. Dabei können als Ursachen in Betracht kommen: entzündliche Zustände, Mißbildungen der Harnorgane, Würmer und bei Erwachsenen auch Blasensteine.

Wir wollen uns hier jedoch auf die häufigste Erscheinungsform beschränken und das organisch bedingte Bettnässen beiseite lassen. Meistens ist beim bettnässenden Kind das Seelenleben auf irgendeine Weise gestört. Das Kind reagiert ganz unbewußt als Protest gegen Liebesentzug, als Trotz gegenüber einer ablehnenden Umgebung oder wegen sonstiger Vernachlässigungen mit Bettnässen. Es ist niemals eine bewußte Reaktion, Schimpfen und Bestrafen ist daher zwecklos und bewirkt genau das Gegenteil: Das Kind bleibt auf einer säuglingshaften Entwicklungsstufe stehen, entwickelt sich also nur bedingt weiter. Beim Säugling ist es ja ein ganz normaler Vorgang, daß er den Schließmuskel der Harnblase nicht willkürlich steuern kann, er ist sozusagen ein »geborener Bettnässer«. Hält dieses Verhalten aber jenseits des dritten oder vierten Lebensjahres an, ist seine Entwicklung gestört.

Bettnässen ist verhältnismäßig leicht zu beheben, wenn Kind und vor allem die Eltern einsichtig und willens genug sind, Abhilfe zu schaffen. Das Hinzuziehen eines psychologisch geschulten Arztes kann sehr vorteilhaft sein, obwohl bei ausreichendem, liebevollem Verständnis und Einfühlungsvermögen seitens der Eltern, die Behandlung auch ohne fremde Hilfe erfolgreich sein kann. Die meist verborgene Spannung zwischen Eltern und Kind oder, ganz allgemein gesagt, zwischen dem Kind und seiner beeinflussenden Umgebung (Kindergarten, Pflegeeltern, Großeltern, Schule usw.) müssen gefunden und abgebaut werden.

Dies erfordert nicht nur Geduld, sondern auch Ausdauer, da man nicht über Nacht Erfolge erwarten darf.

Als zusätzliche Behandlungsmaßnahmen bieten sich einige Heilpflanzen an, die beruhigend, entspannend und blasenkrampflösend wirken. Es empfiehlt sich darauf zu achten, daß das bettnässende Kind ab Mittag keine Flüssigkeiten mehr zu sich nimmt. Dazu zählen auch Breie, Obst, Salate sowie Kartoffeln und Reis, die sehr wassertreibend wirken. Zum Abendessen sollte sich das Kind mit belegten Broten begnügen, deren Belag gerne etwas salzig sein kann, da Salz bekanntlich Wasser im Körper zu binden vermag.

Als einziges abendliches Getränk trinke man eine Tasse einer der nachfolgenden Tees, die sich bei **Bettnässern** bewährt haben:

Arnikablüten 30 g
Odermennig 70 g

Aus 1 EL der Mischung bereite man sich eine leichte Abkochung und trinkt abends gegen 18 Uhr eine Tasse warm.

Statt dem Odermennig hilft oft besser die krampflösende Schafgarbe:

Arnikablüten 30 g
Schafgarbe 70 g

Zubereitung und Dosierung wie bei dem vorher beschriebenen Tee.

Mehr auf die Nerven, also zur **Entspannung und Beruhigung,** zielen diese Heilpflanzen:

Johanniskraut 30 g
Hopfenblüten 20 g
Melisse 20 g
Baldrianwurzel

1 EL der zerkleinerten Baldrianwurzel setzt man mehrere Stunden über in ¼ l Wasser kalt an. Dann fügt man 1 EL der restlichen gemischten Heilpflanzen hinzu, kocht kurz auf und läßt noch 10 Minuten ziehen. Auch von diesem Tee trinke man abends gegen 18 Uhr eine Tasse warm und schluckweise. Je nach Nervosität empfiehlt sich eine zweite Tasse im Laufe des Vormittags. Wegen der stark beruhigenden Wirkung muß man dies selbst ausprobieren.

Ein bewährter Arzneitee gegen Bettnässen, der gleichzeitig die Schweißsekretion fördert, setzt sich aus folgenden Pflanzen zusammen:

Bärentraubenblätter 20 g

Eichenrinde 20 g

Lindenblüten 20 g

Johanniskraut 100 g

Aus der Mischung dieser Heilkräuter kocht man 1 EL in ¼ l Wasser leicht ab und trinkt gegen 18 Uhr eine Tasse warm und schluckweise.

Mit etwas lockerer Zunge könnte man sagen: Was der Frau ihre Reizblase, sind dem Manne die Beschwerden seiner **Vorsteherdrüse (Prostata)**. Tatsächlich vergrößert sich bei fast 90 Prozent aller Männer ab dem 50. bis 60. Lebensjahr die Vorsteherdrüse. Man spricht dabei von der **Prostatahypertrophie**. Die muskulöse, etwa kastaniengroße Drüse ist ein Anhangorgan der männlichen Geschlechtsorgane und liegt unterhalb der Harnblase. Sie umfaßt ringförmig die Harnröhre an der Stelle, an der sie in die Blase mündet.

Die Prostata dient zur Erzeugung eines milchigen, dünnflüssigen Sekrets, dem sogenannten Prostatasekret, das den größten Teil der Samenflüssigkeit bildet. Dieses Sekret eilt auch dem eigentlichen Samenerguß voraus, um in der weiblichen Scheide beim Geschlechtsakt bessere Existenzbedingungen für die Samenzellen (Spermien) zu schaffen. Die Flüssigkeit wird also lediglich für die Beweglichkeit des männlichen Samens benötigt, hat somit keinen direkten Einfluß auf die Zeugung.

Die Vergrößerung der Prostata ist die häufigste Erkrankung dieses Organs, wobei die Vergrößerung allein nicht zwangsweise zu einer Krankheitserscheinung führen muß. Nahezu die Hälfte aller Prostatavergrößerungen bleibt ohne jegliche Beschwerden. Das Prostataleiden setzt erst dann ein, wenn durch die Vergrößerung der Drüse die Harnröhre immer enger wird. Im Anfangsstadium wird der Harnstrahl dabei dünner und ein kaum beherrschbarer Harndrang macht sich bemerkbar. Nächtliches Wasserlassen und Nachträufeln sind typische Erscheinungen. Je mehr die Harnröhre dann von der wachsenden Vorsteherdrüse zusammengedrückt wird, desto größer werden die Beschwerden beim Harnlassen. Die Harnverhaltung nimmt ständig zu, und die Blase kann schließlich nicht mehr vollständig entleert werden, so daß stets ein Restharn zurückbleibt.

In diesem Stadium ist dann meist eine Harnvergiftung die unausbleibliche Folge, der man nur durch eine operative Entfernung der Prostata zuvorkommen kann. Es haben sich heute mehrere sehr erfolgreiche Operationsmethoden durchgesetzt, die selbst bei Männern in hohem Alter gefahrlos angewandt werden können.

Alle Prostataerkrankungen (Vergrößerung, Entzündung usw.) müssen unbedingt eine ärztliche Behandlung erfahren, damit die Gefahr des verhältnismäßig häufigen Prostatakrebses frühzeitig erkannt und durch gezielte Maßnahmen gebannt wird. Überhaupt empfiehlt sich bei Männern ab dem 50. Lebensjahr die alljährliche Vorsorgeuntersuchung beim Facharzt (Urologe). Denn je früher der Arzt eine Prostatahypertrophie feststellt, desto besser und erfolgreicher kann er sie behandeln.

Prostatabeschwerden müssen auf Dauer nicht sein, und eine Operation kann gleichfalls oft ausgeschlossen werden, da das kritische, letzte Stadium erst gar nicht erreicht wird. Man hat nämlich die nicht erklärbare Erscheinung beobachtet, daß bei vielen Patienten die Prostatavergrößerung im ersten Stadium nachläßt und sogar zum Stillstand kommt. Bei anderen vergrößert sich die Drüse unaufhaltsam, so daß sich mit einer Operation nur eine einzige Lösung anbietet.

Der so unterschiedliche Krankheitsverlauf verdeutlicht also auch die Notwendigkeit der ärztlichen Beobachtung. Verharrt der Krankheitszustand bei einem Patienten im Anfangsstadium, lassen sich durch eine medikamentöse Behandlung die Beschwerden lindern. Zwar ist an eine Rückbildung der vergrößerten Prostata nicht mehr zu denken, doch können Blasenmuskulatur nachhaltig gestärkt und der verkrampfte Blasenschließmuskel entspannt werden. Das Wachstum der Drüse ist schwierig, ja fast unmöglich zu beeinflussen, wobei selbst die reichlich verschriebenen Hormonpräparate versagen.

Handelt es sich also nicht um das verharrende Anfangsstadium, ist letztlich eine Entfernung der Drüse nicht mehr zu umgehen. Neben warmen Sitz- und Vollbädern, einer vom Arzt zusammengestellten Diät und geregeltem Stuhlgang wendet dieser Medikamente an, bei denen auch einige Mittel pflanzlicher Herkunft einen wichtigen Platz einnehmen.

Am wirkungsvollsten heben sich für die beginnende Prostatavergrößerung die immer bekannter werdenden **Kürbiskerne** hervor. Es handelt sich bei diesem Pflanzenmittel um den Gartenkürbis (Cucurbita pepo), dessen große, gelbe Früchte allen wohlbekannt sind. Seine länglichen Kerne – nur diese finden medizinische Verwendung – sind von platter Form, grünlich bis weiß und von mildem, öligem Geschmack.

Die genaue Wirkungsweise ihrer zahlreich nachgewiesenen Inhaltsstoffe ist noch nicht bis ins letzte erforscht, kommt doch dabei, ähnlich wie beim Löwenzahn und vielen anderen Heilpflanzen, die Summe aller vereinigten Wirkstoffe zum Ausdruck. Hauptbestandteil sind auf jeden Fall die fetten Öle, die bis zu 45 Prozent ausmachen können, und ca. 25 Prozent Eiweiß. Man fand ferner Enzyme etwas Salizylsäure, Vitamin E und hormonähnliche Substanzen.

Der Entdeckung des Kürbis als Mittel bei der Prostatahypertrophie lag die Beobachtung zugrunde, daß in einigen osteuropäischen Ländern die Männer gerne und häufig Kürbiskerne kauen. In solchen Gegenden ist die Vergrößerung der Vorsteherdrüse und das damit verbundene typische Alt-Männer-Leiden weitaus weniger verbreitet als bei uns.

So hat sich die Verwendung der Kürbiskerne in den letzten Jahren erheblich verbreitet. Wie schon bei der Reizblase erwähnt, stammen die wirklich heilsamen Kürbiskerne aus asiatischen und amerikanischen Spezialzuchten, deren Wirkstoffe ständig überprüft werden und somit einen gleichbleibenden medizinischen Effekt garantieren. Man verwende daher nur die käuflichen Samen, die entweder als reine Kerne oder als Granulate, Dragées oder auch als Kapseln erhältlich sind. Vielfach sind die Wirkstoffe der Kürbiskerne mit denen anderer Heilpflanzen kombiniert, die gezielt auf die Prostata einwirken, um die Beschwerden zu lindern.

Der große Vorzug der Kürbiskerne liegt auf der Hand: Sie sind selbst bei langdauernder Einnahme völlig unschädlich und eignen sich daher vorzüglich zur Vorbeugung. Man zerkaue 2–3mal täglich 1–2 TL der Kerne oder nehme eines der vom Arzt verschriebenen oder erworbenen Fertigpräparate nach Verordnung ein.

Sehr bewährt und beliebt ist der Kürbispreßsaft. Soweit nicht anders verordnet, nimmt der Patient 3–4mal täglich vor den Mahlzeiten 1 EL Saft ein.

Nervöse Leiden
lassen sich sehr erfolgreich mit Heilpflanzen behandeln. Der gerade hier zunehmende Arzneimittelmißbrauch schädigt.

Der unruhige Lebensablauf unserer Zeit mit seinen vermehrten widernatürlichen Spannungen im gesellschaftlichen und beruflichen Bereich fördert das Entstehen vieler nervöser Leiden. Indem die Nervenzellen dauernd überregt werden, ist das gesamte Nervensystem einer übermäßigen Inanspruchnahme ausgesetzt und reagiert mit den verschiedensten Symptomen, denen anfänglich nur geringe Bedeutung zugemessen wird: zum Beispiel Schlaflosigkeit, Magen- und sogenannten Herzschmerzen, Schweißausbrüchen, Atemnot, Konzentrationsschwäche, Schwindel, Kopfschmerzen, verminderter Leistungsfähigkeit, Gliederzittern, Platzangst, Durchfall, Verstopfung u. a.

Es ist kein Zufall, daß die Praxen der ständig wachsenden Zahl von Psychiatern bei den zuströmenden Patienten hoffnungslos überfüllt sind. Irgendein Teil im Leben dieser Menschen bleibt unbewältigt und führt dann langfristig zu ernsthaften Schädigungen. Nicht umsonst ist das in Amerika geprägte Wort »Stress« heute in aller Munde. Diese Wortneuschöpfung bezeichnet alle Einflüsse, die auf den Organismus des zivilisierten Menschen einströmen und Schäden hinterlassen. Ist das Nervensystem davon betroffen, spricht man von Psycho-Stress.

Die allgegenwärtige Reizüberflutung, die Unmöglichkeit, alles Neue zu verarbeiten und sozusagen seelisch zu verdauen, läßt die nervösen Leiden zu einer neuen Art von Volksseuche werden. Der Begriff der Nervenschwäche (Neurasthenie) wich in letzter Zeit einem neuen Wort, unter dem man zahlreiche nervöse Leiden zusammengefaßt hat. Der Arzt spricht heute von der sogenannten »vegetativen Dystonie«. Es ist das Krankheitsbild des gestörten vegetativen Nervensystems, das alle inneren Organe und Gefäße steuert und harmonisch aufeinander abstimmt. Atmung, Verdauung, Stoffwechsel und Wasserhaushalt werden unwillkürlich von diesem Nervensystem gelenkt. Damit der Organismus bei seinen zahlreichen Lebensfunktionen nicht überfordert ist, sorgt das vegetative Nervensystem beispielsweise bei einem Waldlauf dafür, daß das Herz schneller schlägt, gleichzeitig aber Magen- und Darmtätigkeit langsamer arbeiten. Je nach Erfordernissen wird der Organismus durch Impulse aktiviert oder gedämpft.

Um dieses permanente Wechselspiel zu gewährleisten, besteht das vegetative Nervensystem aus zwei gegensätzlich wirkenden Nervengruppen: Sympathikus und Parasympathikus. Ersterer setzt Energie frei und steigert die Leistung eines Organs, der Parasympathikus wirkt dagegen dämpfend. Durch ihn können sich die Organe wieder erholen und neue Energien speichern. Das vegetative Nervensystem ist jedoch nicht nur für den zweckmäßigsten Ablauf der lebensnotwendigen Vorgänge im Körper verantwortlich, sondern stellt auch das eigentliche Bindeglied zwischen Körper und Seele dar. Es vollbringt somit alle seelischen Ausdrucksvorgänge, wie Erröten, Erblassen, Weinen, Lachen usw.

Es wird dem Laien daher verständlich, daß andauernde seelische Erregung das vegetative Nervensystem schädigen kann. Daß man diese Zusammenhänge schon früher wußte, zeigen die volkstümlichen Aussprüche, wie »da blieb mir einfach die Luft weg!«, »das ist mir auf den Magen geschlagen!« oder »das ging mir an die Nieren!«. Oder wem blieb noch nie »vor Entsetzen das Herz stehen«? Diese Aussprüche, die dem Volksmund so leicht auf der Zunge liegen, weisen auf nichts anderes hin, als daß seelische Erregung oder Schock in die sonst normal funktionierenden Organvorgänge plötzlich einzugreifen vermag.

Es wird dadurch das höchst komplizierte Zusammenspiel des Sympathikus und Parasympathikus unterbrochen. Der betroffene Körper gerät aus dem Gleichgewicht, der Mensch fühlt sich krank, obwohl er eigentlich gesund ist.

In der heutigen Zeit werden die entstehenden organischen Symptome durch allerlei Medikamente unterdrückt. Beruhigungs-, Schlaf- und Schmerzmittel stehen mit an der Spitze des immer bedrohlicher werdenden Arzneimittelmißbrauchs. Es entsteht ein Teufelskreis, wenn Patienten mit einem kranken Nervensystem mit stark wirkenden Beruhigungsmitteln behandelt werden. Denn dies kann nur eine Symptombehandlung sein, niemals die Ursache erfassen. Dem seelischen Spannungszustand müssen Arzt und Patient auf die Spur kommen, zur Not mit Hilfe eines Psychiaters. Soweit sollte es jedoch gar nicht kommen.

Seit jeher verfügen die Menschen über beruhigende, entspannende und schlaffördernde Heilpflanzen, sogar solche, die eindeutig antidepressiv wirken und somit heute eine vorrangige Stellung einnehmen.

Häufig wird die Wirksamkeit der pflanzlichen Mittel angezweifelt. Diese Kritik ist unangebracht, wenn die Dosierung nur hoch genug ist. So können 10 Tropfen einer Baldriantinktur wirklich nur einen Placeboeffekt haben; erst ein voller Teelöffel wird richtig wirksam werden. Zum Placeboeffekt (Placebo = Medikamente ohne arzneiliche Wirkung, die lediglich in Form, Farbe und Geschmack einer richtigen Arznei nachgebildet sind) ist noch zu sagen, daß bei Versuchen in einer psychiatrischen Klinik etwa die Hälfte aller Fälle von vegetativer Dystonie durch Placebos günstig zu beeinflussen waren. Diese Tatsache unterstreicht die Sinnlosigkeit, bei nervösen Leiden mit ganz stark wirksamen Arzneimitteln, die u. U. noch süchtig machen (Schlafmittel), behandeln zu wollen.

Eine phytotherapeutische Euphorie ist auf der anderen Seite auch nicht angebracht, muß zur Ursachenbehandlung doch der seelische Spannungsknoten erst entknüpft werden.

Die Bedeutung der im folgenden genannten Arzneipflanzen und -rezepte liegt vor allem in der Vorbeugung von Nervosität und Stress und der Behandlung von Anfangsstadien nervöser Leiden.

Zur Dämpfung nervöser Erregungszustände und zur Förderung des Einschlafens bieten sich die zahlreichen Heilpflanzen an. Meist werden sie in einer Heilkräutermischung am wirksamsten, da sich einige Pflanzen dabei äußerst günstig ergänzen. Etliche jedoch eignen sich auch sehr gut zur Einzelgabe, weshalb den bewährten Rezepten einige solcher Heilpflanzen vorweggenannt werden sollen.

Baldrian (siehe auch Seite 132):
Die Baldrianwurzel ist wohl das bekannteste Nervenberuhigungsmittel pflanzlicher Herkunft. Daß sich oftmals die gewünschte Wirkung nicht einstellt,

liegt einzig und allein an der allgemein üblichen Unterdosierung. Zwar sind für eine Dauereinnahme 20 Tropfen der Baldriantinktur ausreichend. Will man jedoch einen sofortigen und stärkeren Effekt erreichen, muß man schon 1 ganzen TL in Wasser oder mit etwas Zucker einnehmen. Eine Überdosierung ist nicht zu befürchten, die Einzelgabe von 1 TL vor dem Schlafengehen kann in Abständen mehrmals wiederholt werden.

Auch muß der häufig getrunkene Baldriantee ausreichend dosiert sein, damit sich seine Wirkstoffe richtig entfalten können. So muß man je Tasse Wasser 2 TL der zerkleinerten Baldrianwurzel verwenden. Es ist am zweckmäßigsten, morgens 4 TL Baldrian in 2 Tassen kaltem Wasser anzusetzen und bis zum Abend ausziehen zu lassen. Man trinkt dann von diesem Tee 1 Tasse nach dem Abendessen und 1 Tasse vor dem Schlafengehen.

Als Nervenpflegemittel wird gerne der frische Pflanzenpreßsaft verschrieben. Von dem käuflichen Saft werden über mindestens 3 Wochen 3mal täglich 1 EL vor den Mahlzeiten eingenommen. Bei Daueranwendung sollte man der besseren Verträglichkeit wegen nach 4 Wochen Baldriangenuß die gleiche Zeit pausieren. Vom Baldrian sind jedoch keine unliebsamen Nebenwirkungen zu befürchten.

Baldrian hat nach Weiß drei Hauptanwendungsgebiete, wo er immer noch als unschlagbar gilt: nervöse Erregungszustände, nervöse Schlaflosigkeit, nervöses Herzklopfen.

Ein beruhigendes und schlafförderndes Baldrianbad bereitet man sich aus der 20minutigen Abkochung von circa 100 g Baldrianwurzeln. Der Absud wird danach dem Vollbad zugefügt.

Hopfen (siehe auch Seite 199): Gleich nach dem Baldrian ist der Hopfen zu nennen, dessen frische Zapfen ein sehr wirksames Beruhigungsmittel abgeben und wegen der ähnlichen Wirkungsweise gerne mit dem Baldrian zusammen verabreicht werden. Altbekannt sind die Schlafkissen, die mit den frischen Hopfenzapfen gefüllt werden, und die man sich zum Einschlafen unter den Kopf legt.

Wichtig ist die Verwendung der möglichst frischen Pflanzenfrüchte. Je länger sie gelagert wurden, desto wirkungsloser sind sie. Der Hopfenvorrat muß daher jedes Jahr erneuert werden, wie es sich ja grundsätzlich bei den meisten Heilpflanzen und -kräutern empfiehlt.

Das Lupulin der Hopfenzapfen wirkt besonders schlaffördernd, hilft aber auch – im Unterschied zum Baldrian – bei sexueller Überregbarkeit, bei innerer Unruhe und Erregungszuständen während der Wechseljahre. Am gebräuchlichsten sind die Fertigpräparate, die zumeist bereits mit dem Baldrian kombiniert sind. Ein Hopfentee läßt sich wie folgt zubereiten: 2 EL der Hopfenzapfen mit 1 Tasse kochendem Wasser aufgießen. Von dem Aufguß können täglich bis zu 3 Tassen bedenkenlos getrunken werden.

In Verbindung mit Baldrian stellt man sich den bewährten Schlaftee her: 1 TL Hopfenmehl und 1 TL Baldrianwurzel als Aufguß zubereiten. Der Tee wird um so wirksamer, je länger der Baldriananteil ausziehen kann. Die Zubereitung müßte demnach getrennt erfolgen: 1 TL Baldrian mehrere Stunden in 1 Tasse Wasser ausziehen lassen, kurz aufkochen und dann das Hopfenmehl zugeben und 15 Minuten beiseite stellen.

Melisse (siehe auch Seite 243): Milder als Baldrian und Hopfen ist die Melisse. Bei ausreichender Dosierung hat man mit dieser alten Heilpflanze jedoch auch heute noch ein gutes Mittel in der Hand, will man einen beruhigenden und krampfstillenden Effekt erzielen. Bei nervösem Magen und Herz sowie bei Einschlafstörungen kann die Melisse angewandt werden.

Aus 2 TL der Droge bereite man sich je Tasse Wasser einen Aufguß. Eine Tasse nach dem Abendessen und 1 Tasse vor dem Schlafengehen ist die richtige Dosierung.

Entspannend wirkt auch das Melissenbad, das sich der nervöse, streßgeplagte Mensch hin und wieder gönnen darf: Dazu werden 2–3 EL Melissenöl dem Badewasser zugefügt.

Die oben genannten Heilpflanzen eignen sich recht gut zur Einzelgabe. Weitere Heilkräuter, die auf das Nervensystem einwirken, sind Kamille, Johanniskraut (siehe unten), Arnika, Gänsefingerkraut, Goldrute, Lavendel, Weißdorn, Hafer, Passionsblume, Pfefferminze, um nur einige zu nennen, die sich auf ihre eigene Weise regulierend, entkrampfend, entspannend oder beruhigend auswirken. Sie sind jedoch meist Bestandteil der zahlreich angebotenen Teemischungen, von denen nachstehend einige sehr bewährte aufgeführt sind.

Ein klassischer, nichtsdestotrotz einfacher **Schlaftee** setzt sich zusammen aus:

Hopfenzapfen
Baldrianwurzel
Johanniskraut
Melissenblätter

1 geh. TL der zerkleinerten Baldriandroge wird in 1 Tasse kaltem Wasser über mehrere Stunden angesetzt. Danach kurz aufkochen und je 1 TL Hopfenzapfen, Johanniskraut und Melissenblätter hinzufügen und 10–15 Minuten ziehen lassen. Man trinke nach dem Abendessen 1 Tasse mit etwas Honig gesüßt, eine zweite kurz vor dem Schlafengehen.

Besteht eine **Schlaflosigkeit infolge Verdauungsbeschwerden,** fügt man verdauungsfördernde Pflanzen hinzu, wie Faulbaumrinde und Pfefferminze:

Faulbaumrinde 20 g
Pfefferminze 10 g
Baldrian 20 g
Hopfenzapfen 10 g
Melissenblätter 20 g
Kamillenblüten 20 g

Man bereitet sich aus 1 EL der Mischung eine Abkochung je Tasse Wasser und trinkt abends 1–2 Tassen. Eine bessere, jedoch etwas umständlichere Zubereitung ist die folgende: 1 TL des Gemisches von Faulbaumrinde und Baldrian in ¼ l Wasser mehrere Stunden kalt ansetzen, anschließend kurz aufkochen und 1 geh. TL der restlich vermengten Heilpflanzen zugeben und 10–15 Minuten zugedeckt ziehen lassen.

Ein anderes Rezept, das **Schlaflosigkeit** beseitigt, **die durch Magen- und Gallenbeschwerden** bedingt sind, lautet:

Baldrian 30 g
Bitterklee 20 g
Pfefferminzblätter 20 g
echte Angelika 30 g

Man trinke mehrmals täglich 1 Tasse, die man als Abkochung von 1 EL der gemischten Drogen zubereitet.

Ein **Anti-Stress-Tee,** der leicht reizbare Menschen entspannen hilft, besteht aus folgenden Heilpflanzen:

Baldrianwurzel 40 g
Melisse 30 g
Kamillenblüten 20 g
Heidekrautblüten 30 g
Odermennig 20 g

Aus 1 EL der Mischung bereitet man sich je Tasse einen 20minutigen Aufguß, von dem man 2–3 Tassen täglich trinken darf. Mit einem TL Honig gesüßt, stellt sich rasch eine wohltuende Entspannung ein.

In den Apotheken ist ein fertig gemischter **Nerventee** (STADA) erhältlich. Dieser Nerventee beinhaltet nachstehende Heilpflanzen:

Baldrianwurzel 25 g
Melissenblätter 25 g
Pfefferminze 20 g
Hopfen 10 g
Mistel 5 g
Orangenblätter 7,5 g
Malvenblüten 2,5 g
Heidekrautblüten 5 g

Für die Zubereitung einer Tasse nimmt man 1 geh. EL dieser Drogenmischung und bereitet einen 15minutigen Aufguß. Morgens und abends 1 Tasse warm trinken.

Nicht nur auf die **Nerven,** sondern auch auf **Darm und Leber** wirkt sich diese Heilpflanzenmischung aus:

Kamillenblüten 20 g	
Hopfenblüten 30 g	
Lavendelblüten 15 g	
Pfefferminzblätter 10 g	
Schafgarbenkraut 25 g	
Süßholz 20 g	

1 El der gemischten Drogen benötigt man für 1 Tasse Tee, den man als 15minutigen Aufguß zubereitet. Nach Bedarf 1–2 Tassen trinken.

Neben oben genannten, bewährten nervenberuhigenden Heilpflanzen, die eher mild wirksam sind und die der Laie gefahrlos verwenden kann, stehen dem Arzt auch andere, weitaus stärkere Mittel pflanzlicher Herkunft zur Verfügung. Sie stammen meist aus dem Ausland und sind verschreibungspflichtig. Helfen also die hier genannten Arzneitees nicht mehr, heißt das nicht, daß man unbedingt zu den chemischen Präparaten greifen muß. Es ist dann jedoch ein Stadium erreicht, das nur vom Arzt erfolgversprechend behandelt werden kann. Vor allem bei Gemütsstörungen wie Depressionen stehen diesem Heilpflanzen mit starker Wirkung zur Verfügung (z.B. die indische Heilpflanze Rauwolfia, auch Schlangenwurz oder Wahnsinnskraut genannt).

Um die Wirksamkeit pflanzlicher Mittel zu verdeutlichen, sei auch nur an das Morphin erinnert, das als isoliertes Hauptalkaloid des Opiums aus dem eingetrockneten Milchsaft des Schlafmohns gewonnen wird. Es ist auch heute noch das souveräne Betäubungsmittel.

Nur eine einzige Heilpflanze unserer Heimat läßt sich nennen, die auch der Laie als pflanzliches Mittel bei **Depres-sionen** sich selbst verabreichen kann. Es handelt sich dabei um das **Johannis-kraut** (Hypericum perforatum, siehe auch auf Seite 205), das man ohne weiteres als mildes, pflanzliches Antidepressivum bezeichnen kann.

Es wirkt dabei nicht wie die Beruhigungsmittel Baldrian, Hopfen oder Melisse, sondern beeinflußt direkt die Psyche des Menschen. Weiß schreibt dem Johanniskraut eine stimmungsaufhellende, euphorisierende Wirkung zu. Während also z.B. die Rauwolfia ein richtiger pflanzlicher Tranquilizer ist, der bei echten seelischen Erkrankungen als pflanzliches Psychopharmakon angewandt wird, umfaßt das Anwendungsgebiet des Johanniskrautes mehr die neurotischen Depressionen mit wechselnden nervösen Beschwerden bis hin zu den Formen der vegetativen Dystonie. Bei einer richtig endogenen Depression muß natürlich auch das Johanniskraut passen.

Der Arzt verschreibt gerne Präparate, die Johanniskraut, Rauwolfia, Hopfen u.a. Nervenpflanzen vereinigen, da sich auf diesem Gebiet ein Krankheitsbild selten eindeutig abgrenzen läßt bzw. mehrere Einflüsse zu berücksichtigen sind.

Die Depression als ein chronischer Krankheitszustand erfordert eine entsprechend langdauernde Behandlung. Die antidepressive Wirkung des Johanniskrautes tritt demnach auch nicht nach ein- oder mehrmaliger Einnahme ein, sondern es bedarf mehrerer Wochen, bis sich die Stimmungslage spürbar ändert. Sicher ist die Wirkung nicht mit der einiger synthetischer Präparate vergleichbar, doch ist sie gleichmäßig und anhaltend.

Dabei muß die absolute Unschädlichkeit des Johanniskrautes hervorgehoben werden, woran sich selbst bei einem Dauergebrauch nichts ändert. Johanniskraut sollte man als Mittel gegen Depressionen mindestens drei Monate hindurch einnehmen. Erst dann entfaltet sich die optimale Wirkung.

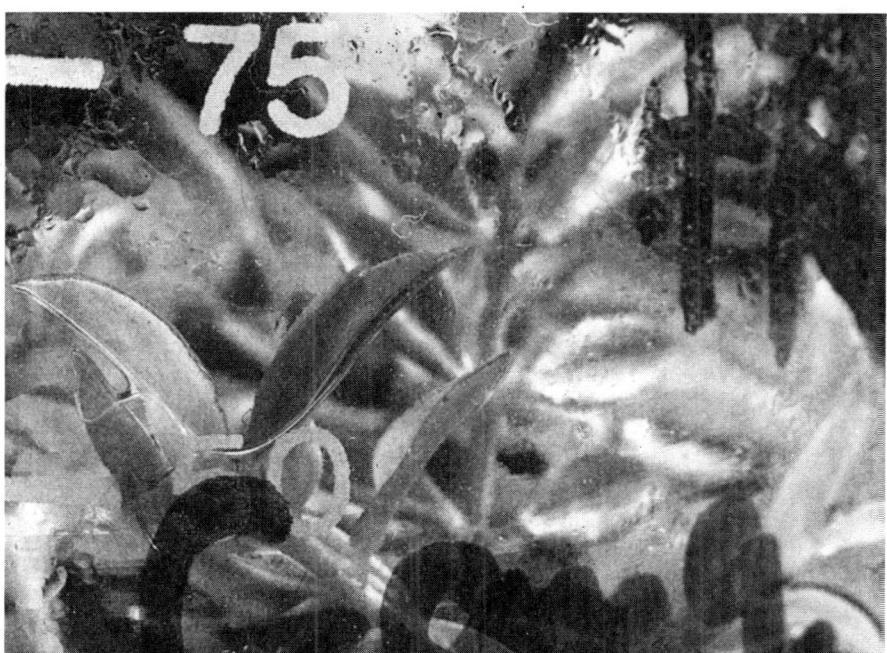

Die Wissenschaft ist unablässig bemüht, unbekannte Pflanzenwirkstoffe zu erforschen, um sie nach ihrer Identifizierung in eine standardisierte, für Arzt und Patient bestmögliche Form zu bringen. Das Foto zeigt eine Pflanzenzucht aus Zellkulturen.

Johanniskraut wirkt photosensibilisierend, d.h. der rote Farbstoff Hypericin macht lichtempfindlich. Patienten, die sich also kurmäßig den Wirkstoffen des Johanniskrautes unterziehen, müssen sich vor starker und längeren Sonnenbestrahlung schützen, um einer ansonsten unvermeidlichen Hautreizung aus dem Wege zu gehen. Außer dieser treten keine Nebenwirkungen auf, wie sie von sämtlichen synthetischen Mitteln bekannt sind. Und vor dem Sonnenlicht kann man sich ja ohne weiteres während der Behandlungszeit schützen.

Aus der Droge, dem getrockneten Johanniskraut, bereitet man sich eine leichte Abkochung, zu der je Tasse Wasser 1 EL benötigt wird. Morgens und abends 1–2 Tassen regelmäßig trinken. Von dem Johanniskrautöl, dem sogenannten Rotöl, nimmt man 3mal täglich 1 TL ein. (Rezept zur eigenen Herstellung siehe Seite 208.)

Sehr beliebt und wirksam, da einfach und frisch, ist der Pflanzenpreßsaft aus dem frischen Johanniskraut. Man verwendet heute ausnahmslos die käuflichen Produkte, möglichst aus biologischem Anbau, wie man sie in Reformhaus und Apotheke kaufen kann. Eine solche Jahanniskraut-Saftkur beginnt man mit 3mal täglich je 2 EL und geht nach zwei Wochen auf 3mal täglich 1 El zurück. Diese Dosierung über mindestens 2 Monate einhalten.

Johanniskraut ist ein Nervenaufbaumittel von hohem Rang, und für den gehetzten Menschen der heutigen Zeit eine wirksame Hilfe bei körperlichen und geistigen Erschöpfungszuständen.

Frauenkrankheiten
werden immer häufiger. Unverzügliche Behandlung ist so wichtig, daß jede Frau auch kleinste Symptome niemals auf die leichte Schulter nehmen darf.

Von der Natur her ist die Frau so angelegt, daß sie die Trägerin der Fortpflanzung ist. Ihre Geschlechtsorgane sind demnach wesentlich komplizierter als die der Männer. Dies allein ist jedoch nicht der ausschlaggebende Grund, weshalb Unterleibsbeschwerden des weiblichen Geschlechts heute ungewöhnlich zunehmen. Auch sollte die Tatsache, daß es sogenannte Frauenärzte gibt, nicht die irrige Meinung aufkommen lassen, Frauen seien grundsätzlich krankheitsanfälliger. Der Beruf des Frauenarztes entwickelte sich nicht zuletzt aus der Geburtshilfe heraus und umfaßt heute eben die ganze Frau mit allen leib-seelischen Zusammenhängen, die sich aus Ehe, Mutterschaft, gesellschaftlichen und beruflichen Problemen ergeben.

Die Gründe, mit denen die Fachleute das Phänomen der vermehrten Frauenkrankheiten erklären, sind vielfältig. So herrscht u. a. auch die Meinung vor, daß der Geburtenrückgang in ursächlichem Zusammenhang dazu steht. Das heißt also, indem eine Frau niemals oder höchstens einmal in ihrem Leben schwanger wird, muß sie das Risiko höher einschätzen, an Unterleibsstörungen zu erkranken.

Dies geht eindeutig aus zahlreichen Statistiken hervor, die beweisen, daß der Fortpflanzungsvorgang (Schwangerschaft und Geburt) als solcher nicht die Zunahme der Frauenkrankheiten bedingt. Denn während früher die Frauen viel häufiger schwanger wurden und drei bis fünf Kinder als durchaus normal galten, ging dies nicht mit den heute üblichen, vermehrten Frauenkrankheiten einher. Das Schlagwort »Schwangerschaft schützt vor Unterleibserkrankungen« ist also nicht ganz von der Hand zu weisen.

Berücksichtigt man auch die Feststellung, daß Mütter, die ihre Kinder gestillt haben, von dem ebenfalls um sich greifenden Brustdrüsenkrebs größtenteils verschont bleiben, muß man den Zusammenhang zwischen Geburtenrückgang und zunehmenden Frauenkrankheiten als gegeben betrachten.

Als weiteres Argument, mit dem zahlreiche Wissenschaftler das Problem analysieren wollen, wird der weitverbreitete Anti-Baby-Pillenkonsum ins Spiel gebracht. Nach der großen »Pilleneuphorie« der letzten 20 Jahre steht man dieser so beliebten Empfängnisverhütung immer skeptischer gegenüber. Durch die »Pille« wird nämlich regelmäßig eine bestimmte Menge Hormone eingenommen, die eine normale Eireifung im Eierstock verhindern. Somit käme es aber auch nicht zu der monatlichen Menstruation. Damit die Frau jedoch das Gefühl hat, als ob sich in ihrem Organismus nichts täte, wird durch extra der Anti-Baby-Pille beigemengte Hormone die Regelblutung künstlich erzeugt. Dadurch wird der Frau nicht bewußt, daß jeden Monat auf schwerste Weise in ihren Hormonhaushalt eingegriffen wird. Mit der Vortäuschung einer Periode wird also der entscheidendste Sachverhalt bei dieser oralen Empfängnisverhütung verschleiert.

Man ist sicher, daß die »Pille« niemals eine so große Verbreitung gefunden hätte, wenn die Frau plötzlich auf den monatlichen Beweis ihrer Fruchtbarkeit hätte verzichten müssen. Die Hersteller der »Pille« mußten dies im vorhinein geahnt haben und mischten daher gleich die Hormone unter, die eine Periode künstlich erzeugen und die Frauen somit ahnungslos lassen.

Zwar sind die Hormonmengen in den letzten Jahren wesentlich geringer geworden, doch hat man immer noch nicht die geringste Erfahrung, wie sich der permanente Eingriff in den Hormonhaushalt der Frauen auf Dauer und über Generationen hinweg auswirkt. Daß die Tätigkeit des Eierstocks über Jahre und Jahrzehnte unterbunden wird, kann ebenfalls sicherlich nicht bedeutungslos sein.

Viele Frauen vertragen die »Pille« nicht. Sie leiden bei der Einnahme solcher Präparate unter Übelkeit, Kopfschmerzen, Zwischenblutungen und anderen sogenannten Nebenwirkungen. Solche Frauen, die eben empfindlicher auf diese Art künstlicher Eingriffe reagieren, veranschaulichen als lebendiger Beweis das Risiko der Empfängnisverhütung durch die Anti-Baby-Pille.

Es rät zwar jeder Arzt zu Einnahmepausen von mehreren Monaten, doch da sich nach dem Absetzen der Medikamente eine höhere Empfängnisbereitschaft herausgestellt hat, neigen die wenigsten Mädchen und Frauen zu solch einem Wagnis.

Aber auch die sogenannten Spiralen (Intrauterin-Pessare) sind nicht ganz ungefährlich. Sie können schwerste Entzündungen der Gebärmutter verursachen, die dann auf den Eileiter übergreifen. Mechanische Verhütungen dieser Art sind somit auch an der Entstehung von Unterleibserkrankungen beteiligt.

Es ist nicht das Ziel dieses Buches, über die beste Form der Empfängnisverhütung zu berichten, die Meinungen hierzu gehen auch zu weit auseinander, als daß man ohne Berücksichtigung der Individualität das Problem auf einen Nenner bringen könnte. Es sei nur die Feststellung der Fachleute wiederholt, daß fast ausnahmslos alle modernen Verhütungsmittel an der Zunahme der Frauenkrankheiten beteiligt sind.

Viele Frauenkrankheiten sind manchmal auch gar nicht nur eine Funktionsstörung der Geschlechtsorgane, sondern oft nur Symptom einer Störung des übrigen Organismus. Die weiblichen Geschlechtsorgane gehören zu den sensibelsten Organen der Frau. Ihre biologische Anlage als Trägerin der Fortpflanzung hält ihren gesamten Organismus sozusagen in erhöhter Alarmbereitschaft gegen äußere, schädigende Einflüsse, egal wo der Ansatzpunkt ist.

Das alles verbindende Nervensystem läßt somit die Geschlechtsorgane nicht unbeteiligt. Es ist bekannt, daß die Triebhaftigkeit beim Manne größer ist als beim weiblichen Geschlecht. So leidet auch die Frau unter der widernatürlichsten Form von Empfängnisverhütung, dem Koitus interruptus (= vorzeitig abgebrochener Geschlechtsakt, bei dem der Samenerguß außerhalb der Scheide erfolgt), mehr als ihr männlicher Partner. Bei diesem kommt es ja zum Orgasmus, zur notwendigen Entspannung. Die Frau hingegen bleibt unbefriedigt und wird auf Dauer krank. Zuerst wird sich ihr Organismus davor schützen, indem sie keine Freude mehr am Geschlechtsverkehr empfindet. Das natürliche Lustgefühl beginnt zu erlöschen. Die Frau empfindet Ekel und Abneigung vor der körperlichen Liebe.

Wird aber trotz dieser natürlichen und verständlichen Schutzmaßnahme der Geschlechtsverkehr durch mangelndes Einfühlungsvermögen seitens des Mannes weiter vollzogen, ist eine Erkrankung der weiblichen Psyche mit Auswirkungen auf die empfindlichen Geschlechtsorgane die unweigerliche Folge.

Künstliche Hormone sind ohne Zweifel wichtige und unersetzbare Mittel der modernen Medizin, vorausgesetzt ihre Verschreibung erfolgt von fachkundiger Seite. Daß dies nicht immer der Fall ist, daß solche Präparate heute zu häufig und vor allem bei zu jungen Patientinnen verschrieben werden, ist die Kehrseite der Medaille.

So läßt sich eine Periodenstörung, die durch psychische Beeinflussung entstanden ist, niemals mit Hormonen behandeln. Im Gegenteil, die betreffende Patientin wird dann noch durch solch falsche Behandlung mit neuen Schäden sich auseinandersetzen müssen. Zwar stellt sich durch Hormongaben die Periode wieder regelmäßig ein, doch ist dies eine betrügerische Maßnahme, ähnlich wie bei der künstlich erzeugten Menstruation mit der Anti-Baby-Pille. Denn werden durch Zuführung künstlicher Hormone die Eierstöcke angeregt, wird auf der anderen Seite die körpereigene Hormonproduktion gedrosselt.

Die übertriebene Hormonbehandlung ist nicht ohne Folgen geblieben. Amerikanische Wissenschaftler wollen herausgefunden haben, daß die Zufuhr des weiblichen Geschlechtshormons Östrogen die Gefahr eines Gebärmutterkrebses erhöht. Heute muß in den USA auf jeder Östrogenpackung folgender Vermerk aufgedruckt sein: »Wenn Sie Östrogen-Präparate einnehmen, erhöht sich Ihr Risiko, an Uterus-Krebs zu erkranken, auf das 4,5– bis 13,9fache.«

Frauenkrankheiten gehören auf jeden Fall in die Hand des Gynäkologen, des Frauenarztes. Ein guter Gynäkologe betrachtet die Frau in ihrer seelisch-körperlichen Ganzheit, berücksichtigt also bei der Unterleibsuntersuchung den ganzen körperlichen und psychischen Zustand. Denn es gibt keine Krankheit bei der Frau, die sich nicht auch in Unterleibsstörungen äußern kann. So dürfen niemals Periodenstörungen ohne genaueste Untersuchung und gesicherter Diagnose isoliert behandelt werden, können sie doch auch nur Begleiterscheinung einer ganzheitlichen Störung sein, deren Ansatzpunkte zur Ursachenbehandlung nicht im Unterleib liegen.

Frauen sollten bei geringsten spürbaren Veränderungen im Unterleib und bei nicht gewohnt ablaufender Menstruation den Arzt aufsuchen, da durch die Früherkennung einer Krankheit der Heilungsverlauf nicht nur begünstigt, sondern unter Umständen erst dadurch ermöglicht wird. So sind beispielsweise krankhaft starke und unregelmäßige Periodenblutungen oft einziges Frühsymptom eines Unterleibskrebses. Je früher er nachgewiesen und operiert werden kann, desto größer ist die Aussicht auf eine vollständige Heilung.

Heilpraktikern ist es verboten, gynäkologische Krankheiten zu behandeln. Es ist daher verständlich, daß auch in dieser Schrift nicht weiter auf die schweren Krankheitsfälle eingegangen werden kann. Die Frau von heute sollte die Möglichkeit der Gesundheitserhaltung nutzen und sich mehrmaligen Vorsorgeuntersuchungen (je älter, desto öfter) im Jahr unterziehen.

Nachfolgend eine kurze Prüfliste mit Symptomen, die von jeder Frau als Zeichen verstanden werden müssen, unverzüglich ihren Arzt aufzusuchen:

● Anhaltende Unterleibsschmerzen unterhalb des Nabels,
● Brennen und Jucken in der Scheide,
● weißer Ausfluß,
● blutig gefärbter, brauner Ausfluß,

- Blutungen nach dem Geschlechts- verkehr,
- ungewöhnlich starke und/oder schmerzhafte Menstruation,
- ungewöhnlich langdauernde Men- struation,
- seltene oder ausbleibende Menstrua- tion,
- Monatsblutung mit Blutklümpchen,
- tastbare Knötchen in der Brust,
- Brustschmerzen, die nicht in Verbin- dung mit dem Zyklus gebracht werden.
- Frauen in den Wechseljahren müssen ebenfalls sofort den Arzt konsultie- ren, wenn sie nach der sogenannten Menopause (= altersbedingtes Aus- bleiben der Regelblutung) eine noch so kleine Blutung entdecken.

Die vorangegangenen, grob geschil- derten Zusammenhänge, die es bei den Frauenkrankheiten zu beachten gilt, dienten hier zur Verdeutlichung des ei- gentlichen Problems bei dieser Krank- heitsgruppe: Daß nämlich gleiche oder ähnliche Symptome ganz verschiedene Ursachen haben können, die unter Umständen gar nicht von den weiblichen Geschlechtsorganen ausgehen. In den meisten Fällen wird dies zwar trotzdem der Fall sein, aber auch dann ist die Be- handlung nicht immer eine einheitliche.

Jede Therapie bedarf einer vorange- gangenen, gründlichen Untersuchung des ganzen Organismus unter Miteinbe- ziehung der Psyche. Nur dann kann das Übel an der Wurzel gepackt, die Ursache ausgeschaltet werden.

Keine Frau sollte sich nach kurzer, mündlicher Schilderung ihrer Beschwer- den vom Arzt mit einem schnell ausge- stellten Rezept abfertigen lassen. Sie hat ein Recht auf gründliche Untersuchung, das durch ihre biologische Vorrangstel- lung unterstrichen wird. Daß diese auch heute noch ausgenützt und zweckent- fremdet wird, ist ein anderes, beschämen- des Kapitel. Tatsache jedoch ist, daß die Menschheit im allgemeinen auf die Frau angewiesen ist, sich also ihrer biologi- schen Funktion mit Selbstverständlich- keit bedient, daß auf der anderen Seite das männliche Geschlecht trotz vieler erfolgreicher Gleichberechtigungsver- suche die Frau im besonderen rücksichts- los geschlechtlich ausbeutet.

Sicher leisten die Frauen durch die fast zwanghaft gewordene Empfängnisver- hütung mittels Anti-Baby-Pille diesem Verhalten Vorschub, doch darf man nicht vergessen, daß auch zum Ende des 20. Jahrhunderts die mehrtausendjährigen Patriarchatsansprüche des Mannes nicht ausgerottet sind. Sie mögen beruflich und sozial abgebröckelt sein, im intimen Bereich des Ehebettes verteidigt er viel- fach seine letzten Rechte.

Und daß die Frau mit der Anti-Baby- Pille ihre ersehnte Unabhängigkeit erkaufen will, muß verstanden und re- spektiert werden. Daß sie sich damit lang- fristig u. U. mehr schadet als nützt, ist ihr meistens nicht bewußt geworden.

So liegt es an der Einstellung der Gesellschaft, vor allem der männlichen, daß sich die Frau auf gesündere Weise ihre Gleichberechtigung in allen Berei- chen erhalten kann, als sie dies heute mit manchmal verzweifelten Anstrengungen und Mitteln zu erreichen versucht. Und dazu gehört in erster Linie nicht nur ihr gesetzliches Recht der Vorsorgeunter- suchung, sondern im einzelnen Fall auch die persönliche, vertrauliche und unter- richtende, ausführliche Beratung in der Sprechstunde.

Wieviel Aufmerksamkeit schenkt unsere zivilisationsgeschädigte Gesell- schaft dem Herzinfarktpatienten, der als kleines Rädchen der Volkswirtschaft eine »lebensnotwendige« Stellung innehat! Und wie tragisch verläuft oftmals der erste Besuch eines Mädchens beim Frauenarzt. Wer hilft ihr bei der Überwin- dung ihrer Ängste, zum ersten Mal auf den gynäkologischen Stuhl zu klettern und ihre Scham einem Fremden (Mann) zu öffnen?! Vielleicht hat der Arzt ähnlich gelagerte Beklemmungen; spürt unbewußt die Hilflosigkeit der jungen Frau und gleicht sein psychologisches Unvermögen mit kühler Routine und ernüchterndem, technischem Ablauf der Konsultation aus? Er macht seine »Inspektion« und läßt den Menschen in seiner Hilf- und Ahnungslosigkeit.

Es ist sicher zuviel verlangt, bei der unübersehbaren Fülle medizinischen Wissens seinen Facharzt zu machen und dann noch Psychologe zu sein. Der eine ist es von Natur her, der andere wird es niemals lernen. Vielleicht ist er dafür der bessere Chirurg? Aber dieses junge Mädchen, das zum ersten Mal den unabwendbaren ersten Schritt in die Frauenarztpraxis lenkte, ist – jetzt nur biologisch gesehen – die Mutter von morgen. Da dies von der Natur so fest verankert ist, da das ungeschriebene Gesetz der Fortpflanzung so schnell und so selbstverständlich ist, hat niemand das Recht, dem Herzinfarktpatienten, dem Gichtkranken oder Hypertoniker mehr Sympathie und Aufmerksamkeit zu schenken, mehr Geld für Spezialeinrichtungen und Kurhäuser auszugeben als für die Frau, für die Schwangere, für die Mutter.

Es soll hier kein Mißverständnis aufkommen: Auch der Zivilisationskranke, der sich ja durch falsche Lebensführung selbst die Gesundheit genommen hat, muß seine Rechte bewahren können, niemand will sie ihm wegnehmen. Aber die Frau, ob sie nun Mutter werden will oder nicht, hat mit ihrer spezifischen biologischen Funktion ein Leben lang zu tun – sie ist damit unabdingbar verwachsen.

Und wenn eine Frau ihr Recht der Unabhängigkeit wahrnimmt, keine Kinder in die Welt zu setzen, also nichts zur Fortpflanzung des Menschengeschlechts tut, dann ist sie trotzdem im Vergleich zum Manne biologisch benachteiligt. Dies auszugleichen, indem man ihr bei all ihren Beschwerden hilfreich zur Seite steht, sie ernst nimmt, ihr Zeit schenkt, nicht nur respektiert, sondern auch voll

als Frau akzeptiert, ist mehr Emanzipation als manch lächerlich anmutende Versuche, sie sozial und beruflich in typische Männersituationen zu manövrieren.

Der Menschheit ist nicht damit gedient, daß der Spieß der Jahrtausende umgedreht wird, daß die Frauen nunmehr die Männer psychisch und physisch vergewaltigen, sondern daß sie gleichwertig miteinander, nicht nebeneinander herleben, unter der bewußten Bewahrung der charmanten Unterschiedlichkeit.

Wollen wir zu den Frauenkrankheiten zurückkehren und von der selbstbewußten Frau ausgehen, die den Arzt aufsucht und von ihm in erster Linie untersucht werden will, damit eine sichere und eindeutige Diagnose gestellt werden kann. Diese bestimmt dann die Therapie, bei der »frau« durch den Arzt genauso aufgeklärt werden soll wie bei der Diagnose. **Bei allen Frauenleiden darf niemals selbst diagnostiziert und behandelt werden. Zu viele schwerwiegende Schäden können der einzige unrühmliche Erfolg dabei sein!**

So hängt es auch allein von der Diagnose und dem Krankheitsstadium ab, ob man eine Erkrankung mit pflanzlichen Mitteln erfolgreich angehen kann oder nicht. Wie bereits erwähnt, sind bei bestimmten Unterleibserkrankungen Hormone und Antibiotica die einzigen wirkungsvollen Waffen. Nur vor dem Mißbrauch, der unnötigen, übertriebenen oder gar völlig falschen Verabreichung gilt es sich zu schützen.

Pflanzliche Mittel sind jedoch bei den häufigen Funktionsstörungen angebracht, die auf nervliche Überlastung zurückzuführen sind. Hier kann mit verhältnismäßig einfachen (Pflanzen-)Mitteln eine Entkrampfung und Beruhigung herbeigeführt werden.

Darüber hinaus gibt es auch stärker wirkende Pflanzen, wie beispielsweise das giftige Mutterkorn oder die Tollkirsche, die wegen ihrer Stärke nur vom

Arzt verschrieben werden dürfen und in der Frauenheilkunde häufig Bestandteil einer Therapie sind. Ferner konnten in einigen Pflanzen hormonartige Substanzen nachgewiesen werden, die sanfter in den Hormonhaushalt eingreifen, als die reinen synthetischen Geschlechtshormone.

Am häufigsten leiden Frauen unter den sogenannten **Monatsbeschwerden**, die sich vor allem in **Menstruationsschmerzen (Dysmenorrhoe)** äußern. Ihre Klage darüber ist mehr als berechtigt, denn zum einen sind es meist allmonatlich wiederkehrende Schmerzen, zum anderen müssen solche auf Dauer nicht sein. Meistens finden sich diese Schmerzen bei jungen Mädchen und Frauen, die noch nicht schwanger waren und bei denen die Gebärmutter noch nicht voll entwickelt ist. Im Laufe der Entwicklung klingen diese Beschwerden meist ab.

Andere Ursachen können auch nervlich bedingte Schmerzen sein, die mit Reizbarkeit, Kopfschmerzen, Übelkeit, Herzklopfen und Unterleibskrämpfen einhergehen. Zum anderen entstehen Schmerzen während der Periode auch bei krankhaften Veränderungen an der Gebärmutter oder bei einer vorhandenen Entzündung.

Folgende Heilpflanzen helfen Menstruationsschmerzen lindern, sofern eine Entzündung oder krankhafte Veränderung der Gebärmutter ausgeschlossen ist:

Kamille (siehe auch Seite 213): Diese alte Heilpflanze wird nach wie vor bei schmerzhaften Zuständen im Unterleib verwandt. Ihre krampflösende Eigenschaft mindert den Schmerz. Oft ist es ausreichend, beim Einsetzen der Beschwerden täglich mehrere Tassen Kamillentee heiß und schluckweise zu trinken.

Man bereite sich jede Tasse frisch als Aufguß zu. Dazu werden 1–2 TL der getrockneten Kamillenblüten verwendet.

Der aus den Blüten gepreßte Saft wird mit 3mal täglich 1 EL dosiert.

Schafgarbe (siehe auch S. 281): Allgemein anregend und außerdem ebenfalls gut krampflösend wirkt die Schafgarbe. Zwar reicht ihre Wirkungsweise nicht an die der Kamille heran, wird aber gern mit ihr kombiniert, da bei der Schafgarbe der stärkende Einfluß auf Bindegewebe und Muskulatur des kleinen Beckens (wo die weiblichen Geschlechtsorgane liegen) hinzukommt. Diese Eigenschaft berechtigt die Verwendung der Schafgarbe noch bei einem anderen Frauenleiden: der vegetativen Dystonie des kleinen Beckens. Es handelt sich dabei um eine Verkrampfung und Verspannung der gesamten Unterleibsorgane, die in Verbindung mit dem Nervensystem zustande gekommen ist. Diese chronischen Beschwerden können mit einer Langzeitbehandlung von Schafgarbenpräparaten angegangen werden.

Ein einfacher Schafgarbentee bereitet man sich aus 2 TL Kraut und Blüten je Tasse Wasser im Aufguß. 3mal täglich 1 Tasse nach den Mahlzeiten warm und schluckweise trinken. Von dem Schafgarbenpreßsaft nehme man 3mal täglich 1–2 TL ein.

Für die Behandlung chronischer Zustände muß eine Schafgarbenkur mindestens 3–4 Wochen durchgeführt werden.

Zur Verstärkung des krampfstillenden Effekts vermengt man Kamille und Schafgarbe zu gleichen Teilen, und bereitet aus 2 TL der Mischung einen Aufguß. Bei Bedarf 3mal täglich 1 Tasse warm trinken.

Mit den Präparaten aus der hochgiftigen **Tollkirsche (Atropa belladonna)** stehen dem Arzt sehr stark krampflösende Mittel pflanzlicher Herkunft zur Verfügung. Als Zäpfchen verabreicht, wirkt die Belladonna rasch bei sehr starken Menstruationsschmerzen. Nur auf Verordnung des Arztes einnehmen!

Gartenraute: Krampflösend und nach Weiß auch blutungshemmend ist die heimische Gartenraute. Bei starker und schmerzhafter Menstruation bereite man sich aus 1 TL der Droge einen 10minutigen Aufguß. Mehrere Tassen nach Bedarf warm und schluckweise trinken.

Neben oben genannten Heilpflanzen gibt es noch zahlreiche andere krampflösende und schmerzlindernde pflanzliche Mittel, deren Wirkung jedoch meist schwächer ist. Dazu zählt auch das Gänsefingerkraut, deren krampflösende Eigenschaft zwar nachweisbar ist, die Intensität neueren Forschungen zufolge jedoch bei echten Beschwerden nicht ausreicht.

Altbekannt und zu Recht auch heute noch gern verwandt, sind die vielen **Frauentees,** die mehrere Heilpflanzen beinhalten, deren Eigenschaften sich bei Menstruationsschmerzen günstig auf den Unterleib auswirken. Eine solche bewährte **Heilpflanzenmischung bei Menstruationsschmerzen** setzt sich aus folgenden Kräutern zusammen:

Kamillenblüten 30 g

Schafgarbe 30 g

Baldrianwurzel 20 g

Pfefferminzblätter 20 g

Von der Drogenmischung benötigt man je Tasse Wasser 1 EL. Als Aufguß zubereiten und 10–15 Minuten zugedeckt ziehen lassen. Bei Bedarf 3mal täglich 1 Tasse möglichst heiß und schluckweise trinken.

Die gleiche Wirkung hat ein in der Apotheke fertig gemischter **Frauentee** (STADA):

Faulbaumrinde 7,5 g

Birkenblätter 7,5 g

Heidekrautblüten 10 g

Kamillenblüten 25 g

Pfefferminze 25 g

Baldrian 25 g

Der Aufguß wird aus 1 EL der Mischung zubereitet. Nicht länger als 5 Minuten ziehen lassen. Täglich 2–3 Tassen möglichst heiß trinken.

Zur äußerlichen unterstützenden Behandlung eignen sich warme, feuchte Umschläge, besser noch der altbewährte, schmerzlindernde **Heublumensack**. Man kann sich dabei der käuflichen Produkte bedienen oder einen Heublumensack selbst zubereiten (siehe Seite 75).

Gehen **Menstruationsschmerzen mit Blähungen** einher, wie das häufig der Fall ist, gibt man blähungstreibende Heilpflanzen hinzu:

Kamillenblüten 30 g

Pfefferminzblätter 30 g

Baldrianwurzel 30 g

Kümmel (gestoßen) 10 g

Anis (gestoßen) 10 g

1 EL der Teemischung wird auf 1 Tasse Wasser als Aufguß zubereitet. 2–3mal täglich 1 heiße Tasse Tee schluckweise trinken.

Bleibt die Menstruation völlig aus oder ist sie zu selten, zu häufig, zu schwach oder zu stark, dann sind die Eierstöcke in ihrer normalen Tätigkeit gestört. Dies kann jedoch durch ganz andere Erkrankungen ausgelöst sein, weshalb bei einer veränderten Regelblutung der Arzt zuerst die Ursache feststellen muß.

Bei **starker Menstruation** müssen immer blutstillende Mittel in Anwendung gebracht werden. Auf jeden Fall dies immer nur eine Symptombehandlung, niemals die Beseitigung der Ursache, muß doch aber ein zu hoher Blutverlust vermieden werden.

Ein besonders wirksames blutstillendes Mittel pflanzlicher Herkunft ist die Giftpflanze **Secale cornutum,** zu deutsch: **Mutterkorn.** Die heimische Bezeichnung weist schon auf ihr Hauptanwendungsgebiet hin. Nach wie vor kann der Arzt mit dem Mutterkorn eine zu starke Menstrualblutung hemmen.

Das Gewächs ist die überwinternde Dauerform eines in Roggenblüten schmarotzenden Fadenpilzes. Zur Gewinnung der medizinisch hochwirksamen Alkaloide wird das Mutterkorn heute für die arzneiliche Zubereitung gezüchtet. Außer blutstillend wirken diese

112

Inhaltsstoffe gefäßerweiternd, was ihre Anwendung bei Bluthochdruck, Durchblutungsstörungen und Migräne rechtfertigt.

Überdosierungen mit Präparaten aus dieser Giftpflanze, die nur wohldosiert eine Heilpflanze ist, können erhebliche Schäden anrichten. Mutterkorn ist daher ein Mittel, das nur der Arzt auf Rezept verschreiben darf.

Milder und völlig ungefährlich, da ohne unliebsame Nebenwirkungen, sind eine Reihe anderer Heilpflanzen, die meist als Bestandteil einer Teemischung bei zu starker Periode Verwendung finden. Dazu zählen: Hirtentäschel, Ackerschachtelhalm (Zinnkraut), Wasserpfeffer und andere.

Ein solcher **blutstillender Tee** setzt sich zusammen aus:

Hirtentäschelkraut 100 g

Ackerschachtelhalm (Zinnkraut) 25 g

Mistel 25 g

1 EL der Mischung benötigt man für 1 Tasse Wasser. Der Tee wird als Abkochung zubereitet. Die Wirksamkeit des Ackerschachtelhalms besteht in seinem hohen Anteil an löslicher Kieselsäure, die die Blutgerinnung stark beschleunigt. Die Abkochung muß mindestens 15–20 Minuten dauern, damit sich auch ausreichend Kieselsäure aus der Droge lösen kann.

Dem **Wasserpfeffer (Polygonum hydropiper)** werden sehr gute blutstillende Eigenschaften nachgesagt, die in Frauenkliniken bestätigt werden konnten. Wenn nach einer Geburt oder auch Fehlgeburt die erschlaffte Gebärmutter sich nicht ausreichend zusammenzieht, was mit Blutungen häufig einhergeht, ist der Wasserpfeffer sehr hilfreich und als Einzelgabe durchaus zu empfehlen. Blutungen mit entzündlicher Ursache dagegen können mit dieser Pflanze nur schwerlich beeinflußt werden.

Die Patientin trinkt mehrmals täglich 1 Tasse, die sie aus 2 TL der Droge als Aufguß zubereitet. Wasserpfeffer zeichnet sich durch eine gute Verträglichkeit aus, Nebenwirkungen sind bisher nicht bekannt.

Abschließend noch ein anderer **blutstillender Tee,** dessen ausgewogene Mischung vielfach rasch zum erwünschten Erfolg führt:

Ackerschachtelhalm (Zinnkraut) 20 g

Hirtentäschelkraut 20 g

Mistel 10 g

Frauenmantel 10 g

Tormentillwurzel 25 g

Brennesselblätter 10 g

1–2 EL für eine Abkochung verwenden und bei Bedarf täglich 2 Tassen trinken.

Bleibt die Regel aus (Amenorrhoe) oder ist die Periode unregelmäßig und zu selten (Oligomenorrhoe) oder nur zu schwach (Hypomenorrhoe), muß dies nicht als eine eigentliche Krankheit verstanden werden, vielmehr als Teilerscheinung einer ganz anderen, umfassenderen Störung des weiblichen Organismus. Der Arzt wird zu Recht meistens eine Hormontherapie festlegen, die jedoch schwierig ist und nicht immer zum gewünschten Erfolg führt. Vielfach reichen dabei auch blutungsfördernde Heilpflanzen aus, zumindest ist es ein Versuch wert. Es liegen zahlreiche Berichte von jahrelanger Amenorrhoe vor, die mit pflanzlichen Mitteln aufgehoben werden konnten. Die Hormonbehandlung als Therapie unserer Zeit kann bei Mißerfolg dann immer noch versucht werden.

Ähnlich wie bei den blutstillenden Heilpflanzen sind die stark blutungsfördernden Gewächse Giftpflanzen, die nur in die Hand des Arztes gehören. Allen voran sind Gottesgnadenkraut und Aloe zu nennen, die zu den besten blutungsfördernden Pflanzen gehören. Nachgenannte milder wirksame Arzneitees beinhalten als Ergänzung immer noch eine Pflanze mit abführender Wirkung, was bei blutungsfördernden Drogenmischungen angebracht und meist immer der Fall ist.

Zur **Förderung der Monatsblutung und bei Stuhlträgheit** empfehlen sich diese drei Drogen, wenn die Störung in Zusammenhang mit einer nicht voll entwickelten Gebärmutter (junge Mädchen und Frauen) steht:

Rosmarin 100 g
Gartenraute 40 g
Faulbaumrinde 10 g

Aus 1 TL der Mischung bereitet man sich einen Aufguß und trinkt acht Tage vor dem erwarteten Eintritt der Periode morgens und abends je 1 Tasse Tee.

Blutungsfördernd ohne Berücksichtigung einer Abführwirkung ist nachfolgender Tee:

Kamillenblüten 20 g
Gartenraute 20 g
Melissenblätter 30 g

Zubereitung und Dosierung wie bei vorgenanntem Rezept.

Stärker blutungsfördernd, verbunden **mit einer abführenden Wirkung,** ist diese Drogenmischung:

Aloe 5 g
Ringelblume 20 g
Gartenraute 30 g
Schafgarbe 30 g
Arnikablüten 5 g
Alantwurzel 10 g

Eine Tasse Tee bereitet man aus 1 EL der gemischten Heilpflanzen als Aufguß. Auch von diesem Arzneitee trinkt man eine Woche vor Beginn der Periode morgens und abends je 1 Tasse.

Es muß hier nochmals ausdrücklich betont werden, daß bei der phytotherapeutischen Behandlung einer veränderten Menstrualblutung organische Veränderungen sowie schwerere Erkrankungen des Unterleibs, z.B. Krebs usw., ausge-

schlossen sein müssen. Nur wenn es sich eindeutig um Funktionsstörungen, also um verhältnismäßig harmlose Blutungen, handelt, dürfen pflanzliche Mittel in der beschriebenen Weise verabreicht werden. Dies gilt vor allem bei den blutstillenden Pflanzen, da starke Periodenblutungen oft einziges Frühsymptom eines Krebses sind.

Ein weitverbreitetes Frauenleiden, das von den meisten Patientinnen als sehr lästig empfunden wird, ist der **Weißfluß (Fluor albus).** Es handelt sich dabei um eine weißlich-gelbe Absonderung aus der Scheide, die im Gegensatz zu einem blutigen oder eitrigen Ausfluß nicht unbedingt eine Erkrankung der Geschlechtsorgane signalisiert. Trotzdem kann auch dem Weißfluß eine bösartige Erkrankung zugrunde liegen, weshalb zunächst eine genaue Diagnose gestellt werden muß.

Sehr oft wird ein Weißfluß auch von verschiedenen Krankheitserregern hervorgerufen, die sich in der Scheide angesiedelt haben. Es sind meist Bakterien, Pilze oder die sogenannten Geißeltierchen (Trichomonaden), die durch häufig wechselnde Geschlechtspartner übertragen sowie über öffentliche Toiletten, Bäder usw. verbreitet werden.

Diese Scheidenschmarotzer rufen Entzündungen hervor, die auch auf die männliche Harnröhre übergreifen können. Wenn ein Weißfluß mit solchen Ursachen zusammenhängt, helfen nur die modernen, sehr wirksamen synthetischen Mittel, von denen Frau und Mann nur wenige Tabletten einnehmen müssen, um von dem Übel befreit zu werden.

Wird ein Weißfluß – wie es am häufigsten bei jungen Mädchen und Frauen der Fall ist – durch Nervosität oder durch eine allgemein schwache Gesamtkonstitution bedingt, dann haben die pflanzlichen Arzneien eine große Berechtigung.

Ist also in der Praxis eindeutig ausgeschlossen worden, daß eine organische Erkrankung vorliegt, darf man darangehen, mit einfachen pflanzlichen Mitteln das Übel aus dem Weg zu schaffen. Dabei haben sich folgende Pflanzen am meisten bewährt: die weiße Taubnessel, Schafgarbe und der Ackerschachtelhalm.

Zu Scheidenspülungen, die als äußerliche unterstützende Maßnahmen nur nach Rücksprache mit dem Arzt angewandt werden sollen und mit denen vor allem Mädchen und junge Frauen sehr vorsichtig sein müssen, eignet sich ein Aufguß aus Kamillenblüten und Salbeiblättern. Waschungen dagegen sind mit einem Tee aus der weißen Taubnessel sehr angebracht.

Aus der Droge der **weißen Taubnessel** bereitet die Patientin aus 2 TL einen 15minutigen Aufguß und trinkt 3mal täglich 1 Tasse.

Ein bewährtes Teerezept, das bei **Weißfluß mit** genannter **nervöser Ursache** hilft, besteht aus folgenden Heilpflanzen:

weiße Taubnessel	**20 g**
Baldrianwurzel	**20 g**
Ackerschachtelhalm	**10 g**
Melissenblätter	**20 g**
Kamillenblüten	**20 g**
Schafgarbe	**20 g**

Eine leichte Abkochung eines EL der Mischung ergibt 1 Tasse. Morgens und abends je 1 Tasse schluckweise und warm trinken.

Abschließend noch einige Bemerkungen zu den Beschwerden der Frau, wenn sie in die **Wechseljahre (Klimakterium)** kommt. Es ist heute üblich geworden, die bekannten, unangenehmen Begleiterscheinungen der gewaltigen Hormonumstellung mit Zufuhr künstlicher Hormone zu unterdrücken. Es sind dabei vor allem die Schweißausbrüche, Hitzewallungen sowie die Kreislaufstörungen zu nennen, die den Frauen ab dem 45. Lebensjahr für eine gewisse Zeit sehr zu schaffen machen.

Es ist jedoch bezeichnend, daß bei seelisch und körperlich ausgeglichenen

> **»Je mehr der Mensch der Natur und ihren Gesetzen treu bleibt, desto länger lebt er, je weiter er sich davon entfernt, desto kürzer.«**
>
> **Christoph Hufeland**

Frauen die Beschwerden gering sind oder gänzlich ausbleiben und sich das Klimakterium nur durch das Aussetzen der Menstruation (Menopause) bemerkbar macht. Psychische Faktoren spielen also mit Sicherheit bei den typischen Wechseljahrenbeschwerden eine große Rolle.

Ob mit den künstlich zugeführten Hormonen der Frau letztlich sehr geholfen werden kann, wird von vielen Ärzten heute in Frage gestellt. An der Hormonumstellung kommt sie jedenfalls nicht vorbei, und der Alterungsprozeß, der übrigens nicht mit dem Klimakterium, sondern etwa mit dem 25. Lebensjahr einsetzt, läßt sich durch keine Mittel aufhalten.

Da es ganz auf die körperliche und seelische Verfassung der einzelnen Frau ankommt, muß der Arzt die unterschiedlichen Beschwerden verschieden angehen. Je nachdem ist dann die Angriffsfläche das Nervensystem, der Kreislauf der Hormonhaushalt oder andere.

Bei Unruhe und Schlafstörungen, Nervosität und Depressionen helfen vielfach die unter dem Kapitel »Nervöse Leiden« auf Seite 100 aufgeführten Heilpflanzenrezepte. Treten zu den **nervösen Erscheinungen** auch **Kreislaufstörungen** hinzu, können Heilpflanzen in folgender Mischung Erleichterung verschaffen:

Arnikablüten 5 g

Rosmarinblätter 30 g

Baldrianwurzeln 40 g

Gartenraute 20 g

Melissenblätter 10 g

Mit 1 EL der Mischung bereitet man sich eine leichte Abkochung und trinkt 2mal täglich 1 Tasse.

Die genannten **Hitzewellen und Schweißausbrüche** lassen sich mit einer Drogenmischung nachstehender Pflanzen behandeln:

Salbei 10 g

Gartenraute 20 g

Johanniskraut 25 g

Schafgarbe 15 g

Rosmarin 20 g

1 EL benötigt man für 1 Tasse Tee, der kurz aufgekocht und dann noch 15 Minu-

ten zugedeckt beiseite gestellt wird. Je nach Bedarf täglich bis zu 3 Tassen trinken.

Ein Teerezept, das ganz **allgemeine Erleichterung bei dem Hormonwechsel** verschaffen soll, lautet:

Kamillenblüten 20 g

Schafgarbe 20 g

Weißdornblüten 10 g

Mistel 10 g

Baldrian 10 g

Hopfen 5 g

Orangenblätter 5 g

weiße Taubnessel 5 g

Für einen Aufguß wird 1 EL der Drogenmischung verwendet. 3mal täglich 1 Tasse heiß und schluckweise trinken. Dieser Tee ist sehr gut verträglich und kann über längere Zeit regelmäßig getrunken werden.

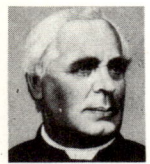

Sebastian Kneipp

(1821–1897)

Als armer Webersohn aus Stefansried hatte Kneipp eine schwere Jugend, durch die seine Gesundheit lebensgefährlich bedroht war. Schon mit elf Jahren begann er mit der Weberlehre in einem stickigen, dumpfen Keller. Von der Tuberkulose gezeichnet, ließ er sich nicht entmutigen und strebte nach höherer Schulbildung. Bereits von seiner Umgebung als Todeskandidat aufgegeben, schaffte er es 1844 mit 23 Jahren, in ein Gymnasium zu kommen und fünf Jahre später in das Theologen-Convicat Georgianum in München einzutreten.

Während seiner Ausbildungszeit hatte er in eiserner Selbstdisziplin täglich kalte Bäder in einem Fluß genommen, sich abgehärtet und somit seine schwere Krankheit überwunden. Gleichzeitig begann er, ebenfalls kranken Studienkollegen mit seinen Erfahrungen zu helfen. 1852 wurde er zum Priester geweiht und drei Jahre später nach Bad Wörishofen versetzt, wo er sich mit Arzneipflanzen zu beschäf-

tigen begann und aus seinen Erfahrungen ein Lehrgebäude aufbaute.

Drei Jahre vor seinem Tode bildete sich der Kneipp-Ärztebund, um die Lehren von Sebastian Kneipp zu festigen, auszubauen und zum Wohle kranker Menschen anzuwenden.

Kneipp wurde zur überragenden Persönlichkeit, die der Naturheilkunde ein inzwischen gesichertes Fundament gegeben hat. Er betrieb als erster eine Ganzheitstherapie, indem er den gesamten Menschen in den Heilungsprozeß mit einbezog.

Neben seiner bis in viele Feinheiten ausgebauten Wasserheilkunde ist es sein großer Verdienst, die Naturmedizin durch Pflanzen-Preßsäfte bereichert zu haben. Sie spielen bei ihm eine bedeutende Rolle und haben die gesamte moderne Gesundheitslehre befruchtet.

Kneipp hat viele Heilpflanzen aus dem alten volksheilkundlichen Arzneischatz in unser Jahrhundert herübergerettet und dem Bewußtsein der Menschen unserer Zeit wieder nahegebracht. Mit seiner Ordnungstherapie hat er sich zugleich erfolgreich gegen Zeiterscheinungen gewandt, die den natürlichen Rhythmus des Menschen in der modernen Industriegesellschaft gefährden.

Sein auch heute noch ungeschmälert gebliebener Einfluß auf die Medizin zeigt sich deutlich in den vielen »Kneipp-Ärzten«, die sich nach einem Nichtmediziner benennen und ihre Behandlungsweise nach ihm ausrichten.

Gegen jede Krankheit ist ein Kraut gewachsen

Heilpflanzen aus neuer Sicht.

Die Pflanzenheilkunde verwendet bekanntlich nicht nur schwächer wirksame Heilkräuter, sondern auch Pflanzen mit mehr oder minder starken Giften. Letztere sind dem Arzt vorbehalten und nicht frei verkäuflich. Damit sind einem Mißbrauch per Gesetz Riegel vorgeschoben. Zahlreiche Drogen, die als Hauptwirkstoff ein Pflanzengift beinhalten, sind häufig wichtiger Bestandteil einer Therapie.

Im folgenden Kapitel, das den Laien in die Welt der Arzneipflanzen einführen möchte, wurde bewußt auf Giftpflanzen verzichtet. Aber schwächer wirksam heißt nicht unwirksam. Einige der beschriebenen Pflanzen können ebenso unliebsame Nebenwirkungen hervorrufen, wenn die Dosierung nicht eingehalten wird. So wirkt beispielsweise das reine ätherische Öl der Petersilienfrüchte bei Überdosierung sehr giftig, der Wacholder bei zu langer Anwendung nierenreizend und die Süßholzwurzel bei unkundiger Verabreichung ödembildend. Andererseits kann aber auch die beabsichtigte Wirkung bei zu geringer Verabreichung zu schwach sein oder ganz ausbleiben.

Die Dosierungsvorschriften sollten daher streng eingehalten werden.

Bei der Abhandlung der medizinischen Eigenschaften finden nur jene Erwähnung, die heute wissenschaftlich gesichert sind. Anhand der häufig vorangestellten historischen Texte kann jeder die im Laufe der Jahrhunderte gewandelte Bedeutung der Heilpflanzen ermessen.

Da die nachfolgenden Pflanzenbeschreibungen mehr einem kulturgeschichtlichen Abriß mit medizinischem Anhang gleichkommen, wurde bewußt auf die lehrbuchmäßig sachliche Form verzichtet, und der geschlossenen Textform der Vorzug gegeben. Damit diese jedoch nicht unübersichtlich wird, ist jede Pflanzenbeschreibung in zwei Textblöcke aufgeteilt, die immer nach folgendem Schema in sich gegliedert sind:

1. Teil: deutscher Name, wissenschaftlicher Name, volkstümliche Bezeichnungen, Vorkommen, Standort, Aussehen, Besonderheiten und historische Bemerkungen.

2. Teil: verwendete Pflanzenteile, Sammelzeit, Inhaltsstoffe, arzneiliche Wirkung und medizinische Anwendung, Zubereitungsart und Dosierung.

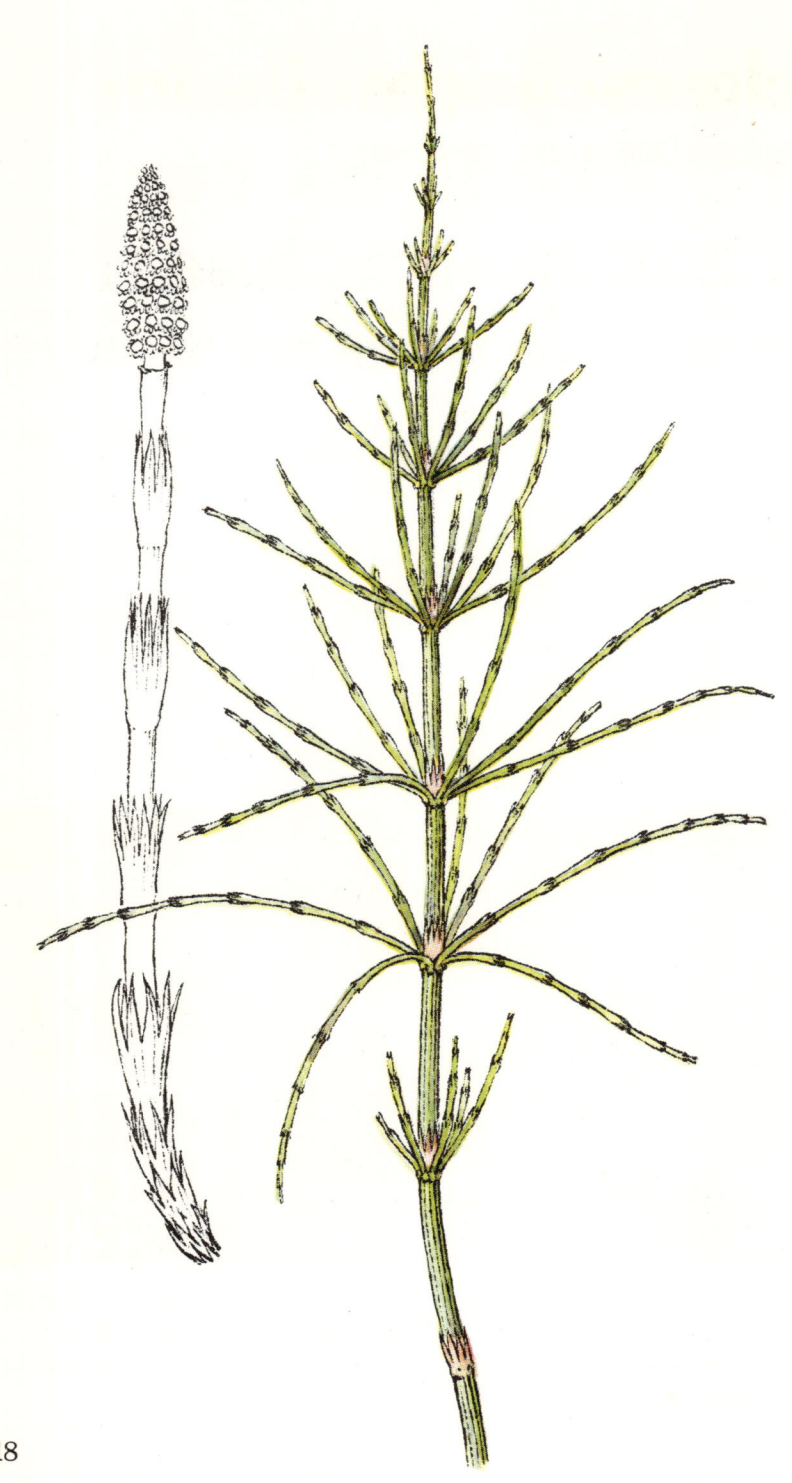

Ackerschachtelhalm
Equisetum arvense

Unter dem Namen Zinnkraut ist diese Pflanze besser bekannt, als unter der korrekten deutschen Bezeichnung Ackerschachtelhalm; weitere volkstümliche Bezeichnungen: Fuchsenschwanz, Scheuerkraut, Kannenkraut, Scheuergras, Reibwisch, Zinngras, Schaftkraut, Schaftstroh, Dubockkraut, Polierheu, Polierstroh, Polierkannenkraut.

Die vielen volkstümlichen Bezeichnungen weisen vielfach auf Zinn, Scheuern, Reiben und Polieren hin. Die Ursache dieser Namensgebung liegt in dem hohen Kieselsäuregehalt begründet, der den Ackerschachtelhalm zum Scheuern und Polieren des früher häufig benutzten Zinngeschirrs geeignet machte. Dieser feine Quarzsand ist auf der Oberfläche der Pflanze abgelagert und läßt sich mit einer Lupe sichtbar machen.

Botanisch betrachtet gehört diese Arzneipflanze zur Familie der Schachtelhalmgewächse, die heute mit 25 Arten über die ganze gemäßigte Zone der nördlichen Erdhalbkugel, aber auch in Nordasien und Südafrika verbreitet ist.

Der Ackerschachtelhalm ist der Nachkomme jener riesigen Schachtelhalmgewächse, die in der Stein-

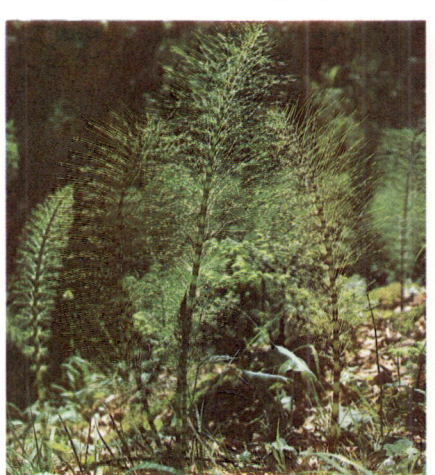 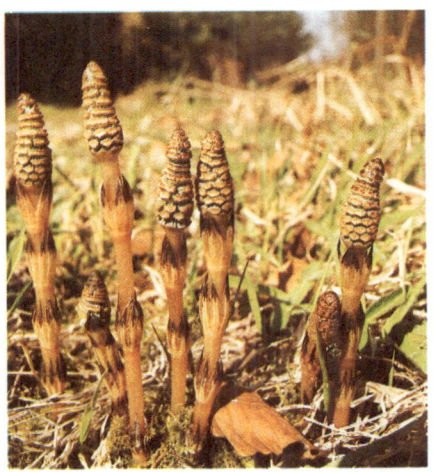

Links: Die grünen Sommertriebe des Schachtelhalms erkennt man an ihrem tannenbaumähnlichen Aussehen. Sie bilden sich nach dem Aussterben des bräunlichen, unverzweigten Frühlingssprosses (rechts).

kohlenzeit (Karbon) des Paläozoikums vor circa 350 Millionen Jahren Rohstofflieferanten der sich damals bildenden mächtigen Steinkohlelager waren. Bei dem günstigen Klima entfaltete sich eine üppige Vegetation, welche die damaligen Schachtelhalme, Calamiten genannt, bis zu 30 Meter hoch und 2 Meter dick werden ließ.

Der heutige Schachtelhalm sprießt auf trocken-sandigen Böden selten mehr als 30–50 cm hoch. Wir finden ihn auf den von ihm bevorzugten Kartoffelfeldern, an Waldrändern, auf Bahndämmen und Äckern.

Die äußerst ausdauernde Pflanze ist für den Landwirt ein lästiges Unkraut, das mit den tiefgehenden Wurzeln den Boden aussaugt; nur ihre Robustheit hat sie vor der Ausrottung bewahrt.

Im beginnenden Frühjahr sprießt aus dem verknoteten Wurzelstock ein bräunlicher, unverzweigter Frühlingssproß, dem nach seinem Absterben ein grüner Sommertrieb mit quirligem, laublosen Kraut folgt, das wie Grashalme gegliedert ist, und dem Schachtelhalm das typisch tannenbaumähnliche Aussehen verleiht.

Die längsgerillten Stengel und Äste sind durch den relativ hohen Kieselsäuregehalt hart und scharfkantig. Auf der trockenen Haut der Sprossen bilden sich endständige Ähren mit recht zahlreichen, ungeschlechtlichen Sporen, aus denen sich dann die weiblichen und männlichen Vorkeime entwickeln.

Das Kraut ist ohne besonderen Geruch, im Geschmack ist es schwach und ein wenig bitterlich. In zu hohen Dosen kann die Pflanze giftig wirken. Fressen Pferde und Rinder davon zu große Mengen, kommt es unter Umständen zu Erkrankungen – daher auch der Name »Kuhtod«.

In der Volksheilkunde hatte der Ackerschachtelhalm, bei uns meist Zinnkraut genannt, seit alters her seinen festen Platz. Im 16. Jahrhundert wurde er offiziell, das heißt als Arzneipflanze, anerkannt. Er geriet dann lange Zeit in Vergessenheit, aus der ihn dann Sebastian Kneipp wieder herausholte, und ihm zu seiner früheren, berechtigten Bedeutung verhalf. »Die vielseitige und vorzügliche Wirkung dieses Heilkrautes kann nicht genug hervorgehoben werden«, lobte er das Zinnkraut in einer seiner vielen Schriften.

Gesammelt werden die grünen Stengel und das verästelte Kraut vor der Fruchtbildung, in der Zeit von Mai bis Juli. Der Laiensammler verwechselt die Heilpflanze häufig mit anderen Schachtelhalmgewächsen (besonders den Sumpfschachtelhalmen), die nicht zu Drogen verarbeitet werden dürfen.

Mit seinem hohen Kieselsäuregehalt, der bis zu 10% und darüber betragen kann, ist der Ackerschachtelhalm die wirksamste Kieselsäurepflanze unserer Heimat. Neben diesem Hauptwirkstoff enthalten das Kraut und der Stengel u. a. organische Säuren, Harz, Fette, Mineralsalze, Vitamin C und neueren Forschungen zufolge auch Vitamin B.

Obwohl noch nicht wissenschaftlich nachgewiesen, deuten die jahrhundertelangen und auch neueren Erfahrungen auf die gewebsaufbauende und -stärkende Heilwirkung hin, das die Pflanze vor allem bei der Ausheilung tuberkulöser Lungen geeignet macht. Durch Stärkung des Lungengewebes und Erhöhung der allgemeinen Abwehrkraft, kräftigt diese Arzneipflanze die Atmungsorgane. Diese Aktivierung des menschlichen Abwehrapparates erklärt sich dadurch, daß die pflanzlich gebundene Kieselsäure die weißen Blutkörperchen (Leukozyten) zur verstärkten Entwicklung anregt.

Innerlich genommen hilft Zinnkrautsaft bei Husten, Heiserkeit, Bronchialkatarrh und Verschleimung. Abkochungen der Droge, als Gurgelwasser gebraucht, zeigen gute Erfolge bei Erkrankungen des Rachenraumes.

Durch die beobachtete stark harntreibende und entwässernde Wirkung findet der Ackerschachtelhalm bei allen Stoffwechselstörungen Verwendung, die durch Nierenunterfunktion bedingt sind. Man behandelt mit dieser Heilpflanze Nierenblutungen, Steinleiden, Nierenbecken- und Blasenentzündungen. Neben der innerlichen Einnahme sind gerade bei den Nierenerkrankungen die nachstehend beschriebenen Sitzbäder von größtem Erfolg.

Seit man um die Heilwirkung des Ackerschachtelhalms weiß, findet er immer als klassisches Mittel bei Exzemen, Geschwüren und schlecht heilenden Wunden Beachtung. Warme Teilbäder, Auflagen oder Wickel leisten hier hervorragende Dienste. Unbestritten sind auch die Heilerfolge bei weißem Ausfluß, zu schwacher Menstruation und bei allgemeiner Bindegewebsschwäche.

Zubereitung und Dosierung:

Für die innerliche Anwendung werden 2 TL der zerkleinerten Droge in ¼ Liter Wasser 20 Minuten ausgekocht. Zur Entwässerung, Nierenbehandlung und Tuberkulose-Therapie trinkt man, wenn nicht anders verordnet, täglich 1–2 Tassen warm.

Sehr empfehlenswert sind Kuren mit dem naturreinen Pflanzenpreßsaft aus dem frischen, grünen Schachtelhalmkraut. Über 3–4 Wochen nimmt man 3mal täglich vor den Mahlzeiten 1 EL Saft, mit der 6fachen Menge Flüssigkeit verdünnt, zu sich.

Die den Hautstoffwechsel örtlich anregenden Zinnkrautsitz- und -teilbäder werden aus der 20minütigen Abkochung von 100 g Zinnkraut bereitet, die man dem Bad zusetzt (es sind auch gebrauchsfertige Extrakte im Fachhandel erhältlich). Neben oben genannten Anwendungsbereichen sind diese Bäder auch bei Rheuma, Neuralgien, Schweißfüßen und lokalen Durchblutungsstörungen sehr hilfreich.

121

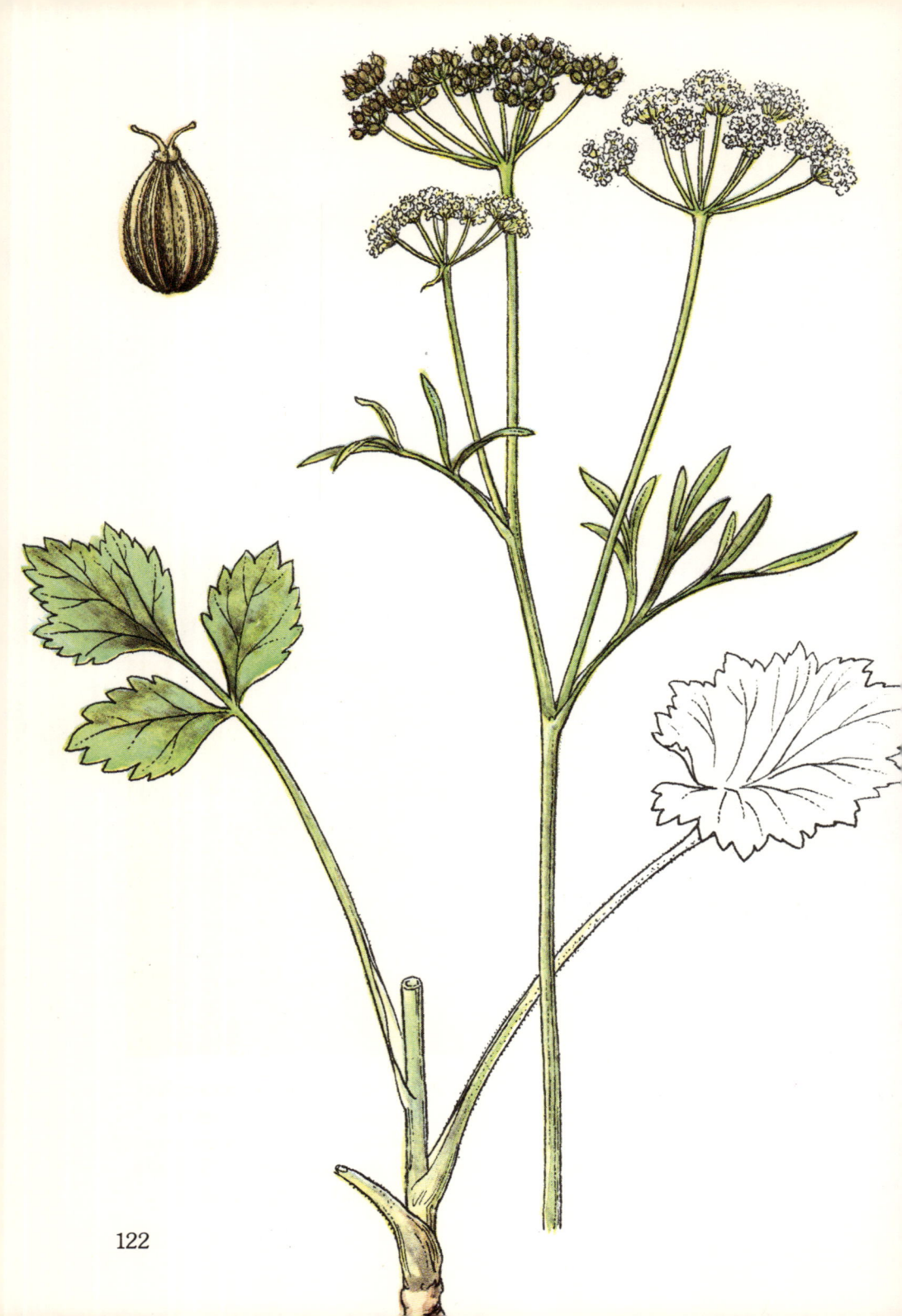

122

Anis
Pimpinella anisum

Arnis, Anais, Brotsamen, Taubenanis, Runder Anis, Runder Fenchel, Enis, Süßer Kümmel.

Als uralte Kulturpflanze wird der Anis heute in ganz Europa angebaut. Hauptanbaugebiete sind Spanien, Rußland und Italien. Seine Heimat ist das östliche Mittelmeergebiet und Ägypten.

Die einjährige, wollig behaarte Pflanze hat einen aufrechten, verzweigten, schwach gerillten und hohlen Stengel, der im Frühjahr aus einer spindelförmigen Wurzel 30 bis 60 cm hoch aufsteigt.

Der zur Familie der Doldenblütler gehörende Anis hat verschiedene Blattformen, die von unten nach oben immer mehr gefiedert sind. Die unteren Blätter sind langstielig, ungeteilt gerundet und tiefgezähnt, die mittleren bereits herzförmig eingeschnitten, während die obersten Blättchen dreigeteilt, stark gefiedert und mit kurzem Stiel versehen sind.

Die gelblichweißen Blüten sind zu nektarreichen Flachdolden zusammengefaßt und blühen in den Monaten Juni, Juli und August.

Zwei fest miteinander verbundene, haarige Samenkörner bilden die in Küche und Medizin gleichermaßen bekannte Frucht, die ein birnen- bis eiförmiges Aussehen besitzt. Der ganze Anis verströmt seinen unverwechselbaren Geruch, der angenehm würzig in die Nase steigt. Im Geschmack sind die Samen eigentümlich würzig-süß.

Die Pflanze liebt die Trockenheit und gedeiht auf leichtem, sandig-lehmigen Boden besonders gut in sonniger und windgeschützter Lage. Glücklicherweise kommt sie in unseren Breiten fast nirgends wildwachsend vor, da sie in ihrem äußeren Erscheinungsbild sehr dem Wasserschierling gleicht, durch dessen hochwirksames Gift Coniin Sokrates den Tod fand.

In der alten chinesischen und indischen Medizin sowie seit der frühesten Antike und im alten Ägypten

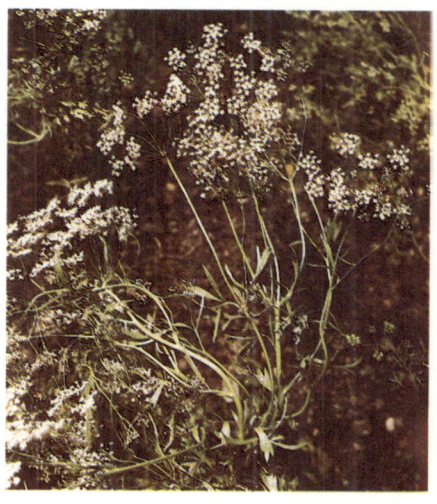

Seit der Antike weiß man die wohltuenden Eigenschaften des Anis zu schätzen und verwendet ihn gleichermaßen als Gewürz- und Heilpflanze.

123

wußte man um die angenehm aromatischen und heilbringenden Eigenschaften des Anis.

Um 800 n. Chr. begann die Verbreitung in ganz Europa, wo er seitdem in der Schnaps- und Likörindustrie, der Zuckerbäckerei und natürlich in der Naturheilkunde nicht mehr wegzudenken ist.

Wenn die Früchte von graugrüner Farbe und zwischen Juli und September zur Reife gelangt sind, wird das Kraut gemäht und ausgedroschen.

»Anis wirkt anregend auf die Verdauungsorgane und Schleimhäute der Luftwege sowie sehr blähungstreibend«, schrieb Sebastian Kneipp vor 100 Jahren, womit er mehr als recht hatte. Denn Anis ist wirklich krampf- und schleimlösend, auswurffördernd und hustenreizlindernd, sehr schmerzstillend und blähungstreibend. Für diese Eigenschaften ist das farblose ätherische Öl verantwortlich, das bis zu 90% Anethol enthält und als Mitosegift auch in der Herbstzeitlosen vorkommt. Neben dem ätherischen Öl, das 4–6% ausmachen kann, enthalten die Anisfrüchte fette Öle, Roheiweiß, Zucker, Rohfasern, Schleimstoffe, Cholin und andere Substanzen, die in ihrer natürlichen Gesamtheit die obengenannten Eigenschaften bewirken.

Anis regt die Drüsen des Magen-Darmtraktes an, weshalb er bei Appetitlosigkeit, Verdauungsbeschwerden und Blähungen gern verwandt wird.

Da das ätherische Öl teilweise über die Lungen wieder ausgeschieden wird, ist es verständlich, daß dieser Vorgang die Tätigkeit der Atmungsorgane günstig beeinflußt, und bei Husten- und Keuchhustenverschleimungen gute Erfolge hervorgerufen werden.

Mit Anis gewürztes Gebäck und Brot ist leichter verdaulich, weshalb es unverständlich ist, daß Großmutters Brotrezepte aus der Mode gekommen sind.

Früher war es nicht nur eine Selbstverständlichkeit, das Brot aus dem ganzen, vollen Korn zu backen, sondern auch mit Anis, Kümmel und/ oder Koriander schmackhafter und bekömmlicher zu machen. Anis findet häufig Verwendung in Brust-, Lungen- und Asthmatees, wo er mit anderen Heilpflanzen zusammen eine bessere Wirkung auf die Atmungsorgane ausüben kann, als die Einzeldroge.

Zubereitung und Dosierung:

Anistee wird aus 1–2 TL der zerstoßenen Samenfrüchte in leichter Abkochung zubereitet. Die innerliche Einnahme ist nicht angezeigt, wenn Mund- oder Rachenraum, Magen oder Darm entzündet sind.

Das Anisöl wird durch Destillation der Samen gewonnen und stark verdünnt verabreicht. Es ähnelt bis auf das Fenchon in der Zusammensetzung sehr dem Fenchelöl. Neben Tee und Öl sind auch die Anistinkturen gebräuchlich.

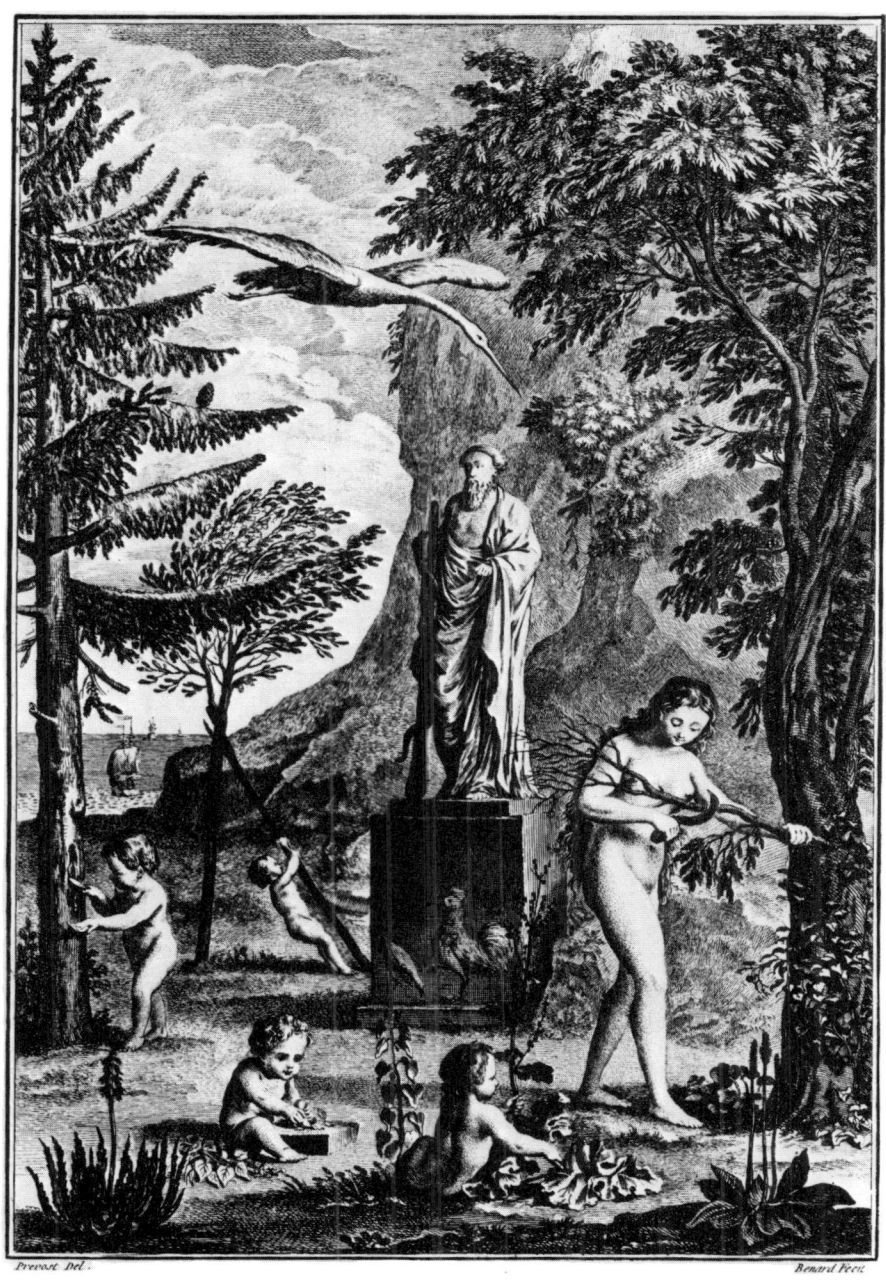

Prevost Del.   Benard Fecit

**Allegorische Darstellung von Heil- und Heilmittelkunde.
Nach einem Kupferstich von 1763.**

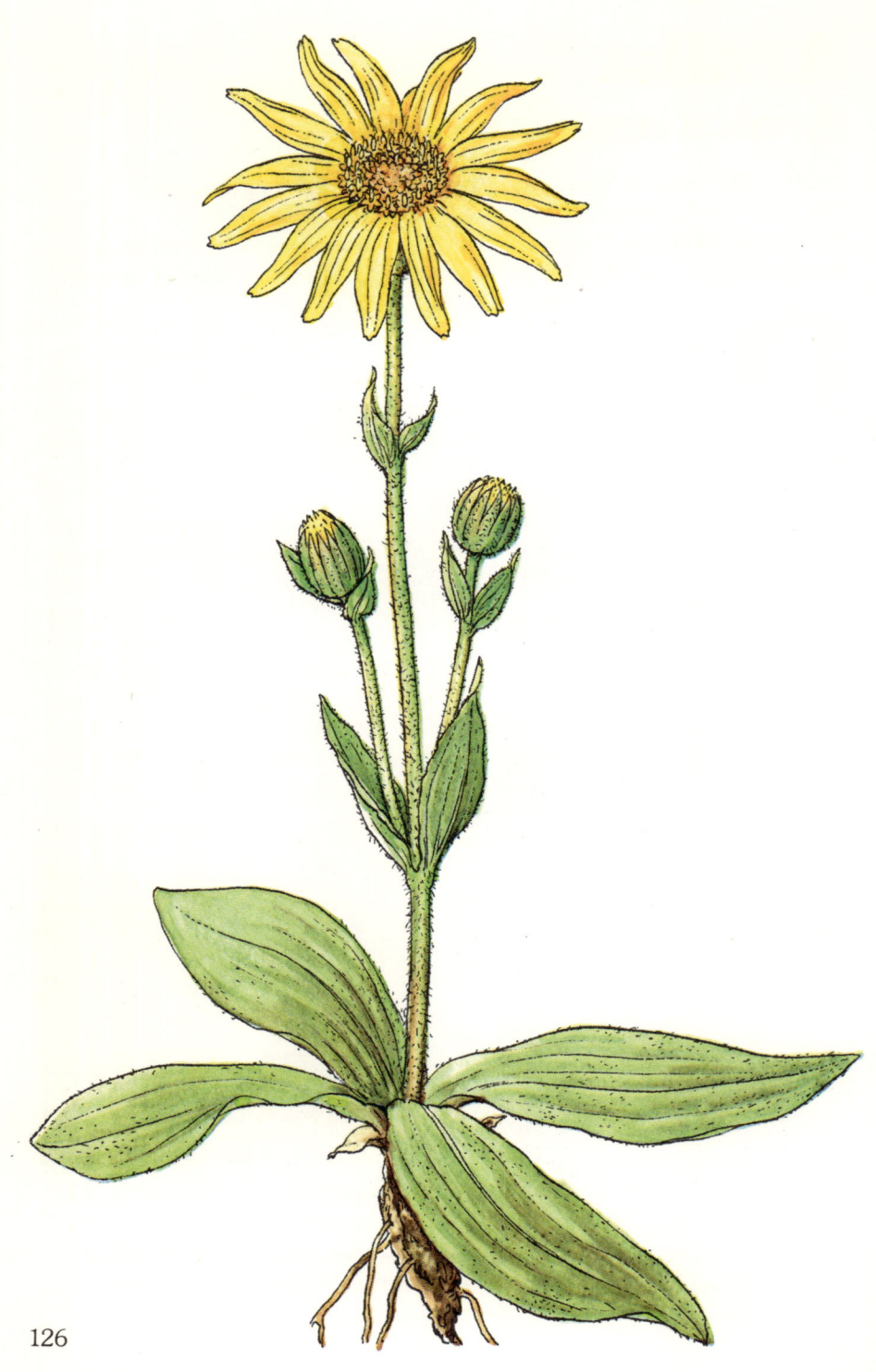

126

Arnika
Arnica montana

**Bergwohlverleih, Wohlverleihblüten, Johannisblumen.
Stichkrautblumen, Engelblumen, Kraftwurzel,
St. Luziansblüten, Bergwurzel, Mönchskappe, Christwurz,
Bluttrieb, Verfangkraut, Fallkraut, Wolfsblume, Wolfstöterin.**

Die schon den Germanen bekannte Arnika ist heute nach langer Zeit der Vergessenheit wieder zu neuen, berechtigten Ehren gekommen. Selbst wer sie nie bewußt gesehen hat, weiß um ihre wohltuende Heilkraft, der früher sagenhafte Wirkungen zugeschrieben wurden. So bezeichnete man sie in Westfalen mit: »Stoh up un goh hem«, was mit Sicherheit etwas übertrieben war, nichtsdestotrotz ist sie eine einzigartige Heilpflanze.

Als eine typische Gebirgspflanze gedeiht sie in den Alpenregionen in Höhen von 2000 m und sogar noch darüber. Ihre Heimat ist Zentral- und Südeuropa. Aber auch in Mittelasien und Nordamerika recken sich die kleinen orangegelben Sonnen ihrer Blütenköpfe in die Höhe.

Die Arnika verlangt einen sauren Boden, der sich in feuchten, torfigen Gebirgs- und Waldwiesen findet. Aus den am Boden rosettenförmig angeordneten Blättern steigt der filzige, wenig verzweigte Stengel schlank empor. In der Mitte besitzt er manchmal ein oder zwei kleine, ovale Blätterpaare, die sich gegenüberstehen.

Die strahlenden, kräftig gelben Köpfchen sind von 2,5 cm langen Randblüten umkränzt, die sie etwas zersaust erscheinen lassen. Je nach Lage erreicht die ausdauernde Pflanze eine Höhe von 20–60 cm. Ihre Blütezeit reicht von Juni bis August, in der sie ihren unverwechselbaren, stark aromatischen Duft verströmt.

Da die Arnika in Europa fast überall unter Naturschutz steht, begann man mit dem gewerbsmäßigen Anbau in den Mittelgebirgen. Der wahre Heilpflanzenfreund greift daher zu der käuflichen Droge und erfreut sich an der leuchtenden Pracht der wildwachsenden Pflanze.

Für die verschiedenen Präparate werden die Blütenköpfe, die Blüten-

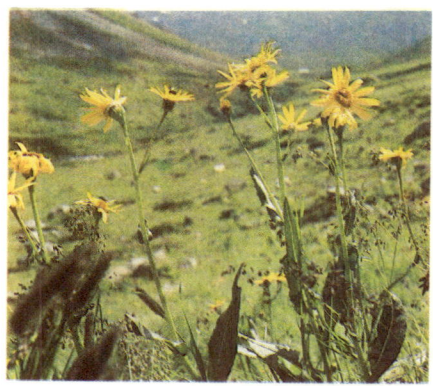

Als typische Gebirgspflanze findet sich die Arnika in den Alpenregionen bis zu 2000 Meter Höhe und darüber.

127

blätter und der ganze Wurzelstock verwandt. Nach dem Deutschen Arzneimittelbuch sind bei der Blüte nur die ausgezupften Zungen- und Röhrenblüten zugelassen. In den Blüten finden wir ätherisches Öl, Gerbstoffe, Säure, Zucker, Wachs, Harz, gelbe Farbstoffe und das stark hautreizende Arnicin. Die Zusammensetzung dieses Bitterstoffes ist noch nicht vollständig geklärt. Ihm schreibt man aber die Giftwirkung zu, die bei hohen Dosen innerlicher Verabreichungen eintreten kann. Vor der innerlichen Anwendung sei deshalb gewarnt, sofern sie nicht unter ärztlicher Aufsicht geschieht. Das Kraut beinhaltet in geringerem Maße die gleichen Substanzen, weshalb stets den Blüten der Vorzug gegeben wird. Nur in bestimmten Gegenden nahm man das Kraut zu Hilfe, das jedoch nur frisch Verwendung finden darf.

Der Wurzelstock wird außer in der Homöopathie recht selten verarbeitet. Für die Homöopathica hat er jedoch immer noch die ungeschmälerte Bedeutung als Ursubstanz. Die moderne Phytotherapie, die durch Tierexperimente der Arnika eine deutliche Wirkung auf die Herzleistung nachweisen konnte (siehe dazu auch Seite 36), rief auch die anderen Bedeutungen dieser Heilpflanze wieder ins Gedächtnis zurück: die unübertroffene Wirkung bei Blutergüssen, Verstauchungen, Quetschungen und Verrenkungen (siehe dazu Seite 58), das Gurgeln verdünnter Arnikatinktur bei Halsentzündung und Heiserkeit (bei akuten Entzündungen verwende man besser Salbei), die Umschläge bei Rheumatismus, Versteifungen und Gicht. Dazu nimmt man 50 g Arnikatinktur, 80 g Alkohol (70prozentig), 70 g essigsaure Tonerde (3prozentig). Von dieser gut vermischten Substanz werden 3 EL voll auf ½ Liter Wasser zu Umschlägen genommen. Für einfache Umschläge kommen je nach Verträglichkeit 1–2 EL Arnikatinktur auf ½ Liter Wasser. Bei oben genannten Sportverletzungen darf Arnika nicht verwendet werden, wenn zusätzlich eine offene Wunde vorhanden ist.

Innerlich genommen wirkt Arnika anregend bei Schwächezuständen, Gefäßlähmungen, Kollapsneigung, Magenkrämpfen und Leibschmerzen. Die Dosis darf hier jedoch nur gering oder in hoher Verdünnung verabreicht werden, um eine Vergiftung auszuschließen.

Zubereitung und Dosierung:

Auf 1 Tasse Wasser nimmt man nur 1 kleine Prise der Droge. Den Aufguß sorgfältig abfiltern! Ohne ärztliche Verordnung nicht mehr als 1 Tasse täglich trinken.

Arnikatinktur: In 90prozentigem Alkohol zwei Wochen lang 10 Prisen getrocknete Blüten einlegen. Abfiltern und gut verschlossen aufbewahren. Diese Tinktur muß – äußerlich angewandt – je nach Verträglichkeit mindestens dreimal verdünnt werden. Geringere Verdünnungsgrade können eine Hautreizung hervorrufen, dann muß die Tinktur bis zur zehnfachen Menge mit Wasser vermengt werden. Innerlich nimmt man ohne ausdrücklichen Hinweis eines naturheilkundigen Arztes nie mehr als 5–7 Tropfen täglich in einem Glas Wasser oder Tee ein.

Bärentraube

Arctostaphylos uva-ursi

Möhrbeere, Bewell, Harnkraut, Rauschkraut, wilder Buchs, Beerenklauenblätter, Moosbeerblätter, Sandbeerblätter, Wolfbeerblätter, Bärenkraut, Mehlbeere.

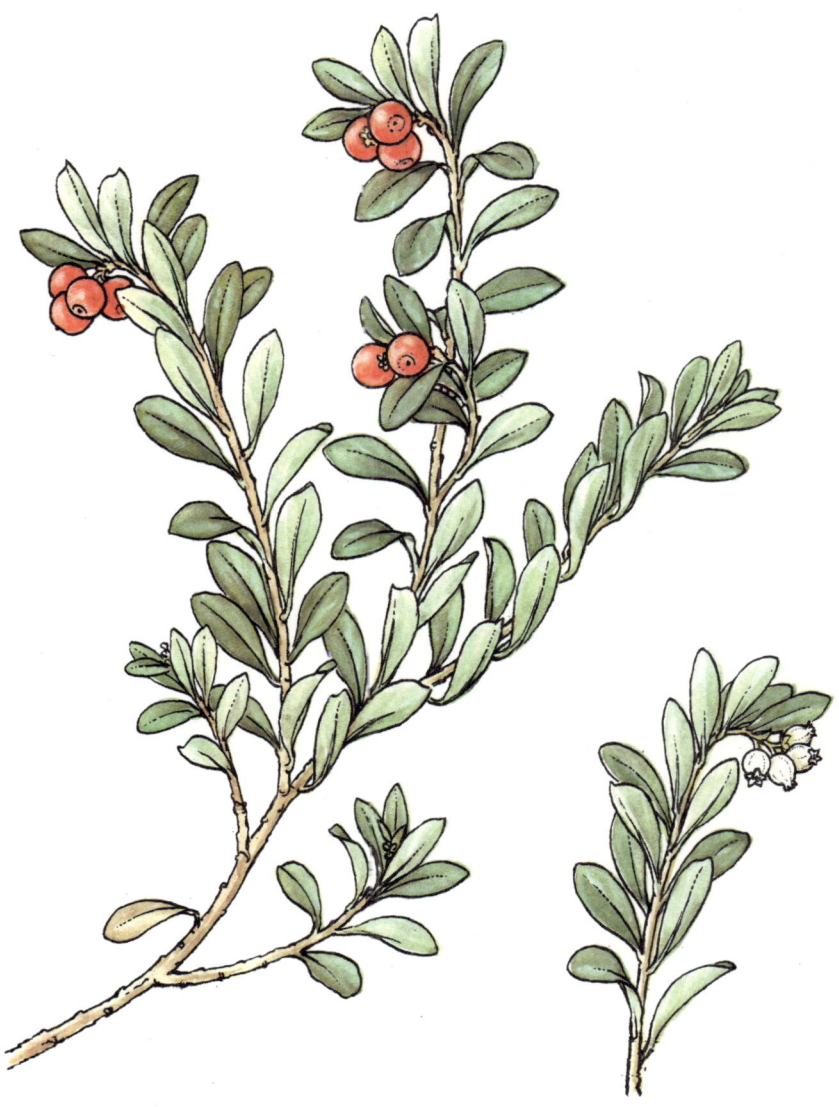

Der niedrige, immergrüne Strauch der Bärentraube ist in Deutschland gebietsweise selten geworden. In seinen eigentlichen Heimatländern Skandinavien, England, Italien, Spanien, der ganzen Alpenregion, Asien sowie Nordamerika ist er allerdings häufiger anzutreffen. Von dort kommen auch die Drogenimporte dieser Heilpflanzen.

Zur Familie der Heidekrautgewächse gehörend, wird er oft von Unkundigen mit anderen Mitgliedern dieser Familie verwechselt. Dazu zählen die Heidelbeere, Moosbeere, Preiselbeere und der Buchsbaum. In der Ebene wuchert er mit Vorliebe in lichten, sandigen Nadelwäldern und in den nördlicheren Mooren und Heiden. Sein Verbreitungsgebiet in den Alpenländern reicht hingegen bis zur unwirtlichen Zone der Krummholzgewächse.

Als kleiner Strauch, von dem weitkriechende, lange Zweige ausgehen, die wieder Wurzeln schlagen, bildet die Bärentraube mitunter dichte, 10 cm hohe Rasen. Ihre kurzgestielten Blätter sind 2–3 cm lang, 0,5 bis 1 cm breit, von derb-ledriger und brüchiger Beschaffenheit. Oben abgerundet, werden sie zum Blattstiel hin keilförmig schmaler. Die Blätter sind dunkelgrün und an der Oberseite glänzend. Ihre Unterseite ist etwas blasser und durch deutlich plastische Netzaderung charakterisiert. Die zweijährigen Bärentraubenblätter sind geruchlos und von herbem, schwach bitterem Geschmack.

Gewöhnlich bilden sich im April oder Mai die kleinen, weiß bis rosa gefärbten Blüten, die aufrecht bis hängend endständig angeordnet sind. Die beerenähnlichen Steinfrüchte haben eine kugelige Form, ähnlich der Preiselbeere, und besitzen fünf Kerne. Die Bärentraube ist eine äußerst widerstandsfähige Pflanze, ein Alter von 100 Jahren ist durchaus nicht selten. Ihr lateinischer (uva-ursi) und griechischer Name (Arctostaphylos) bedeutet nichts anderes als die korrekte deutsche Übersetzung Bärentraube. Anscheinend schmeckte früher den Bären diese Pflanze so auffallend gut, daß dieser Umstand sich gleich zweifach in ihrem Namen niederschlug.

Als Heil- und Kultpflanze besaß die Bärentraube zuerst bei den Völkern der nordischen Länder eine herausragende Bedeutung. So galt sie schon früh als Schutzpflanze gegen Gespenster und allerlei anderem urzeitlichen Unbill. Daß man auch um ihre medizinische Wirkung wußte, belegt die erste schriftliche Erwähnung um 1300 in einem englischen Arzneibuch.

In Deutschland und den romanischen Ländern wird sie erst im 18. Jahrhundert langsam bekannt. Offizinell, das heißt als Heilpflanze anerkannt, wurde sie bei uns im letzten Jahrhundert.

Medizinisch wirksam und zu Drogen verarbeitet werden nur die Bärentraubenblätter. Ihre Sammelzeit beginnt bereits im April und endet im Juli/August.

Wichtigster Inhaltsstoff ist das Glykosid Arbutin, das sich je nach Boden, Klima und Erntezeit bis zu 10 %

in den Blättern befindet. Ein zweites Glykosid, Methylarbutin genannt, spaltet mit dem Arbutin zusammen im Harn Stoffe ab, die stark desinfizierend wirken. Neben diesen beiden Hauptsubstanzen ist die Heilpflanze reich an Gerbstoffen, deren Gehalt zwischen 10 und 30 % betragen kann. Ferner finden sich organische Säuren, Flavone, Harz und Fette.

Mit zunehmender Lagerzeit nimmt der Glykosidgehalt in der Droge ab. Nach neun Monaten befindet sich nur noch sehr wenig Arbutin in der Pflanze. Damit man jedoch über das ganze

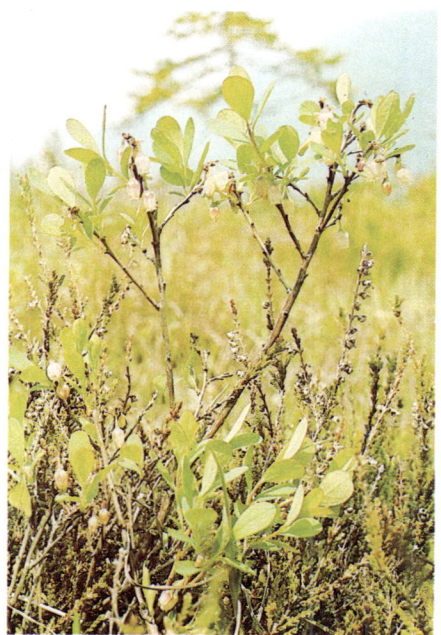

Die äußerst widerstands-fähige Bärentraube wird nicht selten bis zu 100 Jahre alt. Ihre ledrigen, immergrünen Blätter ergeben eine wertvolle Droge mit stark harn-desinfizierender Eigenschaft.

Jahr eine wirksame Droge zur Verfügung hat, wird zumeist zweimal jährlich geerntet. Dies kommt zudem der Feststellung entgegen, daß der Glykosidgehalt vom Frühjahr zum Spätsommer hin zunimmt. Je später also die Ernte stattfindet, desto wert- und wirkungsvoller ist die Droge.

Die hauptsächliche Wirkung der Bärentraube besteht, wie bereits erwähnt, in ihrer keimtötenden Eigenschaft. Arbutin und Methylarbutin spalten im Harn Zucker und Hydrochinon ab. Diesem Hydrochinon ist es letztlich zuzuschreiben, daß Bärentraubenblätter zur Harndesinfizierung verwandt werden können. Die Wirkung tritt aber nur bei stark alkalischem (laugenhaftem) Harn ein, da sich das Hydrochinon in saurem Harn nicht abspalten kann.

Hydrochinon hat nebenbei die unbedeutende Eigenschaft, den Harn des Patienten dunkelbraun zu färben. Der Kranke sollte vorher davon unterrichtet sein, damit er sich keine unnötigen Sorgen macht. Man kann sagen: Je dunkler und brauner der Harn, desto stärker die Erkrankung. Mit zunehmender Gesundung nimmt die Farbintensität daher ab.

Bärentraubenblätter finden wegen ihrer desinfizierenden Eigenschaft bei allen Entzündungen der Harnorgane Verwendung, vor allem bei Nierenbecken- und Blasenkatarrh. Vor dem Gebrauch muß immer der Harn auf seinen pH-Wert untersucht werden, damit sichergestellt werden kann, daß sich das Hydrochinon auch wirklich abspalten kann. Es hat sich vielfach gezeigt, daß bei einem akuten Blasenkatarrh die Bärentraubenblätter ausreichen. Zumindest lohnt sich immer der Versuch, bevor man (nach etwa einer Woche) mit Antibiotica die Entzündung angeht. Bärentraubenblätter sind meist wichtiger Bestandteil vieler Nieren- und Blasentees.

Bei längerer Verabreichung können sich die reichlich vorhandenen Gerbstoffe magenreizend auswirken. Da den Fertigpräparaten diese Gerbstoffe zum größten Teil entzogen wurden, sind sie bei empfindlichen Patienten den Drogenzubereitungen vorzuziehen. Eine Tasse Pfefferminztee zusätzlich zum Bärentraubenblättertee getrunken, mindert ebenfalls die übermäßige Gerbstoffwirkung.

Achtung: Bärentraubenblätter wirken wehenfördernd. Schwangere dürfen diesen Tee nicht trinken.

Zubereitung und Dosierung:

Um möglichst viel Glykoside aus den ledrigen Bärentraubenblättern herauszuziehen, muß man sie längere Zeit auskochen – mindestens 15, besser bis zu 30 Minuten lang. Man kocht 1 geh. EL der Droge in 2 Tassen Wasser aus. Nach oben genannter Zeit hat sich das Wasser auf die Menge einer Tasse eingekocht. Täglich 2 Tassen trinken (morgens und abends je 1 Tasse).

Besser verträglich ist der kalte Auszug, bei dem nicht so viel Gerbstoffe mit ausgezogen werden. Man setzt 8–10 Stunden 1 geh. EL der Droge in ¼ l Wasser an und seiht dann ohne aufzukochen ab. Wer allzu überempfindlich auf die Gerbstoffe reagiert (Übelkeit, Appetitlosigkeit, Erbrechen), kann sich der ebenfalls arbutinhaltigen Verwandte der Bärentraube, der Preiselbeere, bedienen. In den Blättern dieser Heilpflanze befindet sich etwa 30% weniger dieses Glykosides, man muß daher die Dosierung um ⅓ erhöhen. Zubereitung wie bei der Bärentraube.

Baldrian
Valeriana officinalis

Waldspeik, Augenwurzel, Rattenwurzel, Katzenwurzel, Theriakwurzel, Mondwurzel, Brachkrautwurzel, Bullerjanwurzel, Dennmarkwurzel, Krampfwurzel, Katzenbaldrian, Marienwurzel, Sperrkrautwurzel, Wendwurzel, Hexenkraut, Wielandswurzel.

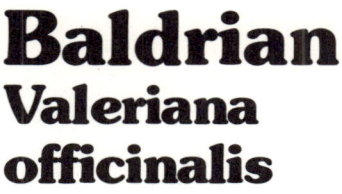

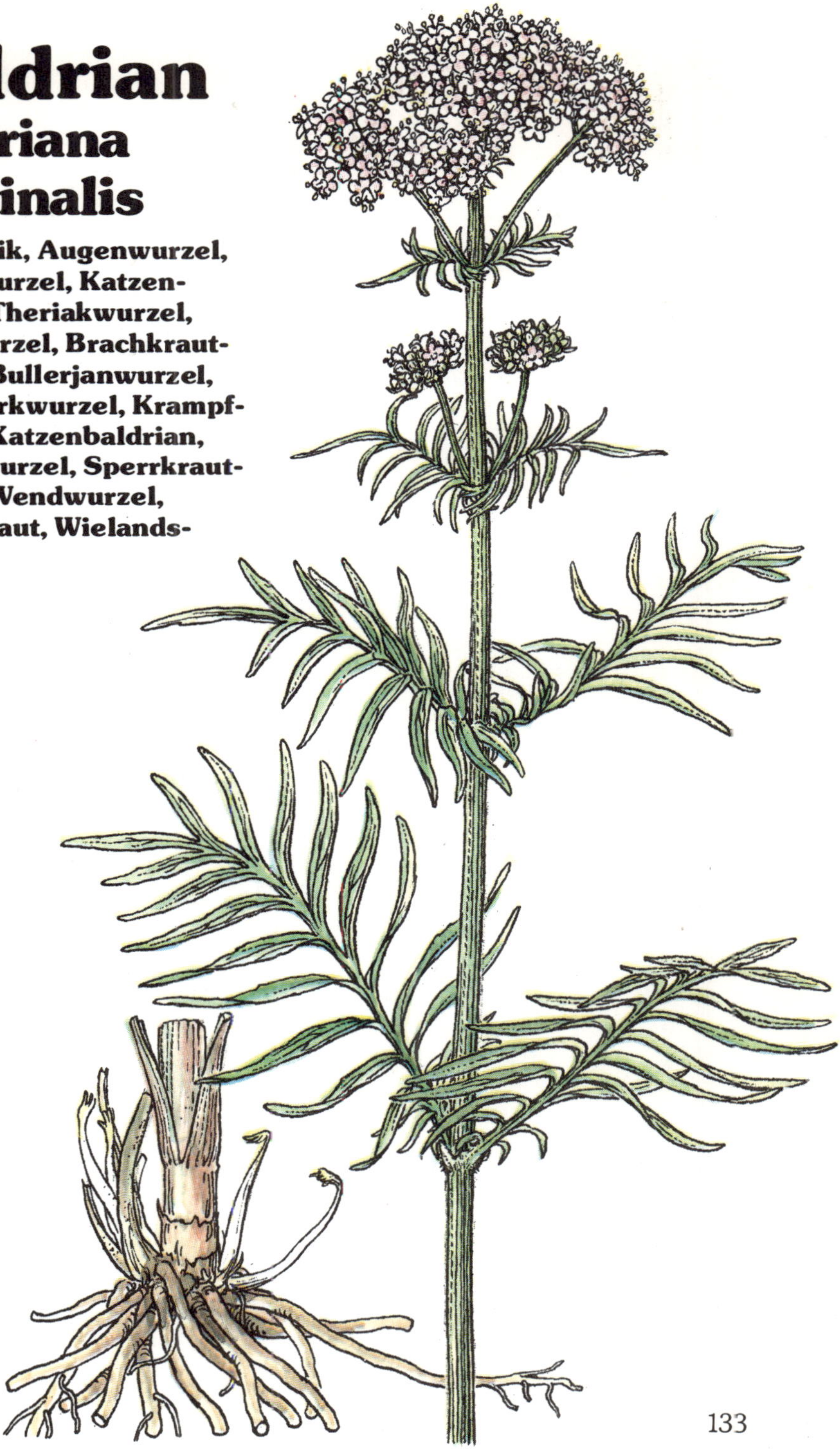

133

Der Arzneibaldrian bevorzugt für sein Gedeihen leichte, humusreiche Erde in rauheren Lagen. Er liebt das Wasser und die Feuchtigkeit, was er meist im lichten Unterholz der Bergwälder, auf feuchten Wiesen, an Bachrändern und Bergseeufern in ganz Europa findet. In Mitteleuropa ist er recht zahlreich vertreten, verschiedene Abarten wachsen auch in Klein- und Mittelasien. Durch geeignetes Klima bevorzugt, wird der Baldrian in Bayern in großen Kulturen angebaut.

Die zur Familie der Baldriangewächse gehörende, sehr ausdauernde und formenreiche Heilpflanze besitzt einen kleinen, zähen Wurzelstock, von dem zahlreiche, braune, unangenehm duftende Wurzelzweige ausgehen, in denen sich die Hauptwirkstoffe befinden. An dem röhrenförmigen Stengel, der je nach Lage eine Höhe von 30–140 cm erreicht, zweigen sich die gefiederten, mit gezähnten Rändern versehenen Blätter gegenständig ab. Die Pflanze wird von den kleinen, hellrosa gefärbten Blüten, die zu einer dreistrahligen Trugdolde zusammengefaßt sind, gekrönt. Sie verraten bereits den eigentümlichen Geruch der Wurzel.

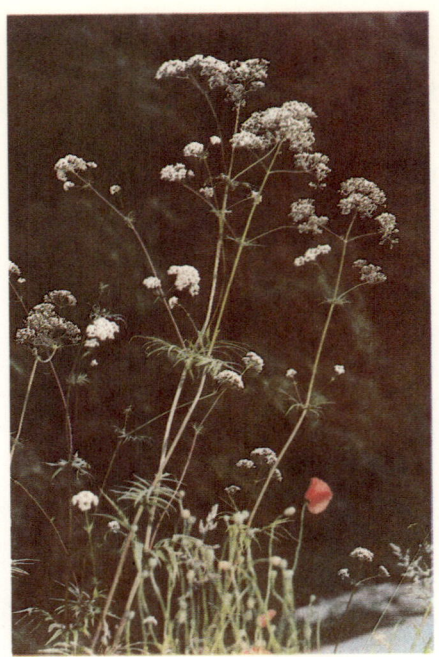

Als klassisches Beruhigungsmittel hat sich der Baldrian gerade in der heutigen, betriebsamen Zeit behaupten können.

Medizinische Verwendung findet der gesamte Wurzelstock mit seinen Verzweigungen. Er wird zwischen August und Oktober ausgegraben, getrocknet, zerkleinert und sicher vor Katzen aufbewahrt. Besonders beim Trocknungsprozeß entströmt der charakteristische Baldriangeruch, der Katzen anzieht und sie geradezu in Entzückung geraten läßt.

Die Wurzel enthalten 1% des ätherischen Baldrianöls (Oleum valerianae), Schleim, Zucker, Gummi, Gerbstoffe, organische Säuren und zwei basische Substanzen, die Alkaloide Chatinin und Valerin, die jedoch beim Trocknen vollständig zerstört werden. Über die Bedeutung dieser Alkaloide ist die Wissenschaft noch im unklaren. Wir wissen jedoch, daß die frisch verwendete Wurzel die größte Wirksamkeit besitzt.

Gerade in der heutigen Zeit, die sich u. a. durch ihre atemlose Betriebsamkeit, mit den daraus entstehenden Streßfolgen auszeichnet, wächst den Beruhigungsmitteln eine neue Bedeutung zu. Es sind aber die chemischen Produkte der pharmazeutischen Industrie, die den hektischen Großstädter zum Konsum einladen bzw. verführen. Neben den Schmerzmitteln wird die unüberschaubar zunehmende Palette der Beruhigungsmittel zur größten Gefahr des Arzneimittelmißbrauchs. Warum also nicht zu den seit Urgroßvaters Zeiten beliebten Baldriantropfen greifen, die garantiert unschädlich sind und keine Nebenwirkungen nach sich ziehen?

Die Natur wird selbst den Auswüchsen unserer Zeit dadurch gerecht, daß sie uns hier eine unschädliche Pflanze gibt, die als harmonisches Beruhigungsmittel den gesamten Körper und die Seele entspannt, indem sie die Erregbarkeit des Gehirns und des Rückenmarks wirkungsvoll dämpft. Äußerlich angewandt helfen Baldriantropfen bei nervösen Augenstörungen, Augenschwäche und Überanstrengung der Augen. Innerlich genommen ist Baldrian bei allen Beschwerden angezeigt, die nervösen Ursprungs sind, wie Schlaflosigkeit, Angstzustände, Krämpfe, Schwindel, Husten, Asthma, Magen- und Darmstörungen, Herzneurose, Herzklopfen, Unruhe, Erregung, geistige Überarbeitung und Kopfschmerzen.

Zubereitung und Dosierung:

Die gebräuchlichste, weil einfachste Darreichungsform ist die Baldriantinktur, von der man täglich 10–20 Tropfen mit etwas Wasser verdünnt einnimmt.

Die wäßrigen Auszüge sind jedoch nachweislich in ihrer Wirkung stärker: 1–2 TL der zerkleinerten Droge in 1 Tasse kaltem Wasser 10 Stunden lang ausziehen lassen, und den Tee ungesüßt trinken. Eine schnellere Zubereitungsform ist die Abkochung, zu der man 2 TL der feingeschnittenen Wurzel verwendet. Wie bereits erwähnt, ist die frische Droge am wirkungsvollsten. Der käufliche Baldrianpreßsaft aus den frischen Wurzeln kommt dieser Erkenntnis entgegen. Als Nervenpflegemittel nimmt man 3–4 Wochen lang 3mal täglich vor den Mahlzeiten 1 EL (Empfindliche und Kinder 1 TL) verdünnten Saft ein.

Wer mit der Dauer und Tiefe seines Nachtschlafes unzufrieden ist, bereitet sich eine Tasse Kamillentee und trinkt diese mit 1 EL Baldriansaft ½ Stunde vor dem Zubettgehen. Nach 3–4wöchigem ununterbrochenem Baldriangebrauch sollte man die gleiche Zeit pausieren, da zu große Mengen Kopfschmerzen erzeugen können. Diese Nebenwirkung ist jedoch lediglich die Folge von Überdosierung und zieht keinerlei organische Schäden nach sich, wie dies bei chemischen Präparaten fast ausnahmslos der Fall ist.

Berberitze
Berberis vulgaris, L.

Sauerdorn, Sauerachrinde, Weinschädlingsrinde, Zwackholz-rinde, Erbseldornrinde, Galhageldornrinde, Spitzdorn, Essigbeere, Dreidorn, Spießdorn, Essigflaschl, Bubeschenkel, Erbisch, Suerdurn Berbesbeere.

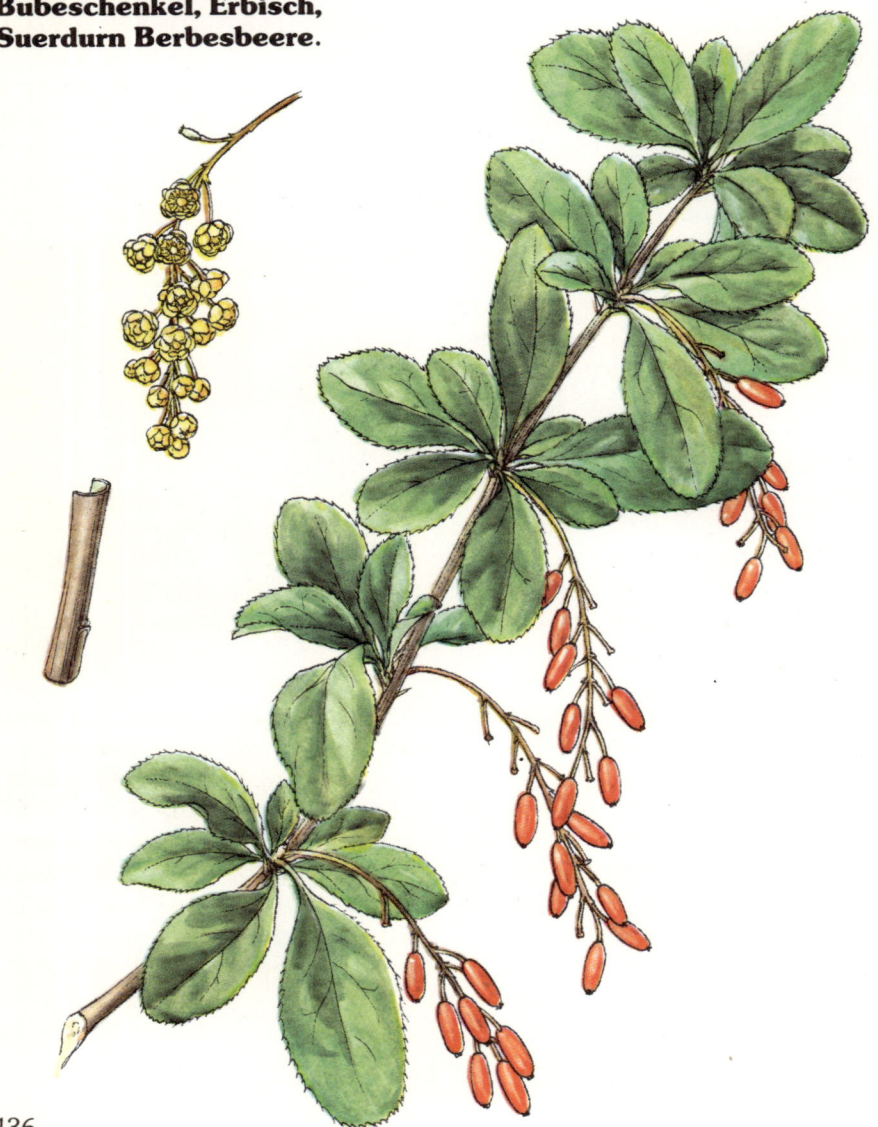

Die Berberitze wächst in fast jedem Klima von ganz Europa. In manchen Gegenden ist sie selten geworden, da man sie heftig bekämpft. Als Zwischenwirt für die Überwinterungsform des gefürchteten Getreiderostes fördert sie dessen Verbreitung. Der Ackerbau betreibenden Landwirtschaft ist sie somit ein Dorn im Auge. Zu Recht, denn der Getreiderost ist ein Schädling, der unter Umständen ganze Ernten vernichten kann. In der Nähe von Feldern oder Weingärten wird man die Berberitze also nicht zu suchen brauchen. Vom Getreiderost befallene Pflanzen erkennt man an den roten Flecken, die sich auf den Blättern zeigen.

Als beliebte Zierpflanze findet man die Berberitze heute häufig in Gärten und Parkanlagen der Städte, draußen in der Natur liebt sie die warmen, sonnenbeschienenen Böden lichter Wälder, Flußauen, felsige Hügel und gesellt sich gerne zu den Gewächsen dichter Hecken.

Ihr charakteristisches Aussehen unterbindet die Gefahr einer Verwechslung. Eine ähnliche Pflanze ist in ihrem Verbreitungsgebiet nicht bekannt. Die Berberitze wächst zu einem 2–3 Meter hohen Strauch heran und ist von vielen scharfen Dornen übersät. Ihre Äste sind in der Jugend hellgrün, oft sogar rötlich und rutenförmig, später werden sie holzig und nehmen eine schmutziggraue Farbe an. In den Achseln der dreiteiligen Dornen stehen die kurzgestielten Blätter in Büscheln angeordnet. Sie sind dornig bewimpert, eiförmig und

an der Oberseite dunkelgrün. Die Unterseite ist von hellgrüner Farbe.

In der Zeit zwischen Juni und August verströmen die leuchtend gelben, röschenförmigen Berberitzenblüten ihren äußerst intensiven, fast unangenehmen Duft. Sie hängen in großer Zahl an seitenständigen Trauben. Ein besonderes Merkmal der Berberitzenblüte ist die Reizbarkeit ihrer sechs Staubblätter, die den Kronenblättern eng anliegen. Berührt ein Insekt auf der Nektarsuche diese Staubblätter an ihrem Grunde, so schnellen sie, die weit ausgebreitet sind, mit einem Ruck zum Fruchtkno-

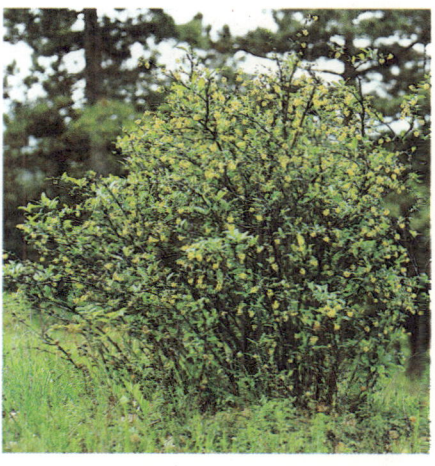

In den Monaten Juni, Juli und August ist der Berberitzenstrauch von leuchtend gelben Blüten übersät, die einen starken, fast unangenehmen Duft verströmen. Wenn dann zum Herbst hin die kleinen, länglichen Berberitzenfrüchte gereift sind, verfärbt sich die Pflanze in das charakteristische Scharlachrot der zahlreichen Beeren.

ten hoch und bepudern den wichtigen Gast mit Pollen. Damit ist die Fremdbestäubung gesichert.

Die wunderbar scharlachroten Berberitzenfrüchte sind sehr zahlreich, länglich wurstförmig und im Geschmack stark säuerlich. Früher bereitete man aus ihnen eine wohlschmeckende Konfitüre.

Berberitze ist lediglich die verdeutschte Form von Berberis. Der Name weist auf die Berber Nordafrikas hin, die die Heilpflanze nach Spanien brachten, von wo sie dann in ganz Europa verbreitet wurde. Einem Kräuterbuch von 1563 sind folgende Ausführungen über die Berberitze entnommen: »Aus den Beeren ... der Berberis preßt man nach der Weinlese einen Wein oder Safft. Der wird mit Nutz gegeben wider die rote Ruhr / und allerlei Bauchflüß / wider das Brechen / und sonderlich so die Gallen aus der Lebern in den Magen geflossen ist / auf welches dann folget gleich wie ein Neigung zu der Ohnmacht / und Herzzittern. So jemand Blut ausräuspert / der trincke diesen Wein / ist auch gut wider die hitzige Geschwulst der Leber / wider das Hauptwehe / so von Hitze und Schärfe der aufwallenden Gallen entsteht.«

Im Gegensatz zu anderen mittelalterlichen Heilpflanzenbeschreibungen, in denen vielfach Wahrheit, Dichtung, Einbildung, Aberglauben und Magie oft willkürlich vermengt wurden, kann man dieser Aussage sehr viel Richtiges entnehmen.

Außer der arzneilichen Verwendung wird die Wurzelrinde auch heute noch zum Gelbfärben von Holz und Leder hergenommen; das wertvolle ältere Holz des Berberitzenstrauches dient gelegentlich immer noch zur Herstellung von Zahnstochern.

Medizinische Verwendung finden seit alters her Blätter, Holz, Rinde, Wurzelrinde und die Beeren. Während die Beeren fraglos ein mildes Volksheilmittel sind, das als Tinktur oder Sirup bei Husten, Fieber und Zahnfleischentzündungen verwandt wird, muß man die gelbgefärbte Wurzel als stark wirkende Droge betrachten. Die Beerenfrüchte enthalten u.a. sehr viel Vitamin C, reichlich Fruchtsäure und etwas Zucker.

Heute wird fast ausnahmslos die Rinde der Berberitzenwurzel verwandt, da sich in ihr der größte Anteil des Hauptwirkstoffes Berberin befindet. Berberin ist ein sehr starkes Alkaloid. Es ist zwar auch in den Blättern, der Rinde und dem Holz vorhanden, doch nur in der Wurzelrinde kann man zwischen 1–3% Berberin erwarten. Weitere Inhaltsstoffe sind Gerbstoffe, Harze und andere bisher nachgewiesene Alkaloide von untergeordneter Bedeutung.

Die Wurzelrinde erntet der Fachmann im Frühjahr zwischen März und Mai oder in den Herbstmonaten September und Oktober. Die Heilwirkung der Berberitzenwurzel ist vielseitig. Gelangt das Hauptalkaloid Berberin in das Blut, dann bewirkt es eine umgehende Anregung des Atemzentrums und des Kreislaufs, bei gleichzeitiger Verlangsamung des Pulses. Berberitze ist somit ein sehr gutes Kräftigungsmittel bei chronischen Erschöpfungszuständen.

Das Berberin wird vornehmlich über die Nieren mit der Gallenflüssigkeit ausgeschieden. Dabei fördert und vermehrt es sehr wirkungsvoll den Gallenfluß und berechtigt die Anwendung bei allen Formen von Gallenstauungen mit ihren weitreichenden Folgen, wie Leberschwellung, Gelbsucht und andere. Berberitze ist wegen ihrer gallentreibenden Eigenschaft auch bei der Neigung zu Gallengrieß- oder -steinbildung in Gallenblase und Gallengängen angezeigt.

Ein Teil des Berberins wird über die Nieren ausgeschieden. Es konnte dabei eine deutlich harntreibende Wirkung nachgewiesen werden. Oft wird die Berberitze als Bestandteil einer Nierentherapie hinzugezogen. Bei Nierenentzündungen darf sie jedoch niemals angewandt werden.

Als typisches Bittermittel ist diese Heilpflanze ein Appetitanreger, wurde dahingehend jedoch von weniger gefährlichen Pflanzen verdrängt. Denn die Verwendung der Wurzelrinde mit ihrem hohen Anteil des Alkaloids Berberin sollte von Laien möglichst unterlassen werden. Schwere Vergiftungserscheinungen bei unüberlegter zu hoher Dosierung können die Folge sein. Die Berberitze ist häufiger Bestandteil von Teerezepturen, die in oben geschilderter Weise wirken sollen.

Zubereitung und Dosierung:

1 TL der Wurzelrindendroge wird in ¼ l Wasser kalt angesetzt und zum Kochen gebracht. Die Abkochung sollte 15 Minuten nicht unterschreiten.

Bei Leberschwellung und Stuhlverstopfung hat sich nachfolgende Teemischung immer wieder recht gut bewährt:

Berberitzenwurzel 30 g
Faulbaumrinde 30 g
Löwenzahn 20 g
Pfefferminze 20 g

Man trinke täglich morgens und abends je 1 Tasse dieses Arzneitees, den man mit 1 EL der Drogenmischung auf 1 Tasse Wasser zubereitet. Kalt ansetzen und 10 Minuten auskochen. Den Tee warm und schluckweise zu sich nehmen.

Bibernelle
Pimpinella saxifraga, L.

**Pinellkrautwurzel, Weinpimpinellwurzel,
Steinpetersilienwurzel,
Bockwurzel,
Pfefferwurzel,
Steinbibernelle,
Roßbibernelle,
Bockpetersilie,
Steinbrech,
Deutsche
Theriakwurzel,
Bimmenell.**

Als sehr wärmeliebende Pflanze unserer Heimat, deren Verbreitungsgebiet zudem den ganzen mitteleuropäischen Raum umfaßt, begegnen wir der kleinen Bibernelle vornehmlich an steinigen Plätzen, wie Schutthalden, Abhängen, Straßenrändern, aber auch auf trockenen Wiesen, Weiden und in lichten, grasigen Wäldern.

Wie ihre große Schwester, die Pimpinella magna, gehört sie zu der Familie der Doldengewächse. Beide Pflanzen sind medizinisch betrachtet gleichwertig; die kleine Bibernelle ist jedoch viel häufiger anzutreffen als die große, die bis zu einem Meter hochwächst. Die kleine Bibernelle erreicht indes durchschnittlich nur 20–30 cm, je nach Bodenbeschaffenheit und Klima gedeiht sie zu üppigen Gewächsen mit einer Höhe von über 60 cm.

Im Frühjahr sprießt aus der spindelförmigen, dicken Wurzel ein rundlicher, wenig verästelter und unten meist weichhaariger Stengel. Er ist schwach gerillt, röhrig und oben wenig beblättert. Zur Blütezeit zwischen Juni und Oktober besitzt die Bibernelle eine grundständige Blattrosette. Die einfach gefiederten, schmalen Blätter sind von wechselnder Form, niemals einheitlich. Sie können rund- bis eiförmig, grob- oder feingezähnt, mehr oder weniger gelappt sein. Unten lang, werden nach oben zu die Blattstiele immer kürzer. Die rötlichweißen Blüten sind zu doppelten, 15–16strahligen Dolden geordnet, denen meist die Hüllen fehlen. Alle Bibernellenarten tragen braune,

rundlich-eiförmige Spaltfrüchte, die etwa 3 mm lang und 2 mm breit werden.

Die Herkunft des wissenschaftlichen Namens Pimpinella saxifraga ist nicht eindeutig geklärt. Der lateinische Artname saxifraga heißt Steinbrech und bezeichnet somit die bevorzugten steinigen Standorte der Pflanze. Da die Bibernelle aber im

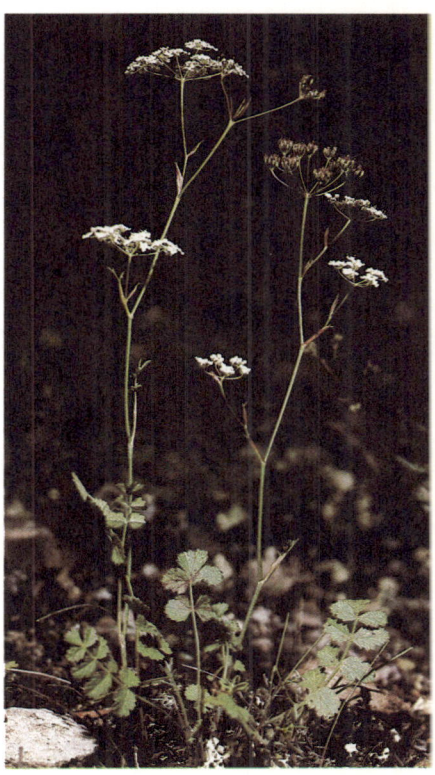

Die Bibernelle gehört zu der großen und bei uns zahlreich vertretenen Familie der Doldengewächse. Man muß sich schon sehr gut in der Pflanzenwelt auskennen, um sie von ihren Artgenossen zu unterscheiden.

Mittelalter auch bei Blasensteinen gebraucht wurde, kann sich der Artname auch auf die medizinische Verwendung beziehen.

Pimpinella dagegen läßt sich heute nicht mehr so ohne weiteres von einem Stammwort ableiten. Während manche Botaniker des Glaubens sind, Pimpinella müsse aus dem Lateinischen kommen, z. B. bibere = trinken, oder bipinnula = doppelt gefiedert, sind andere der Meinung, daß Pimpinella aus dem Deutschen kommt. Dafür spricht unter anderem, daß seit etwa dem 8. Jahrhundert der Pflanzenname pipinella existiert. Ferner herrscht die Meinung vor, daß der deutsche Name Bibernelle von dem Tiernamen Biber herrührt – wohl wegen des bockartigen Geruchs der Wurzel – und daß sich Pimpinella schließlich aus Bibernelle entwickelt hat.

Die Heilpflanze ist bei uns schon sehr lange bekannt und wurde bereits im Mittelalter für arzneiliche Zwecke gezüchtet. Früheste schriftliche Erwähnung fand die Bibernelle im 8. Jahrhundert; ab etwa 1500 ist sie ständig gebrauchte Arznei der Doktoren und Apotheker. Wie viele andere stark duftenden Pflanzen galt die Bibernelle im Mittelalter als vielversprechende Arznei wider die Pest. Vielleicht mag es daran gelegen haben, daß man seit jener Zeit dieser Heilpflanze geradezu wunderbare Eigenschaften nachsagte, sie galt mitunter schlicht als ein Allheilmittel.

Auch heute noch hat sie großes Ansehen als Volksheilmittel. Die moderne Pflanzenheilkunde dagegen hat ihre Wirkstoffe genauestens überprüft und mußte viele der bislang erwähnten Anwendungsgebiete streichen. So ist auch die Beschreibung des J. Th. Tabernaemontanus aus dem Jahre 1588 mit Sicherheit kräftigst übertrieben. Laut ihm soll die Bibernelle helfen bei: ». . . allerhand Gifft. Magen / Leber / Nieren / Blasenleiden. Engbrüstigkeit. Wassersucht. Pestilenzisch Contagion. Unreine Geblüt. Verlorener Appetit zur Speiß. Nieren- und Blasenstein. Harntreiben. Sand / Griess / Stein. Schmertzen der Eingeweid. Faule Feuchten. Erkaltete Brust. Kalter Husten. Zäher Schleim und Lungenkoder. Keichen und schwerlich athmen. Schwind- und Lungensucht. Stechen um das Hertz. Augenmängel. Däung / Erkalteter Magen. Lendenschmertzen. Lendenstein. Würmer / Tröpffling harnen. Harnwinde. Frantzosenkrankheit. Fieber. Wunden. Fisteln. Krebs. Flecken im Angesicht. Zahnwehe . . .«

Zur Arznei wird ausschließlich die Bibernellwurzel hergenommen. Wurzeln älterer Pflanzen werden im März/April, Wurzeln jüngerer Pflanzen im September oder Oktober ausgegraben. Sie müssen schnell mit Wasser abgewaschen werden, damit sie sich nicht vollsaugen und dadurch eine Wertminderung erfahren. Auf Schnüren aufgereiht, trocknet man die Wurzeln bei künstlicher Wärme von etwa 35 Grad Celsius.

Die Bibernellwurzel besitzt einen würzigen Duft, schmeckt genauso herzhaft, ist dabei jedoch im Nachgeschmack scharf beißend. Voraussetzung für das Sammeln der Heilpflanze ist ihre genaue Kenntnis, damit eine Verwechslung mit einem ähnlich aussehenden Mitglied der großen Familie der Doldenblütler ausgeschlossen ist.

Hauptinhaltsstoffe der Heilwurzel sind ein ätherisches Öl, Saponine, der Bitterstoff Pimpinellin, Gerbstoffe, Harz, Zucker, Eiweiß und andere Substanzen.

Als Volksheilmittel wird die Bibernelle immer noch sehr hochgehalten, obwohl ihre große medizinische Anwendbarkeit mehr als umstritten ist. So muß man eine erfolgreiche Anwendung bei Leber- und Gallenleiden, bei Erkrankungen der Harnorgane, bei Durchfall und Verdauungsstörungen, Gicht, Parasiten und anderen zitierten Krankheiten mit gebührender Skepsis betrachten.

Allerdings verdient die Bibernelle nach wie vor Beachtung bei Entzündungen des Rachens und Halses, wie Husten, Heiserkeit, Angina und Bronchialkatarrh. Es ist kein übermä-ßig starkes auswurfförderndes Mittel, aber doch so wirkungsvoll genug, um es auch heute noch anzuwenden. Meistens wird die Bibernelle als Bestandteil eines Hustenmittels hinzugezogen. Einzelgaben sind seltener geworden, da wir über stärkere Heilpflanzen verfügen.

Sehr bewährt hat sich die Tinktur (Tinctura Pimpinellae), die mit anderen zusammen zu erprobten Hustenarzneien verwandt wird.

Zubereitung und Dosierung:

Aus 1 TL der zerkleinerten Wurzeldroge bereite man sich einen 10–20-minutigen Aufguß. Man trinke täglich 2 Tassen mit Honig gesüßt. Bei Bedarf kann Bibernelltee bis zu vier Wochen hindurch regelmäßig getrunken werden. Einfacher ist die Einnahme des Pulvers. Man nimmt täglich 2–3 mal ½ TL in etwas Flüssigkeit.

Der Bibernellaufguß eignet sich auch als zusätzliche äußere Maßnahme bei Halsentzündungen. Man gurgle damit mehrmals täglich.

Pedanios Dioskurides
(1. Jahrhundert n. Chr.)

Dioskurides stammt aus Anazarbos, einem kleinen Ort der kleinasiatischen Provinz Kilikien, von wo er ziemlich früh nach Rom auswanderte, und neben anderen das medizinische Wissen der Griechen den Römern vermittelte.

Er lebte und wirkte im 1. Jahrhundert n. Chr. Geburts- und Sterbejahr sind nicht mehr bekannt. Als Militärarzt in römischen Diensten erlangte er nicht so großen Ruhm wie vergleichsweise Galen, dessen kometenhafter Aufstieg bis in das Mittelalter leuchten sollte. Dioskurides Verdienste sind vielmehr seine Bemühungen um die Heilmittelkunde, deren erster ernstzunehmender Pharmakologe er war. Seine schriftlichen Aufzeichnungen hatte er in der fünfbändigen „materia medica" zusammengefaßt, die 1500 Jahre lang, bis zu Paracelsus, sämtliche Heilpflanzen- und Kräuterbücher beeinflußt hatte.

Dioskurides legte in seinem Werk nicht nur die Sammelzeit der verschiedenen Arzneipflanzen fest, sondern wußte auch, daß deren höchste medizinische Wirksamkeit von Standort, Wetter und Mondphasen abhing. Auch über die Verarbeitung, Trocknung und Aufbewahrung der wertvollen Drogen ließ er sich ebenso aus, wie über die Dauer der Haltbarkeit, worüber man sich zu seiner Zeit bislang wenig Gedanken gemacht hatte.

Da er nichts von den chemischen Vorgängen in den Heilpflanzen wissen konnte, war sein intuitives Erfassen umso erstaunlicher, als daß seine Angaben größtenteils noch heute gültig sind.

Sein großer Einfluß auf die Pflanzenheilkunde geriet immer wieder – völlig zu Unrecht – in Vergessenheit. Erst heute weiß man seine umfangreiche Arbeit über die Heilmittellehre richtig einzuschätzen.

Birke

Hängebirke – Betula verrucosa
Moorbirke – Betula pubescens

Bark, Barkbom, Berk, Maye, Pfingstmaye, Maibirke,
Frühlingsbaum, Berkert, Besenbaum, Hexenbesen, für die
Hängebirke auch Weißbirke, Warzenbirke; für die Moorbirke
auch Wasserbirke.

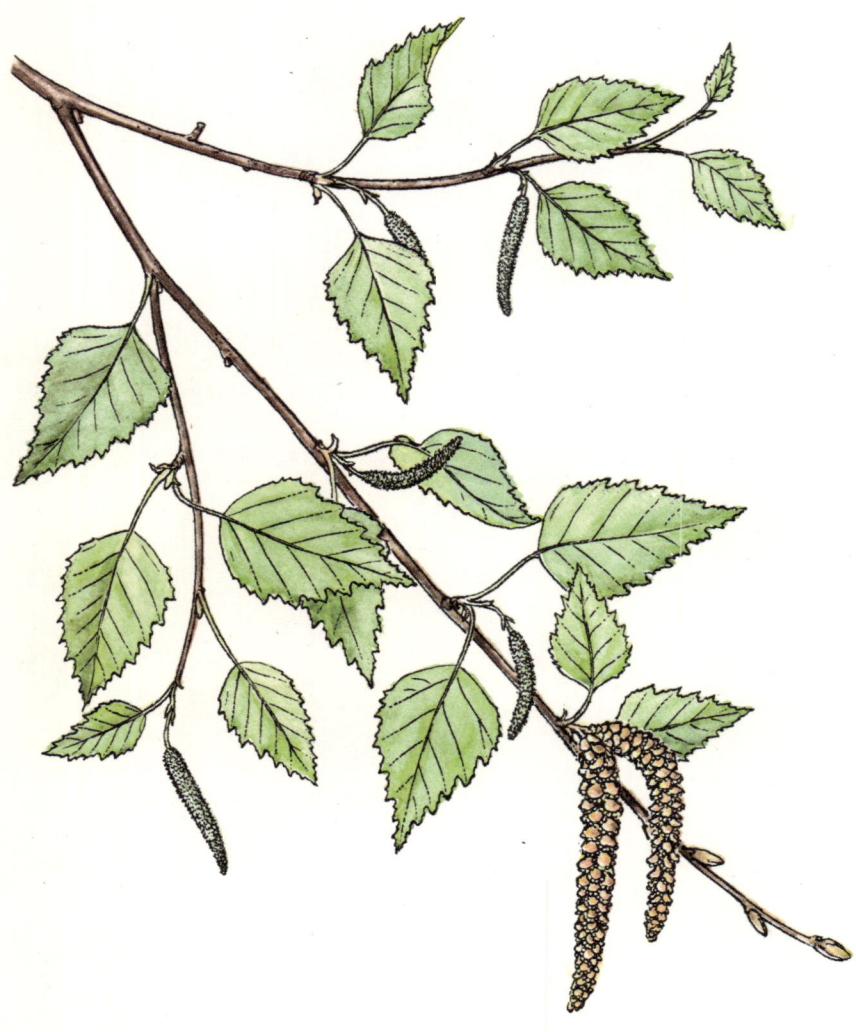

Die zwei Stammpflanzen der Birkengewächse, Hänge- und Moorbirke, wurden früher unter dem wissenschaftlichen Namen Betula alba zusammengefaßt. Heute unterscheidet man deutlicher die Betula verrucosa von der Betula pubescens.

Erstere ist unsere häufigste Birkenart und siedelt sich vornehmlich auf trockenen Böden von Laub- und Nadelwäldern an, oftmals bildet sie kleine Birkengehölze am Waldrand oder in Heidegebieten. Im Unterschied zu der selteneren Moorbirke liebt sie wärmere Standorte. Die Moorbirke liebt die sumpfigen und torfigen Stellen der Sümpfe und Moore. Beide Birkenarten sind sehr lichtbedürftig.

Ihr Verbreitungsgebiet reicht von Europa, Asien bis nach Japan. Während die Moorbirke in den Gebieten der südeuropäischen Gebirgsregion nicht mehr zu finden ist, gedeiht sie dafür im unwirtlicheren Norden bis zum Nordkap und Grönland.

Die beiden Arten lassen sich nur durch geringfügige Unterschiede auseinanderhalten. Vom Wuchs her ist die Moorbirke etwas kleiner, ihre jungen Blätter sind behaart (pubescens = weichbehaart), und das Fehlen der sonst für Birken charakteristischen Harzdrüsen an den Zweigenden macht sie als Betula pubescens erkenntlich. Der Artname der Hängebirke (verrucosa = warzig) weist ebenfalls auf dieses unterscheidende Merkmal hin. Da die zwei Birken ganz unterschiedliche Standorte bevorzugen, kann man bereits die Unterscheidung durch den Vegetationsort treffen.

Die Birke sticht durch ihre silbrigweiße Rinde graziös von allen anderen Bäumen ab. Ihr schlanker Stamm, der zwischen 20 und 30 Meter emporragt, unterstreicht das ästhetische Aussehen dieses alten Kultbaumes. Selten dominiert ein strauchiger Wuchs. Nur in der Jugend sind Stamm und Äste von der oftmals schneeweißen Rinde bedeckt, die sich in waagerechten Streifen abschält. Die älteren Bäume ummantelt eine schwarze, harte Borke. Birken werden bis zu 100 Jahre alt.

Bei der Hängebirke hängen die dünnen, rutenartigen, vom Wind zart bewegten Zweigenden leicht herab

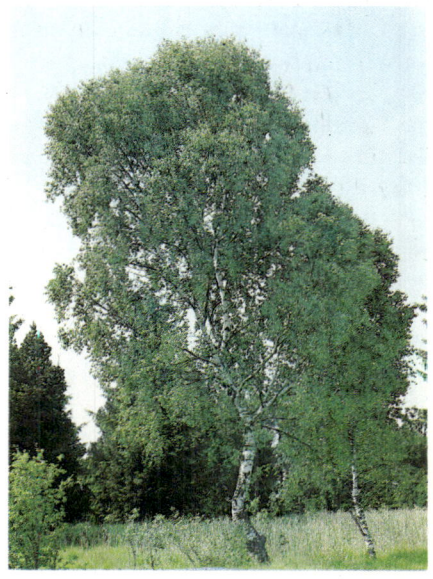

Ihr auffallendes Aussehen, das sich vor allem durch die schneeweiße Rinde charakteristisch von anderen Bäumen abhebt, ließ die Birke schon bei den Germanen zu einem wichtigen Kultbaum werden.

145

und sind in der Jugend mit warzigen Harzdrüsen besetzt. An den Zweigen sitzen wechselständig angeordnet die langgestielten, dünnen, unregelmäßig gezähnten Blätter, die im Frühjahr stark kleben und einen angenehmen Geruch verströmen. Die dreieckigen Blätter sind leuchtend grün und von einem zarten sichtbaren Adernetz durchzogen.

Ährenähnlich in der Form wachsen die Blütentrauben nach Geschlecht getrennt und werden landläufig als Kätzchen bezeichnet. Während sich die männlichen Kätzchen bereits im Herbst entwickeln und nackt überwintern müssen, werden die weiblichen Blütentrauben bis zum April/Mai von schützenden Knospenschuppen umhüllt. Die walzenförmigen Kätzchen sind so geordnet, daß die männlichen an den Zweigenden sitzen. Als Windblütler bildet die Birke geflügelte Nüßchen, die leicht vom Wind verweht werden können. Somit ist die Bestäubung ohne fremde Hilfe durch Insekten gesichert.

Das frühe, leuchtende Grün der lichten Birkenkronen verkündet im Frühjahr das Ende der vegetationslosen Zeit. Dies ist mit Sicherheit der Grund für die tiefwurzelnde Bedeutung im Volksglauben und auch in der Heilkunde der slawischen und germanischen Völker. Man sprach der Birke viele Eigenschaften zu, die vom Aberglauben der mittelalterlichen Welt gerne aufgegriffen und ausgeweitet wurden. So ritten die Hexen in der Walpurgisnacht auf Birkenbesen dem Blocksberg zu, daher auch die volkstümlichen Namen Hexenbesen und Besenbaum. Die Bir-

kenrute galt als Lebensrute, die jeder Kranke zur Gesundung in seinem Zimmer haben mußte. Ganz allgemein waren die Menschen der Ansicht, die Birke ziehe Krankheiten an, sie könnten gewissermaßen ihre Leiden auf diesen Baum übertragen.

Ein sehr früher Zeuge des Kults um den Birkenbaum war Plinius (23–79 n. Chr.), der römische Feldherr und Autor einer 37bändigen Naturgeschichte. Er bezeichnete die Birke schon zu seiner Zeit als den gallischen, den typisch nordischen Baum. Hildegard von Bingen, die heilkundige Äbtissin (1098–1179), schrieb hingegen ausführlich über die echte medizinische Anwendbarkeit der Birkengewächse. Schon zu ihrer Zeit wußte man aus den verschiedenen Birkenteilen einen Spiritus herzustellen, der äußerlich zur Behandlung gegen Rheuma verwandt wurde.

Unsere Vorfahren nutzten die Birke aber auch auf eine andere Weise. Sie zapften im Frühjahr den Stamm an und vergärten den gewonnenen Saft zu einem alkoholischen Getränk, dem Birkenwein. Bis ins 14. Jahrhundert reichen die schriftlichen Ausführungen über die Zubereitung dieses Weines zurück. In manchen Gegenden Rußlands ist es auch heute noch üblich, dieses wohlschmeckende Getränk zu brauen.

Die heutige arzneiliche Verwendung beschränkt sich im wesentlichen auf die Birkenblätter und -knospen. Optimal wirksam werden sie jedoch nur in der Jugend, genau gesagt, wenn sich Knospen und Blätter noch gar nicht vollends entfaltet haben. Richtige Sammelzeit sind daher die Monate April und Mai. Diese harzigen, zarten Pflanzenteile enthalten als Hauptinhaltsstoffe Saponine, ätherisches Öl (in den Knospen bis zu 8 %), Harz, reichlich Gerbstoffe und Mineralstoffe.

Seltener, aber immer noch in der Volksheilkunde gebräuchlich und gefragt ist das Birkenöl, das aus der Rinde und dem Stammholz gewonnen wird. Äußerlich verwandt, nutzte man es vorwiegend zur Behandlung verschiedener Hautkrankheiten.

Birkenblätter und -knospen gelten auch in der modernen Pflanzenheilkunde als mild wirksames harntreibendes Pflanzenmittel. Es zeichnet sich vor allem durch seine absolute Unschädlichkeit aus, so daß eine Nierenreizung wie bei anderen Pflanzen, z.B. dem Wacholder, nicht zu befürchten ist. Birkendrogen sind zumeist Bestandteile von Nieren- und Blasentee, Rheuma- und Blutreinigungstees. Die Einzelgabe ist heute in den Hintergrund getreten, obwohl sie gerade bei den leichten Krankheitsformen immer noch angebracht ist.

Birkentee regt nicht nur Nieren- und Blasentätigkeit an, sondern fördert auch die vermehrte Ausscheidung der harnpflichtigen Stoffe. Als mildes Blutreinigungsmittel, bei Rheuma und Gicht einzusetzen, darf man die Bedeutung der Birke nicht unterschätzen. Vor allem bei chronischen Leiden, etwa dem chronischen Gelenkrheumatismus (siehe dort), kann sie im Wechsel mit anderen Pflanzen hilfreich sein.

Die wassertreibende Eigenschaft läßt die Birke auch bei Wassersucht Verwendung finden, obwohl ihre Verabreichung als Einzelgabe bestimmt nicht einen gewünschten schnellen Erfolg nach sich zieht.

Man wird diese Heilpflanze also wirklich mehr bei oben genannten Krankheitsformen mit weniger schweren Symptomen gebrauchen, zumal wenn es sich um ein chronisches Krankheitsbild handelt.

Zubereitung und Dosierung:

Aufguß aus 1–2 EL der Knospen und/oder Blätter je Tasse Wasser. 10 Minuten ziehen lassen, niemals aufkochen, damit die wertvollen ätherischen Öle nicht zerstört werden. Zur besseren Lösung der harntreibenden Saponine fügt man einer Tasse Birkentee 1 Prise doppelkohlensaures Natron bei.

Vom Birkenblätterpreßsaft nimmt man kurmäßig über mindestens 4–6 Wochen 3mal täglich 1 EL vor den Mahlzeiten ein.

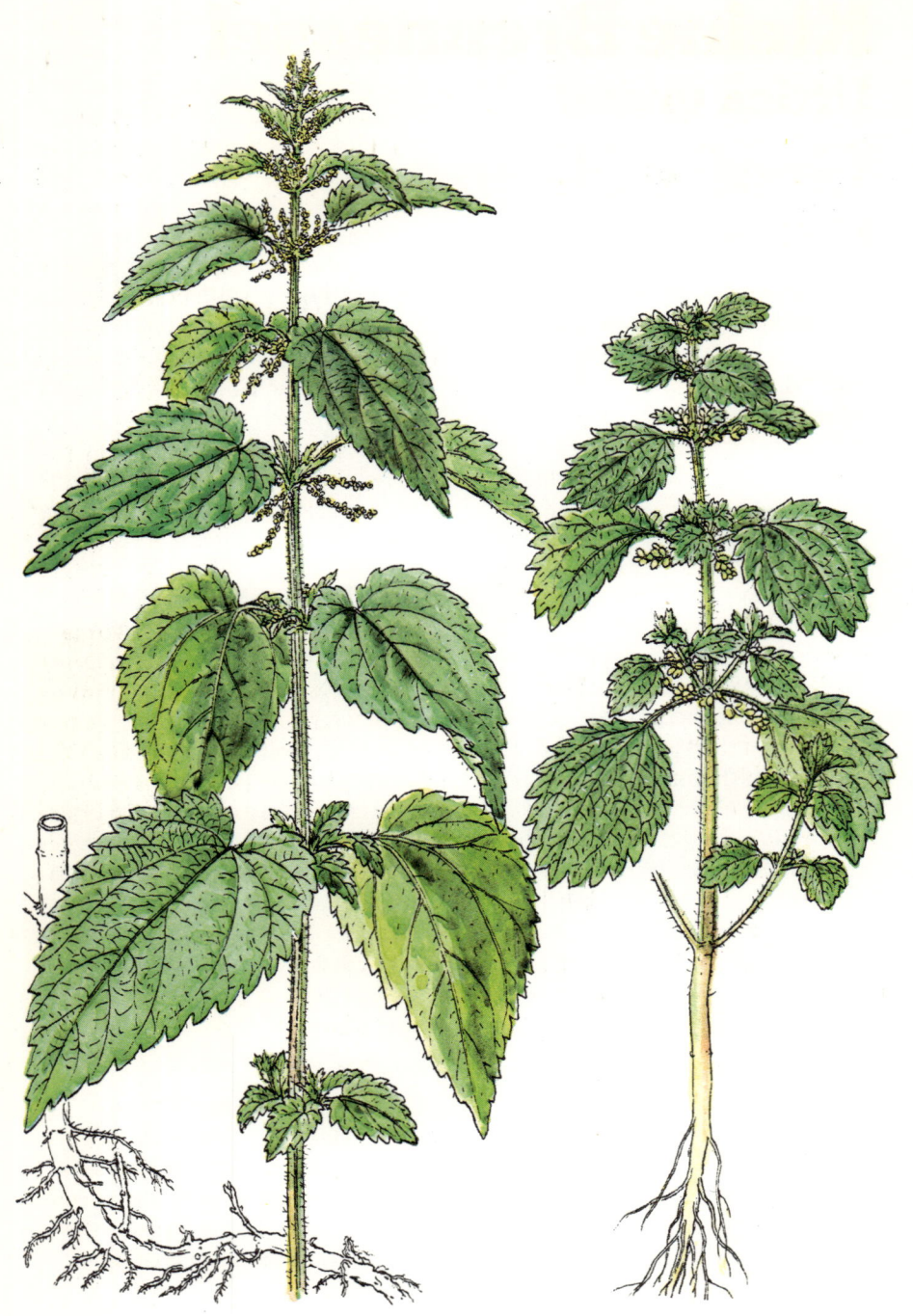

148

Kleine Brennessel
Urtica urens
Große Brennessel
Urtica dioica

Heiternessel, Habernessel, Estekraut, Tausendnessel, Scharfnessel, Esselkraut.

Es ist wahrhaft erstaunlich, wie oft sehr verbreitete Pflanzen außerordentlich wertvolle Arzneimittellieferanten sind. Sogar sogenannte Unkräuter gehören dazu, obwohl dieser Begriff ausgerottet gehört wie die gleichnamigen Vertilgungsmittel. So hegt wohl niemand außer dem Heilpflanzenfreund der Brennessel gegenüber freundliche Gedanken. Und wenn sie, trotz aller Vorsicht, den Menschen nicht immer wieder brennen würde, hätten wir diese ausdauernde, unscheinbare Pflanze längst aus unserem Gedächtnis gestrichen. Doch glücklicherweise erinnert sie uns durch ihre Gifthärchen an die Heilkraft, die in ihr steckt, und die wir dank der massenhaften Verbreitung überall und jederzeit für uns in Anspruch nehmen können.

Die zur Familie der Nesselgewächse gehörende Brennessel ist in ganz Europa verbreitet und wächst als unerwünschtes Unkraut auf Brachland, Schutthalden, dichtem Gebüsch, an Zäunen, Wegrändern und Aufschüttungen. Sie liebt stickstoffhaltigen Boden, weshalb sie sich gerne in frisch gedüngten Gärten und Feldern in dichten Büscheln ausbreitet.

Aus dem kriechenden, weitverzweigten Wurzelstock erhebt sich im Frühjahr der einfache Stengel, der je nach Art 30–120 cm hoch wird. An ihm sind die länglich herzförmigen, gezähnten Blätter gegenständig an-

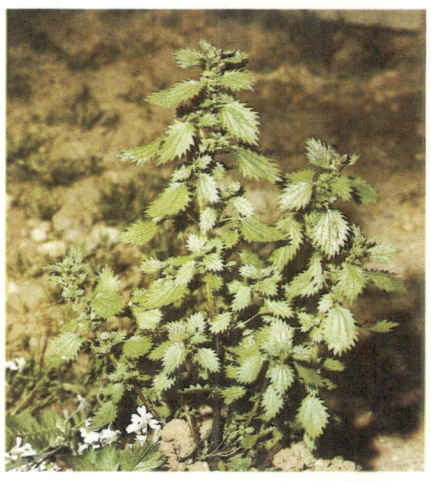

Die frühjährlichen Brennnesselkuren dienen der Blutbildung und -reinigung. Die sonst unbeliebte Pflanze hält als Arzneipflanze mehr, als ihr unscheinbares Äußeres verspricht.

149

geordnet, an deren Stielchen die zu Rispen verbundenen, kleinen grünen Blüten herunterhängen. Sie blühen in der Zeit von Juni bis September.

Die ganze Pflanze ist über und über mit kleinen stechenden Härchen, den Nesseln, besetzt, die harte Zellwände besitzen und an der Spitze ein leicht verletzliches Köpfchen tragen. Bei der geringsten Berührung bricht diese Spitze ab und das Nesselhaar dringt wie die Kanüle einer Injektionsspritze in die Haut des »Opfers« ein.

Die Giftstoffe, die dabei unter die Haut gelangen und einen heftig juckenden Nesselausschlag mit Quaddeln hervorrufen, bestehen u.a. aus Ameisensäure, Histamin und Enzymen, die mit denen des Schlangengifts eng verwandt sind. Dieses Nesselgift, das in seiner genauen Zusammensetzung noch unbekannt ist, wirkt noch in kleinsten Mengen: $1/1\,000\,000$ g rufen noch das charakteristische Brennen hervor.

Das Wissen um die medizinischen Eigenschaften der Brennessel reicht bis in die Antike zurück. Und besonders im deutschen Mittelalter bediente man sich mit Selbstverständlichkeit dieser wertvollen Heilpflanze.

Albrecht Dürer (1471–1528) betrachtete die Brennessel als eine von Gott geschenkte Pflanze, was in manchen seiner Bilder zum Ausdruck kommt. Bekannt ist die Darstellung eines Engels, der mit einer Brennesselpflanze in der Hand zum Thron des Allmächtigen emporfliegt.

Die Brennessel wird heute wieder zunehmend auch zur Nesselfasergewinnung angebaut. Die Bastfasern der Brennesselstengel liefern den Nessel, der im letzten Jahrhundert durch die Baumwolle in Vergessenheit geraten ist.

Für Heilzwecke werden die blühenden Stengelspitzen, das Kraut oder lediglich die Blätter mehrmals im Jahr geerntet.

Die Wirkstoffe dieser bescheidenen Pflanze sind u.a. das Nesselgift, das mit Sicherheit dazu beigetragen hat, daß die Brennessel nicht ausgerottet wurde, ferner Ameisensäure, Enzyme, Histamin (als Bestandteile des Nesselgiftes), Acetylcholin, Chlorophyll, Essigsäure, zahlreiche Mineralsalze, Provitamin A und überraschend viel Vitamin C.

Obwohl sich die wissenschaftliche Forschung mit der Brennessel noch nicht so intensiv beschäftigt hat, haben sich die jahrhundertelangen Erfahrungen immer wieder bestätigt.

Die Brennesselsubstanzen wirken in ihrer natürlichen Gesamtheit hauptsächlich auf das Blut. Der hohe Chlorophyll-, Eisen- und Vitamin-C-Gehalt regt die Blutbildung an.

Bei Blutarmut ist die kurmäßige Einnahme von Brennesselsaft dringend angeraten. Die Pflanze hilft auch durch ihre blutverbessernde, blutreinigende und blutstillende Eigenschaften bei Blutbrechen, Bluthusten, Blutharn, bei gesteigerter Menstruation und als Blutreinigungsmittel bei Ekzemen und Hautausschlägen.

Der zweite Wirkungsbereich umfaßt die gründliche entwässernde Eigenschaft, die vor allem die Harnsäureausscheidung fördert. Das bedingt die Anwendung bei Gicht,

Rheumatismus und Harnwegentzündungen.

Die Volksmedizin schreibt dem Nesselgift eine ungeheure Bedeutung zu. die früher durch Auspeitschen mit frischen Brennesseln häufig heilfördernd angewandt wurde. Diese äußerst heroische Therapie soll bei Gicht, chronischem und akuten Gelenkrheumatismus, Rippenfellentzündung, Hexenschuß und Ischias heilbringend wirken. Tatsächlich kann man dem nicht widersprechen, regt doch das Nesselgift den Organismus nachhaltig an. Bei empfindlichen Menschen kann es jedoch zu Vergiftungserscheinungen kommen. Doch wird diese alte Therapieform aller Wahrscheinlichkeit nach heute keine Befürworter (zu Recht) mehr finden.

Bei Schnupfen, Verschleimung von Brust und Lunge fördert die Brennessel die Schleimabsonderung, Abkochungen der Brennesselwurzel helfen bei Haarwuchsproblemen, und die durchfallhemmende Eigenschaft der Blätter hat sich besonders in früheren Zeiten, als die Cholera noch überall heftig wütete, bewiesen.

Zubereitung und Dosierung:

Innerlich angewandt trinkt man mehrmals täglich einen Aufguß aus 2 TL der getrockneten Pflanze oder unterzieht sich einer Brennesselsaftkur, die ohne Unterbrechung mehrere Wochen dauern sollte. Als blutreinigende Frühjahrskur hat sich der frische Preßsaft sehr bewährt. Aber auch dem Rheumatiker ist die Darreichung in Saftform zu empfehlen. Man nimmt 3mal täglich vor den Mahlzeiten 1 EL Saft mit der 6–10fachen Menge Flüssigkeit verdünnt ein.

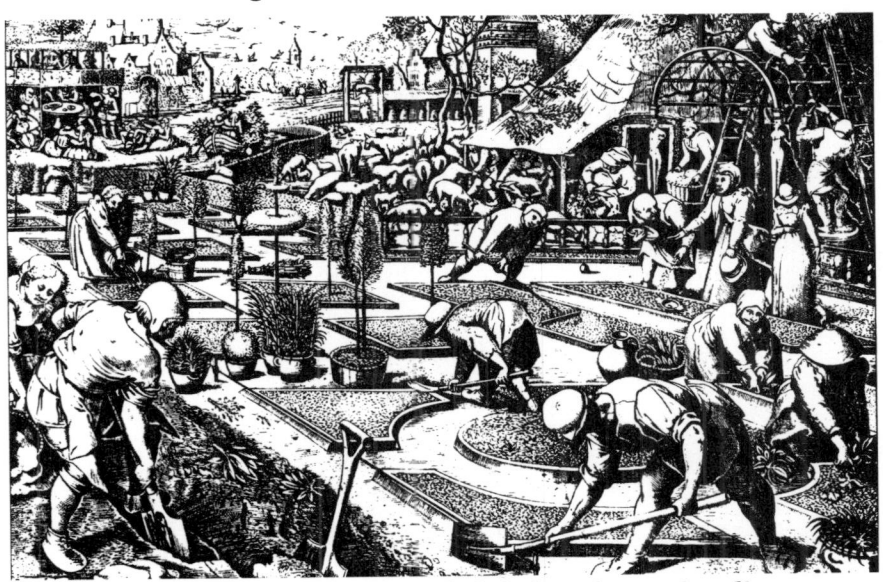

Dieser Kupferstich aus dem 16. Jahrhundert zeigt die streng formalen Grundsätze, nach denen damals ein Kräutergarten angelegt wurde.

Dost
Origanum vulgare, L.

Ohrkraut, wilder Majoran, Schusterkraut, Frauendost, Costenzkraut, Wohlgemutkraut, Badekraut, Bergdost, brauner Dost, Dorant, Busch, Bergminze, Mutterkraut, Maran.

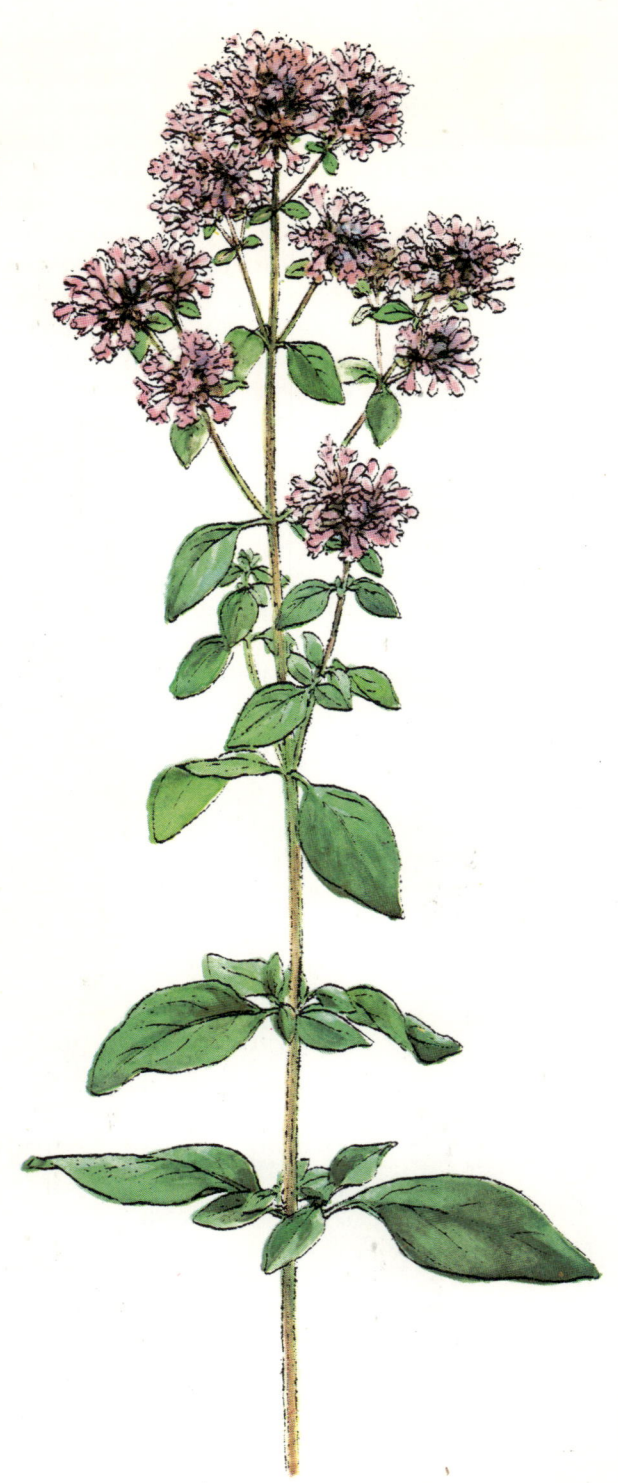

Diese sonnenliebende Pflanze aus der großen Familie der Lippenblütler ist in ganz Mitteleuropa, Sibirien, in der Himalajaregion und dem heutigen Iran beheimatet. In Europa zieht sich ihr Verbreitungsgebiet vom Mittelmeerraum bis hin nach Schottland und Skandinavien, wo man sie auf sonnigen Hügeln, in lichten Bergwäldern, auf Bergwiesen, an steinigen Fluß- und Bachufern oder Kanalböschungen, ferner in Hecken, Gebüschen und an Waldrändern findet.

Der Dost verströmt einen angenehm aromatischen Duft, der selbst in der vegetationslosen Zeit an der trockenen Pflanze zu riechen ist, und der sehr an den in Küche und Heilkunde gleichermaßen vielverwendeten Majoran erinnert.

Aus dem im Boden kriechenden, verholzten Wurzelstock sprießt im Frühjahr die ausdauernde, krautige Pflanze. Der aufrechte, rötlich bis braunrot angelaufene Stengel wächst zwischen 20 und 30 cm empor, ist zottig behaart und mehr oder weniger vierkantig, manchmal sogar ganz rund. Oben verästelt sich der Stengel und ist am Ende von den kugeligen, kleinen Blütendolden gekrönt, die aus hellpurpurnen oder hellroten Lippenblüten zusammengesetzt sind. Ähnlich dem Johanniskraut sind die Dostblüten von winzigen Öldrüsen punktiert, die man mit bloßem Auge erkennen kann, wenn man die Blüten gegen das Licht hält. Diesen Drüsen entströmt der intensive Duft, der für den Dost so charakteristisch ist.

Die ein bis vier Zentimeter langen Blättchen sind an den Stengeln über Kreuz gegenständig angeordnet und ganzrandig oder leicht gezähnt. Fast ohne Blattstiel wachsen sie in Eiform, vorne spitz zulaufend, aus den Stengeln. Dank seinen kriechenden Wurzeln vermehrt sich der Dost hauptsächlich durch Ausläufer.

Der Dost ist ein altes Arzneimittel, von dem bereits im 1. Jahrhundert nach Christus Dioskurides berichtete.

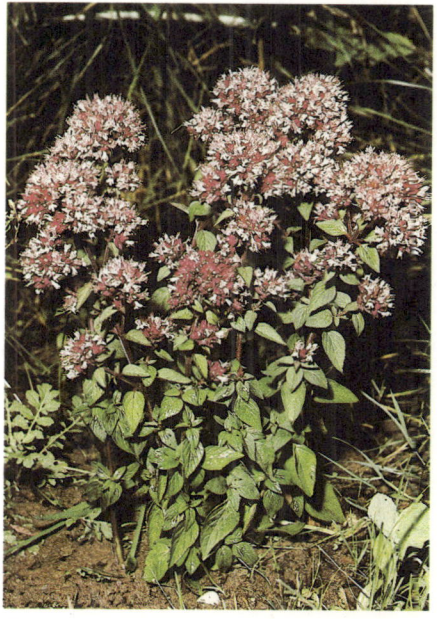

Der angenehm aromatische Duft des Dosts erinnert an die botanische Verwandtschaft mit dem Küchengewürz Majoran. Diesen ätherischen Ölen verdankt der Dost seine Beliebtheit in der Volksheilkunde, obwohl neuesten Forschungen zufolge die medizinische Wirksamkeit nicht sehr bedeutend ist.

153

Die Römer verwandten die Pflanze zum Fernhalten der lästigen Ameisen. Schließlich erlangte die Pflanze im Mittelalter einen legendären Ruf, wie viele andere stark aromatischen Kräuter. Diese nämlich brauchte man damals zur Vertreibung der vielen Hexen und Teufel, die im mittelalterlichen Volksglauben eine zentrale Rolle einnahmen. Der Dost galt neben anderen als zuverlässiges zauberabwehrendes und zauberbrechendes Mittel und wurde bei keiner Teufelsaustreibung vergessen. Die Kräuterbüschelchen, in denen auch der Dost nicht fehlen darf und die vereinzelt auch heute noch von strenggläubigen Bauern am Maria-Himmelfahrtstag in die Kirche mitgebracht werden, sind ein Relikt dieser mittelalterlichen Bräuche.

Ebenfalls einige hundert Jahre alt ist der volkstümliche Name Wohlgemut, der dem seinerzeitigen Glauben entsprang, der Dost vermöge gebrochene Menschen wieder aufzurichten.

Der deutsche Name Dost entstammt vermutlich aus der mittelhochdeutschen Bezeichnung doste = Strauß und weist auf die buschigen Blütendolden hin. Origanum setzt sich zusammen aus den griechischen Worten oros = Berg und ganos = Schmuck, Zierde.

Wie bei fast allen Pflanzen, denen man Zauberkräfte zuschrieb, vermutete man auch beim Dost eine vielseitige medizinische Wirkung. So gab es fast keine Krankheit, bei der nicht »hilfreich« der Dost angewandt wurde. Viele alte Kräuterbücher zeugen davon. Einem solchen von Adamo Lonicero aus dem Jahre 1679 entstammt nachstehende Kostprobe: »Wer eine ungesunde Leber hat / der trink über diese Blumen / das hilft. Dosten mit Feigen / Rauten / Honig und Wein gesotten / den getrunken / ist gut den Keichenden und Lungensüchtigen / die stets husten. Macht harnen. Benimmt den Kaltseich / und tröpflingen harnen / warm genossen. Ein Pflaster von Dosten / Feigen und Salpeter gemacht / untereinander gestoßen / und aufgelegt / truckt die Wassersucht nieder . . .«

Auf jeden Fall hat die Anwendung niemandem geschadet, denn man weiß heute genau, daß der Dost zu den äußerst milden Heilpflanzen gehört, bei denen nicht einmal eine Überdosierung und Langzeitanwendung von irgendwelchem Schaden ist.

Zur Blütezeit zwischen Juli und September wird das blühende Kraut geerntet. Der Dost ist häufig von Schädlingen befallen. Solche Pflanzen dürfen nicht gesammelt werden. Die Droge, also die getrocknete Heilpflanze, besitzt immer noch den angenehmen, typischen Geruch, im Geschmack ist sie herb und bitter. Es finden sich in ihr vornehmlich ätherische Öle mit den Hauptbestandteilen Thymol, Cymol und Carvacrol, Gerbstoffe, Bitterstoffe und andere Substanzen von untergeordneter Bedeutung.

Die arzneiliche Überprüfung des Dostkrautes (Herba origani) fiel nicht sehr günstig für die zahlreichen alten Schriften aus. Es blieben eigentlich nur zwei wirkliche Anwendungsgebiete übrig, wo eine Wirksamkeit nachgewiesen werden konnte. Das sind zum einen Verdauungsbeschwerden, zum anderen Erkrankungen der oberen Luftwege. Bei beiden ist die Wirkung jedoch nicht sehr ausgeprägt, so daß die Verwendung des Dostkrautes als Einzelgabe stark zurückgegangen ist, zumindest von seiten der Naturheilärzte und Heilpraktiker. In der Volksmedizin dagegen hält der Laie doch oft mit zähem Beharrungsvermögen an Althergebrachtem fest, auch wenn wissenschaftliche Forschung ganz Gegenteiliges bewiesen hat.

Durch seinen Anteil an Bitterstoffen ist der Dost zweifelsohne eine verdauungsanregende Pflanze, die auch blähungstreibend wirkt, doch steht sie eindeutig in der Wirkung dem Fenchel oder Kümmel weit hintenan. Ihre schleimlösende Eigenschaft berechtigt das Mischen des Dostkrautes unter Brusttees. Auch hier ist die Wirkung als Einzelgabe meist zu schwach.

Mit anderen aromatischen Kräutern gemischt, ist der Dost ein beliebter Zusatz zu Kräuterkissen, die, warm aufgelegt, bei Krämpfen, Leib- und Halsschmerzen Linderung verschaffen. Meist handelt es sich dabei um Dost, Kamille, Salbei, Thymian, Raute und Andorn.

Auch wird der Dost immer noch gerne für ein duftendes Kräuterbad verwandt. Und wessen Geschmack er ist, kann aus ihm seinen täglichen Frühstückstee zubereiten.

Zubereitung und Dosierung:

Je Tasse Wasser benötigt man 1 TL der Droge. Dosttee wird nur als Aufguß zubereitet.

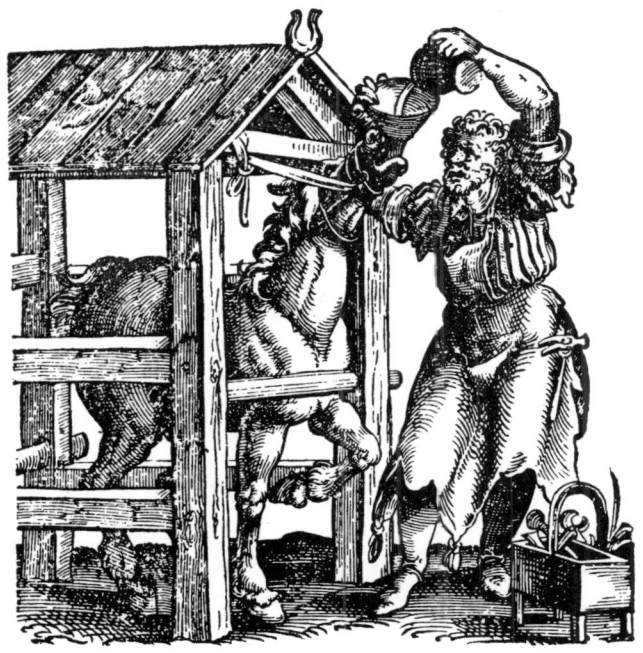

Zur Kräftigung flößte man früher den Pferden einen Extrakt aus den nährwerthaltigen Roßkastaniensamen ein. Vielleicht war der Glaube an diese Behandlung gar nicht so abwegig. Die Abbildung zeigt einen Holzschnitt aus dem 17. Jahrhundert.

155

Eibisch
Althaea officinalis

Samtpappel, weiße Pappel, Ibisch, Adewurzel, Fluß-kraut, Stockwurzel, Schleimwurzel, Drianten-wurzel, Kindbett-Tee, Heilwurzel, Heinisch-wurzel, Gilfwurzel, Mundrosenblätter, Weiße Malve.

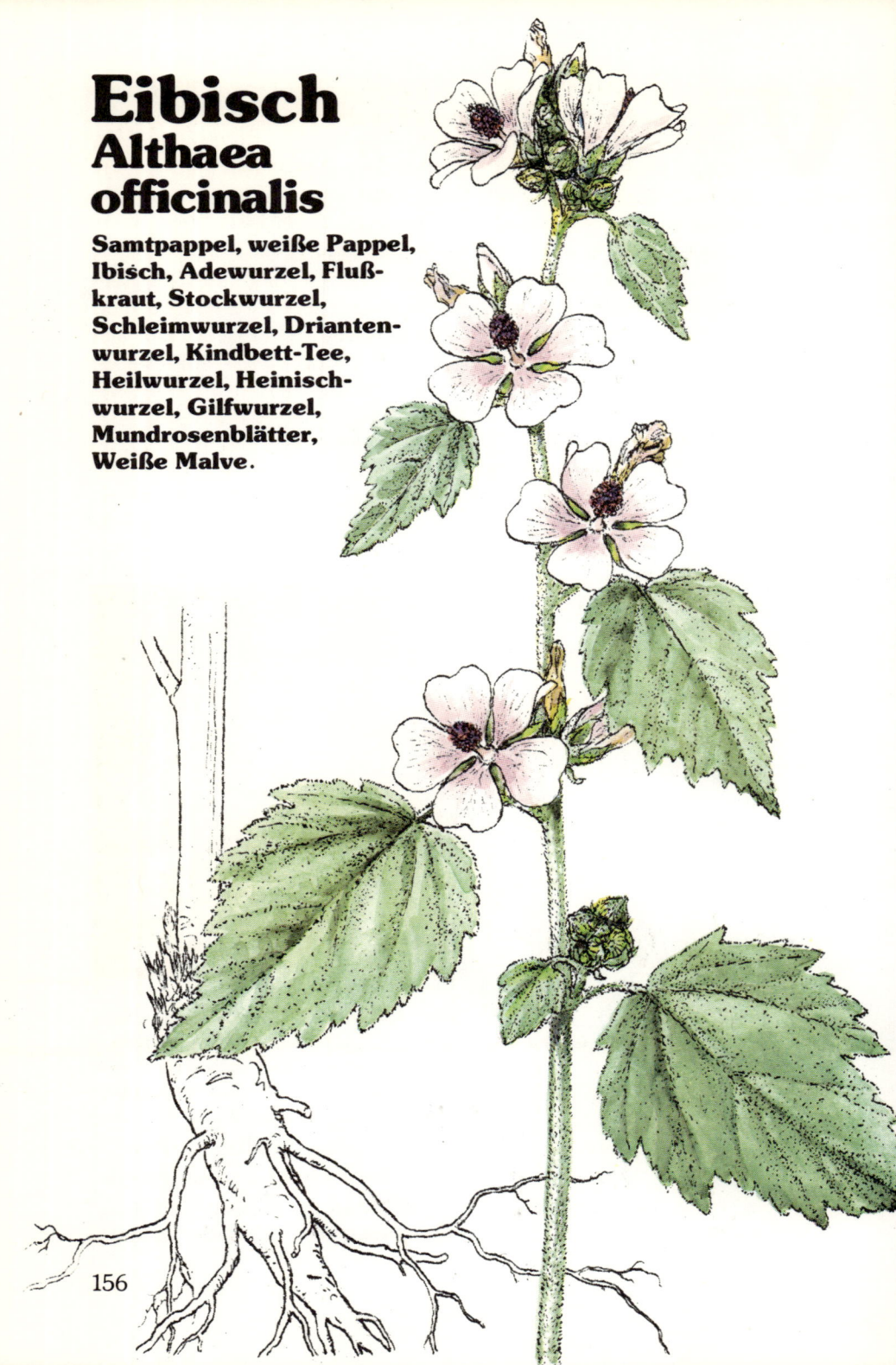

Vermutlich stammt der Eibisch aus den Gegenden des Schwarzen und Kaspischen Meers. Er ist heute in Gesamteuropa, West- und Nordasien beheimatet, wo er mit feuchten, salzhaltigen Böden vorliebnimmt.

Wir finden ihn bei uns in den feuchten Ebenen, am Meeresstrand, in der Nähe von Salinen, an Gräben, auf Feuchtwiesen und auf den großen Anbauflächen in den Gegenden um Nürnberg, Bamberg und Schweinfurt.

Der ausdauernde Eibisch gehört zur Familie der Malvengewächse, die bis zu 120 cm hohe Büsche bilden. Der Stengel steigt aus einer kräftigen, fleischigen Wurzel aufrecht empor, ist wenig verzweigt und wie die Blätter mit Härchenflaum besetzt. Die Eibischblätter sind durch den Haarbesatz von graugrüner Farbe und fühlen sich weich und samtartig an. Sie sind breit und von schwacher, dreigelappter Form. Im August und September ist die Blütezeit der schönen, hellrosafarbenen Blüten, deren Nektarreichtum im Sommer viele Bienen und andere Insekten anzieht. Im Durchmesser werden die Blüten etwa 2,5 cm groß, in ihrer Mitte hebt sich durch seine violette Farbe der Staubbeutel von den Blütenblättern ab.

Im Geschmack ist die Pflanze eigentlich schleimig und süßlich. Sie zählt bekanntlich zu den wertvollsten Schleimdrogen, die schon seit der Antike den Griechen bekannt war.

Althaea kommt von dem griechischen Wort althaino, was soviel wie »heilen« bedeutet. Wann der Eibisch als Heilpflanze in unseren Breiten bekanntgeworden ist, bleibt ungewiß. Sicher ist jedoch, daß bereits im 12. Jahrhundert die heilkundige Äbtissin Hildegard von Bingen um die Heilwirkung des Eibisch wußte.

Auch Albertus Magnus (1193 bis 1280), der große Naturwissenschaftler und Lehrer von Thomas von Aquin, verschrieb zu seiner Zeit den Eibisch (im Mittelalter hieß die Pflanze Bismalva oder Mismalva) gegen Fieber, Husten, Verschleimung der Atemwege und Katarrhen.

Aus den Blättern, Blüten und besonders aus der Wurzel werden die verschiedensten Zubereitungen ge-

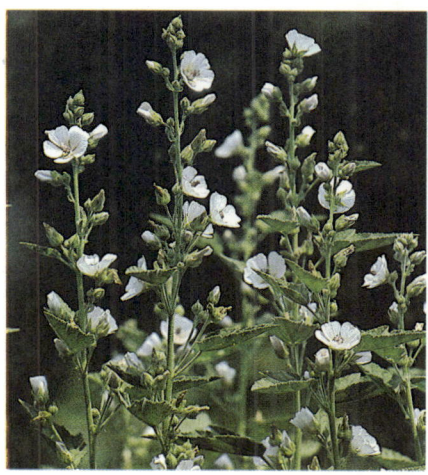

Der Eibisch zählt zu den wertvollsten Schleimdrogen. Er gehört deshalb zu den besten Heilpflanzen, die bei Schleimhautreizungen Verwendung finden. Selbst Kleinkindern kann die Droge bedenkenlos verabreicht werden.

wonnen, die alle wegen ihres hohen Schleimgehalts erweichend, einhüllend und reizmildernd wirken. Neben dem Tee finden Sirup, Säfte und Breiumschläge die häufigste Verwendung.

Die Blätter und Blüten werden während der beginnenden Blütezeit, die zweijährigen Wurzeln im März geerntet.

Alle drei Drogen beinhalten sehr viel Pflanzenschleim und Spuren von Asparagin, die Blüten zusätzlich Zucker, fettes Öl und Stärke, die Blätter ätherische Öle, und die Wurzeln neben Zucker, Stärke und Fett vor allem Pektin, Eiweiß, Lecithin, Enzyme, Gerbstoff und organische Säuren.

Die Wurzeln besitzen den höchsten Schleimgehalt (bis zu 20 %), weshalb sie die gebräuchlichste Droge ist.

Ihr hoher Nährstoffgehalt ist der Grund für die Bedeutung der Pflanze als allgemeines Kräftigungsmittel.

Der Eibisch bildet eine Schleimschicht, die vor mechanischen und entzündlichen Reizungen schützt. Nicht nur bei Erwachsenen, sondern auch bei Kleinkindern läßt sich Eibisch bestens verabreichen.

Bei allen Schleimhautentzündungen oder -reizungen der oberen Luftwege, wie Husten, Heiserkeit, Bronchial- und Luftröhrenkatarrh sind Eibischanwendungen angezeigt.

Aber auch bei Darm- und Magenschleimhautentzündungen entfaltet diese wichtigste Schleimpflanze ihre wohltuende, schmerz- und reizlindernde Heilkraft.

Früher wurden Wurzelstücke den zahnenden Säuglingen zum Kauen gegeben, was das Zahnfleisch erweichte, und die schmerzvolle »Zahngeburt« erleichtern sollte.

Zubereitung und Dosierung:

Eibischsirup gibt man nach Gebrauchsanweisung eßlöffelweise einem schleimlösenden Tee zu. Eibisch ist überhaupt fast immer wichtiger Bestandteil der meisten Brusttees.

Reiner Eibischtee wird aus den Blüten (1 geh. EL je Tasse Wasser), den Blättern (1–2 TL je Tasse) oder der Wurzel (2–3 TL je Tasse) als Aufguß zubereitet. Bei der Wurzel empfiehlt sich eine leichte Abkochung. Die Drogen werden bei der Zubereitung (besonders bei der Wurzel) durch die Schleimstoffe gallertartig.

Eibischwurzeln eignen sich auch zu kalten Auszügen, zu denen 1 Teil Wurzel in 10 Teile Wasser gegeben werden. Bei mehrmaligem Umrühren 2 Stunden ausziehen lassen.

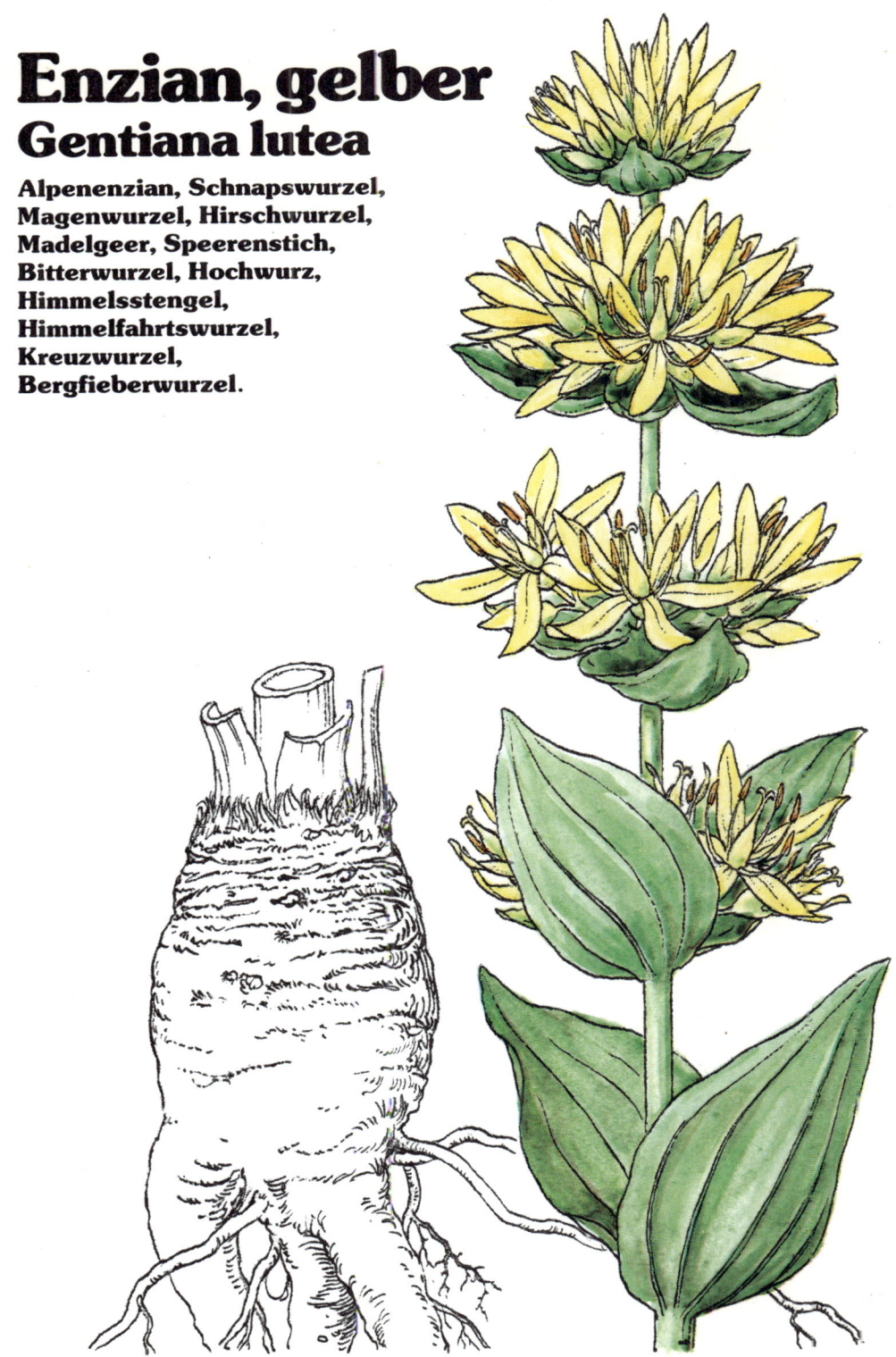

Enzian, gelber
Gentiana lutea

Alpenenzian, Schnapswurzel,
Magenwurzel, Hirschwurzel,
Madelgeer, Speerenstich,
Bitterwurzel, Hochwurz,
Himmelsstengel,
Himmelfahrtswurzel,
Kreuzwurzel,
Bergfieberwurzel.

Unter den etwa 400 Enziangewächsen hebt sich der gelbe Enzian ohne Zweifel in Aussehen und Wirkungsweise bemerkenswert von seinen Artgenossen ab.

Die ausdauernde Gebirgspflanze ist in ganz Europa zu Hause, wo sie, leider nicht mehr so häufig, auf den sonnigen Wiesen und Weiden der Voralpen, der Alpen, des Schwarzwaldes und dessen Pendant, den Vogesen sowie der Schwäbischen Alb, der Jura und den Pyrenäen, günstige Wachstumsbedingungen vorfindet.

Ihr Verbreitungsgebiet zieht sich über die Karpatenregion bis nach Kleinasien. Man findet sie in den Hochgebirgen bis zu einer Höhe von 2500 Metern, wo sie noch ihre kräftige Pfahlwurzel bis zu einem halben Meter tief in die Erde graben kann. Diese starke, verzweigte Wurzel, die mehrere Kilo wiegt, ist bei dem hohen Alter, das der Enzian mit bis zu 50 Jahren erreichen kann, auch notwendig.

Die Entwicklung vollzieht sich demnach auch entsprechend langsam. Nach etwa 10–15 Jahren, wenn der Enzian zum ersten Mal blüht, kann man ihn wie folgt beschreiben: Aufrechter, glatter Stengel mit ovalen, gegenständig angeordneten unbehaarten Blattpaaren, die dank ihrer Schalenform jeden Tautropfen sammeln und aufsaugen können.

Die fünfnervigen Blätter sind unten langgestielt, die oberen kleiner und stiellos. In den oberen Blattachseln drängen sich die goldgelben Blüten dicht an dicht.

Sie sind fast geruchlos, was ein charakteristisches Unterscheidungsmerkmal ist, um den gelben Enzian von dem giftigen weißen Germer auseinanderzuhalten. Das ist vor allem vor der Blüte nicht einfach. Den Blüten des weißen Germers entströmt ein betörender Duft, seine Blätter sind im Unterschied zum Enzian beidseitig beflaumt und wechselständig angeordnet. In höheren Dosen genommen, wirken sich die Inhaltsstoffe des Germers, der zur Familie der Liliengewächse gehört, herzlähmend aus.

Die medizinisch anwendbaren Eigenschaften des gelben Enzians sind schon nach den schriftlichen Zeugnissen von Plinius d.Ä. und dem griechischen Arzt Dioskurides (beide 1. Jahrhundert n.Chr.) seit dem gleichermaßen kräuter- wie kriegskundigen König Genthios bekannt, der im 2. Jahrhundert v. Chr. Illyrien am adrianischen Meer regierte, und auf den auch der lateinische Name Gentiana zurückzuführen ist. Er soll als erster den gelben Enzian als Heilpflanze entdeckt haben.

Der mehrköpfige Wurzelstock wird im Frühjahr oder Herbst vorsichtig ausgegraben und für arzneiliche Zwecke sehr schnell bei hoher Temperatur getrocknet, damit die helle Farbe erhalten bleibt. Zur Schnapsbrennerei werden die Wurzeln langsam getrocknet, wobei sie zwar aromatischer werden, ihren hohen Bitterstoffanteil jedoch einbüßen.

Wie oben bereits erwähnt, entwickelt sich der Enzian äußerst langsam. Sein relativ hohes Alter zwingt diese Pflanzengattung nicht zu einer massenhaften und raschen Vermehrung. Nun sind durch die ungeschmälerte Beliebtheit dieser Pflanze – was sich vor allem auf die Enzianschnäpse bezieht – zuviele Wurzelstöcke ausgegraben worden. Dadurch ist der Bestand dieser Gebirgspflanze, zumindest in unseren Bergen, in Gefahr.

Es ist daher richtig, daß der Enzian in Deutschland und in den meisten anderen europäischen Ländern unter Naturschutz gestellt worden ist, um ihn vor der gänzlichen Ausrottung zu bewahren.

Da Enzian jedoch die stärkste Bitterdroge unter den Heilpflanzen darstellt, kann man auf ihn in der Pflanzenheilkunde nicht völlig verzichten. Der echte Heilpflanzenfreund wird aber niemals den gelben Enzian auf

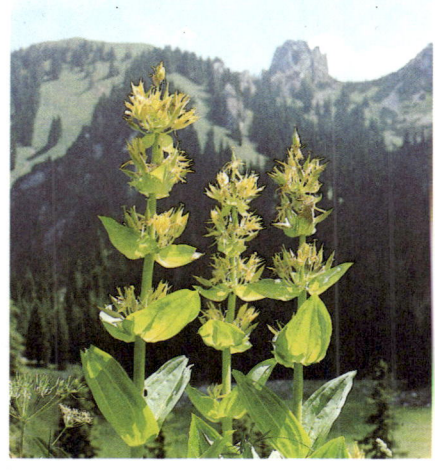

Da der gelbe Enzian unter Naturschutz steht, darf diese beliebte Pflanze nicht mehr gesammelt werden. Erst nach 10–15 Jahren zeigt sie ihre leuchtend gelben Blüten. Dafür erreicht der Enzian mit bis zu 50 Jahren ein geradezu biblisches Pflanzenalter.

eigene Faust suchen, um ihn seiner Hausapotheke einzuverleiben, sondern sich den käuflichen Drogen zuwenden, die nur von lizenzierten Sammlern eingebracht werden. Der Enzian wird teilweise auch in Kulturen gezogen.

»Enzian ist eines der ersten Magenmittel«, schrieb Sebastian Kneipp. Das hat sich bis heute nicht geändert. Als Hauptsubstanzen, die dafür verantwortlich sind, fand man bei der chemischen Analyse mehrere Bitterglykoside, die allein 3,5% aller Inhaltsstoffe ausmachen.

Dazu zählen das Gentiopicrin, Gentiamarin und das Amarogentin, welches bis heute als die bitterste Substanz bekannt ist und die selbst noch in einer wäßrigen Verdünnung von 1:50000 bitter schmeckt. Von untergeordneter Bedeutung sind die restlichen Stoffe, u.a. Zucker, ätherisches Öl, Mineralsalze, Schleim- und Gerbstoffe.

Die magenstärkenden, fäulniswidrigen und wurmtreibenden Eigenschaften des Enzians bedingen seine Anwendung bei allgemeiner Magen- und Darmschwäche, aufgetriebenem Magen, schlechter Magenentleerung, Völlegefühl nach den Mahlzeiten, saurem Aufstoßen, Parasiten und bei chronischer Verstopfung, da die Bitterstoffe die Verdauungsvorgänge fördern.

Seine anregende Wirkungsweise auf alle Drüsenorgane machen den gelben Enzian auch geeignet bei Funktionsschwächen von Bauchspeicheldrüse, Leber, Galle und Milz. Die ihm nachgewiesene harntreibende Eigenschaft lassen ihn zudem bei Gicht einsetzen. Auch bei Rheumatismus, schwacher Menstruationsblutung und Erschöpfungszuständen sind Enziangaben angebracht, da sie wie alle bitteren Stoffe den gesamten Organismus durch Belebung des Stoffwechsels stärken.

Neue Untersuchungen bewiesen auch die alte Behauptung, daß Enzian bei Bluterkrankungen, Blutarmut und Blutstauungen hilfreich angewandt werden kann. Die Droge bewirkt zudem eine Vermehrung der weißen Blutkörperchen, den Leukozyten, die zur Abwehrkraft unseres Körpers, vor allem bei Infektionsgefahr, notwendig sind.

Zubereitung und Dosierung:

Als Präparate sind die Tinktur, die zerkleinerte Wurzel und das Enzianpulver erhältlich.

Für eine leichte Abkochung nimmt man je Tasse Wasser maximal 1 TL der Wurzel und trinkt eine Tasse täglich vor dem Essen.

Von der Enziantinktur gibt man 3mal täglich 1 Tropfen auf ein Zuckerstück oder in etwas Wasser. Und vom Enzianpulver wird 3mal täglich 1 Messerspitze eingenommen.

Wichtig: Die Enzianpräparate sollen 30 Minuten vor den Mahlzeiten zu sich genommen werden. Dosierung bitte genau beachten, da zu hohe Gaben die Schleimhäute reizen. Alle, die schnell zu Kopfschmerzen und nervöser Erregung neigen oder zuviel Magensäure besitzen, müssen Enziananwendungen leider unterlassen.

Hildegard von Bingen

(1098–1179)

Die in Bermersheim bei Alzey geborene Hildegard gründete als Benediktinerin auf dem Rupertsberge bei Bingen ein Kloster, dessen Äbtissin sie bis zu ihrem Tode war.

Sie ist die erste deutsche Ärztin und Naturforscherin. Ihr reiches Schaffen blieb der Nachwelt durch zahlreiche Schriften erhalten. Das Hauptwerk »Physica« beinhaltet in lateinischer Sprache die Anwendung und den Nutzen vor allem der einheimischen Heilkräuter, die bis zu dieser Zeit stets ein Schattendasein führten, da die ausländischen, in erster Linie arabischen Drogen, einen bedeutungsvolleren Rang einnahmen.

Die »Physica« ist auch von kulturgeschichtlichem Interesse, da die schreibfreudige Hildegard von Bingen das Werk mit mystischen Ausschweifungen versah, und es somit zu einem Spiegel ihrer Zeit werden ließ.

Ihren Behauptungen nach hatte sie die »Physica« göttlichen Eingebungen zu verdanken. Jüngste Forschungen beweisen jedoch, daß sie vornehmlich aus älteren Quellen geschöpft, und sich dem Wissen älterer Gelehrten bedient hat.

Da sie die Drogenbezeichnungen auch in Mittelhochdeutsch wiedergegeben hatte, trug sie entscheidend zu der Verbreitung der Pflanzenheilkunde als Volksmedizin bei, zumal vor der Zeit dieser heilkundigen Äbtissin die einheimischen Heilpflanzen in keinem Buch Erwähnung gefunden hatten.

Erdrauch
Fumaria officinalis, L.

Erdgallenkraut, Franzosenkraut, wildes Weinkraut, Katzenklauenkraut, Taubenkopf, Feldraute, Finsterkraut, Grindkraut, Krätzenheilkraut, Krätzenkerbelkraut, Ackerkraut, Frauenschuhkraut, Herdrauchkraut, Melancholiekraut, Siebenstundenkraut, Brutkraut, Taubenkerbel, Sperrmäuler, Fenchelkraut, Butterbrötla.

Nahe Verwandte des Erdrauchs sind Schlafmohn und Schöllkraut. Alle gehören der Familie der Mohngewächse an und sind als Kulturbegleiter in ganz Europa heimisch. Der Erdrauch stammt ursprünglich aus den Ländern des Mittelmeergebietes und wurde von dort über das restliche Europa, dem westlichen, gemäßigten Asien sowie bis nach Nordafrika verbreitet.

Als häufiges »Ackerunkraut« wächst der Erdrauch auf Feldern und Äckern, in Weingärten, an Wegrändern, auf steinigen Hängen und Schutthalden sowie in Zier- und Nutzgärten.

Der einjährige, sehr zierlich wirkende Erdrauch besitzt eine faserige Wurzel, aus der die 10 bis 30 cm hohen, dünnen und blaugrünen Stengel sprießen. Sie sind leicht gerillt, innen hohl und saftig und ragen einzeln oder mehrstengelig aufrecht empor. Ebenfalls blau- bis graugrün sind die zarten, doppelt- bis dreifachgefiederten Blätter mit ihren 2–3 mm breiten Zipfeln. Sie sind wechselständig angeordnet.

Von Mai bis Juni blühen die schmutzig-rosafarbenen, an der Spitze jedoch purpurroten, knapp ein Zentimeter langen Blüten, deren kurzen Stiele an den Blütenstengeln sitzen. Diese entsprossen aus den Achseln kleiner Tragblätter. Die kleinen Blüten sind in mehreren, reichblütigen, lockeren Trauben zusammengefaßt und verströmen einen eigentümlichen, für viele leicht widrigen Duft, der schwach narkotisierend wirkt. Die Fruchtknoten sehen aus wie kleine Nüßchen und entstehen aus zwei Fruchtblättern.

Der botanische Name Fumaria leitet sich aus dem lateinischen Wort fumus = Rauch ab. Bereits in einem der ersten deutschsprachigen Kräuterbücher, das im Jahre 1485 in Mainz erschienen ist, waren sich die Autoren über die Bedeutung des Wortes Erdrauch geteilter Meinung. Auch heute noch führen manche den Namen auf die Tatsache zurück, daß beim Verbrennen des Unkrauts ein stechender Rauch entsteht, der die Augen reizt. Andere beziehen sich auf die graugrüne, rauchähnliche Farbe.

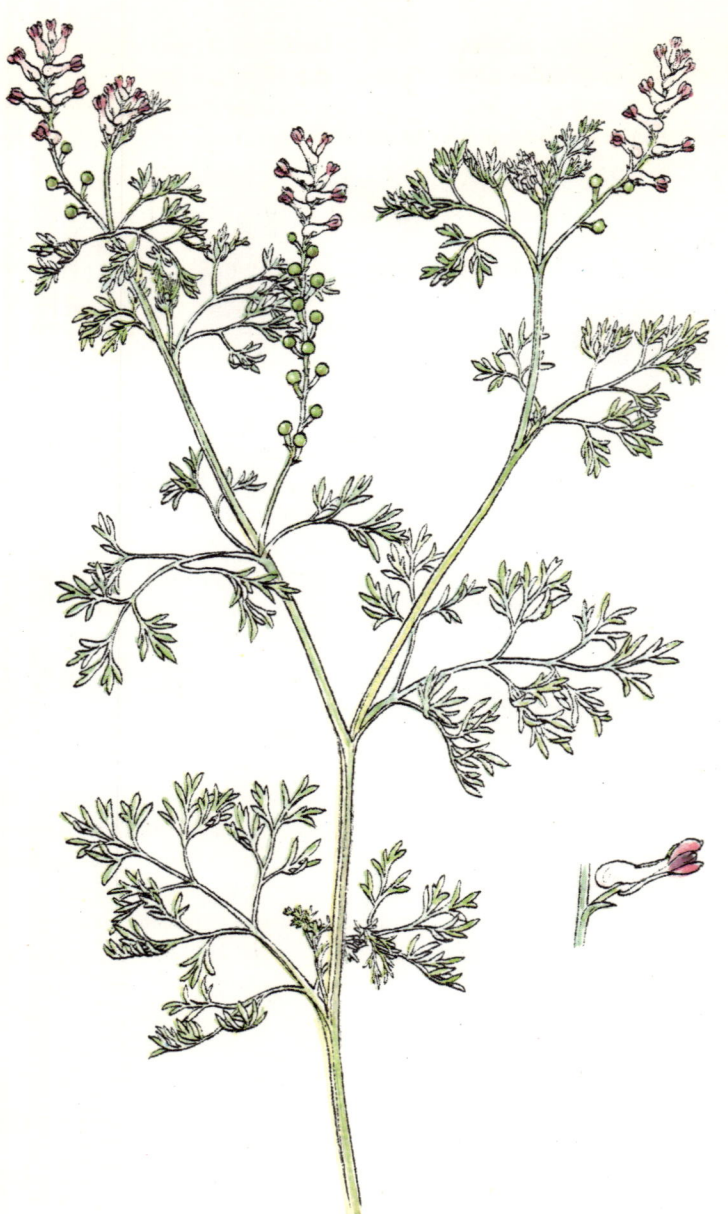

Eine ebenfalls sehr plausible Namensdeutung scheint diese, wonach Blätter und Blüten den Feldstaub festhalten und dieser bei geringster Berührung wie Rauch aufsteigt.

Wie dem auch sei, der alte Streit der Gelehrten über die Namensgebung bezeugt zumindest das anhaltende Interesse an dieser Pflanze, das bis in die Antike zurückreicht. Auch arabische Ärzte priesen den Erdrauch als wertvolle und unentbehrliche Arzneipflanze. Im Mittelalter stand sie in hoher Gunst der Ärzte und Apotheker, die sie bei Melancholie, Wassersucht, Gicht, Leber- und Milzerkrankungen, Verstopfung, Franzosenkrankheit, Krätze, Grind, Augenentzündungen, Geschwüren, bösartigen Hauterkrankungen und selbst gegen die Pest verordneten. Zwar sind manche dieser Anwendungsbereiche zweifellos übertrieben, zeugen andererseits jedoch auch von erstaunlichem Wissen über diese Pflanze, die man ja zu den stärker wirksamen, schwach giftigen Heilpflanzen zählt.

Lange Zeit geriet sie dann in Vergessenheit, aus der sie in unserem Jahrhundert von französischen Wissenschaftlern hervorgeholt wurde, um somit wieder ihren angestammten und berechtigten Platz in der Natur- und Pflanzenheilkunde einzunehmen.

Im mittelalterlichen Aberglauben hatte der Erdrauch zuweilen eine schicksalhafte Bedeutung für heiratslustige Mädchen und Frauen. Wurde nämlich ein Erdrauchsträußchen am Busen getragen, glaubte man, daß der zukünftige Gatte jener Mann sein wird, dem man zuerst begegnet. Allzuviel scheint an diesem Glauben dann doch nicht daran gewesen zu sein, sonst wäre er sicherlich überliefert worden und lebendig geblieben.

Zu Drogen werden das Erdrauchkraut und die Blüten verarbeitet. Man sammelt die Pflanzenteile während der Blüte, also in den Monaten Mai

und Juni. In getrocknetem Zustand ist die Pflanze fast geruchlos, den Geschmack kann man nicht als besonders gut bezeichnen. Er ist etwas bitterlich und leicht salzig.

Wie alle Mohngewächse ist auch der Erdrauch reich an Alkaloiden. Hauptalkaloid ist das Fumarin (auch Protopin genannt), das im klinischen Versuch anfänglich Krämpfe, später dann Lähmung zur Folge hatte. Wie die anderen giftigen Alkaloide ist auch das Fumarin an die Fumarsäure gebunden. Inwieweit die übrigen Alkaloide medizinisch wirksam sind, ist bis heute noch nicht gänzlich

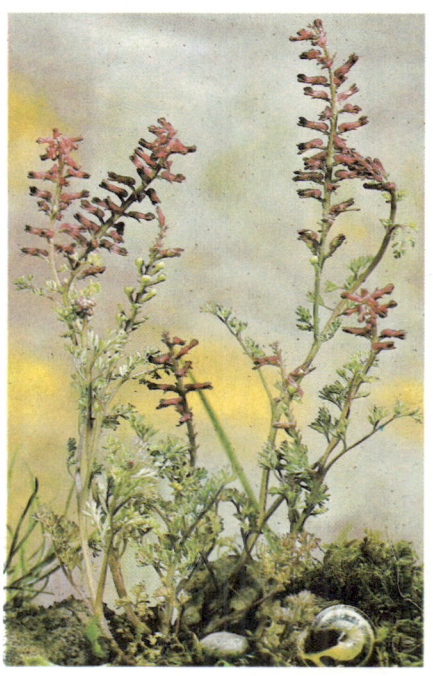

Erdrauch zählt zur Familie der Mohngewächse. Der Blütenduft, der von vielen als unangenehm empfunden wird, wirkt leicht narkotisierend.

erforscht. Sicher ist jedoch, daß dem Fumarin die größte Bedeutung zukommt. Weitere Substanzen, die man im Erdrauch nachweisen konnte, sind Schleim- und Bitterstoffe, Harze, Cholin, Flavone u.a.

Die französischen Wissenschaftler, die dem Erdrauch zu neuer Beachtung verhalfen, stellten in Versuchen eine bemerkenswerte Wirkung dieser Heilpflanze auf die Gallenwege fest. Mit Injektionen wäßriger Erdrauchlösungen konnten sie den Gallenfluß erheblich senken, wenn die Testpatienten zuviel Gallenflüssigkeit abgesondert hatten. War der Befund eine zu geringe Gallensekretion, konnte mit den Injektionen der Gallenfluß nachhaltig gesteigert werden. Überraschend war die Wirkung bei gesunden Menschen: Es zeigte sich nämlich überhaupt keine Veränderung. Damit war die eindeutig regulierende Eigenschaft des Erdrauchs auf Gallenproduktion und -absonderung nachgewiesen.

Die arzneiliche Verwendung des Erdrauchs bietet sich demnach an bei nervösen und chronischen Gallenbeschwerden, wie Gallenblasen- und Gallengangsteinen, Stauungsbeschwerden in Gallenblase und -wegen, Verdauungsstörungen durch unregelmäßigen Gallenfluß. Nach Verabreichung von Erdrauchpräparaten verspürt der Patient eine merkliche Erleichterung durch Schmerzlinderung im rechten Oberbauch sowie die eindeutig bessere Verträglichkeit fettreicher Speisen.

Erdrauch ist aber auch ein Mittel, das bei Gallenkoliken angezeigt ist, da es nachweislich entkrampfend wirkt. Diese Eigenschaft kommt auch einem verkrampften Schließmuskel des Gallengangs zugute. Denn dort, wo der Gallengang in den Zwölffingerdarm mündet, kann sich Gallenflüssigkeit anstauen, wenn der dortige Schließmuskel nicht einwandfrei arbeitet. Arzneimittel aus Erdrauch vermögen diesen Muskel zu entkrampfen und bewirken somit einen ungehinderten Gallenabfluß in den Darm.

Erdrauch ist heute Bestandteil vieler Leber- und Gallentees; er wird von mehreren Firmen zu gut dosierbaren Fertigpräparaten verarbeitet, die dem Arzt oder Heilpraktiker bei der Leber- und Gallentherapie sehr gute Dienste erweisen.

Zubereitung und Dosierung:

Für 1 Tasse Wasser benötigt man 1 TL der Droge. Die Zubereitung erfolgt als Aufguß. Erdrauch zeichnet sich durch sehr gute Verträglichkeit aus, sofern die vorgeschriebene Dosierung eingehalten wird. Überdosierung kann unter Umständen schädlich sein, besonders hat sich eine große Empfindlichkeit bei Patienten gezeigt, die zugleich unter einer Hautkrankheit leiden. Mißbrauch der Erdrauchdroge oder -präparate kann zur Lähmung der Atmungsorgane führen. Die Einnahme von Erdrauch sollte daher stets in ärztlichem Einvernehmen erfolgen. Die Dosierung von Erdrauchdragées oder anderer Fertigpräparate richtet sich nach Vorschrift der Gebrauchsanweisung bzw. nach Anweisung des Arztes.

Faulbaum
Rhamnus frangula

Pulverholz, Schießbeere, Kreuzdorn, Stinkbaum, Spargelbaum, Zapfenholz, Bauchberste, Purgierbeere, Läusebaum.

In ganz Europa und den gemäßigten Zonen Westasiens weit verbreitet, findet sich der baumartige Strauch aus der Familie der Kreuzdorngewächse in lichten Laub- und Nadelwäldern, feuchten Gebüschen, an Teichrändern und in der Nähe von Sümpfen, da er die feuchten Lehm- und Kieselböden als Standort bevorzugt.

Den Faulbaum erkennt man an seinen aufrechten, dornlosen Ästen, deren Holz leicht zerbrechlich, und die Rinde von grauweißen Korkwarzen übersät ist.

Die kahlen, wechselständig angeordneten Blätter sind durch Adern rippenähnlich geteilt, von ovaler Form und ganzem Rand, und sehen auf der Unterseite poliert aus.

Mai, Juni und Juli sind die Monate, in denen die unscheinbaren, grünlichweiß bis gelblichweißen Zwitterblüten ihre fünf kleinen Blätter zeigen.

Im Herbst entwickeln sich die anfangs roten, später braun bis schwarz werdenden Steinfrüchte, die auch eine abführende Wirkung haben, jedoch aus praktischen Gründen selten gesammelt werden.

Der frischen Rinde entströmt ein eigenartiger, fauliger Geruch, daher auch sein deutscher Name Faulbaum und die volkstümliche Bezeichnung Stink- und Läusebaum. Der lateinische Artname läßt auf die leichte Zerbrechlichkeit des 2–6 Meter hoch wachsenden Baumstrauches schließen (frangere = zerbrechen).

Die medizinische Verwendung der Faulbaumrinde reicht bis in das 14. Jahrhundert hinein. Andere Pflanzenhistoriker widersprechen dieser Auffassung und nehmen an, daß der berühmte italienische Arzt Mathicle im 16. Jahrhundert die Heilkraft des Faulbaumes entdeckt und seine ersten Behandlungsmethoden erforscht hat.

Wie dem auch sei, der Pflanze wurde bereits um 1300 eine ganz andere Bedeutung zuteil. Das im Meiler verkohlte Faulbaumholz ergibt nämlich eine ausgezeichnete Kohle, die der Franziskanermönch Berthold Schwarz für sein Schießpulver verwendet hat, das sich aus 75 % Salpeter, 15 % Holzkohle und 10 % Schwefel zusammensetzt. Diese der Medizin absolut gegensätzliche Verwendungsart gab dem Strauch im Volksmund die Namen Pulverholz und Schießbeere, wobei letztere Bezeichnung sich unter Umständen auch von der stark abführenden Wirkung der Rinde und Frucht ableiten läßt, zumal auch das treffende Wort »Schissbeere« im Umlauf war.

Im Frühjahr, wenn der Saft in die Pflanze steigt, ist die Erntezeit der Faulbaumrinde. Die meisten Wirk-

167

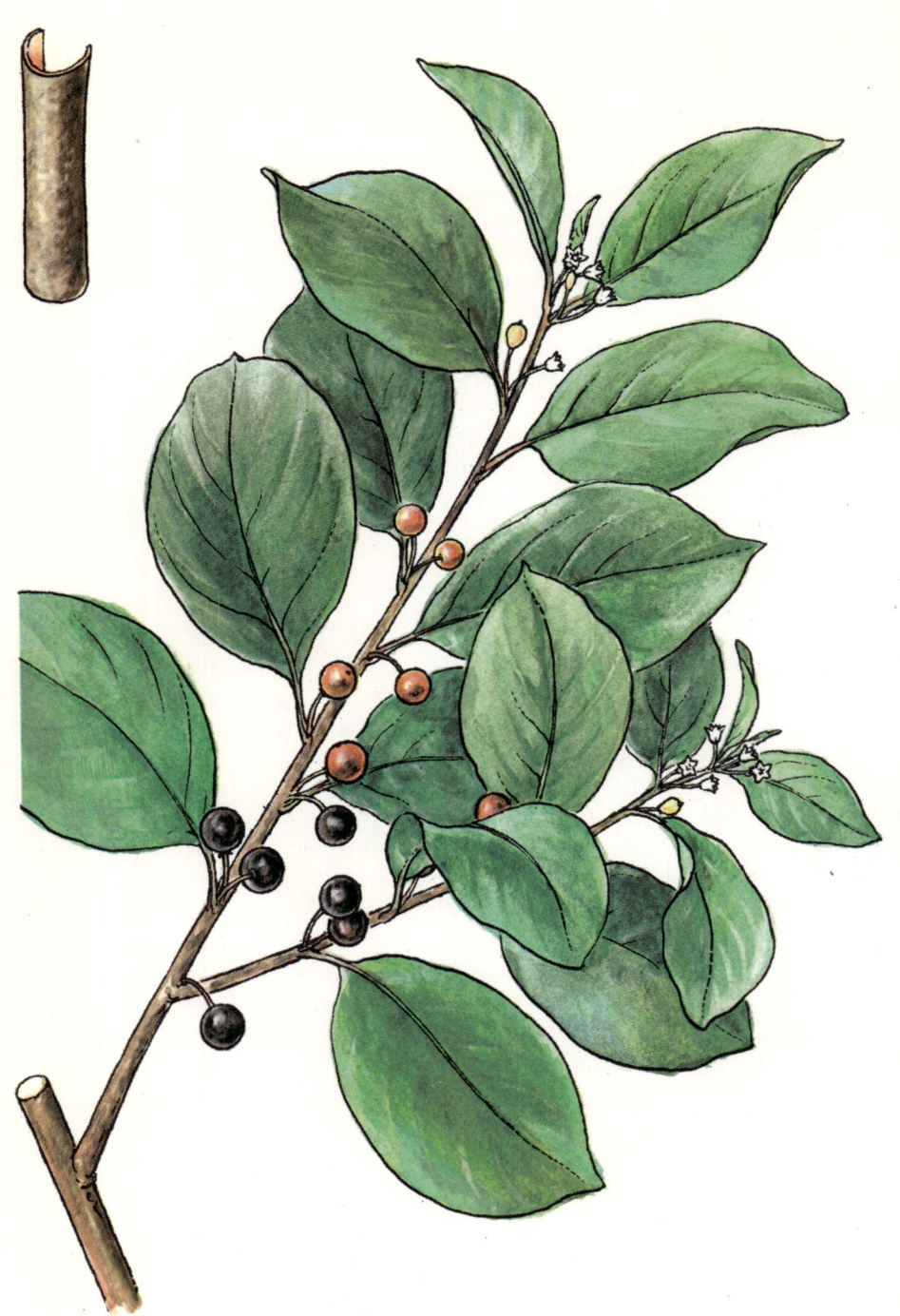

168

stoffe enthalten die 3–4jährigen Zweige, deren Rinde in dünnen Streifen abgeschält wird. Je dünner die Rinde, desto wertvoller die Droge. Die Früchte sind mit ihrem geringeren Wirkstoffgehalt nicht so gefragt, da sich mit der Rinde eine hochwertige Droge anbietet, die sich zudem auch sehr gut pharmazeutisch verarbeiten läßt. Als mildes Abführmittel für den Hausgebrauch können jedoch auch die Früchte, wenn sie noch grün sind, gepflückt werden.

Die frische Rinde ist in gewissem Maße giftig und ruft blutige Durchfälle, Übelkeit, Erbrechen und Kopfschmerzen hervor. Sie wurde früher zur Herstellung von Brechmitteln verwandt.

Teils durch Zufall, teils durch gezielte Langzeituntersuchungen fand man heraus, daß die Faulbaumrinde nach einjähriger Lagerung die Übelkeit erregenden Stoffe abbaut und nur noch solche Wirkstoffe enthält, die eine gut verträgliche Abführwirkung zur Folge haben.

Das während der Lagerung durch Oxydation entstandene Frangulin bildet sich aus den Glucofrangulinen, die zu den Anthraglykosiden gehören und deren Gehalt in der Faulbaumrinde bis zu 5 % ausmachen kann.

Neben anderen Substanzen konnte man in der Rinde noch Zukker, Gerb- und Bitterstoffe nachweisen.

Die Umwandlung der Inhaltsstoffe zu der verträglichen Droge kann auch durch kurzes Erhitzen auf 100 Grad Celsius der frischen Rinde beschleunigt werden. Die sachgemäß gelagerte Droge ist jedoch diesen vorzuziehen.

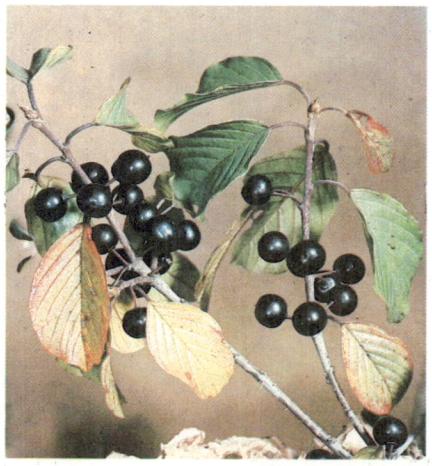

Der äußerst zerbrechliche Faulbaum bildet einen bis zu sechs Meter hoch werdenden Baumstrauch, dessen frischer Rinde ein eigenartiger, fauliger Geruch entströmt. Die im Herbst reifenden Steinfrüchte sind anfangs rot, später braun bis schwarz. Sie wirken ebenfalls abführend, doch ist die Faulbaumrinde die gebräuchlichere, da stärkere Droge.

Hauptanwendungsgebiet der Faulbaumrinde ist eines der größten Übel unserer Zivilisation: die chronische Verstopfung (siehe auch Seite 46).

Aus der Faulbaumdroge wird, wie nebenstehend angegeben, ein milder, jedoch nachhaltiger und vor allem unschädlicher Abführtee bereitet, oder sie wird einem Kräutergemisch zugesetzt, das auch die Darmträgheit beseitigen soll.

Die Anthraglykoside der Rinde spalten sich im Darm auf und bewirken, daß der erschlaffte und träge Verdauungskanal seine Muskeln in Bewegung setzt und den Darminhalt ausscheidet.

Faulbaumrinde findet auch bei allen Krankheitserscheinungen Verwendung, die durch Verstopfung und das zu lange Verweilen der Darmgifte, die vom Körper aufgesaugt werden, entstehen können. Es sind dies Bauchschmerzen, Völlegefühl, aus diesem Grund hervorgerufene Leber- und Gallenbeschwerden, Kopfdruck, Herzklopfen, Ohrensausen, Augendruck und Schwindelgefühl.

Zubereitung und Dosierung:

1–2 TL der zerstoßenen Rinde werden in einer Tasse kaltem Wasser über Nacht stehengelassen. Wenn man weniger als 10 Stunden ausziehen läßt, wird der Tee noch kurz aufgekocht. Bei Bedarf 2–3 Tassen täglich trinken. Höhere Dosen sind bei der Faulbaumrinde nicht angezeigt, zum Dauergebrauch kann sie ebensowenig empfohlen werden. Die angegebene Dosis ist jedoch auch für Schwangere und Kinder (1 TL je Tasse) gut verträglich. Schädliche Nebenwirkungen sind nicht zu befürchten, wenn die tägliche Maximaldosis 15 g nicht übersteigt.

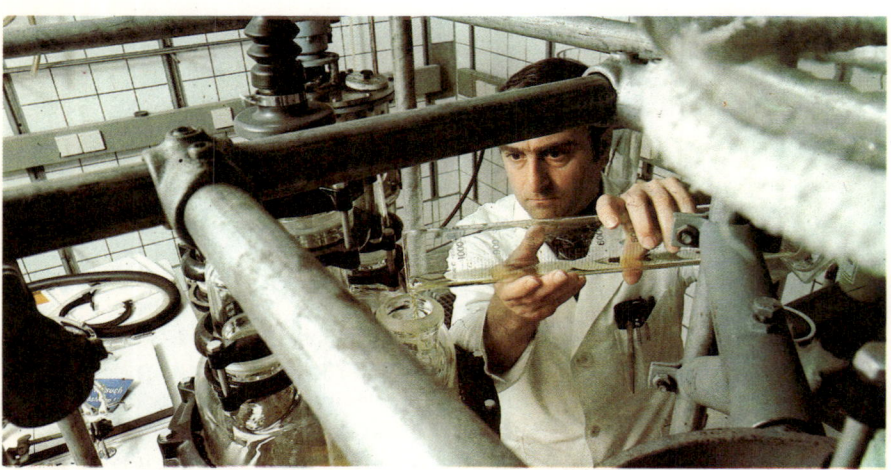

Dieser Einblick in das technische Versuchslabor eines pharmazeutischen Betriebes, der sich auf Arzneimittel pflanzlicher Herkunft spezialisiert hat, verdeutlicht die Anstrengungen unserer Zeit, Natur und Wissenschaft in harmonischen Einklang zu bringen.

Fenchel
Foeniculum vulgare

Finchel, Großer Fenchel, Fenikel, Fennisamen, Haarfenchel, Langer Anis, Spiegelsaat, Beersaat, Langer Kümmel, Brotwürzkörner, Kinderfenkl, Frauenfenchel, Brotanis, Brotsamen.

Fenchel ist eine altbekannte Heilpflanze, die schon beizeiten kultiviert wurde. Aus den südeuropäischen Mittelmeerländern und dem westlichen Asien stammend, wird sie heute in der ganzen Welt angebaut.

Sie liebt humusreichen, feuchttrockenen Kalkboden und gedeiht wildwachsend an sonnigen, windgeschützten Stellen auf Ödland, Bahndämmen und Hügeln.

Aus der zweijährigen, fleischigen Wurzel bildet sich ein glänzender, voller Stengel, in dem die fein gefiederten, fadenförmig zerteilten Blätter von blaugrüner Farbe in einer Scheide stecken. Die kräftige und ausdauernde Pflanze wird im zweiten Jahr bis zu 200 cm hoch und trägt in ihrer Blütezeit (Juli bis September) zu großen Dolden geordnete Blüten. Sie sind gelb und bieten mit ihrem Nektarreichtum den Bienen eine wertvolle Nahrung.

Nicht verwechselt werden darf der hier beschriebene Gartenfenchel mit dem Wasserfenchel, der dem erstgenannten in Aussehen sehr ähnelt. Während der Fenchel jedoch im Geruch angenehm würzig ist und seine Frucht süßlich-würzig schmeckt, sind die Samen des Wasserfenchels beißend würzig und von abstoßendem Geruch. Der Wasserfenchel findet zwar auch in der Medizin Verwendung, zählt aber zu den Giftpflanzen mit stark harn- und schweißtreibenden sowie fieberbekämpfenden Inhaltsstoffen.

Von den alten Ägyptern übernahmen die Griechen den Fenchel als Gemüse-, Gewürz- und Heilpflanze. Sein Verbreitungsweg lief über Rom zu arabischen Ärzten und tauchte bei uns zur Zeit Karls des Großen auf. Die Äbtissin Hildegard von Bingen schrieb wahre Lobeshymnen über ihn.

Die Rippen der am unteren Teil verdickten Blätter ergeben das vielgerühmte, leicht verdauliche Gemüse; mit den Samenkörnern werden Fleisch, Brot und Käse gewürzt.

In manchen süditalienischen Landstrichen konnte sich noch der Aberglaube halten, den der Fenchel seit der Antike begleitet: Fenchelbüsche gelten dort als Schutz gegen Zauberei und Dämonen. In alten Fabeln taucht auch die nie beobachtete Beschreibung auf, nach der Schlangen ihre Sehkraft mit Fenchelsaft stärken, wenn sie ihre Haut abgestreift haben.

Im Juni wird das Kraut, im August/September der Samen kurz vor seiner Reife geerntet. Das Kraut beinhaltet

171

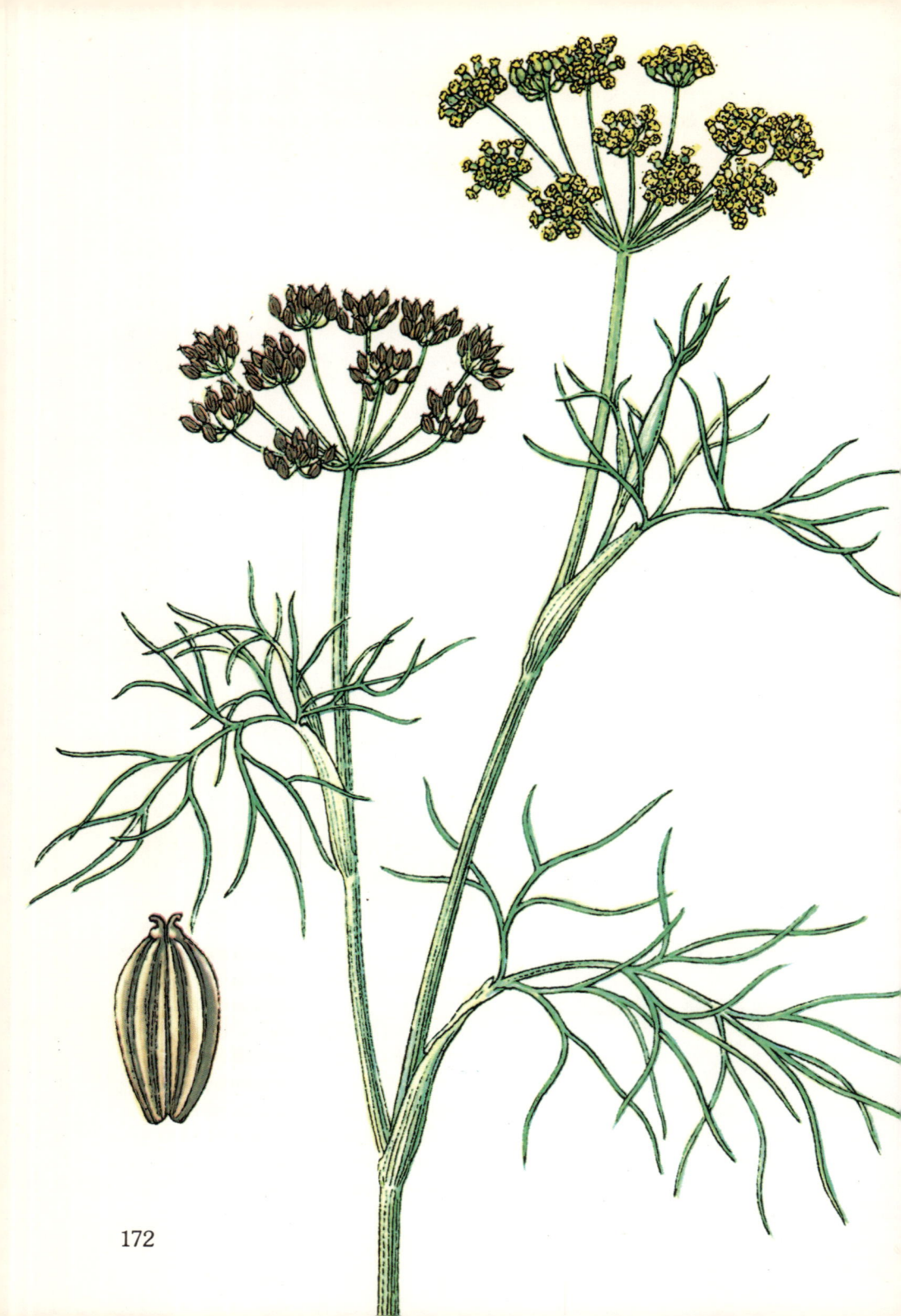

172

neben dem ätherischen Öl verschiedene Gerbstoffe, der Samen ist jedoch mit seinem Substanzenreichtum die meistverwandte Droge.

Er enthält bis zu 6% ätherische Öle, die als Hauptwirkstoff krampflösend und schmerzlindernd sind, ferner 4 bis 5% Zucker, 15% fettes Öl und mehrere Mineralstoffe. Als Besonderheit ist zu vermerken, daß sich das Öl beim Lagern bis zu 50% vermehren kann.

Der Fenchel ist in seiner Wirkungsweise dem Anissamen nicht unähnlich, gleichwohl er durch sein ätherisches Öl ausgeprägter auf die Atmungsorgane wirkt.

Drei große Anwendungsgebiete ließen den Fenchel unentbehrlich werden: seine Wirkung auf Verdauungs- und Atmungsorgane sowie der günstige Einfluß auf die weiblichen Kleinbeckenorgane.

Verdauung: schmerzlindernd bei Koliken, Blähungen und magenbedingter Migräne. Vor allem ist der Anwendungsbereich bei Kindern und Säuglingen sehr ausgedehnt worden. Mit Anis, Koriander und Kümmel vermischt ergibt Fenchel einen ausgezeichneten Tee, der die Säuglinge bei Blähungen und Bauchschmerzen beruhigt (1 EL der zu gleichen Teilen vermengten Samenmischung je Tasse Wasser. Im Mörser zerstoßen und als Aufguß zubereiten).

Fenchel ist appetitanregend und sollte auch bei chronischer Verstopfung nicht vergessen werden.

Atmungsorgane: Krampf- und schleimlösend hilft Fenchel hier bei Keuchhusten, Asthma und Bronchialkatarrh.

Durch die Durchblutungsförderung der weiblichen Kleinbeckenorgane bewirkt Fenchel eine Steigerung der Menstruation und erleichtert den Geburtsvorgang bei Erstgebärenden.

Diese Beeinflussung der Durchblutung wird auch gerne bei erschlaffter und welker Haut benützt, und zwar in Form von Gesichtsdampfbädern. Einige Teelöffel Fenchelsamen im Mörser zerstoßen und mit kochendem Wasser übergießen. Wie beim Kamillendampfbad hält man den Dampf unter einem Handtuch o. ä. und harrt so lange aus, bis durch Erkalten die Wirkung ausbleibt.

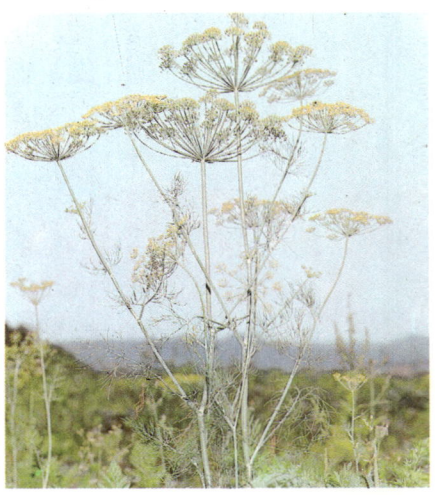

Seit den alten Ägyptern ist der Fenchel als Gemüse-, Gewürz- und Heilpflanze bekannt und beliebt. Gerade bei Säuglingen und Kleinkindern ist die Anwendung des Fenchels von ungeschmälerter Bedeutung. Er wirkt hier Blähungen und Bauchschmerzen entgegen.

Zubereitung und Dosierung:

Fenchelöl, -tinktur und -tee nimmt man zur innerlichen Verabreichung. Je nach Beschwerden bereitet man sich mehrmals täglich eine leichte Abkochung der zerstoßenen Samen. 1 TL je Tasse Wasser. Für Säuglinge und Kleinkinder nimmt man weniger: 1 Prise bis ½ TL. Will man den Verdauungstrakt beeinflussen, empfiehlt sich das Hinzufügen von einigen Pfefferminzblättern oder man mengt Pfefferminze mit Fenchel zu gleichen Teilen und bereitet einen Aufguß von 1–2 TL der Mischung je Tasse Wasser.

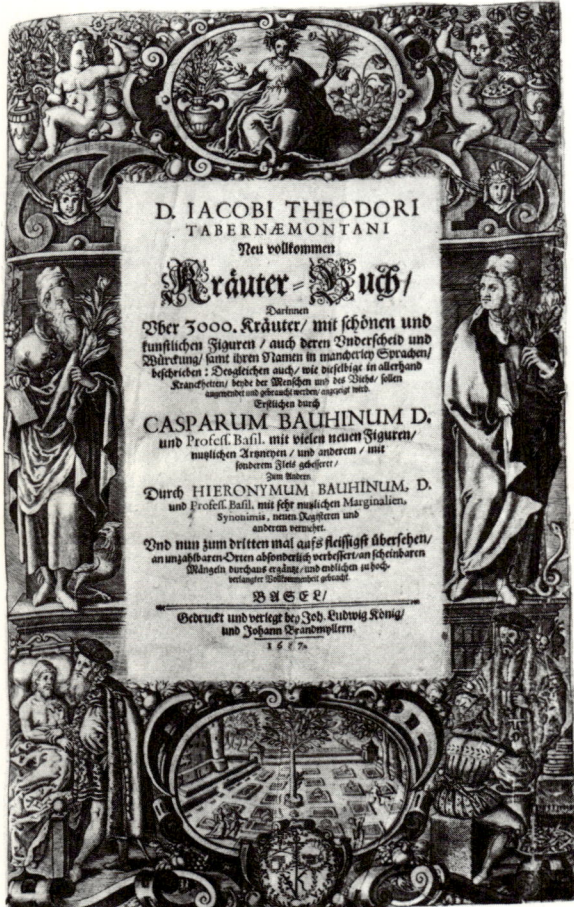

Das kunstvoll verzierte Titelblatt eines »Neu vollkommen Kräuterbuches« von D. Jakob Theodor Tabernaemontanus. Es erschien im Jahre 1687 in Basel und behandelte über 3000 Kräuter.

Frauenmantel
Alchemilla vulgaris, L.

Marienmantel, Taumantel, Tauschüsselchen, Löwenfuß, Sinaukraut, Alchemistenkraut, Frauenbißkraut, Taurosenkraut, Ohmkraut, Aschnitzkraut, Silberkraut, Frauennachtmantel, Hütchen, Frauenhilf, Marienkraut, Gänsefuß, Regendächle, Wasserträger, Gewittergras.

Im äußeren Erscheinungsbild ganz und gar nicht rosenähnlich, gehört der unscheinbare Frauenmantel dennoch zur Familie der Rosenblütler. Außer ganz Europa hat er auch das östliche Nordamerika und Grönland, die Himalajaregion sowie die Gebiete des Kaukasus und Sibiriens zu seiner Heimat gewählt. Bei uns in Europa kommt er massenweise vor allem im mittleren Teil vor, man findet ihn aber vom Mittelmeer bis zum Nordkap.

Der kahl bis silbrig behaarte Frauenmantel bildet außerordentlich viele, schwer unterscheidbare Abarten, die sehr genügsam sind und sich bei der Standortsuche wenig wählerisch zeigen. Sie gedeihen im Tiefland genauso wie in den Alpen, wo man sie meist als niederes Kraut, je nach Lage bis zu 50 cm hohen Gewächsen auf Wiesen, an Feld- und Waldrändern, Bächen und anderen feuchten Stellen, hier und da auch in feuchten, grasigen Wäldern, an Rainen und Hügeln findet.

Der Frauenmantel besitzt eine stark verholzte Wurzel, die schräg, meist sogar waagerecht im Boden liegt und sich jedes Jahr an einer Seite verlängert und neue Stengel und Blätter treibt, während das andere Ende abstirbt. Aus den Achseln der Rosettenblätter steigen die dünnen, grün bis blaugrünen Stengel aufrecht empor. In der Sonne verfärben sie sich manchmal rot bis bräunlich. Die einfachen, nur aus Kelchblättern bestehenden, kleinen, gelblich-grünen Blüten stehen doldenähnlich in reichblütigen, endständigen Rispen. Ihre Blütezeit beginnt je nach Klima im Mai und endet in rauheren Lagen im August/September. Obwohl die Blüten oftmals gar nicht bestäubt werden, kann sich die Pflanze eingeschlechtlich fortpflanzen.

Die derben Frauenmantelblätter sind recht groß, fast halbkreisförmig, an eine Niere erinnernd, kahl bis zottig behaart und auch im erwachsenen Zustand gefaltet. Sie sitzen auf langen Stielen und sind deutlich 5–11lappig, an den Rändern gekerbt oder gezähnt. Die Blätter der Blütenstengel sind nur leicht eingeschnitten.

Der Frauenmantel ist in vielerlei Hinsicht eine bemerkenswerte Pflanze. So fiel der Menschheit schon seit Jahrtausenden eine ihrer botanischen Besonderheiten immer wieder auf. Frühmorgens findet der aufmerksame Betrachter in den trichterförmig zusammengefalteten Blättern dicke, glitzernde Tautropfen, die dem Frauenmantel auch viele der volkstümlichen Namen wie Tauschüsselchen, Hütchen, Regendächle, Wasserträger, Taumantel u.a. gaben. An den Blattzähnen befinden sich Wasserspalten, die in den Nächten mit hoher Luftfeuchtigkeit winzige Wassertröpfchen ausscheiden. Sie werden von den Vertiefungen der Blätter aufgefangen, wo sie sich in jedem Blatt zu einem großen Tropfen sammeln.

Diese eigenartige Tautropfenbildung war schließlich auch die Ursache für allerlei Aberglauben, der sich um diese alte Heilpflanze rankte. Der wissenschaftliche Name Alchemilla bezieht sich auf die Alchemisten des Mittelalters, die sich die Umwandlung aller Stoffe ineinander zum Ziel gesetzt hatten. Die Goldsucher unter ihnen, jene Alchemisten also, die glaubten Gold herstellen zu können, verwandten für ihre »Hexenküchen« die Tautropfen des Frauenmantels. Die wie Edelsteine in der Morgensonne funkelnden Wassertropfen betrachteten sie als »himmlisches Wasser«, mit dessen Hilfe sie bei der Goldherstellung fest rechneten.

Im Volksglauben dagegen schrieb man der ganzen Pflanze zahlreiche Zauberkräfte zu. So flochten sich die Ängstlichen unter den damaligen Zeitgenossen bei Gewittern Kränze aus dem Frauenmantelkraut. Es sollte den Träger vor Blitzschlag schützen. Der volkstümliche Name Gewitergras zeugt von diesem Aberglauben.

Doch schon weitaus früher erhoben unsere Vorfahren den Frauen-

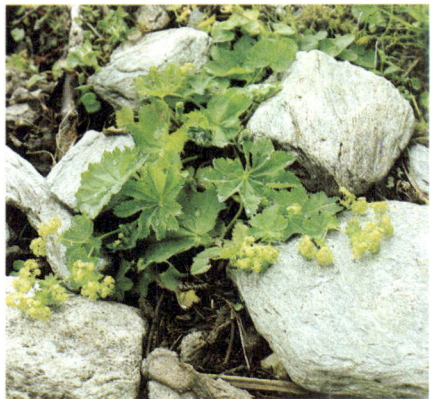

Die Eigentümlichkeit, große Tautropfen auf den Blättern zu sammeln, ist für den Frauenmantel charakteristisch. Dem mittelalterlichen Volksglauben, daß bedeutende Zauberkräfte der Pflanze innewohnten, lag diese Beobachtung zugrunde.

mantel zu einer ihrer Kultpflanzen. Die alten Germanen weihten sie Freya, ihrer Göttin der Natur, Fruchtbarkeit und Liebe. Im Zeitalter des Christentums wandelte sich dann die heidnische Verehrung zugunsten der Jungfrau Maria, auf die auch heute noch die Namen Marienkraut und Marienmantel hinweisen. So bezieht sich auch der Name Frauenmantel auf die Blattform der Pflanze, die an den überwurfartigen Mantel erinnert, wie er häufig auf alten Marienbildern zu sehen ist und von den Frauen dieser Zeit getragen wurde.

Daß bei all den vermuteten Zauberkräften der Glaube auf wunderbare medizinische Eigenschaften nicht ausblieb, nimmt nicht wunder. Seit der Antike verwandten Ärzte und andere Heilkundige den Frauenmantel für die Behandlung vielerlei Krankheiten. Man nahm die Pflanze her für Frauenleiden aller Art, bei Arterienverkalkung, Fieber, Wassersucht, Schnupfen, Augenentzündung, Zahnweh, Muskel- und Nervenschwäche, Fettleibigkeit u.v.a.m. – sie galt schlicht als Allheilmittel.

Folgender wunderlicher Auszug stammt aus dem im Jahre 1583 erschienenen »New Kreuterbuch« von P. A. Matthiolus, dem Leibarzt von Kaiser Ferdinand I.: »Unter die rechten wundkreutter gehört auch unser Frawenmantel / dann er hefft und heylet nicht allein die wunden / sonder lescht und vertreibt auch die hitze der schäden / die seyen offen oder zu / eusserlich oder jnnerlich. Heylet allerley brüche im leibe. Ein experiment wider die fallende sucht ist / so man den safft frue nüchtern warm trinckt ettliche tag nacheinander. Das kraut / und wurtzel wirdt zu wunden gebraucht / nicht allein inn trencken sonder auch in pulvepflaster / und salben / wie der Sanickel. So die weiber mit dem kochwasser von diesem kraut jre heymligkeit waschen / dringt es dieselbige zusammen / als weren sie jungfrawen. Solch wasser mif leinentüchlen auff die brüste gelegt / lest sie nicht grösser wachsen.«

Was jedoch noch heute stimmt, und was die Bauern seit jeher wußten, ist die verbesserte Heuqualität, wenn sich der Frauenmantel unter den getrockneten Gräsern befindet. Das Heu ist durch ihn nährstoffreicher und fetthaltiger.

In der Blütezeit wird das ganze Kraut gesammelt. Vormittags, wenn der Tau auf den Blättern verdunstet ist, scheint die beste Erntezeit zu sein. Die Droge des Frauenmantels ist geruchlos; der Geschmack bitterlich und leicht zusammenziehend.

Man konnte bisher verschiedene Substanzen in der Pflanze nachweisen, von denen die Gerbstoffe (bis zu 8 %), Gerbstoffglykoside, Bitterstoffe, etwas Salicylsäure, ein Saponin, Fette, ätherisches Öl, Harz und organische Säuren die wichtigsten Inhaltsstoffe bilden.

Wie der Name Frauenhilf besagt, nahm die Pflanze früher eine vorrangige Stellung bei der Behandlung von Frauenkrankheiten ein. Dahingehend hat sie neueren Forschungen zufolge keine Berechtigung mehr. Sicherlich wirkt die Droge drüsenanregend, doch ist sie zu schwach, um als Einzelgabe ausreichend wirksam zu werden. Sie ist aber auch heute noch häufiger Bestandteil von Frauentees, die auch zur Linderung der Wechseljahrenbeschwerden getrunken werden.

Des hohen Gerbstoffgehalts wegen ist der Frauenmantel aber ein gutes Mittel bei Durchfall und Magen- sowie Darmkatarrhen. Er ist auch mild blähungstreibend und bildet mit anderen bitterstoffhaltigen Drogen eine appetitanregende Arznei.

Äußerlich angewandt helfen Umschläge mit Abkochungen des Frauenmantels bei Geschwüren, eitrigen Entzündungen, Ekzemen und anderen entzündlichen Hauterkrankungen.

Zubereitung und Dosierung:
3 geh. EL der Droge benötigt man für 1 Tasse Wasser. Im kalten Wasser angesetzt zum Kochen bringen, beiseite stellen und vor dem Abseihen noch 10–15 Minuten zugedeckt ziehen lassen. Für die innerliche Einnahme sind täglich 1–2 Tassen angezeigt.

Gänsefingerkraut
Potentilla anserina

Gänsefinger, Silberkraut, Krampfkraut, Anserine, Handblatt, Martinshand, Fingerkraut, Gänsekraut, Gänsegarbe.

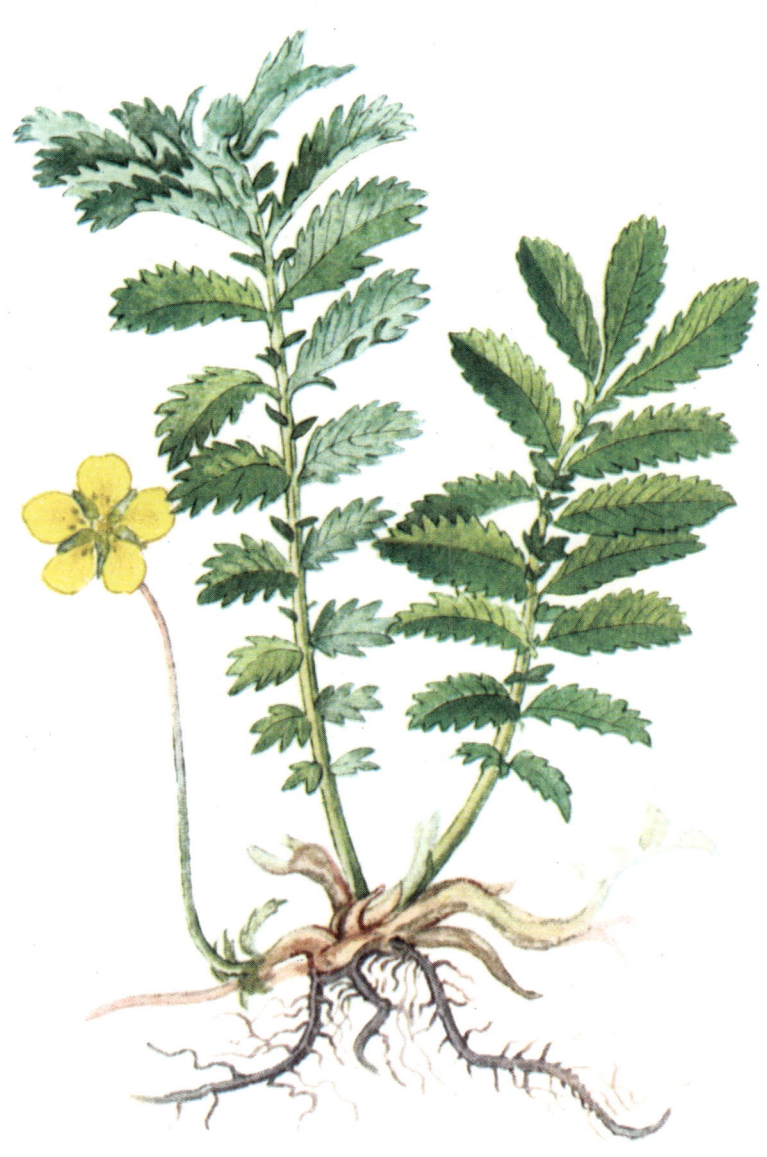

Fast auf der ganzen nördlichen Hemisphäre wuchert das Gänsefingerkraut an Gräben, Bach- und Wegrändern, auf feuchten Wiesen und Weiden. Mitunter bildet es mit seinen unpaarig gefiederten und scharf gezähnten Blättern dichte Rasen.

Die Blätter sind unterseitig silbrigweiß behaart, nicht selten auch auf ihrer Oberseite.

Blätter und Stengel sprießen direkt aus dem kurzen, verzweigten Wurzelstock. Die dünnen Stengel sind mehr Ausläufer, die kriechend den Bodenkontakt wieder suchen und neue Wurzeln schlagen. Aus ihnen wachsen die langen, blattlosen Blütenstiele, die einzelständig von Mai bis August zwei Zentimeter durchmessende Blüten, mit je fünf gelben Blütenblättern, tragen.

Das Gänsefingerkraut zählt zur Familie der Rosengewächse und hat mehrere verwandte Arten. So hat die Tormentillwurzel, auch Blutwurz genannt, mit dem Gänsefingerkraut nicht nur die Familie gemein, sondern sie besitzt auch eine ganz ähnliche Heilwirkung. Die verschiedenen Potentilla-Arten waren bereits den Griechen und Römern als häufig verwendetes Volksheilmittel bekannt.

Potentilla (potentia = Macht) kann man mit Pflanzenheilkraft übersetzen, anserina mit der Gans, die das Kraut gerne frißt.

Blätter und Wurzeln werden zur Droge verarbeitet. Meist sind nur die Blätter erhältlich, die kurz vor der Blüte geerntet werden.

Das Gänsefingerkraut ist in seiner Wirkungsweise ziemlich genau erforscht worden, wodurch es als mildes, krampflösendes Mittel seinen angestammten Platz in der Volksheilkunde beibehalten konnte. Die krampflösende Wirkung wurde in erster Linie auf Magen, Darm und Gebärmutter nachgewiesen. Als auslösende Substanz ist der Ellagsäuregerbstoff festgestellt worden, der zwischen 5 und 10 % der gesamten Inhaltsstoffe ausmacht. Daneben fanden sich verschiedene organische Säuren, Sterine, etwas Bitterstoffe, Schleim, Harz, Wachs und andere, bislang unbekannt gebliebene Wirkstoffe.

Die Drogen des Gänsefingerkrautes finden Anwendung bei allen kolikartigen Anfällen von Magen und

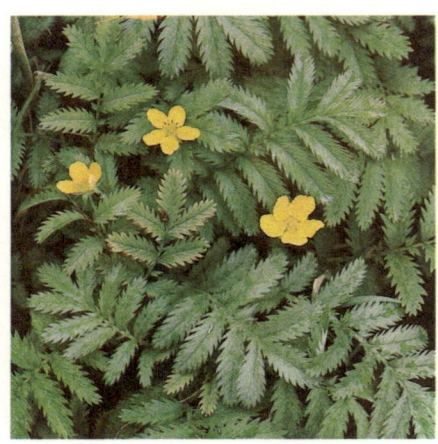

Die Wirkungsweise des sehr verbreiteten Gänsefingerkrautes war schon den Griechen und Römern der Antike bekannt. Als mildes krampflösendes Mittel hilft es vor allem bei Magen-, Darm- und Gebärmutterbeschwerden.

Darm, bei Durchfall, Magenübersäuerung sowie Magen- und Darmentzündungen.

Durch den günstigen Einfluß auf die Gebärmutter hilft Gänsefingerkraut bei übermäßiger und schmerzhafter Menstruation, wobei einige Tage vor der errechneten Periode mit einer Teekur begonnen werden sollte (3 Tassen täglich bis zum Nachlassen der Blutungen).

Zubereitung und Dosierung:

Gänsefingerkraut wird wegen den ergänzenden und verstärkenden Wirkungen gerne mit Pfefferminze, Melisse und Kamille gemischt. Von jedem Kraut 1 TL je Tasse Wasser als Aufguß. Je nach Bedarf kann etwas Baldrianwurzel zugefügt werden, die eine verstärkte Beruhigung bedingt.

Aus dem reinen Gänsefingerkraut bereitet man sich einen 15minutigen Aufguß, wozu man 1–2 TL der getrockneten Blätter benötigt. Je nach Bedarf täglich 2—3 Tassen über den Tag verteilt warm und schluckweise trinken.

Wer chronisch mit nervösem Magen und Darm zu kämpfen hat, verbunden mit Durchfällen oder ähnlichen Folgebeschwerden, sollte sich einer mehrwöchigen Saftkur unterziehen. Von dem naturreinen Pflanzenpreßsaft des blühenden Gänsefingerkrautes nimmt man dabei 3–4mal täglich vor den Mahlzeiten 1 EL mit etwas Wasser oder Milch verdünnt ein. Der Preßsaft ist auch das natürlichste Mittel bei oben geschilderten Menstruationsbeschwerden. Wie beim Tee sollte man hier mit der Einnahme etwa eine Woche vor dem Einsetzen der Regel beginnen (tägliche Dosis wie oben angegeben).

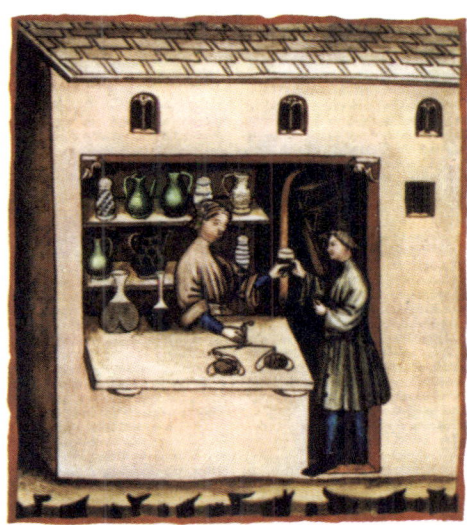

Bis in das Spätmittelalter hinein galten die Ärzte als die armen Verwandten der Apotheker. Diese brachten es häufig durch Zubereitung und Verkauf von teuren Arzneien zu Reichtum und Wohlstand.

Goldrute
Solidago virga-aurea, L.

Goldmundkraut, Edelwundkraut, Nachtheilkraut, Goldrautenkraut, Heidnisch Wundkraut, Unsegenkraut, Gülden Wundkraut, Wisselnkraut, Pferdskraut, Petrusstab.

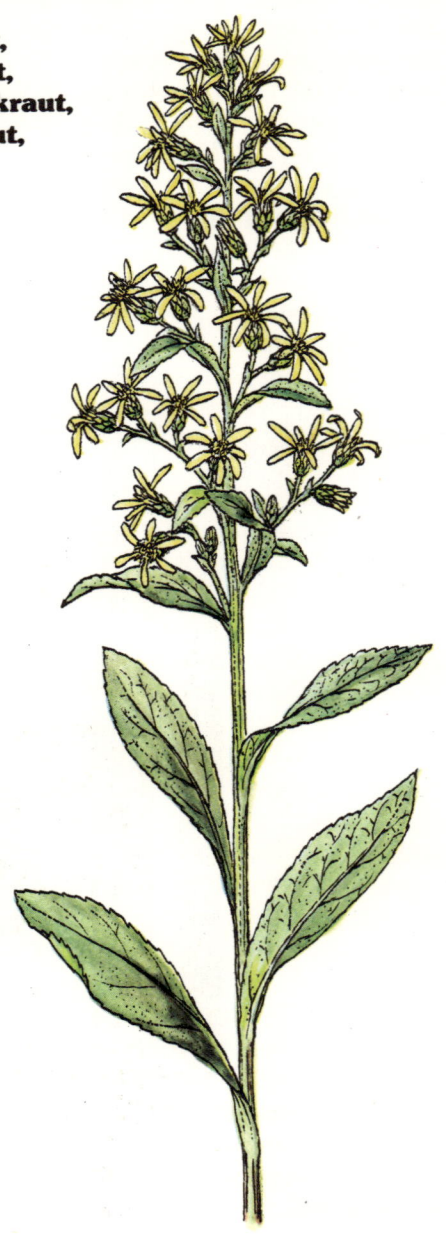

Die Goldrute ist eine gesellige, in kleineren Verbänden lebende Pflanze, von krautigem, staudenhaftem Wuchs. Sie ist in den gemäßigten Zonen der ganzen nördlichen Hemisphäre verbreitet. Vereinzelt finden sich einige Arten auch im nordafrikanischen Mittelmeerraum, in Nord- und Westasien. Die häufigsten Vertreter dieser großen Familie leben jedoch in Nordamerika, wo man etwa 80 verschiedene Arten kennt.

Als äußerst ausdauernde und anspruchslose Pflanze gedeiht die Goldrute auf saurem Boden genauso gut wie auf kalkhaltigem. Ihr Verbreitungsgebiet reicht bei uns von den Dünen der Ostsee bis zur unwirtlicheren Region der Krummholzgewächse in der Alpenlandschaft. Meistens ziert die Goldrute lichte Kiefernwälder oder andere trockene, sandige, aber auch steinige Plätze, somit auch Felsen, Mauern, Ruinen, man findet sie in Gebüschen, auf Holzschlägen und in den Heiden. Der unkundige Naturfreund kann sie allzuleicht mit anderen, ähnlichen Körbchenblütlern verwechseln.

Ausgewachsen erreicht die Goldrute in unseren Breiten eine Höhe bis zu einem Meter. Der einfache, steil aufgerichtete Stengel sprießt aus ihrem kurzen, knotenartigen Wurzelstock, von dem zahlreiche fadenförmige Wurzeln ausgehen. Im oberen Teil ist der rundliche Stengel rutenartig verzweigt und mit kurzen Haaren besetzt. Unten hingegen ist er kahl und dunkelfarbig – meist violett bis bräunlich. In den Monaten Juli bis Oktober leuchten die ein bis zwei Zentimeter langen Körbchenblüten in ihrer auffallend goldgelben Farbe. Sie sind sehr nektarreich und duften schwach aromatisch. Eine Pflanze ist mit zahlreichen dieser schönen Blütenköpfchen besetzt, die in endständigen Trauben oder Rispen geordnet sind. Oftmals verharren die Goldrutenblüten bis in den späten Herbst hinein, in dem dann schließlich die starken Winde der Landschaft den letzten Blütenschmuck rauben.

Die Goldrutenfrüchte sind eiförmige, behaarte Samen von drei bis vier Millimeter Länge. Die wechselständig geordneten Blätter haben im unteren Teil der Pflanze eine längliche bis elliptische Form mit gesägtem Rand und keilförmigem Stiel, in der Mitte sind sie mehr eiförmig und kleiner, während die oberen Blättchen sehr schmal zulaufen und dicht dem Stengel ansitzen.

Über die geschichtliche Bedeutung der Goldrute ist wenig bekannt; schriftliche Aufzeichnungen sind von ihr recht selten zu finden. Im 16. Jahrhundert erwähnt sie Hieronymus Bock in seinem Kräuterbuch. Er berichtet darin, daß schon die alten Germanen die Goldrute als Heilpflanze erkannt und verwendet haben. Sie benutzten sie als heilbringendes Wundkraut, das frisch aufgelegt wurde und bei offenen Wunden, Geschwüren und Geschwülsten hilfreich gewesen sein soll. Heute allerdings deutet nichts mehr auf solcherart Verwendungsmöglichkeit. Trotzdem haben sich viele volkstümliche Bezeichnungen gehalten, die auf die Wundbehandlung hinweisen. Im Mittelalter war es schließlich üblich, die Goldrute ausnahmslos als Heidnisch Wundkraut zu bezeichnen. Man setzte das frische Kraut in Wein an, destillierte und verwandte es bei allerlei inneren und äußeren Entzündungen.

In der Volksmedizin glaubte man auch an die erfolgreiche Behandlung von Hauterkrankungen, Durchfall, Asthma, Husten, Blutspucken, Gelbsucht, Rachenleiden, Zahngeschwü-

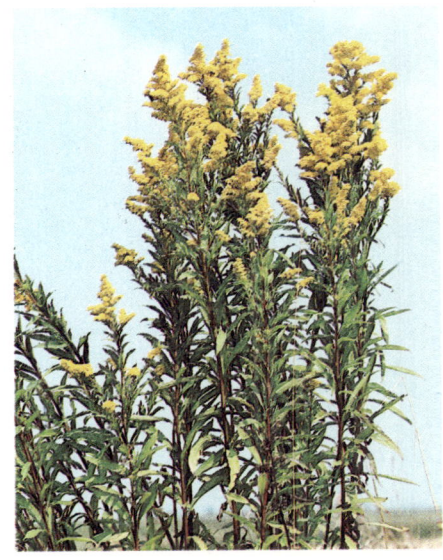

Die meisten Goldruten-gewächse gedeihen in Nordamerika, wo man etwa 80 verschiedene Arten kennt.

ren, selbst lockere Zähne sollten durch die Goldrutenblätter wieder gefestigt werden.

In Nordamerika, wo sich – wie oben erwähnt – die meisten Goldrutenarten verbreitet haben, nahmen die indianischen Ureinwohner des Landes die kanadische Goldrute (Solidago canadensis, L.) her, um Bisse giftiger Schlangen auszuheilen. Diese Goldrute wird bis zu 2,5 m hoch und von der Bevölkerung teilweise noch heute als Klapperschlangenkraut bezeichnet. Sie besitzt weiße Blütenrispen und ist als beliebte Gartenzierpflanze recht häufig vertreten. Ihr besonderer Nektarreichtum macht sie zu einer wertvollen Nährpflanze für Bienen, weshalb sie an geeigneten Stellen regelrecht gezüchtet wird. Eine andere amerikanische Verwandte ist die Königsgoldrute, die mit 1,5 Meter die europäische Art um mehr als die Hälfte überragt.

Man vermutet in zahlreichen amerikanischen Abarten gehaltvollere Wirkstoffe, weshalb die indianische Verwendung bei Schlangenbissen sicherlich nicht ganz aus der Luft gegriffen ist.

Der lateinische Name virga-aurea ist die korrekte Übersetzung von Goldrute; virga = Rute, womit Bezug auf die rutenartigen Zweige genommen wird, aurea = golden (Blütenstände). Solidago leitet sich ab von den lateinischen Worten solidus = fest, hart, massiv und agere = wirken (im Sinne von ausheilen).

Im Mittelalter wechselte die Bedeutung der Pflanze vom Wundkraut zum Nierenmittel. Mit dieser Erkenntnis hat man die noch heute gültige medizinische Verwendungsmöglichkeit genau getroffen. Die Goldrute geriet dann jedoch in Vergessenheit und gelangte erst im letzten Jahrhundert als gut wirksames, aber ungiftiges Nierenmittel zu neuen Ehren.

Als Droge wird ausschließlich das blühende Kraut verwendet. Verantwortlich für die therapeutische Wirkung sind die reichlich vorhandenen Saponine. Ferner kommen in Blüten und Blättern Gerb- und Bitterstoffe, Flavone, verschiedene Säuren und Spuren eines ätherischen Öls vor. Während der Saponingehalt der entfalteten Blüten wesentlich geringer ist als bei den Knospen, andererseits der Saponingehalt in den Blättern zum Herbst hin zunimmt, kommt der Sammler in Nöte, wenn er die beste Erntezeit bestimmen will. Er muß sich zum Kompromiß entschließen und das blühende Kraut einsammeln. Blüten, die bereits beim Abblühen sind, eignen sich jedoch nicht für arzneiliche Zwecke, da sie sich auch nach der Ernte weiterentwickeln und die reifende Früchte die Droge verderben würden.

Bei der Lagerung ist zudem zu bedenken, daß die Droge nach etwa 10 Monaten unwirksam ist. Der Saponingehalt nimmt also ständig ab. Je frischer das Kraut bzw. je kürzer die Lagerzeit der Droge, desto besser der medizinische Effekt.

Von zahlreichen Eigenschaften, die der Goldrute in der sogenannten Volksmedizin nachgesagt werden, ist nur noch die günstige Beeinflussung der Nierentätigkeit übriggeblieben. Hier ist diese Heilpflanze jedoch von nicht geringer Bedeutung. Denn neben der direkten Anregung der Nierentätigkeit vermag sie auch einen krankhaften Eiweißgehalt im Harn zu senken, wie dies bei Nierenentzündungen erforderlich ist. Goldrutentee oder -präparate sind immer dann angebracht, wenn bei einer Nierenerkrankung eine vermehrte Flüssigkeitsausscheidung erwünscht ist. Ob dies im einzelnen Fall auch wirklich angezeigt ist, kann nur der Arzt entscheiden, genauso wie eine fieberhafte Nierenerkrankung bzw. eine -entzündung ärztliche Überwachung erfordert.

Die Eigenschaften der Goldrute können kurz als harntreibend und entzündungshemmend umrissen werden, wobei selbst die gefährliche Harnsperre bei akuter Nierenentzündung unter Miteinbeziehung anderer Maßnahmen mit dieser Droge beseitigt werden kann (nach Weiß). Ein weiterer Vorzug der Goldrute ist ihre absolute Unschädlichkeit, die sich selbst bei jahrelanger, regelmäßiger Einnahme unter Beweis stellt.

Zubereitung und Dosierung:

Man setzt 1 EL der Droge in ¼ l Wasser kalt an und läßt über Nacht (mindestens 8 Stunden) ausziehen. Vor dem Abseihen kurz aufkochen. Zwei, maximal drei Tassen täglich trinken. Nimmt man Goldrutentee kurmäßig über längere Zeit, so ist morgens und abends 1 Tasse die richtige Dosierung. Zielt die Wirkung auf den harntreibenden Effekt ab, muß man nach einigen Tagen Einnahme 2–3 Tage pausieren, damit ein Erfolg garantiert ist.

Vom pulverisierten Kraut kann 3–5mal täglich 1 TL eingenommen werden. Diese Dosierung beschränkt sich auf drei aufeinanderfolgende Tage.

Hauhechel
Ononis spinosa, L.

Heudornwurzel, Hechelkraut, Hohachel, Eindornwurzel, Stachelkrautwurzel, Harthechelwurzel, Katzensperrwurzel, Lahmdornwurzel, Ochsenbrechwurzel, Prangwurzel, Harnkraut, Weiberkraut, Weiberzorn, Weiberkrieg, Weiberklatsch, Stallkraut, Steinwurzel.

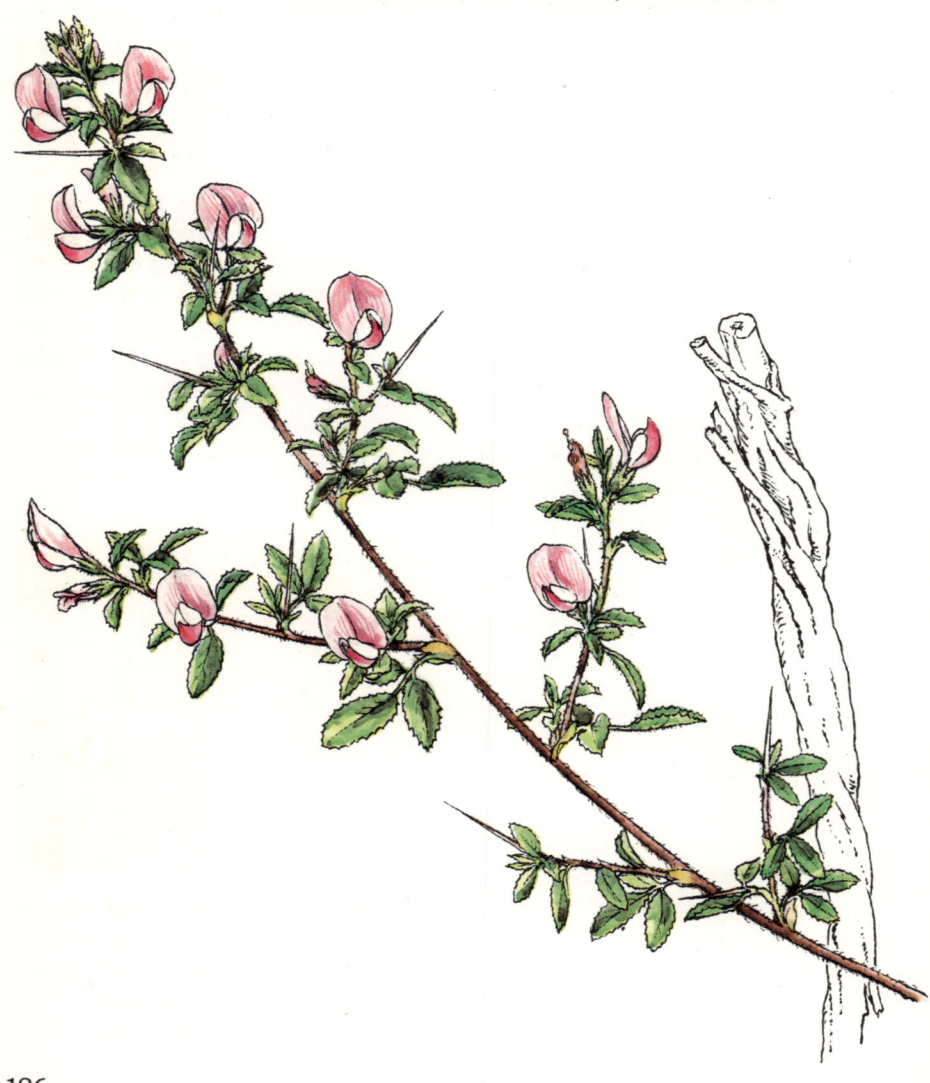

ie zur Familie der Schmetterlingsblütler gehörende Hauhechel ist in ganz Europa sehr häufig anzutreffen, mit Ausnahme der Hochgebirgsregionen und des hohen Nordens. Ihr südliches Verbreitungsgebiet reicht bis nach Nordafrika, im Osten bis nach Klein- und Mittelasien. Mitunter bildet die Hauhechel breite Rasen in lichten Gehölzen, auf Brachland und Feuchtwiesen, man findet sie auf Äckern und trockenen Hängen. Von der Landwirtschaft betreibenden Bevölkerung wird sie nicht sehr geschätzt, da die Pflanze vom Vieh gemieden wird und sich daher auf Weiden recht schnell ausbreitet.

Die Hauhechel wächst zu einem unscheinbaren, bis zu 60 cm hoch werdenden Halbstrauch heran, dessen Stengel und Zweige mit Dornen bewehrt sind. Bis zu einem halben Meter tief reicht ihre harte und zähe, vielköpfige Pfahlwurzel in das Erdreich, aus dem sie nur mit Anstrengung herauszuholen ist.

Die mehreren aufrechten Stengel sind im unteren Teil mehr oder minder verholzt, sterben jedoch im Winter bis zum Grunde ab. Sie sind rötlich gefärbt, strauchartig verzweigt und tragen als charakteristisches Merkmal ein- oder zweireihige Haarleisten.

Die frisch leuchtenden Schmetterlingsblüten öffnen sich in den Monaten Juni bis September und stehen in lockeren Trauben. Ihre Blütenstände sind dicht beblättert und enden oft in verdornten Kurztrieben. Die Blüten haben eine blaßrote, selten mehr weißliche Farbe und gelten dank ihres Nektarreichtums als bevorzugte Bienenweide. Die dreizähligen Blätter wechseln in Gestalt und Größe, sind jedoch meist klein, länglich bis eiförmig und am Rande gezähnt.

Ononis spinosa, die dornige Hauhechel, ähnelt ihrer nahen Verwandten Ononis repens, der kriechenden Hauhechel. Wie der Name schon besagt, unterscheidet sich diese durch einen mehr liegenden bzw. kriechenden Stengel, der zudem ringsum behaart ist. Zur Arznei wird nur die dornige Hauhechel verarbeitet.

Der lateinische Artname spinosa bedeutet stechend, dornig, während der Gattungsname ononis aus dem Griechischen stammt und mit Eselskraut zu übersetzen wäre. Diese Tiere scheinen die einzigen zu sein, die eine gewisse Vorliebe für die Hauhechel besitzen, während ja Rinder, Schafe usw. diese dornige Pflanze rigoros meiden.

Woher die deutsche Bezeichnung Hauhechel kommt, ist nicht mit Si-

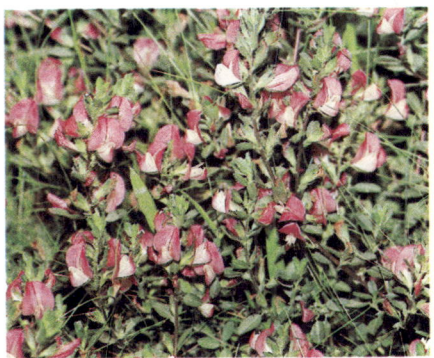

Saponinhaltige Hauhechelwurzeln ergeben eine stark harntreibende Droge, die bei allen Formen von Nierenschwäche verwandt wird.

187

cherheit erklärbar. Vermutlich bezieht sie sich auf die mit Schwierigkeit verbundene Ernte der Wurzel, die mit Gewalt herausgehauen werden muß. Überhaupt keinen Bezugspunkt findet man heute zu den alten volkstümlichen Namen Weiberkraut, Weiberzorn, Weiberkrieg und Weiberklatsch. Sie stammen aus mittelalterlichen Zeiten, in denen man viele Heilpflanzen einer wesentlich umfangreicheren und nicht nur medizinischen Verwendung zuführte.

Erste schriftliche Erwähnung findet die Hauhechel bereits im 4. vorchristlichen Jahrhundert durch Theophrastus, dem Schüler Aristoteles. Neben seinen metaphysischen und physikalischen Schriften verfaßte der antike Autor auch eine systematische Darstellung der Botanik. Welcher medizinische Wert der Pflanze zukommt, wußten bereits im 1. Jahrhundert n. Chr. Dioskurides und Plinius zu berichten. Im Laufe der Jahrhunderte geriet sie dann in Vergessenheit. Ab dem 16. Jahrhundert kam sie zu neuen Ehren und war seitdem ständig in Gebrauch.

Die wichtigste Bedeutung, die ihr auch heute noch zukommt, wußten Heilkundige ziemlich genau im 17. Jahrhundert zu berichten. Aus dieser Zeit stammt auch folgender Auszug eines Kräuterbuches: »...dieses Kraut ist der fürnehmsten Steinkräuter eins/ so den Stein und Harn im Mensch und im Vieh austreibet / daher es auch Steinwurzel benannt wird. Rinde und Wurzel in Wein gesotten / oder in Wein gelegt und getrunken / treiben den Stein mit Gewalt. In Wasser gesotten / und den Pferden eingegossen / macht sie alsbald stallen / daher auch Stallkraut benannt...«

Während früher auch häufig das blühende Kraut für arzneiliche Zwecke verwandt wurde, ist heute eigentlich nur noch die mächtige Hauhechelwurzel (Radix ononidis) von Bedeutung. Sie wird in den Monaten März und April oder später im September und Oktober ausgegraben und zur Droge verarbeitet. Diese ist von süßlichem, holzigem und unangenehmem Geruch. Ihr süßlich-aromatischer Geschmack mit kratzigem Nachgeschmack wird meist als widerlich empfunden.

Nachgewiesene Inhaltsstoffe sind Gerbstoffe, Glykoside, Saponine sowie die saponinähnlichen Substanzen Onon, Ononin und Pseudoononin, die häufig auch zu den reinen Saponinen gezählt werden. Ferner konnte man im Labor Eiweiß, Zucker, etwas ätherisches und fettes Öl u.a. weniger bedeutende Stoffe finden.

Ursache für den harntreibenden Effekt sind die Saponine bzw. die genannten saponinähnlichen Stoffe. Es herrschte lange Zeit ein erbitterter Streit unter verschiedenen Ärzten, von denen die einen nur Loblieder über die Hauhechelwurzel sangen, während die anderen die Pflanze als völlig unwirksam abtaten. Heute weiß man, daß beide Seiten recht hatten. Denn es ist eine Eigentümlichkeit der Hauhechel, daß einige Pflanzen recht viel Saponine beinhalten, andere Wurzeln dagegen überhaupt keine. Bei letzteren kann sich somit auch keine harntreibende Wirkung einstellen. Diese gravierende Unterschiedlichkeit ist um so merkwürdiger, als daß der Saponingehalt nicht eine Frage des Standortes ist. Es können sich an einem Platz also wirkungslose, aber auch sehr wertvolle Pflanzen befinden. Dies unterstreicht die Notwendigkeit, sich nur der käuflichen Drogen zu bedienen bzw. fertige Hauhechelpräparate einzunehmen, die aus wirkstoffkontrollierten Zuchtpflanzen hergestellt wurden.

Handelt es sich um saponinhaltige Hauhechelwurzeln, dann ist die harntreibende Eigenschaft beträchtlich. Nach Weiss kann die Flüssigkeitsausscheidung bei einem gesunden Menschen bis zu 20 % gesteigert werden. Hauhechel zählt somit zu den wichtigsten harntreibenden Heilpflanzen. Ihre Droge wird bei allen Formen von mangelhafter Nierentätigkeit verwandt, selbst bei einer Nierenentzündung, da es ein hervorstechendes Merkmal der Wurzel ist, keine Nierenreizung auszulösen, wie dies bekanntlich beim Wacholder der Fall ist.

Die Hauhechelwurzel wird somit auch bei Harngrieß, Harnsteinen, Blasenkatarrh und Wassersucht angewandt; sie ist häufig Bestandteil von Gicht- und Rheumatees, da sie Harnsäureansammlungen im Körper abbauen hilft und als bewährtes Blutreinigungsmittel gilt.

Die Droge ist zudem leicht drüsenanregend, weshalb sie auch gerne in Teegemischen verwandt wird, die auf eine schlecht funktionierende Verdauung abzielen. Ebenso wird durch sie die Bronchialschleimhaut angeregt. Bei beiden Krankheitsbildern ist die Hauhechelwurzel jedoch nur Bestandteil eines Teegemisches, ihre Einzelgabe wäre in der Wirkung zu gering.

Zubereitung und Dosierung:

Auf ¼ l kaltes Wasser setzt man 2 TL der zerkleinerten Droge an. Nach mehreren Stunden abseihen und den kalten Auszug erwärmen, jedoch nicht aufkochen. Bei einer Abkochung könnte nämlich die harntreibende Wirkung in eine ausscheidungshemmende umschlagen.

Reiner Hauhecheltee ist sehr scharf und wird nicht von allen Patienten vertragen. Besonders herzschwache Menschen müssen die Wurzeldroge mit milderen Kräutern vermischen oder sich Präparaten bedienen, die der Arzt verschreibt und dosiert.

Von dem Hauhecheltee trinke man täglich 2–4 Tassen warm. Da die stark harntreibende Wirkung nach 3–4 Tagen rasch abklingt, muß man nach dieser Zeit mehrere Tage oder Wochen pausieren, bevor man wieder 3–4 Tage lang von dem Tee trinkt. Durch höhere Dosierung ist der schwindende Effekt niemals zu steigern!

Die zahlreichen Fertigpräparate oder -tees werden nach ärztlicher Verordnung oder nach Vorschrift der Gebrauchsanweisung dosiert.

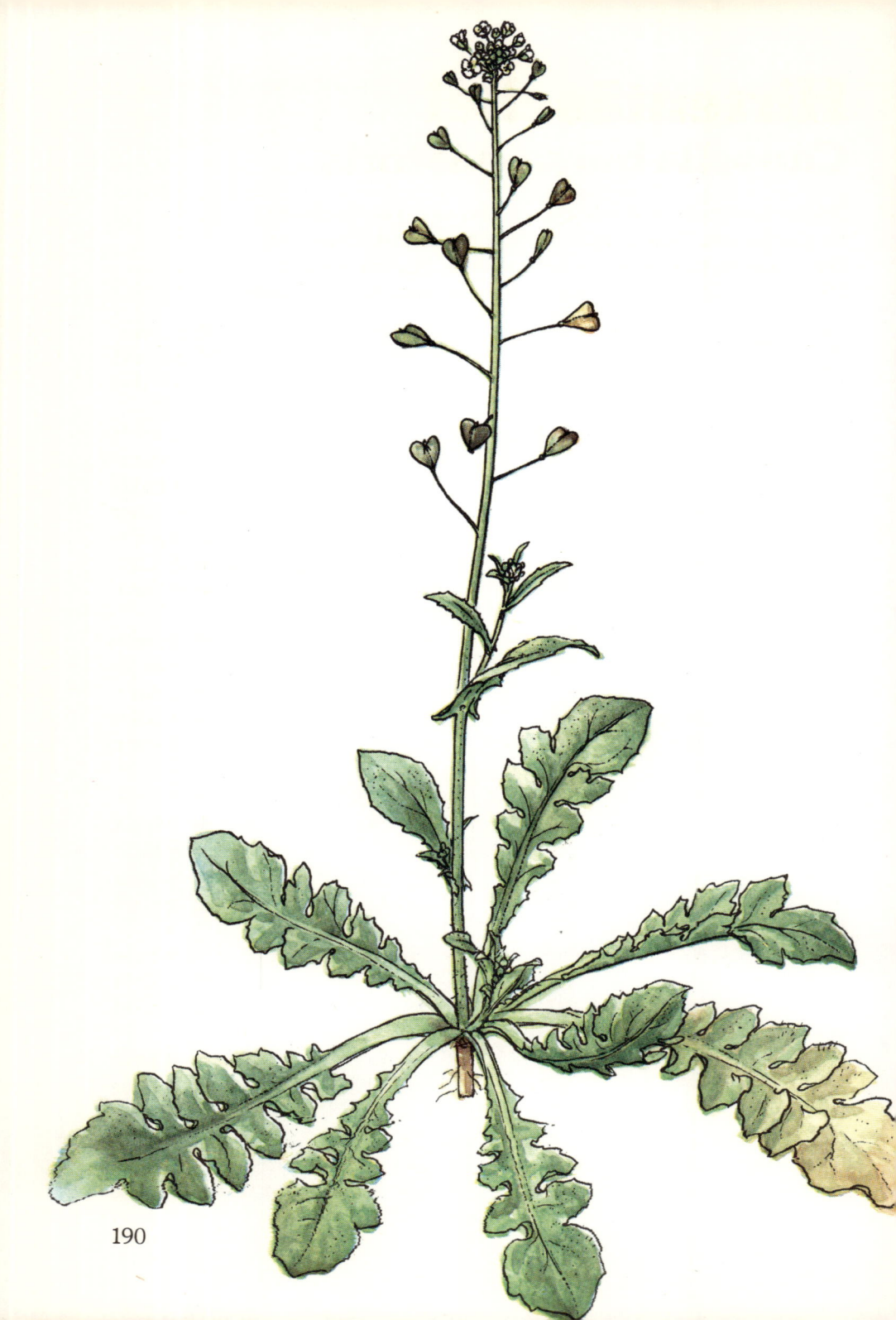

190

Hirtentäschel
Capsella bursa-pastoris

Hirtentäschchen, Hirtentäschelkraut, Täschelkraut, Seckelkraut, Taschendieb, Taschenkraut, Läpekäs, Beutelschneiderkraut, Hirtentasch, Hirtenseckel, Blutkraut, Herzblättchen, Gänsekresse, Herzelkraut.

Das Hirtentäschel zählt zu den ausgesprochen anspruchslosen Heilpflanzen, die sich selbst den ungünstigsten Wachstumsverhältnissen anpassen. Als Kulturbegleiter und Unkraut finden wir diesen Kreuzblütler auf Brachland, Wiesen, Feldern, Wegrändern und Gärten. Als die Verfasser dieses Buches in den Garten gehen wollten, um zur Beschreibung eine dieser Pflanzen zu pflücken, stolperten sie bereits auf der Terrasse auf mehrere Exemplare, die aus den schmalen Ritzen zwischen den Steinplatten munter emporsprossen.

Aus seiner europäischen Heimat hat sich das Hirtentäschel über die ganze Erde verbreitet, was sich durch seine ungeheure Fruchtbarkeit erklären läßt. Eine Pflanze bringt jedes Jahr über 60000 Samen hervor, die in den unverwechselbaren dreieckigen Schötchen reifen.

Das einjährige Hirtentäschel besitzt eine spindelförmige, kräftige Wurzel, aus der bereits im Januar der dünne Schaft aufrecht 30–40 cm hoch emporstrebt. An seinem unteren Ende wuchert ähnlich dem Löwenzahn (nur kleiner) eine Blattrosette mit mehr oder minder gezackten graugrünen Blättchen, die wie der Stiel fein behaart sind. Die kleinen schmutzigweißen Kreuzblüten ordnen sich am Stielende zu Ähren, und blühen fast das ganze Jahr über (Februar bis November).

Der Name Hirtentäschel kommt von der eigentümlichen Schotenform, die im Mittelalter, wo die Pflanze sehr häufig verwandt wurde, einer Hirtentasche glich. Der lateinische Name hat dieselbe Bedeutung: Capsella = kleine Kapsel, bursa = Geldbörse, pastor = Hirte.

Wenn die Pflanze im Frühjahr sehr zahlreich erscheint, betrachteten es die Bauern als Zeichen für ein schlechtes Kornjahr, was dem Hirtentäschel auch im Volksmund den Namen Kummerblume einbrachte.

***

Zur Droge wird nur das Kraut, möglichst ohne Früchte, vor der Blüte gesammelt. Aber auch während der Blüte lassen sich die Blätter verwenden.

Das Hirtentäschel ist manchmal von einem weißen Schimmelpilz überzogen – diese Pflanzen werden nicht geerntet.

Durch längeres Lagern verlieren die getrockneten Blätter leider ihre Wirksamkeit immer mehr. Dank der massenhaften Verbreitung und der langen Vegetationszeit ist die frische Pflanze jedoch immer griffbereit.

191

Im Mittelalter, aus dem auch nachstehende Beschreibung stammt, erfuhr das unscheinbare Hirtentäschel eine wahre Hochblüte in der Naturheilkunde: »Der Saft des Täschelkrautes in die Ohren getan, welche eitern, heilt diese. Der Saft getrunken ist gut denen, die Blut speien und macht leicht harnen. Täschelkraut in Wein gesotten ist gut für Bisse giftiger Tiere. Täschelkrautwasser getrunken ist wider alle Blutflüß' des Bauches, sei es die rote oder weiße Ruhr.«

Lange Zeit war das Hirtentäschel sehr umstritten, geriet dann in Vergessenheit, doch sind obengenannten Eigenschaften und noch andere durch die neueren Forschungen der Phytotherapie nachgewiesen worden. Sie werden durch die Inhaltsstoffe Acetylcholin, Tyramin, Gerbstoffe, Histamin, Zucker, Säuren, Vitamin C, ätherischem Öl bewirkt sowie dem Leberschutzstoff Cholin, der in vielen pflanzlichen und tierischen Organen vorkommt.

Hirtentäschel ist eine äußerst wirksame Arzneipflanze bei inneren und äußeren Blutungen. Gerade bei inneren Blutungen sollte jedoch stets der Arzt hinzugezogen werden, da es sich hier um schwerwiegende Erkrankungen handeln kann. Hirtentäschel ist jedoch immer richtig eingesetzt bei eindeutig diagnostizierten Lungen-, Nieren-, Darm- und Magenblutungen. Bei Gebärmutterblutungen wird es neuerdings wieder gerne von den Naturheilärzten als Ersatz des gefährlich giftigen Mutterkorns hergenommen. Die Droge ist ferner wichtigstes Naturheilmittel, um starke Menstruationsblutungen zu regulieren. Das Tyramin

bewirkt auch eine Verstärkung der rhythmischen Zusammenziehungen der Gebärmutter, was bei Wehenschwäche den Geburtsvorgang fördert.

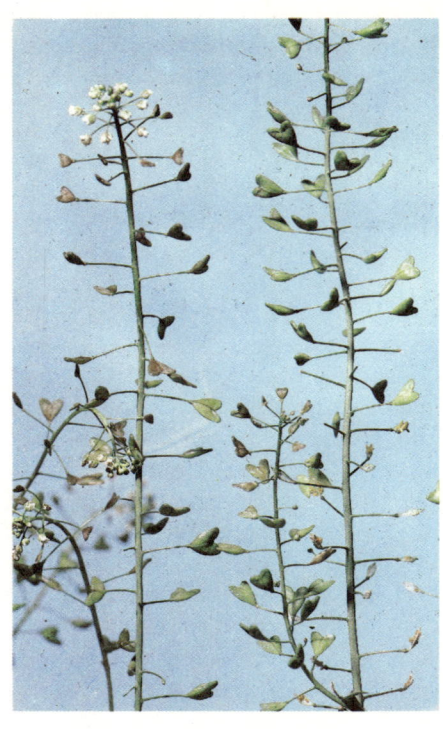

Das Hirtentäschel ist eine ausgesprochen fruchtbare Pflanze. In den kleinen Samenschötchen, die wie mittelalterliche Hirtentaschen aussehen, reifen bei einer Pflanze im Jahr über 60 000 Samen. Da man bei dieser Heilpflanze zudem eine äußerst große Anspruchslosigkeit beobachten kann, ist sie in unseren Breiten sehr zahlreich vertreten.

Das getrocknete Kraut einge-
schnupft bringt Nasenbluten zum raschen Stillstand. Und letztlich verursacht die natürliche Gesamtheit der
Inhaltsstoffe des Hirtentäschelkrau-
tes eine Aktivierung der Darmper-
staltik (Darmbewegung) und verstärkt
die Darmspannung. Dadurch wird bei
schlaffer und träger Darmmuskulatur
der Stuhlgang gefördert.

Zubereitung und Dosierung:

Vom frisch gepflückten Kraut bereitet man einen Aufguß, wobei je Tasse etwa 10 g vonnöten sind. Von der
Droge (= getrocknete Arzneipflanze)
werden 2 TL berechnet. Von diesem
Tee mehrmals täglich 1 Tasse lau-
warm trinken, im akuten Krankheits-
fall stündlich 1–2 TL mit wenig Honig
gesüßt einnehmen.

Zur Behandlung blutender Wunden werden aus dem Tee Umschläge
bereitet. Außer dem Hirtentäscheltee
gibt es noch homöopathische Tinkturen, die nach Anweisung des Arztes
eingenommen werden.

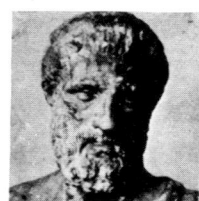

Hippokrates

(460–377 v. Chr.)

Hippokrates war einer der ersten griechischen Ärzte, der über seine Heimat
hinaus größte Wertschätzung und
Berühmtheit erlangte. Sein Zeitgenosse Pla-
ton erwähnte ihn an einigen Stellen seiner
Schriften, doch Genaues weiß man heute vom
Vater der Medizin nicht mehr, außer, daß er tatsächlich gelebt hat, und, wie zu seiner Zeit
üblich, durch ganz Griechenland gewandert
ist, um seine ärztliche Kunst anzuwenden und
lehrend weiterzugeben.

Hippokrates wurde sehr früh zum Symbol
des tugendhaften, ehrlichen Arzttums, zum
Mahner, der die Ärzte jeder Epoche geleitet
hat. Was er wirklich war, wie er lebte und wirkte, wurde immer bedeutungsloser und trat in
den Hintergrund - sein Name wurde zu einem
Begriff. Der Eid des Hippokrates ist noch heute
für jeden Arzt gültig.

Die hippokratischen Schriften, die nicht alle
ihm direkt zugeschrieben werden können,
spiegeln die Zeit der antiken Medizin wider.
Magisch-religiöse Elemente, die der altorienta-
lischen Medizin noch anhafteten, waren hier
bereits abgestreift. Man machte die Erfahrung
durch Beobachtung. Die Hippokratiker sahen
den Gleichgewichtszustand der Körpersäfte
als Ursache der Gesundheit an. Als Träger dieses Gleichgewichtes galten die vier Säfte Blut,
schwarze und gelbe Galle sowie Schleim. Die
Nahrung regeneriert die Säfte. Aus dieser
Erkenntnis entfaltete sich die hochentwickelte
hippokratische Diätetik, die Nahrungsmittel zu
Arzneien erklärte, und umgekehrt.

Half diese Behandlung nichts, so griff man
zu den echten Arzneimitteln, die jedoch noch
sehr beschränkt waren und lediglich aus einigen wenigen, einfachen pflanzlichen Drogen
bestanden. Letztes Mittel war dann das Messer
oder das Glüheisen, um die Säfte zum Fließen
und zur Harmonie zu bringen. Obwohl sich
Hippokrates selbst vermutlich der Chirurgie
völlig enthalten hatte, war diese zu seiner und
später von ihm beeinflußten Zeit sehr ausge-
reift. So waren Eingriffe nicht selten, und die
Knochenchirurgie ist mit den heutigen in den
Grundzügen von verwunderlicher Überein-
stimmung.

Der Hippokratismus erfaßte den ganzen
Menschen, dessen Behandlung durch die ärztliche Erfahrung, streng wissenschaftliches
Denken, genauer Beobachtung und einem
hohen ärztlich-menschlichen Ethos gekenn-
zeichnet war. Diese klar umrissenen Grund-
voraussetzungen wurden zum markanten
Beginn eines medizinischen Denkens und For-
schens, das auch die moderne Pflanzen- und
Naturheilkunde geprägt hat.

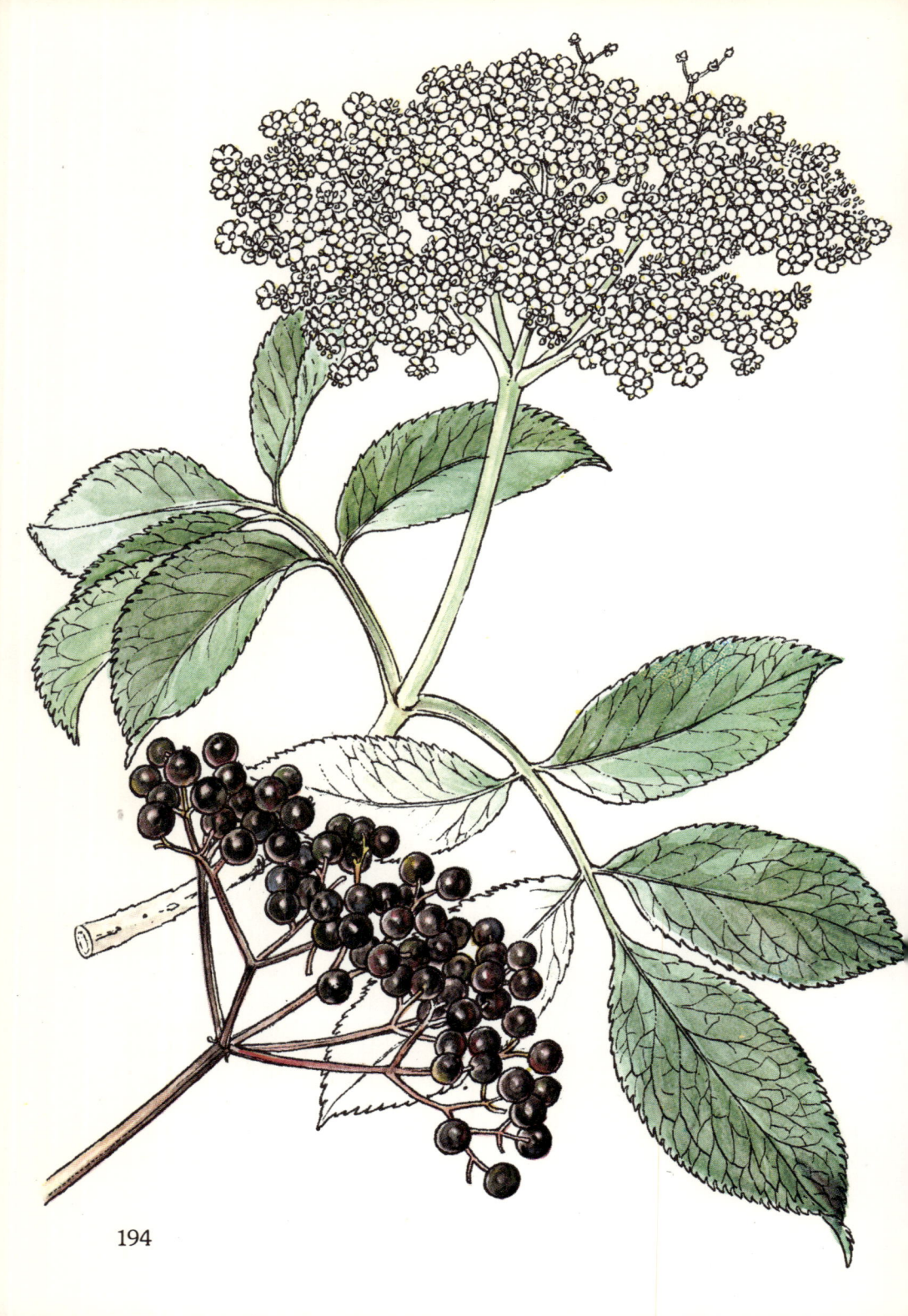

194

Holunder
Sambucus nigra

Schwarzholder, Helderblüten, Zickenblüten, Achenstaude, Backholerblüten, Betscheletee, Ellhornblüten, Schiwicken, Holderknopf, Hulertrauben, Zwebstblüten, Zibkenblüten, Schwitztee, Schotschen, Marterblumen, Kelkenblüten, Reckholder.

Es sollte kein Wohnhaus geben«, schrieb einmal Sebastian Kneipp, »wo der Holunder nicht gleichsam als Hausgenosse in der Nähe wäre oder wieder in die Nähe gezogen würde. Er ist so wertvoll als Hausapotheke.«

Tatsächlich zog der Mensch seit der Antike den schwarzen Holunder in seinen Bereich, wie Kneipp es viel später wieder aufmunternd fordert.

Der 5–10 m hoch wachsende Baum gehört zu der Familie der Geißblattgewächse und ist in ganz Europa beheimatet. Als äußerst anspruchslose Pflanze gedeiht er wildwachsend in Wäldern, Hecken, Hainen, an Zäunen und Schuttplätzen, bevorzugt jedoch feuchten, humusreichen Boden.

Der Stamm ist hell und rissig, aus den dicht verzweigten Ästen gehen große, mattgrüne Blätter hervor, die eigentlich aus fünf gezähnten Blättchen bestehen. Die gelblichweißen Holunderblüten schließen mit ihren flachen Trugdolden den Strauch nach oben und allen Seiten ab. In der Blütezeit von Mai bis Juni duften die Blüten angenehm süßlich. Im Geschmack sind sie ebenfalls süß, mit jedoch etwas bitterem Nachgeschmack. Die schwarz glänzenden Beerenfrüchte liefern uns den hochwertigen rot bis schwarzroten Holundersaft.

In der Wirkung dem schwarzen Holunder ähnlich ist der rote Holunder (Sambucus racemosa), der an steiri-

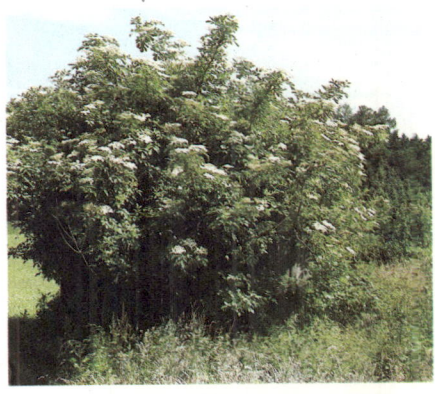

Als typischer Hausstrauch ist der Holunder niemandem fremd. Seine schwarz glänzenden Beerenfrüchte liefern den bekannten, hochwertigen Holundersaft, der sich durch seinen hohen Vitamingehalt auszeichnet. Aus den Blüten läßt sich ein schweißtreibender Tee zubereiten, dessen Wirkung bei allen fieberhaften Erkältungskrankheiten seit Jahrhunderten geschätzt wird.

gen Berghängen und in den Bergwäldern im Unterholz wild wächst.

Der schwarze Holunder kann zu den wenigen Heilpflanzen gezählt werden, die seit der frühesten Antike nichts von ihrer Bedeutung verloren haben. Wir wissen heute, daß sogar die Völker der Jungsteinzeit als Sammler gerne die sich anbietenden, wohlschmeckenden Früchte des Holunders pflückten und verzehrten.

Auch wenn sie noch nicht um die therapeutische Wirkung wußten, kamen sie doch in deren Genuß. Spätestens die alten Griechen entlockten dann das medizinische Geheimnis dieser Pflanze und wußten bald die vielfältigen Anwendungsmöglichkeiten zu nutzen.

Bei den Germanen galt der Holunder sogar als eine zu verehrende Kultpflanze. Sie glaubten, daß ihre Liebes- und Schönheitsgöttin Freyja darin wohnte.

Bei trockenem Wetter werden die Blütenstände geerntet. Entweder die ganzen Trugdolden mit kurzem Stiel oder die Einzelblüten ohne Stiel. Es finden ferner Verwendung: die jungen Blätter, die reifen Früchte und die Rinde, welche jedoch nur von den Trieben oder Zweigen genommen werden darf. Die Oberhaut muß man dabei entfernen und die darunter liegende frische, grüne Rinde abschälen.

Der schwarze Holunder enthält reichlich ätherische Öle, Glykoside, Sambunigrin, Rutin, Schleim, Harz, Cholin und andere Substanzen. Die Früchte nennen zudem sehr viel Farbstoff, organische Säuren und Vitamine ihr eigen, wobei der Gehalt an den Vitaminen A, B und C besonders hoch ist. Holunderbeeren enthalten mehr Vitamin C als alle anderen Obstsorten. Und nur die Himbeeren und Heidelbeeren haben mehr Vitamin A als der Holunder.

Die schweißtreibende und schleimlösende Wirkung der Holunderblüten ist auf die ätherischen Öle zurückzuführen. Holunderblütentee (der früher oft fälschlich als Fliedertee bezeichnet wurde) eignet sich also bestens bei allen fieberhaften Erkrankungen wie Erkältungen, Husten, Schnupfen, Heiserkeit. In Verbindung mit Holundermus wirkt der Tee leicht abführend.

Der Holundersaft ist dank seinem unübertroffenen Vitamin-B-Gehalt das Heilpflanzenmittel bei neuralgischen Schmerzen. Zusammen mit Blütentee hilft er auch auf angenehme Weise bei Zahn-, Ohren- und Kopfschmerzen.

Das Harz der Holunderrinde wirkt stark harntreibend und abführend. Größere Mengen können Erbrechen hervorrufen, weshalb die Verwendung in Vergessenheit geraten ist.

Zubereitung und Dosierung:

Bei Harnbeschwerden und Wassersucht bereitet man sich aus 2–3 EL der Rinde je Tasse Wasser eine Abkochung. Menge verringern, wenn Übelkeit aufkommt. Die jungen Blätter wurden seit jeher zur beliebten Frühjahrskur gepflückt. Durch ihre stoffwechselanregende, blutreinigende und harntreibende Eigenschaft ist sie auch bei Rheuma und Gicht sehr zu empfehlen. Vor dem Frühstück bereitet man sich eine leichte Abkochung aus 8–10 Blättern für eine Tas-se (oder 1 EL der Droge) und trinkt diese schluckweise.

Man kann die Blätter auch kalt an-setzen, sechs Stunden ausziehen lassen und anschließend kurz aufkochen. Je nach Beschwerden bis zu drei Tassen täglich trinken.

Der Blütentee wird als Aufguß mit 2 TL der Droge zubereitet. Bei Bedarf mehrere Tassen mit Honig gesüßt schluckweise trinken. Soll die schweiß-treibende Wirkung verstärkt werden, nimmt man 1 TL Holunderblüten und 1 TL Lindenblüten je Tasse Wasser, ebenfalls als Aufguß.

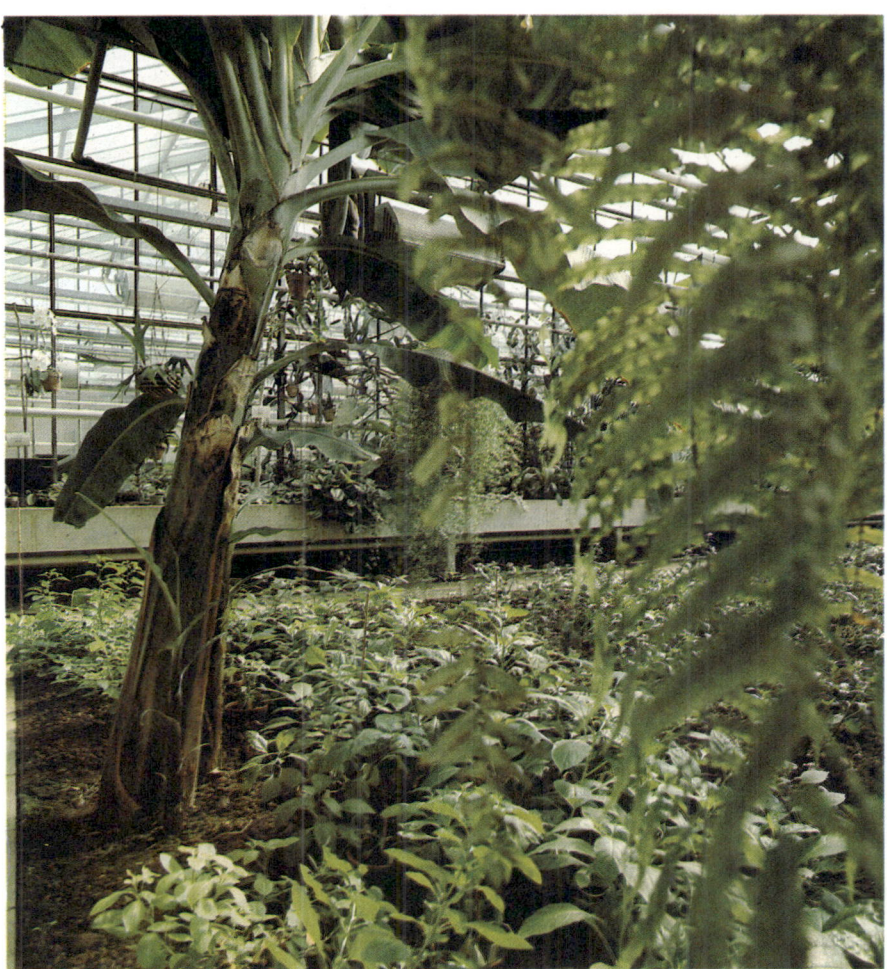

Unter optimalen Bedingungen werden noch wenig bekannte Heil-pflanzen in Versuchskulturen forschungsbemühter Arzneimittel-firmen systematisch gezüchtet, um dem Geheimnis ihrer medizini-schen Wirksamkeit auf die Spur zu kommen

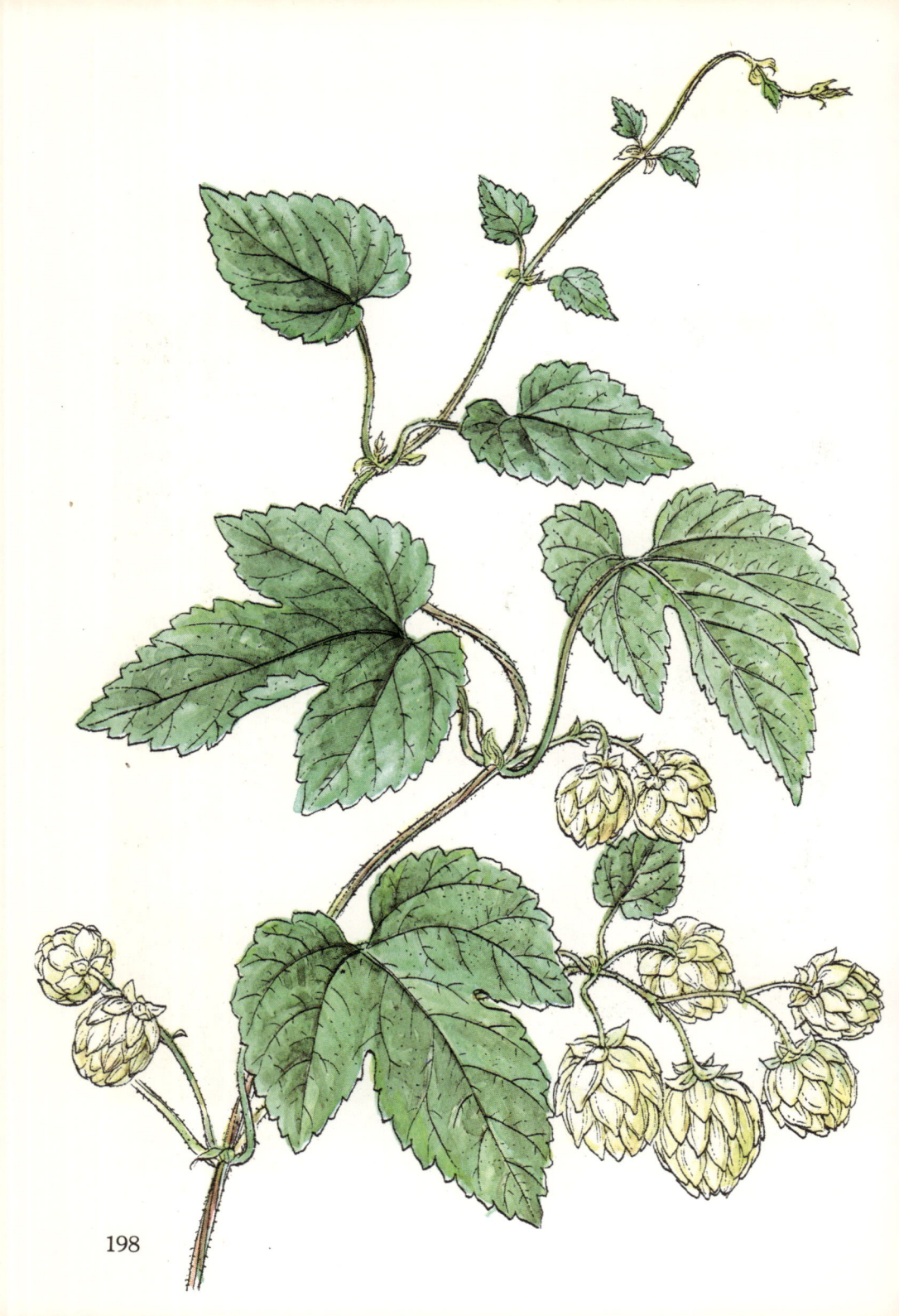

198

Hopfen
Humulus lupulus

Wilder Hopfen, Bierhopfen, Hopfenzapfen, Hopfenkegel, Zaunhopfen.

Den in ganz Europa, Asien und Nordamerika weitverbreiteten Hopfen zählen die Botaniker zu der Familie der Nesselgewächse. In feuchten Wäldern, Hecken und an Flußufern rankt sich die Pflanze häufig wildwachsend an Stämmen, Zweigen oder sonst Erreichbarem hoch. Ihre ganze Kraft als Schlingpflanze kann sie jedoch am besten in den großen Kulturen zum Ausdruck bringen, wo sie sich rechtswindend an den Gerüsten bis zu acht Metern emporranken kann.

Der verzweigte Wurzelstock wird bis zu dreißig Jahre alt und bringt in jedem Frühjahr aufs neue das einjährige Kraut hervor. An den viereckigen, dünnen Stengeln, die mit Klimmhaaren versehen sind, sitzen die leicht behaarten, grob gezähnten und blaßgrünen Blätter.

Die grüngelben Blüten unterscheiden sich nach Geschlechter. Die männlichen Blüten bilden locker verzweigte Blütenähren, die weiblichen sind kleine, kugelige Zapfen. Ihre Blütezeit ist im Juli und August, wobei die Bestäubung der weiblichen Pflanze eine Wertminderung ihrer Zapfen zur Folge hat. Aus diesem Grund werden die männlichen Hopfenpflanzen ausgerottet und in den Anbaugebieten, bei uns ist es Bayern, nur der Hopfen mit den weiblichen Früchten gezogen.

Zur Blütezeit verströmen die Hopfenzapfen ihren betäubenden, aromatischen Geruch, der jeden Bierkenner und -liebhaber in freudige Erregung versetzt.

Tatsächlich bezieht sich der Volksspruch »Hopfen und Malz, Gott erhalt's« mit Sicherheit nicht auf die medizinische Bedeutung des Hopfens, vielmehr auf die Verwendung bei der Bierbrauerei, wo diese aromatische Pflanze dem deutschen Nationalgetränk seit dem frühen Mittelalter seinen würzigen Geschmack verleiht, und zudem die Lagerfähigkeit des hochgeschätzten Wassers erhöht. Es ist nicht nur der Alkohol, der den Biertrinker ermüdet, sondern der Hopfen

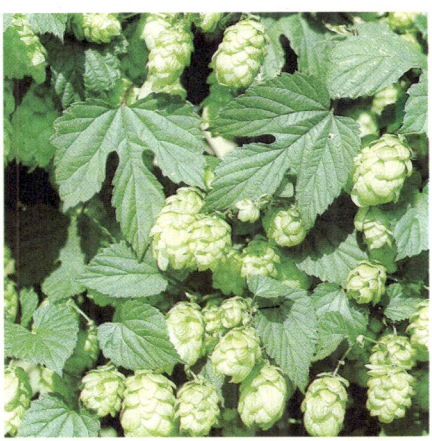

Der Hopfen findet als Arzneipflanze immer mehr Zugang in die Heilpflanzenkunde.

hat dabei ebenfalls entscheidenden Anteil. Zur Bierherstellung ist das sogenannte Hopfenmehl wichtig. Es ist ein grün- bis goldgelbes, klebriges Pulver, das sich in den weiblichen Fruchtzapfen mit einem Gehalt bis zu 20 % befinden kann.

Obwohl der Hopfen schon seit dem Altertum bekannt ist und in Deutschland im 8. Jahrhundert die ersten größeren Hopfenkulturen entstanden sind, wußte man wenig, vermutlich gar nichts über seine Bedeutung als Arzneipflanze, die erst im letzten Jahrhundert richtig anerkannt wurde. Selbst die heilkundige Hildegard von Bingen, die in ihrer umfangreichen »Physica« die wichtigsten Heilpflanzen und -kräuter meist richtig bestimmt und erklärt hat, wußte mit dem Hopfen nichts Rechtes anzufangen. Sie schrieb über ihn, daß er lediglich eine gute Pflanze sei, deren Inhaltsstoffe die Getränke haltbar machen könne, ansonsten würde sie den Menschen traurig stimmen und seine Eingeweide austrocknen. Letzteres stimmt nun nachgewiesenermaßen nicht, obwohl manche Botaniker den Hopfen auch zur Familie der Hanfgewächse zählen, aus deren indischer Abart das Rauschgiftmittel Haschisch oder Marihuana gewonnen wird. Der Hopfen hat jedoch nichts vergleichbar Bedrohliches zu bieten.

Während der vollen Blüte werden die Zapfen geerntet, deren Hopfenmehl, auch Hopfendrüsen oder Lupulin genannt, beim Trocknungsvorgang in besonderen Hopfendarren herausfällt. In der Pflanzenheilkunde finden neben dem Pulver, auch die ganzen Fruchtzapfen Verwendung, aus denen man den Hopfenaufguß zubereitet.

Die Hauptwirkstoffe des Lupulins ließen sich im Harz nachweisen und sind die Bitterstoffe Humulon und Lupulon.

Die weiteren Inhaltsstoffe sind Cholin, Asparagin, Zucker, Wachs, Gerbstoffe und ätherische Öle mit über 200 festgestellten Substanzen.

Die wichtigsten Eigenschaften des Hopfens können mit beruhigend, betäubend und schmerzstillend umrissen werden. Dabei ist zu bemerken, daß sich die Wirkstoffe bei längerer Lagerung verringern. Länger als bis zur nächsten Ernte darf die Droge also nicht aufbewahrt werden.

Hopfen ist dem Baldrian in der Wirkung sehr ähnlich. Beide Drogen ergänzen sich gut und werden häufig gemischt. Die Hopfenbittersäure wandelt sich auch durch den Oxydationsvorgang in Baldriansäure um, was die Berechtigung der gemeinsamen Verwendung unterstreicht.

Hopfen ist demnach bei Schlaflosigkeit, Nervosität (auch Herzneurose), Migräne, Beschwerden während der Wechseljahren und sexueller Überregbarkeit angezeigt.

Daneben kräftigt der Hopfen aber auch Magen und Darm und regt dank seiner Bitterstoffe den Appetit vorzüglich an.

Neuere Beobachtungen lassen zudem auf eine bakterienhemmende Eigenschaft schließen, was die frühere Verwendung bei Wund- und Geschwürbehandlungen erklären dürfte.

Die Phytotherapeuten sind ferner der Ansicht, daß im Hopfen östrogen wirkende Substanzen enthalten sein müssen, da fast alle Frauen und Mädchen, die bei der Hopfenernte beteiligt sind, über Menstruationsverschiebungen berichtet haben.

Die Möglichkeit der medizinischen Anwendungen sind beim Hopfen mit Sicherheit noch nicht voll ausgeschöpft. Er zählt zu den Heilpflanzen, deren Erforschung in vollem Umfang noch aussteht, und von denen wir sicher noch einiges zu erwarten haben.

Zubereitung und Dosierung:

2 EL der Hopfenzapfen ergeben für 1 Tasse Wasser den gebräuchlichsten Hopfenaufguß, von dem bei Bedarf bedenkenlos 2–3 Tassen täglich getrunken werden darf.

Zur Beseitigung von Schlafstörungen nimmt man 1 TL Hopfenmehl, 1 TL Baldrianwurzel und trinkt von dem bereiteten Aufguß vor dem Zubettgehen 1 Tasse warm.

Bei unruhigem Nachtschlaf erinnern sich manche vielleicht an den alten Brauch, nach welchem das Kopfkissen, mit Hopfenfrüchten gestopft, den Schlaf durch seine beruhigende Wirkung herbeiführt.

Sollen sich die Hopfeneigenschaften auf den Verdauungstrakt auswirken, empfiehlt sich der Kaltwasserauszug, von dem man 1–2 Tassen vor dem Essen trinken muß. Das reine Lupulin kann auch messerspitzenweise, mehrmals täglich zu den Mahlzeiten eingenommen werden.

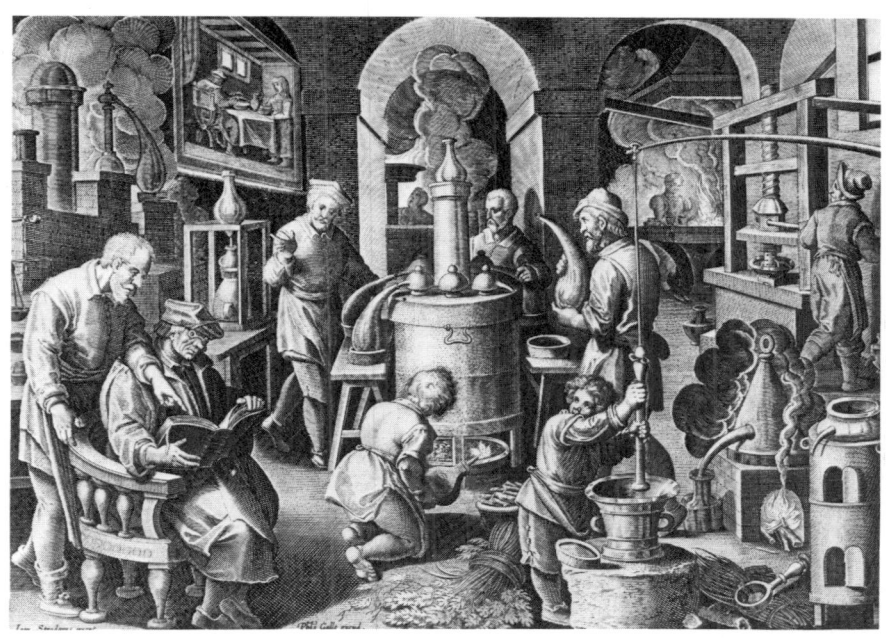

Mittelalterlicher Destillierraum. Kupferstich um 1580.

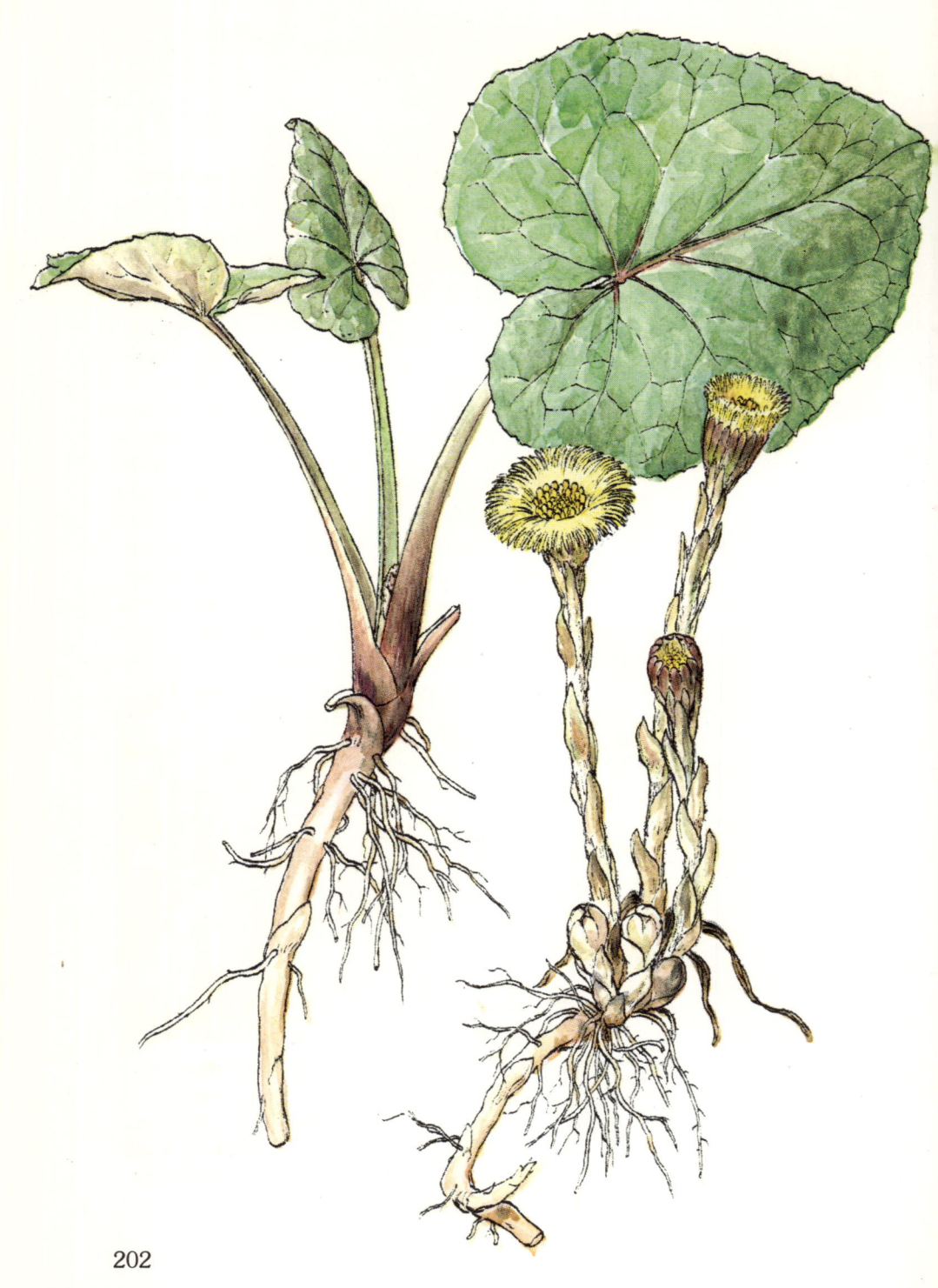

202

Huflattich
Tussilago farfara

Brandlattich, Haferlattich, Quittenlattich, Roßlattich, Eselsfuß, Erdkronenblätter, Hustenblätter, Hitzblätter, Klemmausblätter, Lehmblätter, Pulsterblätter, Sandblumen, Märzblumen, Ohmblätter, Berglätschen, Hofblätter, Labatschen.

Der zur Familie der Körbchenblütler gehörende Huflattich hat ganz Europa und Nordasien zu seiner Heimat erkoren. Er liebt den lehmigen, kalkhaltigen Boden der Wälder, feuchten Felder und Wiesen, Gräben, Wege und Schuttplätze.

Die fast geruchlose Pflanze läßt sich nicht kultivieren, kommt jedoch stellenweise massenhaft vor, was die gewerbsmäßige Ernte wiederum erleichtert.

Der ausdauernde Huflattich erfreut als erster unsere wintermüden Augen, wenn er seine gelb leuchtenden Blüten im Vorfrühling öffnet. Aus dem kriechenden Wurzelstock bilden sich zwei Knospen, denen ein Blütenstengel und erst nach dessen Verwelken ein Blatt ersprießt.

Der Blütenstengel ist mit Schuppenblättern besetzt und erreicht einen Wuchs von selten mehr als 15 cm während der Blüte. In der Fruchtzeit reckt er sich dann nochmals um bis zu 15 cm empor. Die nektarreichen Blüten sind sehr sonnenabhängig und öffnen sich bei schlechtem Wetter überhaupt nicht, nachts sind sie stets nach unten geneigt.

Als typischer Körbchenblütler besitzt jede Blüte 30–40 männliche Röhrenblüten, die von circa 300 weiblichen Zungenblüten umschlossen sind.

Wenn im April/Mai die Blüten verwelkt sind, entfaltet sich das langstielige Blatt, das in der Substanz ledrig und anfänglich beidseitig weißfilzig behaart, und in der Form herz- bis hufförmig ist. Die Blattform gab der Pflanze auch den deutschen Namen Huflattich. Die feine Behaarung schützt gegen Kälte und Tau.

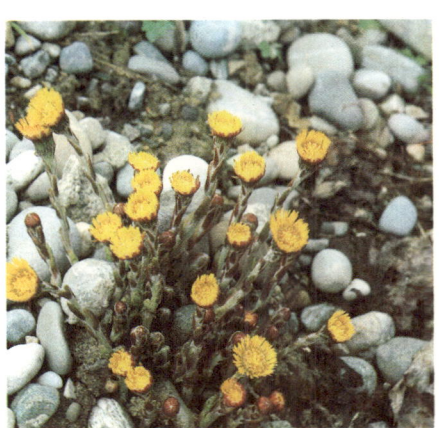

Es ist für den nicht kultivierbaren Huflattich charakteristisch, daß sich seine großen, hufeisenförmigen Blätter erst nach dem Verwelken des Blütenstengels bilden.

203

In der Medizin werden Blüten und Blätter verwandt, die wegen ihrer verschiedenen Wachstumsperiode nicht gleichzeitig gesammelt werden können.

Alte Blüten sind ungeeignet, da sie beim Trocknen zerfallen und die dadurch freigewordenen Samen ausreifen. März/April, wenn die jungen Blütenköpfe noch nicht ganz aufgeblüht sind, ist daher die richtige Erntezeit. Die Blätter werden im Mai/Juni gepflückt.

Über die Inhaltsstoffe des Huflattichs ist noch wenig bekannt. Bislang sind salpetersaure Salze nachgewiesen worden, denen man die auswurffördernde Wirkung zuschreibt. Ferner allgemein stärkende Bitter- und Gerbstoffe, sehr viel saure Schleimstoffe, Zucker, Inulin und in Spuren vorhandenes ätherisches Öl. Die Substanzen wirken antibiotisch und enzymatisch.

Seit ältester Zeit wird der Huflattich von den Naturheilärzten als Hustenmittel empfohlen und verabreicht. Man kann mit ihm fast alle Erkrankungen der Atemwege, wie Heiserkeit, Husten, Bronchialkatarrh, Asthma, Rachenkatarrh und Keuchhusten behandeln, da er den Auswurf fördert, schleimlösend und atembefreiend wirkt.

Wer beim kleinsten Erkältungsinfekt zu Entzündungen der oberen Atemwege neigt, sollte Huflattichtee zur Vorbeugung über längere Zeit hinweg trinken. Morgens und abends je 1 heiße Tasse mit Honig gesüßt.

Frisch zerquetschte Huflattichblätter heilen entzündliche Wunden und Geschwüre. Solche Umschläge mindern auch Muskel- und Nervenschmerzen und bilden Schwellungen zurück. Die Blätter getrocknet und zerkleinert, ersetzten schon den Tabak. Bei chronischer Bronchitis mit und ohne Asthma ist das Rauchen der Huflattichblätter sogar empfehlenswert. Frische Blätter eignen sich vorzüglich als Wildpflanzensalat und ergeben püriert und gekocht ein schmackhaftes Gemüse.

Zubereitung und Dosierung:

Innerlich genommen, bereitet man sich aus 2 TL der Drogen einen Aufguß, der auch leicht abgekocht werden kann. Je nach Beschwerden 2–4 Tassen täglich mit Honig gesüßt trinken.

Vom Huflattichsaft, der meist aus Blättern und Wurzelteilen gepreßt ist, kann bei akuten Entzündungen stündlich oder mehrmals täglich 1 EL in 6facher Verdünnung mit Honigzusatz eingenommen werden.

Johanniskraut
Hypericum perforatum

**Johannisblut, Herrgottskraut,
Elfenblutkraut, Blutkraut,
Mannsblutkraut, Hartheu,
Frauenkraut, Hexenkraut,
Konradskraut, Teufelflucht,
Scharnokelkraut, Waldhopfen,
Tausendlochkraut, Tüpfelhartheu** .

Das in Süd- und Mitteleuropa weitverbreitete Johanniskraut ist auch in Asien und Nordafrika beheimatet. Unter Botanikern findet dieses unscheinbare Kraut wenig Beachtung, wächst es doch wie Unkraut im sonnigen Unterholz lichter Wälder, an Wegrändern, Feldrainen, Zäunen, in Hecken und Büschen. Als Heilpflanze war und ist das Johanniskraut jedoch nicht mehr wegzudenken.

Aus dem weitverzweigten Wurzelstock wächst im Frühjahr ein zweikantiger Stengel aufrecht empor. An ihm sitzen viele, kleine gegenständig angeordnete, längliche Blättchen, die durchscheinend punktiert sind. Die vielen Verzweigungen werden von goldgelben Doldentrauben gekrönt, die mit kleinen schwarzen Drüsen versehen sind, welche ein rotes Harz, das Hypericin, enthalten. Zerreibt man die Blütenblätter, dann quillt dieses Harz hervor und färbt die Finger rot.

Die Blütezeit des äußerst ausdauernden Johanniskrautes beginnt im Mai/Juni und dauert bis zum August/September an. Die Pflanze hat einen schwach aromatischen Geruch, im Geschmack ist sie hingegen bitter zusammenziehend.

In den Schriften des griechischen Arztes Dioscurides (1. Jahrhundert n.Chr.) findet das Johanniskraut erstmals Erwähnung. Im Mittelalter verwuchs diese Pflanze mit dem Aberglauben, der in dieser Zeit sein Unwesen auf die Spitze trieb. Man glaubte, das Johanniskraut könne Hexen und Dämonen vertreiben und erzählte sich, daß aus dem Blut von Johannes dem Täufer, das bei dessen Enthauptung auf den Boden tropfte, die Pflanze zu sprießen begann. Das rote Hypericin wurde als das bewahrte Blut angesehen, daher auch der volkstümliche Name Johannisblut.

Am Johannistag, wenn das Kraut in schönster Blüte stand, ließen sich die Bauern das Johanniskraut zusammen mit acht anderen Pflanzen vom Pfarrer segnen und trugen dieses Pflanzensträußchen immer mit sich, um sich gegen Krankheit und anderem Unbill des Lebens zu schützen. In Österreich gaben die Bauern das Johanniskraut ihren Tieren zum Fressen, damit sie ebenfalls von Krankheiten verschont bleiben.

Als Droge werden Kraut und Blüten verwandt, die im Juli/August zu ernten sind. Beim Sammeln der Arzneipflanze verwechselt der ungeübte Heilpflanzenfreund oftmals die Pflanze mit anderen Arten derselben Gattung. Man kann diese zum einen an ihren Blättern erkennen, die nicht durchscheinend punktiert sind (Blatt gegen das Licht halten), zum anderen

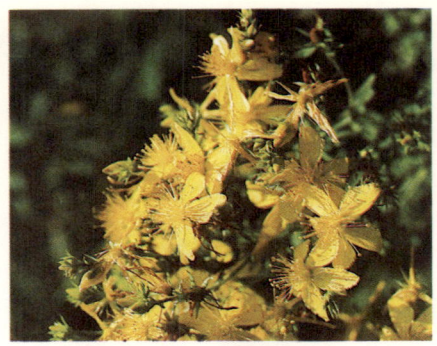

In den Blüten befindet sich der Hauptwirkstoff Hypericin.

sind die Stengel vierkantig oder stielrund. Unser Johanniskraut, das wir medizinischen Zwecken zuführen, hat einen zweikantigen Stengel.

Hauptwirkstoff des Johanniskrautes ist zweifellos der hohe Anteil des roten Farbstoffes Hypericin. Diese lichtwirksame Substanz regt die Kräfte im gesamten Organismus an. Auch im Blut sind lichtempfindliche Stoffe vorhanden, die beruhigend auf unser Nervensystem wirken und das Rhythmusgefühl harmonisieren. Johanniskraut unterstützt also mit seinem Hypericin diese Vorgänge in unserem Körper. Die photosensibilisierende Wirkung der Heilpflanze bedingt auch die sogenannte »Lichtkrankheit« der Weidetiere, die zuviel von ihrem Kraut gefressen haben. Bei hellfarbigen Tieren bilden sich dann häufig brandblasenähnliche Erscheinungen. Wer sich der Heilwirkung des Johanniskrautes oder des Rotöls bedient (gilt vor allem bei kurmäßiger Einnahme), sollte sich daher keiner allzulang andauernden Sonnenbestrahlung aussetzen, um unerwünschte Nebenwirkungen zu vermeiden.

Neben dem roten Farbstoff Hypericin finden sich auch gelber Farbstoff, Hyperosid genannt, Gerbstoffe, Harz, organische Säuren, Vitamin C und Provitamin A, Cholin, Mangan, Rhodan und andere Substanzen, die alle in ihrer natürlichen Gesamtheit die Heilwirkung bedingen.

Die gebräuchlichste Form der Darreichung ist das aus den Blüten hergestellte Johanniskrautöl oder Rotöl. Es ist überall im Fachhandel erhältlich (Rezept zur eigenen Herstellung siehe S. 208). Neben Teezubereitungen tritt bei innerlicher Verabreichung aber auch der reine Pflanzenpreßsaft hervor, der bei körperlichen und geistigen Erschöpfungszuständen, Nervosität und nicht organisch bedingten Nervenschmerzen zur Anwendung kommt.

Äußerlich angewandt wirkt das Öl entzündungshemmend, durchblutungsfördernd und aufgrund seines Rhodananteils bakterienhemmend. Deshalb ist das Johanniskrautöl ein ausgezeichnetes Wundöl (siehe auch Seite 57).

Außerdem verzeichnet das Rotöl eine gute Heilwirkung bei Prellungen, Zerrungen, Muskelschmerzen und Rheuma. Weitere Verwendung als Wundheilmittel findet das Rotöl auch in der Tierheilkunde.

Das Öl brennt nicht in der Wunde. Dank dieser angenehmen Eigenschaft lassen sich nicht nur ängstliche Kinder, sondern auch mißtrauische Tiere bereitwillig damit behandeln.

Aus demselben Grund ist es auch vorzüglich bei Schleimhautentzündungen geeignet.

Das Johanniskrautöl ist übrigens auch ein beliebtes Volksheilmittel der Russen. Sie führten es sogar während der letzten beiden Weltkriege in ihren Feldapotheken mit sich und gossen es ihren Verwundeten in die Schußwunden.

Wegen seiner entzündungshemmenden und ausheilenden Wirkung ist das Rotöl auch ein bewährtes Mittel bei Magen- und Schleimhautentzündungen. Die Anwendung ist besonders erfolgreich, wenn gleichzeitig Leinsamen eingenommen wird. In der ärztlichen Praxis werden Hämorrhoiden und Mastdarmentzündungen mit in Rotöl getränkten Tampons behandelt. Hier sind auch Sitzbäder vortrefflich, die zudem bei Bettnässen

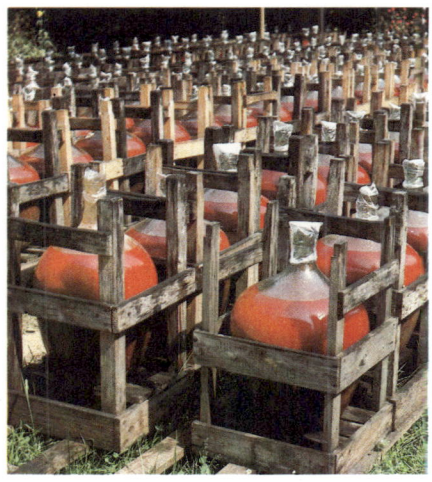

Zur Gewinnung des wertvollen Rotöls werden Johanniskrautblüten mit Pflanzenöl vermengt und zwei Monate lang in Glasgefäßen der Sonne ausgesetzt. Danach wird das rubinrote Öl von den Pflanzenrückständen abfiltriert.

und Schlafstörungen helfen. Man wässert einen Eimer Kraut (Stengel und Blüten) kalt und läßt ihn über Nacht stehen. Den angewärmten Auszug dem Sitzbad zufügen und etwa 20 Minuten darin verweilen. Danach im Bett nachdünsten.

Zubereitung und Dosierung:

Wer sich Johanniskrautöl, das in keiner Hausapotheke fehlen sollte, selbst herstellen möchte, setzt frische Blüten in einem guten Pflanzenöl (am besten ist Olivenöl) an und läßt das Ganze in einer gut verschlossenen Flasche an sonniger Stelle ziehen. Nach zwei Wochen die Pflanzenteile abseihen und immer wieder so lange neue Blüten in dem Öl ausziehen lassen, bis es sich tiefrot gefärbt hat.

Zur Steigerung der Stoffwechselleistung, bei Magen- und Darmschleimhautentzündung, zur Beeinflussung des Nervensystems (hier auch Preßsaft), während der Rekonvaleszenz und bei Menstruationsstörungen (Unterfunktion) wird das Johanniskraut als Tee oder Öl innerlich angewandt.

Man bereitet zur Teeherstellung eine leichte Abkochung aus 1 EL der Blüten und Blätter auf 1 Tasse Wasser. Der Absud soll eine goldgelbe Farbe bekommen. Täglich 1–2 Tassen frisch zubereitet trinken.

Vom Öl nimmt man 3mal täglich 1–2 TL pur oder mit Zitrone und Honig, am besten unmittelbar vor einem warmen Getränk oder den Mahlzeiten.

Vom Johanniskrautsaft werden 3 mal täglich vor dem Essen 1 EL, mit der 6fachen Menge Wasser oder Kamillentee verdünnt, eingenommen.

Zur äußeren Anwendung bei Rheuma, Sportverletzungen, Wunden und Wundliegen kommt nur das Öl in Frage. Es wird dabei soviel Öl in die entsprechende Körperstelle einmassiert, wie die Haut aufnehmen kann. Oder man tränkt mit dem Öl ein Leinentuch, das aufgelegt wird.

Kalmus

Acorus calamus

Deutscher Ingwer, Siggewurzel, Ackermagenwurzel, Ackermann, Kolmes, Magenwurz, Magenbrandwurzel, Bajonettstangenwurzel, Ackerwurz.

Der Kalmus ist eine ausgesprochen kräftige und krautige Wasserpflanze, die heute in ganz Europa verstreut an sumpfigen und feuchten Stellen beheimatet ist. Wir finden sie daher vornehmlich an Flußufern, Bach- und Teichrändern, an fast allen langsam fließenden und stehenden Gewässern des Tieflandes und der Bergregionen, wo sie in bis zu 1000 m Höhe anzutreffen ist.

Sie ist selten gesellig und führt, meist im Wasser stehend, in unseren Breiten ein bescheidenes Dasein, zumal ihre Beerenfrüchte bei unserem Klima außerstande sind, Samen hervorzubringen. Sie vermehrt sich in Europa vegetativ, d. h. durch Wurzelstockvermehrung.

Der Wurzelstock steckt tief im Schlamm und wuchert kriechend bis zu einem Meter weit. Seine fleischigen Ausläufer sind von braungrüner Farbe und bis zu 5 cm dick. Die Kalmuswurzel besitzt ein stark würziges Aroma, das an Mandarinen erinnert. Im Geschmack ist sie ebenfalls würzig und zudem bitter. Aus ihr sprießen die langen, schmalen, schwertförmigen Blätter, die bis zu 150 cm über die Wasseroberfläche ragen.

Der Pflanzenstengel ist auf den ersten Blick nicht von den Blättern zu unterscheiden. Er ist jedoch auf der einen Seite von rinniger Form, auf der anderen Seite scharfkantig. Zur Blütezeit im Juni/Juli bricht aus seiner Seite ein leicht gebogener, 4–8 cm langer Kolben hervor, der mit zahlreichen, unscheinbar grünlichen Blüten besetzt ist. Wie bereits erwähnt, bildet dieser Blütenstand keine Früchte aus.

Die eigentliche Heimat des Kalmus ist das tropische Südostasien, von wo vermutlich die Tataren die Pflanze in das türkische Reich mitgenommen haben. Sehr spät, erst im 16. Jahrhundert, fand der Kalmus seinen Weg von Konstantinopel nach Wien, wo er 1574 dem Leiter der kaiserlichen Gärten, Carolus Clusius, in die Hände kam. Von Wien aus nahm die Verbreitung über ganz Europa ihren Anfang

Der Kalmus, der auch gerne zur Aromatisierung von Likören verwendet wird, gehört zur Familie der Aronstabgewächse, deren meiste Vertreter in den Tropen beheimatet sind. Zwei Mitglieder dieser Familie sind neben dem Kalmus auch bei uns zu Ehren gekommen. Es ist zum einen der fast obligatorische Philodendron der Blumenfenster, zum anderen die im Gewächshaus gezüchteten Schwanz- oder Schweifblumen (Anthurien), deren leuchtend rotes, herzförmiges Hüllblatt den typischen, gelben

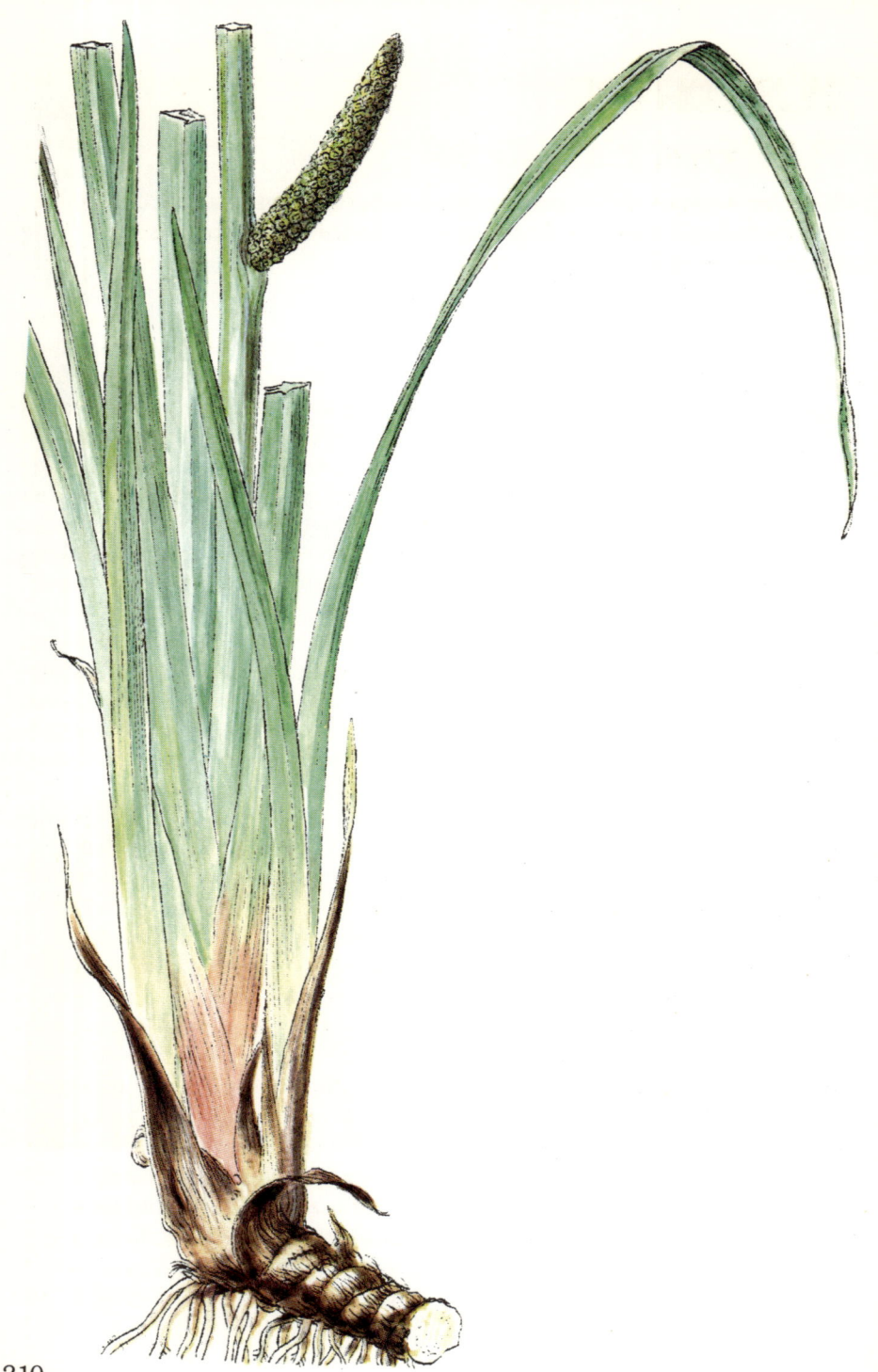

210

Blütenstand in Kolbenform einschließt.

Im zeitigen Frühjahr, meist jedoch im Herbst, werden die Wurzelstöcke des Kalmus herausgerissen, gesäubert, geschält und getrocknet. Während ein großer Teil für die Teedrogen aufbereitet wird, gewinnt man aus den restlichen Wurzelstücken mittels Wasserdampfdestillation das Kalmusöl.

Der Hauptwirkstoff der Kalmuswurzel setzt sich aus dem Asaron und Acorin zusammen. Asaron ist Bestandteil (8%) des ätherischen Öls, das in der Wurzel bis zu 4% ausmachen kann, Acorin findet sich mit einem Anteil von 2% in einem nachgewiesenen glykosiden Bitterstoff.

Weitere Substanzen des Wurzelstocks sind Cholin, Kalmusgerbsäure, Stärke, Zucker, Schleim, Saponine u. a.

Asaron und Acorin wirken in erster Linie auf die Verdauungsorgane, wobei sie Magen und Darm in ihrer Funktion günstig beeinflussen. Der Anwendungsbereich der Kalmuswurzel ist demnach relativ groß.

Und in den Ländern Arabiens und des Irans gilt der Kalmus noch heute als Aphrodisiakum, was allerdings wissenschaftlich nie belegt worden ist. Die Funktionsverbesserung des Verdauungstraktes hat jedoch zur Folge, daß der Blutumlauf im Körper beschleunigt und das Ausscheiden der müde machenden Stoffwechselschlacken erhöht wird. Diese Umstände geben dem fernöstlichen Glauben eine gewisse Berechtigung.

Kalmus ist ein ausgezeichnetes Bittermittel, das den Appetit anregt, Fäulnis- und Gärungsprozesse im Darm unterbindet, erfolgreich bei Blähungen, Magen- und Darmkrämpfen eingesetzt wird, und bei Magensäureüberschuß und -mangel den Säurehaushalt wieder normalisiert, was selbst die Anwendung bei Magengeschwüren rechtfertigt. Da Kalmus die Verdauungsdrüsen anregt und den erschlafften Darm wieder in Schwung bringt, wird der Stoffwechsel erleichtert und somit auch die Gallenbildung als auch Gallenabfluß günstig beeinflußt.

Kalmus ist immer Bestandteil solcher Arzneimittel, die bei jenen Erkrankungen Verwendung finden, die durch Magen- und/oder Darmstörungen bedingt sind.

Äußerlich angewandt, hat die Kalmustinktur eine besonders günstige Wirkung auf das Zahnfleisch, das bei Blutungen und Entzündungen mit der verdünnten Tinktur gespült wird.

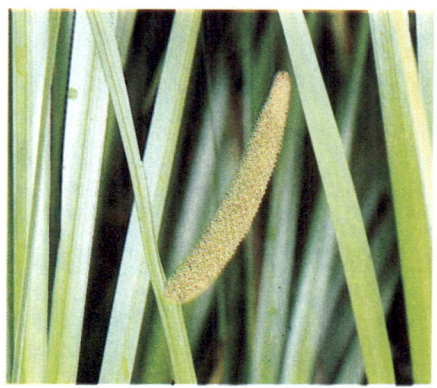

Der kolbenförmige Blütenstand ist in unserem Klima außerstande, Samen hervorzubringen. Der Kalmus vermehrt sich in Europa durch Wurzelstockteilung.

Kalmus in kleinen Stücken gekaut, festigt das Zahnfleisch, lindert Zahnschmerzen und regt den Speichelfluß an.

Auch hilft dies Kauen den Rauchern, die sich gerade das Laster abgewöhnen wollen, bei der Überwindung ihrer Gelüste. Zahnenden Säuglingen gibt man Wurzelstücke in die Hand, damit sie kräftig darauf beißen und den Zähnen zu einem leichteren Durchbruch verhelfen können.

Kalmus hat eine allgemein kräftigende und stärkende Wirkung auf den geschwächten Organismus von jung und alt. So reibt man gerne schwächliche Säuglinge mit Kalmusöl ein, und läßt rachitische Kinder Bäder mit Kalmuszusatz nehmen.

Zubereitung und Dosierung:

Aus 2–3 TL (je Tasse Wasser) der zerkleinerten Wurzel bereitet man sich eine leichte Abkochung und läßt diese noch etwa 10 Minuten ziehen. Man kann die Wurzel aber auch während 6–10 Stunden in kaltem Wasser ausziehen lassen. 1–2 Tassen vor den Mahlzeiten warm und schluckweise trinken.

Zu Spülungen oben genannten Auszug verwenden oder 20–30 Tropfen einer Kalmustinktur in ein kleines Glas Wasser geben.

Für ein stärkendes Kalmusbad werden 300–500 g der Droge in 2 Liter Wasser aufgekocht und noch 20 Minuten ziehen gelassen. Den Extrakt einem Vollbad zufügen.

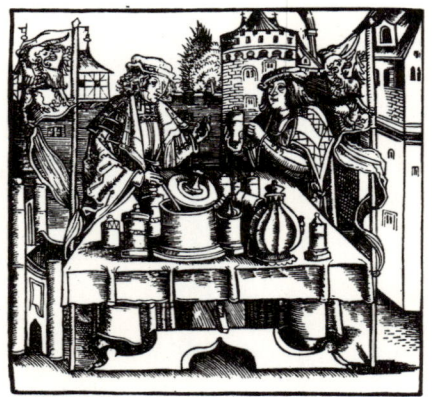

Die Mischung des Theriakmedikaments
Im Mittelalter stand es als Allheilmittel in höchstem Ansehen. Es bestand aus bis zu 60 verschiedenen Pflanzen und anderen Stoffen. Die Zusammensetzung blieb stets ein Geheimnis des jeweiligen Apothekers oder Arztes, die das seit Kaiser Neros Zeiten bekannte, und erstmals durch Galenus aufgeschriebene Mittel nach eigenem Gutdünken abänderten. Hauptbestandteil war meist die Angelikawurzel (auch Theriakwurzel genannt), die der Arznei auch den Namen gab. Vermutlich war das Theriakmedikament verhältnismäßig wirkungslos; 1882 wurde es aus der Liste der offiziellen Arzneimittel gestrichen. Holzschnitt von 1512.

Kamille
Matricaria chamomilla

Echte Kamille, Feldkamille, Kindbettblumen, Stomeienblumen, Hermännle, Helmchen, Lungenblumen, Ramerian, Remey, Mägdeblumen, Apfelkraut.

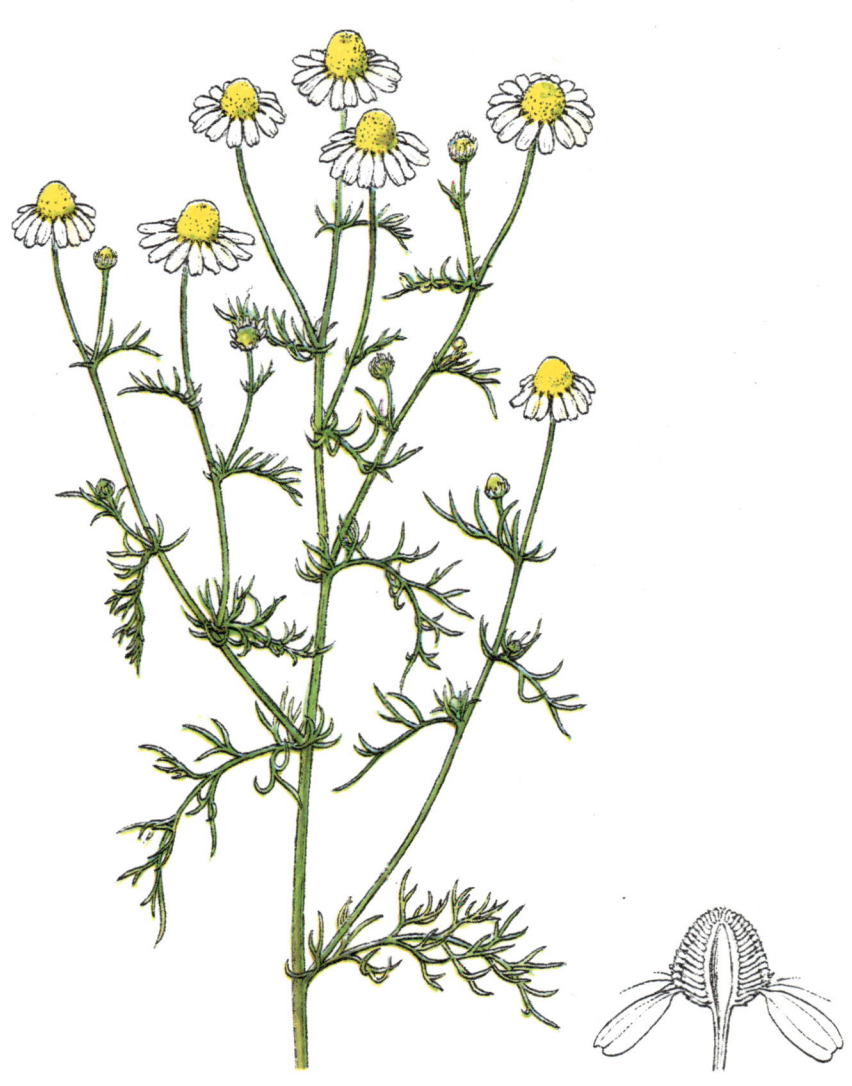

213

Man muß es sich immer wieder in Erinnerung rufen, daß diese wildwachsende, in ganz Europa und Nordasien beheimatete Pflanze zu den wichtigsten Arzneipflanzen unserer Heimat zählt. Das fällt schwer, wenn man dieses, oft als Unkraut verschriene Gewächs vornehmlich auf Schutthalden, Brachland, Aufschüttungen, Feld- und Wegrändern wachsen sieht. Trotz ihrer hochwertigen und vielfältigen Heilwirkungen, die mild. aber tiefgehend sind. gehört die Echte Kamille zu den ungefährlichsten Heilpflanzen. Dies macht sie zu einem richtigen Volksmittel, das nicht oft genug eingesetzt werden kann.

Die Bezeichnung Kamille kommt von griechisch »kamei« und »melon«, was soviel bedeutete wie »Äpfel, die nahe der Erde blühen«. Und wirklich erinnert der kräftig aromatische und süßlich eigentümliche Geruch entfernt an reife Äpfel.

Aus der dünnen, spindelförmigen Wurzel wächst im Frühjahr auf wenig kalkhaltigem Boden in sonniger, windgeschützter Lage ein Stengel, der sich bald zu einem buschigen Blattwerk verzweigt. Die lichtgrünen Blätter sind mehrfach gefiedert und enden mit fadenförmigen Zipfeln. Die 10–50 cm hoch wachsende Pflanze ist mit zahllos erscheinenden. sehr kleinen, goldgelben Blütenköpfen übersät, die von weißen Randblüten umgeben sind. Sie blühen von Mai bis September.

Zur Familie der Körbchenblütler gehörend, hat die Echte Kamille mehrere Artgenossen, welche sich nur durch genaueres Hinschauen unterscheiden lassen. Am häufigsten kommt bei uns die Hundskamille vor, die einen unangenehmen Geruch hat und etwas an den Duft einer Hundehütte erinnert. Die Echte Kamille erkennt man an dem Hohlraum im kugeligen Blütenboden und den meist nach unten gerichteten Randblüten, und natürlich auch an dem eigentümlichen, jedoch angenehmen Geruch. Die Unterscheidung zur Hundskamille, deren Blütenblätter nach oben zeigen, und deren flacher Blütenboden markig ist, ist deshalb bedeutsam, da die Hundskamille medizinisch vollkommen wertlos ist.

Lediglich die Römische Kamille (Anthemis nobilis, L.) ist in der Wirkung der Echten Kamille fast gleich. Sie hat wie die unbedeutende Hundskamille einen flachen, markigen Blütenboden, ist daher schwer von dieser zu unterscheiden. Ihre Heimat ist jedoch Südeuropa, wo sie wild vorkommt.

Obwohl die Echte Kamille in Deutschland weitverbreitet ist, und auch gewerbsmäßig angebaut wird, ist der deutsche Marktanteil relativ gering. Schuld daran ist die schwierige Ernte der kleinen Blütenköpfe. Zwar ist bereits eine Kamillenpflückmaschine patentiert worden, doch sind die deutschen Kamillenfreunde, die sich die Heilpflanze nicht selbst sammeln wollen oder können, auf die Einfuhren aus den Ländern des Ostblocks und auch Griechenland angewiesen, wo die Löhne der Kräutersammler nicht auf westlichem Niveau basieren. So ist die Versorgung dieser beliebten Arzneipflanze gesichert, deren Verkaufsmenge bei weitem die der anderen Heilkräuter übersteigt.

Nur die Blütenköpfchen gelangen zur medizinischen Verwendung. Man sammelt sie, wenn sie in voller Blüte stehen. Morgens, bei trockenem Wetter, wenn der Tau verdustet ist, haben wir die beste Erntezeit. Unterhalb der Köpfchen den Stengel durchschneiden, von dem höchstens 2 cm mitgeschnitten werden darf; im Schatten trocknen.

Ob gekauft oder selbst geerntet, die Kamille, die schon seit der Antike Haupttheilmittel der Volksmedizin ist, sollte als Allheilmittel in keiner Hausapotheke fehlen. Die wissenschaftliche Pflanzenheilkunde begann in den letzten Jahrzehnten nachzuprüfen, ob die vielen Heilwirkungen, die man

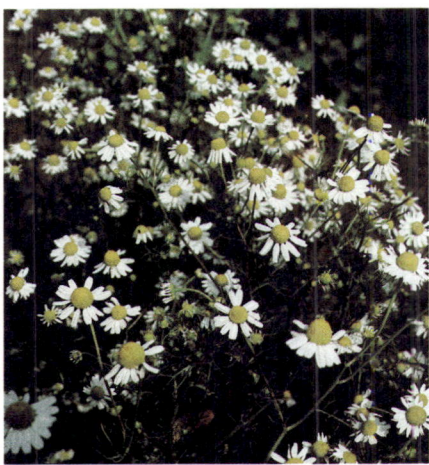

Im Unterschied zur medizinisch wertlosen Hundskamille, besitzt die Echte Kamille einen hohlen, kugeligen Blütenboden; ihre Randblüten sind meist nach unten gerichtet.

der Kamille zuschrieb, tatsächlich auch heute noch eine Berechtigung besitzen. Es war unter anderen der bekannt gewordene Professor Heubner, der als Pharmakologe in seinem Berliner Institut die entzündungshemmende Eigenschaft der Kamille nachweisen konnte. Er träufelte seinen Versuchstieren Senföl in die Augen, was sofort eine heftige Entzündung hervorrief. Zusammen mit Kamille verabreicht, blieb die Entzündung aus.

Diese entzündungswidrige und antibakterielle Wirkungsweise der Kamille schreibt man ihren ätherischen Ölen zu, die als Kamillenhauptsubstanzen erkannt wurden. Zu ihnen zählt das blaue Blütenöl Azulen, das man lange Zeit dafür als Ursache angesehen hatte. Vermutlich ist das Azulen jedoch nur in der Gesamtheit anderer, noch nicht geklärter Inhaltsstoffe, zur Hemmung von Entzündungen fähig, wie dies fast ausnahmslos in der Pflanzenheilkunde zu beobachten ist.

Der zweite wichtige Wirkstoff ist das Apigenin, das Krämpfe löst; und neben Bitterstoffen, Cholin, und Gerbstoffen sind die Glykoside für die schweißtreibende Eigenschaft dieser wertvollen Heilpflanze verantwortlich.

Es fand sich also die Bestätigung der Wirkungsweise, um die die Menschheit seit alters her gewußt hat. Lediglich die Erklärung blieb ihr versagt, was der wissenschaftsgläubige, technisch denkende Mensch des 20. Jahrhunderts mit seinem Zwang zum Nachweisen und Erklären nun nachgeholt hat.

Dabei kam gerade durch neuere Forschungen eine erstaunliche, ganz andere Eigenschaft der Kamille zum Vorschein: Unsere unschätzbare Arzneipflanze wirkt den Giftstoffen verschiedener Bakterien entgegen. Diese entgiftende Wirkung bezieht sich vornehmlich auf solche Bakterien, die zu den verbreitetsten und unangenehmsten gehören, wobei die Wirkungsweise beachtlich ist. Denn während die herkömmlichen Antibiotika die Vermehrung der Bakterien hemmt, setzt die Kamille die von den Bakterien gebildeten Giftstoffe außer Gefecht, indem sie diese inaktiviert. Dadurch können schwere Schäden im Gefüge des menschlichen Organismus verhindert werden. Zeichen dafür ist auch die spürbar rasch einsetzende Besserung des Allgemeinzustandes, die bei den meisten Erkrankungen nach kurzer Zeit der Kamilleneinnahme einsetzt.

Wenn man sich somit die vier wichtigsten Eigenschaften der Kamille vor die Augen hält – schweißtreibend, krampflösend, entzündungshemmend und entgiftet –, erklärt sich die große Bandbreite der Erkrankungen, innerhalb der diese Heilpflanze erfolgreich angewandt werden kann.

Innerlich genommen hilft sie bei: Koliken, Magen- und Darmstörungen, insbesondere bei Durchfall, Verdauungsbeschwerden, Blähungen, Leibschmerzen, Magengeschwür, Infektionskrankheiten, Menstruationsbeschwerden. Da Nebenwirkungen und Schäden bei Kamille ausbleiben, ist diese Arzneipflanze besonders für Kinder und Schwangere geeignet. Die Homöopathie, die nur die ganz frischen Blütenköpfe verwendet, empfiehlt, Chamomilla D 12 zahnenden Säuglingen zu geben (wenn vom Arzt nicht anders verordnet, täglich 5 Tropfen). Die Babys werden beruhigt und der Zahnungsschmerz gelindert.

Die Heilkraft der Kamille entfaltet sich durch äußere Anwendung bei allen Haut- und Schleimhautentzündungen, offenen Füßen, schlecht heilenden Wunden, entzündeten Augen (Lidrandentzündung), Mittelohrentzündung; Kamillendämpfe inhaliert, lindert Schnupfen, Stirnhöhlen- und Kieferhöhlenentzündungen (siehe auch Seite 42). Gerade bei letztgenannten Leiden dachten die Ärzte bislang, daß nur die schleimlösende Wirkung für den Genesungsprozeß verantwortlich sei. Heute wissen wir, daß die bereits erwähnte Neutralisation der Bakteriengifte die entscheidende Rolle dabei spielt.

Zubereitung und Dosierung:

Neben dem Kamillenöl ist der Kamillentee die gebräuchlichste Form der Anwendung. Man bereite jede Tasse frisch und trinkt diese sofort schluckweise. Kamillentee nie längere Zeit stehen lassen. Je Tasse nimmt man 1–2 TL der getrockneten Kamillenblüten für den Aufguß, der auch zur äußerlichen Behandlung verwandt wird.

Wie auch bei fast allen anderen Heilpflanzen, erschließen sich die heilsamen Wirkstoffe der Kamille besonders nachhaltig durch den naturreinen Preßsaft aus dem frischen, blühenden Kamillenkraut. Wenn vom Arzt nicht anders verordnet, nehme man kurmäßig über 4–8 Wochen 3mal täglich vor den Mahlzeiten 1 EL Saft, mit der 6fachen Menge Flüssigkeit verdünnt, ein.

Klette, große
Arctium lappa, L.

Butzenklette, Hopfenklette,
Dollenkrautwurzel,
Picherwurzel, Ohmblätter,
Klattendistelwurzel,
Kliebenwurz, Bezoarwurzel,
Letschenwurzel, Lederlappen,
Roßklette, Kinzelwurzel.

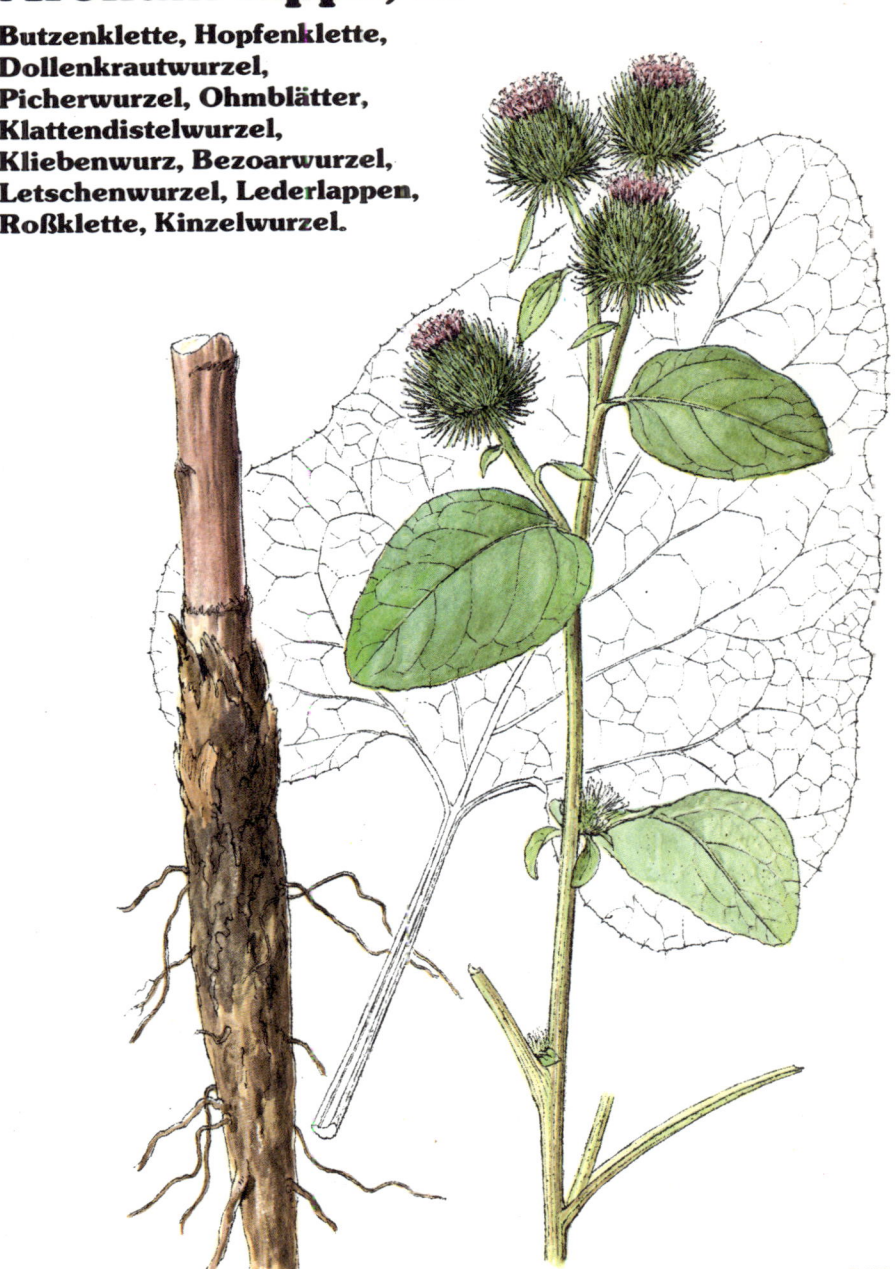

anz Europa und Asien sind zur Heimat der Kletten geworden, von denen wir drei Arten unterscheiden: die große und kleine Klette sowie die Filzklette. Alle sind der hier beschriebenen großen Klette in Aussehen und Wirkung ähnlich. Die kleine Klette ist lediglich von niedrigerem Wuchs und ihre Blütenköpfchen etwas wollig. Die Filzklette besitzt einen dicht befilzten Hüllkelch, dessen Deckblätter nicht aufwärts, sondern nach unten zeigen. Die Filzklette kann bis zu zwei Meter hoch werden. Die Kletten lieben schwere Böden in sonniger Lage. Sie sind ausdauernde Gewächse, die bis in einer Höhe von 1800 m noch ihre Körbchenblüten ausbilden und ihre Früchte reifen lassen können. Wir finden sie meist in Gruppen an Wegrändern, Zäunen, Schutthalden, Brachland oder lichten Wäldern.

Die große Klette wird selten über 100 cm hoch und ist wie ihre Artgenossen eine zweijährige Pflanze aus der Familie der Körbchenblütler.

Ihre kräftige, leicht verästelte Pfahlwurzel bohrt sich bis zu einem halben Meter tief in das Erdreich. Beim Zerreiben verströmt sie einen scharfen Geruch, obwohl der Geschmack der Droge eher süßlich und schleimig ist.

Aus der Wurzel treiben die großen, herzförmigen Blätter, die eine bodenständige Rosette bilden. An dem starken Stengel sind die rauhen, ovalen Blätter lang- bis kurzstielig und wechselständig angeordnet. Die reich verzweigten Stengel mit ihren zahlreichen Blättern lassen die ganze Pflanze dicht und buschig erscheinen. Die

kugeligen, langgestielten, im Durchmesser 4 cm groß werdenden Blütenköpfe, stehen in Doldentrauben und tragen obenauf im Juli und August die purpurroten bis violetten Blütenblätter. Ihre Deckblätter enden hakenförmig und bilden während der Reifezeit eine stachelige Kugel, die am vorbeistreifenden Menschen an Kleidung oder einem Tier im Fell hängenbleibt. Wenn diese Blätter vollständig ausgetrocknet sind, werden die kleinen Samenfrüchte frei und durch den Wind verweht.

Die heilsamen Eigenschaften der Klettenwurzel sind seit dem Mittelalter bekannt. Paracelsus empfahl seinen Patienten die Anwendung dieser sehr verbreiteten Heilpflanze. Vor hundert Jahren, als man noch häufiger auf der Suche nach Ersatzrohstoffen war, stellten findige Leute aus der gerösteten Klettenwurzel einen Kaffee-Ersatz her und rauchten die getrockneten und zerkleinerten Klettenblätter an Stelle echten Tabaks. Die Pflanze gelangte zu einer Bedeutung, die zur damaligen Zeit einen Anbau rechtfertigte. Heute muß man sich in die freie Natur begeben, um ihrer habhaft zu werden, was dank ihrer großen Verbreitung nicht allzu mühselig ist.

Frisch finden Blätter und Wurzeln Verwendung. Letztere werden häufig getrocknet, um eine lagerfähige Droge zu erhalten. Im Handel ist nur die Wurzeldroge erhältlich. Diese darf jedoch keinesfalls schwärzlich verfärbt und älter als sechs Monate sein.

Die Wurzel wird am besten zu Beginn des zweiten Vegetationsjahres ausgegraben, wenn sich der Stengel noch nicht in vollem Wuchs befindet. Die einjährige Wurzel dagegen sollte, wenn es überhaupt notwendig ist, im Herbst gesammelt werden.

Die Klettenwurzel ist reich an Inulin, das die Ursache für die stoffwechselanregende Wirkung ist. Der Inulingehalt der Wurzel beträgt bis zu 40, manchmal sogar 50 Prozent. Als weitere Inhaltsstoffe sind vertreten: Glukose, Schleim, ätherische Öle, Harz, Gerb- und Bitterstoffe, Mineralsubstanzen, Eiweiß u. a.

Klettenwurzel ist immer dann angebracht – allein oder als Zusatz –, wenn eine Steigerung der Schweißsekretion erwünscht ist. Klettenblätter sind auch häufig Bestandteil von gallentreibenden Teemischungen. Die oftmals erwähnte harntreibende Eigenschaft ist zwar bewiesen, doch von geringer Bedeutung. Hier spielen

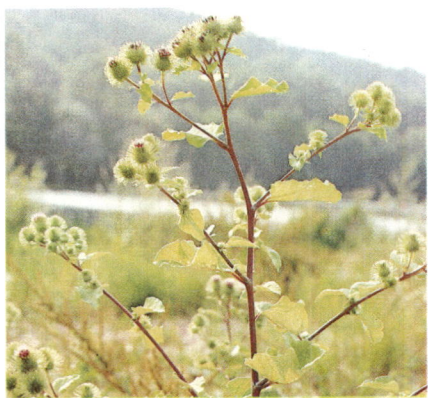

Alle Klettengewächse verbreiten sich durch ihre stacheligen Blütenkugeln, die nach ihrer Reife an vorüberstreifenden Menschen und vor allem an Tieren hängenbleiben.

stärker wirkende Heilpflanzen eine größere Rolle.

Als Blutreinigungsmittel, das den gesamten Stoffwechsel aktiviert, ist die Klettenwurzel in erster Linie bei Hautentzündungen angebracht, wie Pubertäts-Akne, Furunkeln, Kopfhautekzemen, Flechten und Geschwüren.

Innerlich verabreichte, homöopathische Gaben oder Klettenteezubereitungen ergänzen hierbei die äußere Behandlung.

Das bekannte Klettenwurzelöl wird zur Haarpflege, vor allem bei Haarausfall, verwandt und enthält entgegen der landläufigen Meinung kein Öl der Klettenwurzel, sondern deren Inhaltsstoffe werden lediglich mit einem Öl – zumeist ist es Mandelöl – ausgezogen. Die Klettenwurzel selbst besitzt keine fetten Öle.

Zubereitung und Dosierung:

Von den Klettendrogen bereitet man aus 1 EL (je Tasse Wasser) eine leichte Abkochung oder etwas länger ziehenden Aufguß. Die Wurzel kann auch kalt ausgezogen werden. Dazu wird 1 EL der Droge mit einer Tasse kaltem Wasser 5–7 Stunden stehen gelassen. Abseihen und 2 Tassen täglich ungesüßt trinken.

Zur äußeren Behandlung eignen sich ebenfalls die Teezubereitungen, mit denen die betroffenen Hautstellen mehrmals täglich betupft bzw. vorsichtig gewaschen werden. Oder man greift zu der Klettenwurzeltinktur, die man aus 2 geh. EL der Wurzeldroge und 50 g Alkohol herstellt und ebenfalls mehrmals täglich verwendet.

Kümmel
Carum carvi

Wiesen-, Matten-, Fisch-, Brotkümmel, Kiem, Käm, Köhm, Karvei, Carven, Karbeisamen, Kämen, Garbe, Kalm, Kümmich, Kümm, Kumach-samen.

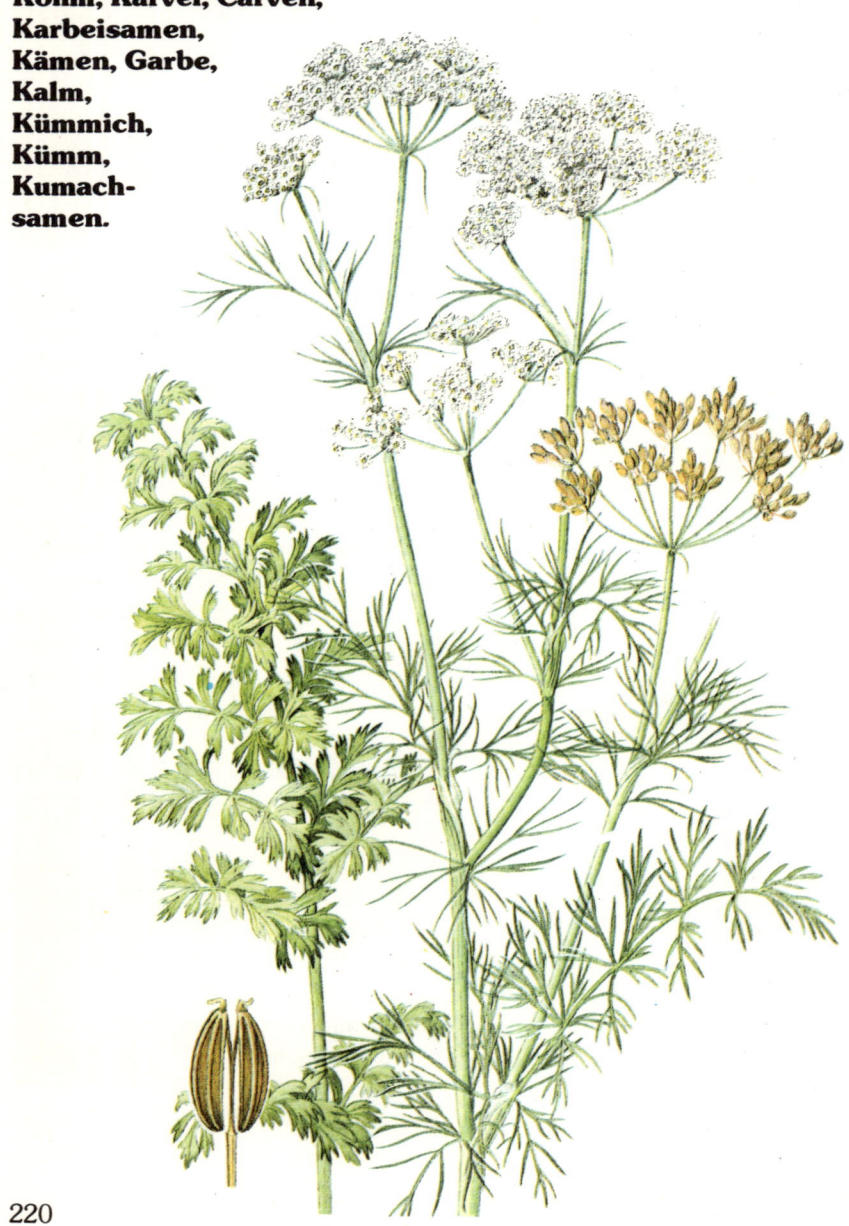

Mit 300 Gattungen und etwa 3000 Arten gehört die Familie der Doldenblütler zu den größten Familiengruppen im Pflanzenreich. Schon bei den einheimischen Doldengewächsen stiften gleiche Wuchsform und Blütenstand Verwirrung, wenn es um eine genaue Unterscheidung und Klassifizierung geht.

Ein bedeutendes Mitglied dieser großen Sippschaft ist der Kümmel, dessen charakteristischer Geruch dem Laien das Erkennen erleichtert. Seine Heimat ist Mittel- und Nordeuropa; ein weiteres Ausdehnungsgebiet reicht von Nordasien bis Tibet, wo er überall als Gewürz- und Arzneipflanze geschätzt wird.

Die ausdauernde und anspruchslose Pflanze nimmt mit fast jedem Boden vorlieb und gedeiht auf fruchtbaren, aber auch mageren Wiesen, an Feldrainen, auf Bahndämmen und Böschungen, wo er sogar noch im Gebirge anzutreffen ist.

In Deutschland, Holland, England, Norwegen, Finnland und Mittelrußland wird der Kümmel feldmäßig angebaut. Zur Kultur eignen sich schwere, feuchte Tonböden oder tiefgründiger, etwas kalkhaltiger Lehmboden. Zuviel Feuchtigkeit ist dem Kümmel jedoch abträglich, im Halbschatten gedeiht er besonders gut.

Als zweijährige Pflanze entwickelt sich im ersten Jahr zum einen die fleischige, spindelförmige Wurzel von grauweißer Farbe, die etwas nach Möhren duftet und dem Gemüse auch im Aussehen ähnlich ist; und zum anderen eine üppige, bodenständige Blattrosette, deren Blätter ebenfalls denen der Möhre gleichen. Im zweiten Jahr erst sprießt schnell der kantige Stengel bis zu 70 cm empor, verzweigt sich an der Spitze zu mehreren gleichwertigen Stielen, von denen nochmals Sprossen ausgehen.

Die grasgrünen Laubblätter sind sehr fein zweifach gefiedert. Das untere Paar steht weit entfernt zum nächsten und sitzt am Blattstiel an, wobei es kreuzweise gestellt ist. Dieses sogenannte Kümmelkreuz ist für die Pflanze charakteristisch und ein weiteres botanisches Unterscheidungsmerkmal.

Im Mai und Juni können wir in der Natur die doldenförmigen, mittelgroßen Blütenstände sehen, die aus 8–16 ungleich langen, aufrechten Strahlen bestehen, deren Kronblätter weiß bis rötlich gefärbt sind.

Jeder kennt die dunkelbraunen, länglich gefurchten Kümmelsamen, die als Spaltfrucht aus zwei Teilfrüchten zusammengesetzt und von aromatischem Geruch und Geschmack sind. Von der Kümmelpflanze leitet sich auch die im 19. Jahrhundert ein-

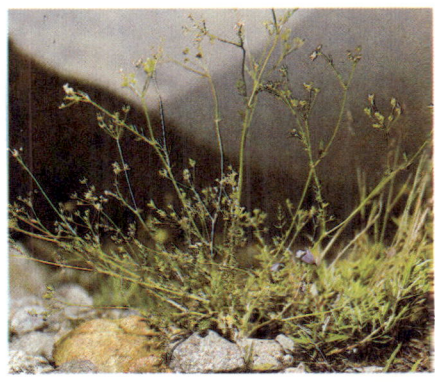

Der Kümmel nimmt selbst mit den magersten Böden vorlieb.

gebürgerte Bezeichnung »Kümmel-türke« ab, da die sichelförmigen Früchte an den Halbmond im türkischen Staatswappen erinnerten.

Als uralte Kulturpflanze, die bereits in der Antike höchste Wertschätzung von Naturheilkundigen und Köchen erfuhr, blieb es nicht aus, daß auch dem Kümmel magische Kräfte zugesprochen wurden. So war in Ägypten der Kümmel eine nicht zu ersetzende Ritualpflanze bei der Beschwörung der Totengeister. Und bei der Aussaat war es seit jeher üblich, Flüche und Verwünschungen auszustoßen, da die Pflanze anscheinend von den schlechten Geistern geschätzt, von den guten jedoch gemieden wurde. Diese dem Kümmel anhaftende Magie wurde in dem finsteren Mittelalter allzugern weitergetragen und gefördert. So hieß es auch damals: »Bei der Petersilie magst du wohl lachen, wenn du sie aussäst, hier aber ziemt sich ein bitterer Ärger, dem du durch gewaltiges Schelten Luft verschaffen sollst. Dann aber gedeiht der Kümmel gut, und vor allen Dingen die bösen Geister haben keine Macht mehr.« Anscheinend wurden zu jener Zeit die Ansichten über die Bedeutung des Kümmels in bezug zu Geistern und Dämonen durcheinandergebracht, denn es finden sich auch Zeugnisse, laut denen Kümmel durch seinen durchdringenden Geruch vor Hexen und Zauberei schützen soll.

Die Entwicklung als Medizinal- und Gewürzpflanze verlief parallel, wobei festzuhalten ist, daß Kümmel als Gewürz mehr mitteleuropäischen Charakter besitzt; die Deutschen und Österreicher sind auch heute noch die größten Kümmelverbraucher der Welt. Die verdauungsfördernden und blähungswidrigen Eigenschaften ließen den Kümmel zu einem ersatzlosen Gewürz schwerer Speisen werden, wie Kohlgemüse, frischem Brot, Sauerkraut, Schweinebraten, Wurst, Käse u. a. Aber auch bei den alten Griechen und Römern durfte Kümmel, neben dem Salz, auf dem Tisch nicht fehlen. Reiche Römer hielten sich sogar einen Sklaven als »Kümmelbewahrer«, der die Aufgabe hatte, die wertvollen Gewürze zu beaufsichtigen. Heute ist das Kümmelgewürz im Süden von ungeordneter Bedeutung.

Und der Ausdruck »einen kümmeln« deutet auf den beliebten Kümmelzusatz bei Schnäpsen hin, die vor allem in Mittel- und Osteuropa schon vor Jahrhunderten gebrannt wurden, und sich auch heute noch größter Beliebtheit erfreuen.

Je nach Lage reifen die Kümmelsamen zwischen Juni und August. Da sich Blüte und Frucht erst im zweiten Jahr entwickeln, werden die Saatkörner meist im Herbst in die Erde gebracht, was reichere Erträge verspricht. Im zweiten Sommer nach der Saat wird dann geerntet.

Chemische Prüfungen ergaben bei den wildwachsenden Kümmelpflanzen einen höheren Gehalt an dem Hauptwirkstoff Carvon, der sich bis zu 85% in dem ätherischen Öl befindet, das wiederum bis zu 7% der gesamten Inhaltsstoffe ausmachen kann. Schon mit dem bloßen Auge lassen sich Qualitätskontrollen durchführen, denn je heller der Samen ist, desto höher sein Wert.

Beim Kümmel kommt es also vor allem auf die ätherischen Öle an, deren Gehalt jedoch je nach Lage unterschiedlichen Schwankungen unterworfen sind. Durch bestimmte Stoffwechselvorgänge im Samenkorn nimmt der Ölgehalt beim Lagern zunächst noch etwas zu, was man auch schon bei anderen Pflanzen beobachtet hat, deren Hauptwirkstoffe ätherische Öle sind.

Neben dem wichtigsten Bestandteil und Geruchsträger Carvon beinhaltet Kümmel noch sehr viel fette Öle, Eiweiß, Zucker, Wachs, Rohfaser und Gerbstoffe.

Allgemein gesagt, ist der Kümmel ein zuverlässiges Magenmittel, das den Magen und die Verdauungsdrüsen anregt, den Darm jedoch beruhigt und somit Blähungen entgegenwirkt.

Das Kümmelöl hat einen günstigen Einfluß auf die natürliche Darmflora, baut diese auf, und unterdrückt dabei die Entstehung krankhafter Darmbakterien.

Die krampflösenden, blähungstreibenden und verdauungsfördernden Eigenschaften machen den Kümmel geeignet bei allen Magen- und Darmbeschwerden, die auf Schwäche, Unterfunktion oder Krämpfe zurückzuführen sind, bei Appetitlosigkeit und Blähungen.

Schon die alte Medizin schrieb dem Kümmel noch ein anderes Verwendungsgebiet zu. So hieß es, daß die Früchte Gebärmutterkrämpfe lösen und Menstruationsschmerzen beseitigen können, und ferner die Milchabsonderung fördere. Die neueren pharmakologischen Untersuchungen haben diese Ansichten bestätigt.

Kümmelöl findet hauptsächlich in der Kinder- und Säuglingspflege Verwendung, wo es Leibschmerzen, die meist von Blähungen herrühren, zu lindern gilt. Den Kleinen wird mit dem beruhigend wirkenden Öl Bauch und Unterleib eingerieben.

Zubereitung und Dosierung:

Von den Kümmelsamen bereitet man eine leichte Abkochung, zu der man je Tasse Wasser für Kinder 1–2 TL, für Erwachsene 2–4 TL verwendet. Wenn nicht anders verordnet, trinkt man bei Beschwerden täglich 2 Tassen Kümmeltee.

Von dem Kümmelöl, das niemals in zu großen Dosen innerlich genommen werden darf, da ein Zuviel des Öls die Leber schädigen kann, tropft man 1–2mal täglich 3–5 Tropfen auf ein Stückchen Zucker.

Mit fettem Öl vermischt, hilft Kümmelöl auch bei rheumatischen Beschwerden und wird zudem gern zur äußerlichen Behandlung von Leibschmerzen verwendet.

Da Schwächen im Magen-Darm-Bereich sich oftmals auch auf Herz und Kreislauf auswirken, finden sich Kümmelzusätze auch in Herz-Kreislauf-Mitteln.

Kamille und Baldrian eignen sich vorzüglich als ergänzende Heilpflanzen, die mit dem Kümmel ein wirksames Kräutergemisch bei nervösen und krampfartigen Schmerzen im Verdauungstrakt ergeben.

Lavendel
Lavandula officinalis

Lavengel, Narden, Tabaksblüten, Spieke, Zöpfliblüten, Spikatblüten, Spikanard.

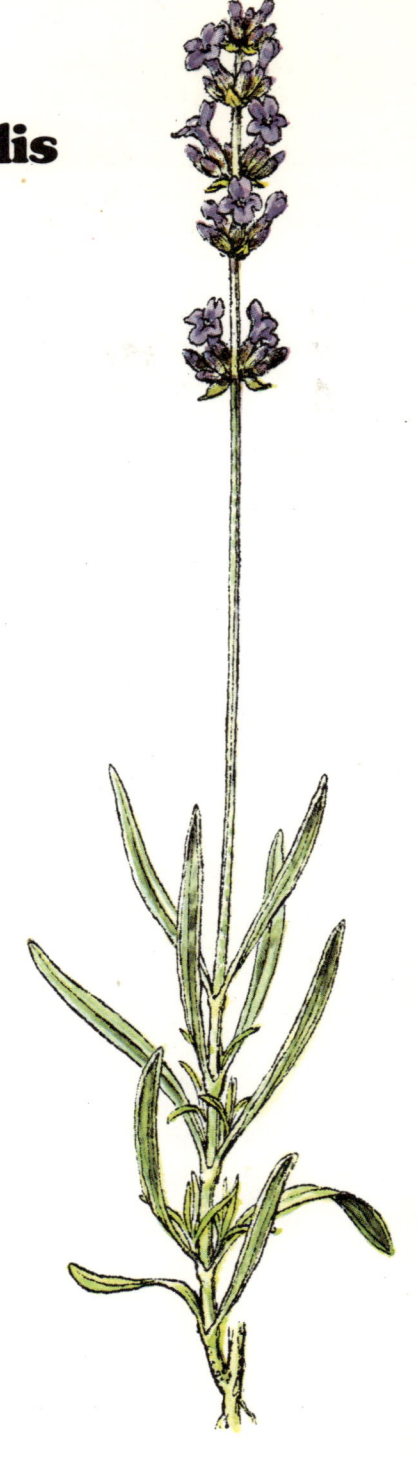

Viele Besucher mancher Gegenden Südfrankreichs und Oberitaliens bleibt der ausgeprägte Lavendelduft, der angenehm würzig manchmal ganze Berghänge überzieht, in der Erinnerung hängen. Dort ist nicht nur die wunderschöne und gleichermaßen wohlriechende Pflanze heimisch, sondern an den sonnigen, trockenen und kalkhaltigen Berghängen dieser Mittelmeerländer befinden sich auch die ausgedehnten Anbaufelder, wo der Lavendel in mehreren Abarten für Industrie von Pharmazie und Parfum in großen Kulturen angebaut wird.

Die Heimat des Lavendels, der zu der großen Familie der Lippenblütler gehört, sind alle westlichen Mittelmeerländer; man findet ihn wildwachsend auch heute noch bis nach Dalmatien und Griechenland. In Deutschland hat sich der kleine Halbstrauch völlig eingebürgert und wird wegen seines Wohlgeruches in Gärten und Parkanlagen angepflanzt. Vereinzelte Kulturen nördlich der Alpen beweisen die große Anpassungsfähigkeit des Lavendels, dessen größter Wirkstoffgehalt an ätherischen Ölen sich jedoch nur in den warmen und sonnigen Böden Südeuropas entfalten kann.

224

Aus dem stark verholzten Wurzelstock treiben die verzweigten Äste aufrecht oder aufsteigend empor. Von ihnen gehen die steifen und aufrechten Zweige ab, die teilweise mit kleinen Kurztrieben versehen sind. Die Stengel sind von zahlreichen, sehr schmalen und gegenständig angeordneten Blättern besetzt, die in der Jugend filziggrau, später grüngefärbt sind. Die unteren Blätter weisen beidseitig eine silbrige Behaarung auf. Alle Blättchen, die zwischen zwei und fünf Zentimeter lang und bis zu sechs Millimeter breit werden, besitzen einen glatten, mehr oder minder zurückgerollten Rand.

Die kleinen, schönen Blüten, die ihren charakteristischen Duft in den Monaten Juli und August verströmen, sind lebhaft blaulila gefärbt und umgeben den bis zu 60 cm hoch werdenden Blütenstengel mit 6–10blütigen Scheinquirlen, die eine endständige Blütenähre bilden.

Die verschiedenen Lavendelarten werden schon seit Jahrhunderten ihres angenehmen Geruchs wegen für Badessenzen und kosmetische Zubereitungen kultiviert. Schriftliche Überlieferungen zeugen davon, daß bereits in der Antike die reichen und wohlhabenden Leute den wildwachsenden Lavendel für anregende Duftbäder sammeln ließen. Erst im Mittelalter wurde die Pflanze auch für die medizinische Therapie entdeckt. Seit dem 16. Jahrhundert ist sie bei uns offizinell, d.h. als Arzneipflanze, anerkannt.

Vermutlich kam der Lavendel, wie viele andere südliche Pflanzen mit den missionierenden Benediktinermönchen über die Alpen nach Norden, wo er in den Klostergärten pflegliche Aufnahme fand. Der Name Lavendel ist die verdeutschte Form des lateinischen Gattungsnamens Lavandula, der wahrscheinlich von dem lateinischen Wort für waschen (lavare) stammt und auf die altbeliebte Verwendung für Duftbäder hinweist.

Während der erfolgreiche Autor Petrus Andreas Matthiolus im Jahre 1563 noch überschwenglich und sehr

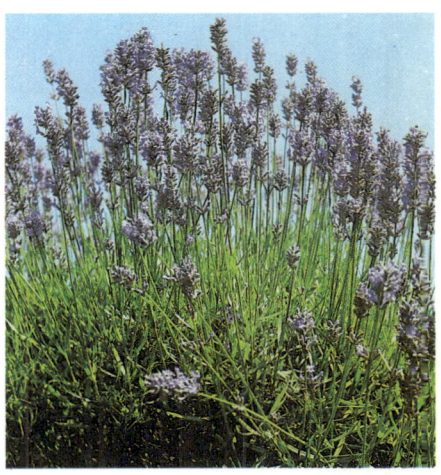

Früher galt der Lavendel als hilfreiche Heilpflanze bei zahllosen Krankheiten. Der Duft des starken ätherischen Öls war wohl Anlaß zu diesem übertriebenen Glauben. Als Bestandteil vieler Arzneitees, vor allem bei Nerventees, ist seine Anwendung jedoch nach wie vor berechtigt. Auch die äußere Behandlung mit dem wertvollen Lavendelöl verschafft wohltuende Linderung bei vielen nervösen Beschwerden.

übertrieben die medizinischen Anwendungsbereiche des Lavendels lobte, grenzte sein späterer Kollege, Adamo Lonicero, in seinem 1679 erschienen Kräuterbuch den Gebrauch der Pflanze wirklichkeitsnäher ein: »Die Blumen in Wein gesotten / den getrunken / treibt den Harn / stillet das Magenweh / vertreibt die Geelsucht / ist gut zum Schlag. Solches bringt auch die Sprach wieder / und stillet das Zahnwehe / heilet die Fäule im Mund. Dies tut auch Lavendelwasser. Es ist gut für Krampf / für die kalte Sucht / für die schlaffen Glieder / auch für Zittern der Glieder und der Hände. Es vertreibt den Schwindel, das Haupt damit gestrichen.«

Vom Lavendel sind seine Blüten und das daraus mittels Wasserdampfdestillation gewonnene Lavendelöl erhältlich. Die Blüten werden kurz vor ihrer völligen Entfaltung geerntet.

Hauptwirkstoff sind die ätherischen Öle, die bis zu 3 % ausmachen können, wovon der Gehalt des Hauptwirkstoffes Linalylacetat (bis zu 60 % des ätherischen Öls) die Qualität des Lavendelöls bestimmt. Über 40 Substanzen sind in den Lavendelblüten nachgewiesen worden, unter anderem Harz, Glykoside, Bitterstoffe, etwas Saponin und reichlich Gerbstoff. Lavendelblüten besitzen einen angenehm aromatischen Geruch, der sehr erfrischend, aber nicht aufdringlich ist, im Geschmack sind sie bitter.

Die inneren und äußeren Lavendelanwendungen wirken leicht stoffwechselanregend, stärken das Nervensystem und sind schwach harntreibend. Lavendel ist meist Bestandteil von zahlreichen Teemischungen. Die Anwendungsgebiete der Einzelgaben sind: Nervosität, Nervenschmerzen, Juckreiz bei Hautentzündungen; bei rheumatischen Erkrankungen können als zusätzliche Maßnahme innere und äußere Anwendungen (Öl- oder Salbeneinreibungen) die Beschwerden lindern helfen. Die Anregung der Verdauungsorgane und die Förderung des Gallenflusses ist zwar belegt, jedoch erweist sich bei ernsthaften Störungen die Wirkung als zu schwach.

Zubereitung und Dosierung:

Lavendeltee wird mit 1 TL der getrockneten Blüten je Tasse Wasser als Aufguß zubereitet (2–3 Tassen täglich). Sebastian Kneipp empfahl 5 Tropfen Lavendelöl 3mal täglich bei leichten Blähungen, Kopfschmerzen, Appetitlosigkeit und nervösen Verdauungsbeschwerden. Zu hohe Dosen können manchmal bei sehr Empfindlichen Schläfrigkeit hervorrufen.

Für ein nervenstärkendes, allgemein anregendes Lavendelbad werden 100 g Lavendelblüten in 1 Liter kochendem Wasser 15 Minuten lang ausgezogen und nach dem Abseihen dem Vollbad zugesetzt. Bequemer zu handhaben sind selbstverständlich die zahlreich angebotenen Fertigextrakte, die nach Packungsvorschrift dosiert werden.

Liebstöckel
Levisticum officinale

Gebärmutterwurzel, Maggikraut, Lieberstöckel, Labstockwurzel, Neunstockwurzel, Sauerkrautwurzel, Badekraut, Gichtstock.

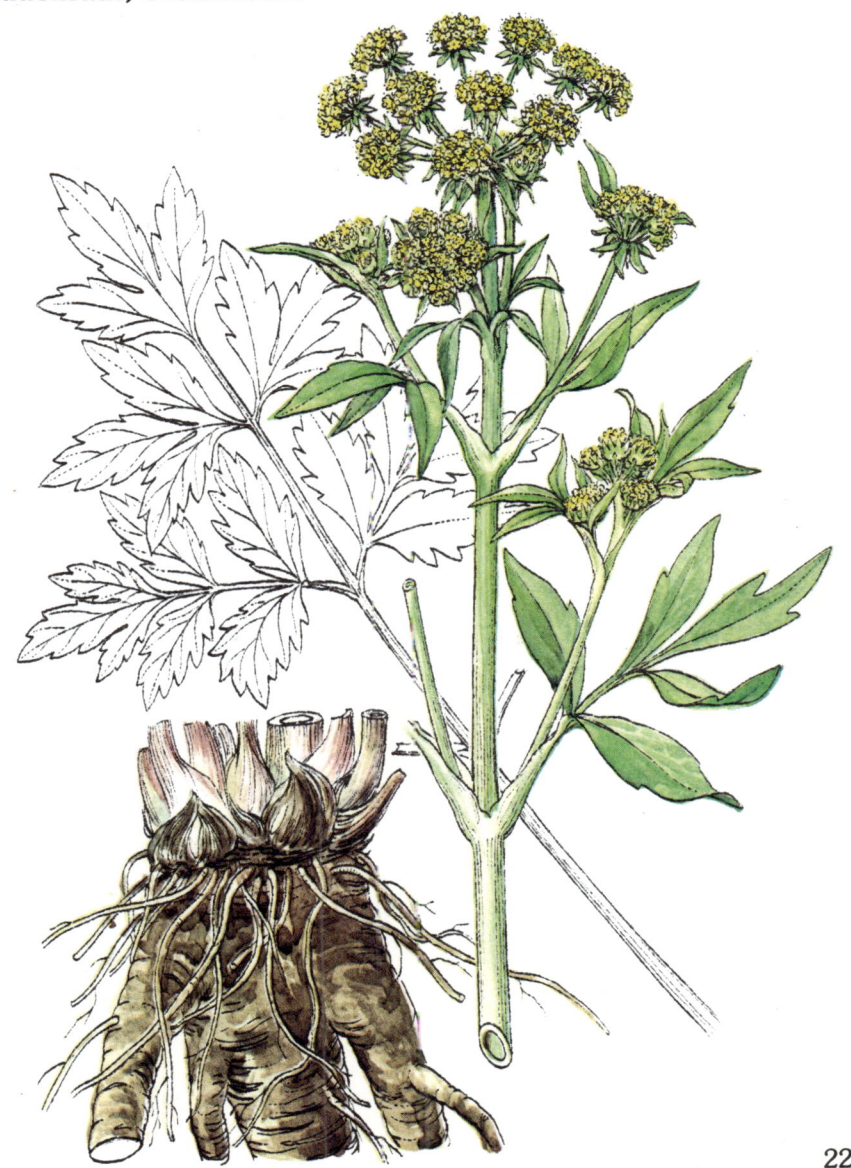

Vermutlich stammt der Liebstöckel aus den südeuropäischen Ländern, wo er auch schon von den Römern in großem Maßstab kultiviert wurde. Heute ist er in ganz Europa verbreitet; auch in Nordamerika finden sich großangelegte Kulturen. Das ausdauernde Doldengewächs ist wildwachsend in unserer Zeit weitgehend unbekannt und wird außerhalb der gewerbsmäßigen Kulturen nur in den Nutzgärten der Bauern oder den Kräutergärtchen von Liebhabern frischer Küchenkräuter gezogen.

Die kurze, dickfleischige und wohlduftende Wurzel ist vielköpfig und geringelt und treibt als erstes im Frühjahr eine grundständige Blattrosette. Der darauffolgende, röhrige, kahle und stielrunde Stengel kann bis zu zwei Metern aufrecht emporwachsen und wird am Boden nicht selten 4 cm dick.

Nur oben verzweigt sich der Stengel zu kurzen Ästen, an deren oberen Ende die 10–20strahligen, breiten Blütendolden sitzen. Sie setzen sich aus zahlreichen, kleinen blaßgelben Blüten zusammen, die sehr nektarreich sind und den Bienen eine wertvolle Nährgrundlage bieten. Ihre Blütezeit sind die Monate Juli und August. Danach bilden sich die gelbbraunen Spaltfrüchte. Sie zerfallen nach vollendeter Reife in zwei 5–7 mm lange Samen.

Zerreibt man die dreizählig treibenden Stengelblätter des Liebstöckels zwischen den Fingern, entströmt ihnen sofort ein würziger, maggiähnlicher Duft, der sehr appetitanregend in die Nase steigt. Die Blätter sind am

Rande gesägt, unten zwei- bis dreifach, oben nur einfach gefiedert.

Der deutsche Name Liebstöckel soll nicht auf irgendeine liebessteigernde Eigenschaft der Pflanze hinweisen, wie es häufig geschrieben steht, sondern er entwickelte sich aus dem lateinischen Gattungsnamen Levisticum und ist gewissermaßen nur dessen verschlimmbesserte Form. Im Althochdeutschen hieß die Pflanze ›lubistechak‹, der mittelhochdeutsche Ausdruck änderte sich zu ›libestickel‹ und schließlich über ›liebestuckel« zum heutigen Liebstöckel.

Im antiken Griechenland hatte der Liebstöckel bereits seinen Platz in der Medizin behauptet, den er bis heute nicht abgegeben hat. Die ganzen Jahrhunderte hindurch stand die Pflanze in gleichermaßen hohem Ansehen. Von den im Mittelmeerraum beheimateten Benediktinermönchen ist der Liebstöckel aller Wahrscheinlichkeit nach über die Alpen in das nördlichere Europa gebracht worden, wo er sogleich in den Arzneipflanzen- und Küchenkräutergärten der Klöster pfleglichst behandelt und kultiviert wurde. Denn er wurde nicht nur von den Heilkundigen geschätzt, sondern ebenso von den Kochkünstlern, die das Kraut gerne unter Soßen und Suppen mischten. In den romanischen und südosteuropäischen Ländern hat sich diese kulinarische Verwendung bis heute als Selbstverständlichkeit erhalten. Dem deutschen Gewürzmuffel konnte der Liebstöckel erst in jüngster Zeit wieder etwas mehr Beachtung abringen. Sehr zu Recht, denn das Kraut ist mit seinem würzi-

gen, maggiähnlichen Aroma ein unübertreffliches Gewürz.

Wie alle aromatischen Pflanzen
mußte auch der Liebstöckel im mittelalterlichen Volksglauben zur Dämo-
nen- und Hexenabwehr herhalten.
Als Zauberpflanze von hohem Rang
blieb es natürlich nicht aus, daß dem
Liebstöckel auch wunderbare medizinische Eigenschaften nachgesagt
wurden. Der zeitgenössische Auszug
eines Heilkräuterbuches aus dem
Jahre 1543 belegt den damaligen
Glauben: »Die bletter stellen den
bauchfluss. Die wurtzel gesotten und

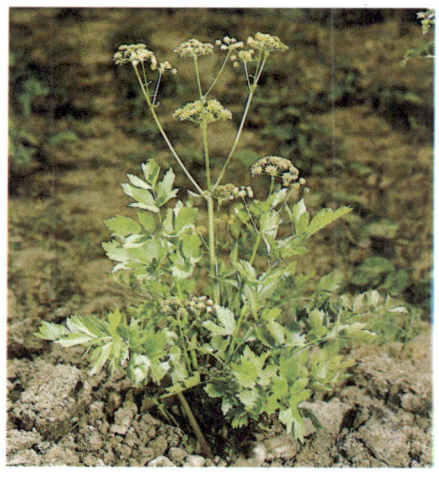

**Der Liebstöckel ist ein
sellerieartiger Doldenblütler,
dessen Wurzel zu Drogen und
anderen pflanzlichen Arzneimitteln verarbeitet wird. Im
Volksglauben gilt das
Gewächs als Liebespflanze,
obwohl der Name Liebstöckel
nur die verballhornte Übersetzung des lateinischen
Gattungsnamens Levisticum
ist.**

getruncken / ist gut wider schlangen
biss / lindert den husten / und den
schweren athemb / treibt den harn.
Grün zerstossen und ubergelegt /
verzert sie allerley geschwulst unnd
herte. Sie heylet wunden zusammen.
Der samen ist trefflich gut zu allerley
verstopffung der leber / der miltz /
der nieren und blasen / gesotten und
getruncken. Er ist aber in sonderheyt
gut den wassersüchtigen in wein jnge-
nommen. Der samen zermalt den
Stein. Die wurtzel gedörrt und gepulvert / dient wol dem kalten magen.
Sie ist auch treffenlich gut für allerley
gifft. Man mag auß dem kraut dampff
und wasserbäder machen / dann es
treibt den harn / den stein / bringt der
frawen kranckheyt / unnd erwermet
alle innerlich glider. Der safft von
Liebstöckel macht ein klar angesicht
/ und ein schöne weisse lautere haut.
Er heylet auch alle serigkeyt im mund
/ hals / am hindern / und an allen
heymlichen Orten / darmit gewä-
schen / und leine tüchlin darüber geschlagen...«

Früher wurden Kraut und Wurzeln, gelegentlich auch die Samen der
arzneilichen Verwendung zugeführt.
Heute nimmt man dazu meist nur
noch die Wurzel zwei- bis dreijähriger
Pflanzen. Die Radix Levistici wird
häufig von Schädlingen befallen. Solche Teile sind natürlich als Arznei
untauglich. Die Wurzeln werden im
September oder Oktober ausgegraben, der Länge nach gespalten und
an Schnüren zum Trocknen aufge-
hängt. Der Duft der Droge ist eigenar-
tig würzig, dabei jedoch angenehm

an Maggi erinnernd. Anfangs süßlich, ist der Geschmack schließlich scharf würzig und bitterlich.

Die wichtigsten Drogenbestandteile sind die ätherischen Öle, die den medizinischen Effekt hervorrufen. Bitterstoffe, Säuren, Zucker, Harz, Gummi und andere Substanzen ergänzen die Palette der Inhaltsstoffe. Liebstöckel ist ein gut harntreibendes Mittel, das jedoch selten als Einzelgabe verabreicht wird. Meistens ist es Bestandteil eines nierenanregenden Tees. Zusammen mit Süßholz, Hauhechelwurzel und Wacholderbeeren ist es wichtiger Bestandteil des offizinellen harntreibenden Arzneitees, der in Apotheken erhältlich ist. Ähnlich den Wacholderbeeren wirkt sich auch die Liebstöckelwurzel nierenreizend aus, weshalb die Verwendung bei einer Nierenentzündung ausgeschlossen ist.

Die Droge ist neben Nieren- und Blasenleiden auch bei Verdauungsbeschwerden angebracht, vor allem dann, wenn sie durch mangelnde Magensäure hervorgerufen wurden. Liebstöckel regt sanft Appetit und Verdauung an und ist dabei auch blähungstreibend. Von manchen Ärzten wird er als zusätzliche Maßnahme zur Stärkung bei nervösen Herzleiden herangezogen.

Eine frühere häufigere Verwendung als Badezusatz ist heute in den Hintergrund getreten. Man setzte damals 50 g Liebstöckelwurzel in einigen Litern kaltem Wasser über mehrere Stunden an. Dieser Auszug wurde dann dem Badewasser zugefügt und sollte der Stärkung der Unterleibsorgane und zur Ausheilung von Geschwüren dienen. Daher stammt wohl auch der volkstümliche Name Gebärmutterwurzel.

Zubereitung und Dosierung:

1 geh. EL der zerkleinerten Wurzeldroge während mehrerer Stunden in ¼ l kaltem Wasser ausziehen lassen. Man trinke 3mal täglich 1 Tasse ohne Zusatz von Zucker. Eine schnellere Zubereitungsart ist ein 15–20minutiger Aufguß. Der kalte Auszug ergibt jedoch mit Abstand den wertvolleren Tee. Die Droge sollte möglichst nicht aufgekocht werden, da Kochen die ätherischen Öle zerstört.

Überdosierung bzw. zu lange Einnahme kann bei empfindlichen Patienten Übelkeit oder Schwindel erzeugen. Ohne ärztlichen Rat sollten Liebstöckelzubereitungen nicht auf Dauer eingenommen werden.

Die zahlreich angebotenen und gut wirksamen Fertigpräparate aus der Apotheke dosiert man nach beiliegender Gebrauchsanweisung.

Linden
Sommerlinde – Tilia platyphyllos
Winterlinde – Tilia cordata

Bastbaum; für die Winterlinde: kleinblättrige Linde, August-, Spät-, Stein-, Wald- und Berglinde; für die Sommerlinde: großblättrige Linde, Früh- und Graslinde; für die Lindenteezubereitungen: Schwitztee, Fiebertee, Honigblütentee, Schlaftee, Linntee.

Die Familie der Lindengewächse umfaßt etwa 25 Arten von Bäumen und Sträuchern, die in den gemäßigten nördlichen und tropischen Zonen beheimatet sind.

Während die bekannten Sommer- und Winterlinden medizinischen Wert besitzen, dürfen die Silberlinde und die amerikanische Linde, die häufig als Alleebäume und in Parkanlagen angepflanzt wurden, nicht Bestandteil der Drogen sein. Sie sind daher genauestens zu unterscheiden, was durch die vielen Bastarde, die sich im Laufe der Zeit gebildet haben, zusätzlich erschwert wird.

Die Linden sind in ganz Europa verbreitet, und ihre majestätisch weit ausladenden Baumkronen thronen meist als vereinzelte Schattenspender in Dörfern und Höfen. Oft stehen sie dem modernen Menschen und »geradlinigen« Straßenbauer im Weg, der gedankenlos immer mehr dieser erhabenen Bäume, die bis zu 40 m hoch und über 1000 Jahre alt werden können, fällen.

Die robustere Winterlinde hat einen unebenen Stamm, der von einer dunkelbraun bis schwärzlichen, rissigen Borke ummantelt ist. Die herzförmigen, leicht gezähnten Blätter, deren Unterseite von blaugrüner Farbe sind, werden nicht so groß wie die der Sommerlinde. Diese besitzt auch eine lockerere Krone mit unterseits weichhaarigen Blättern.

Die Sommerlinde blüht im Juni zwei Wochen früher als die Winterlinde. Beide zusammen gehören zu den wenigen Baumarten, die im Herbst keine Knospen bilden und somit erst im Sommer Blüte tragen.

Die gelblichen Lindenblüten sind äußerst nektarreich und in aufrechten Trugdolden geordnet. Sie entwickeln sich erstmals beim 20 bis 30 Jahre alten Baum.

Die Linden spielen seit Jahrtausenden für die Menschen eine bedeutsame Rolle, obwohl ihre Heilwirkung bis zum 16. Jahrhundert unbekannt blieb. Nach dem Volksglauben war die Linde ein Schutzbaum, unter dem sich Elfen, Kobolde und Schlangen als Schatzhüter aufhielten. Dieser mächtige Baum sollte die Bevölkerung vor Gewitter und Krankheit schützen, indem er alles an sich zieht und das Schlechte somit den Menschen fernhielt.

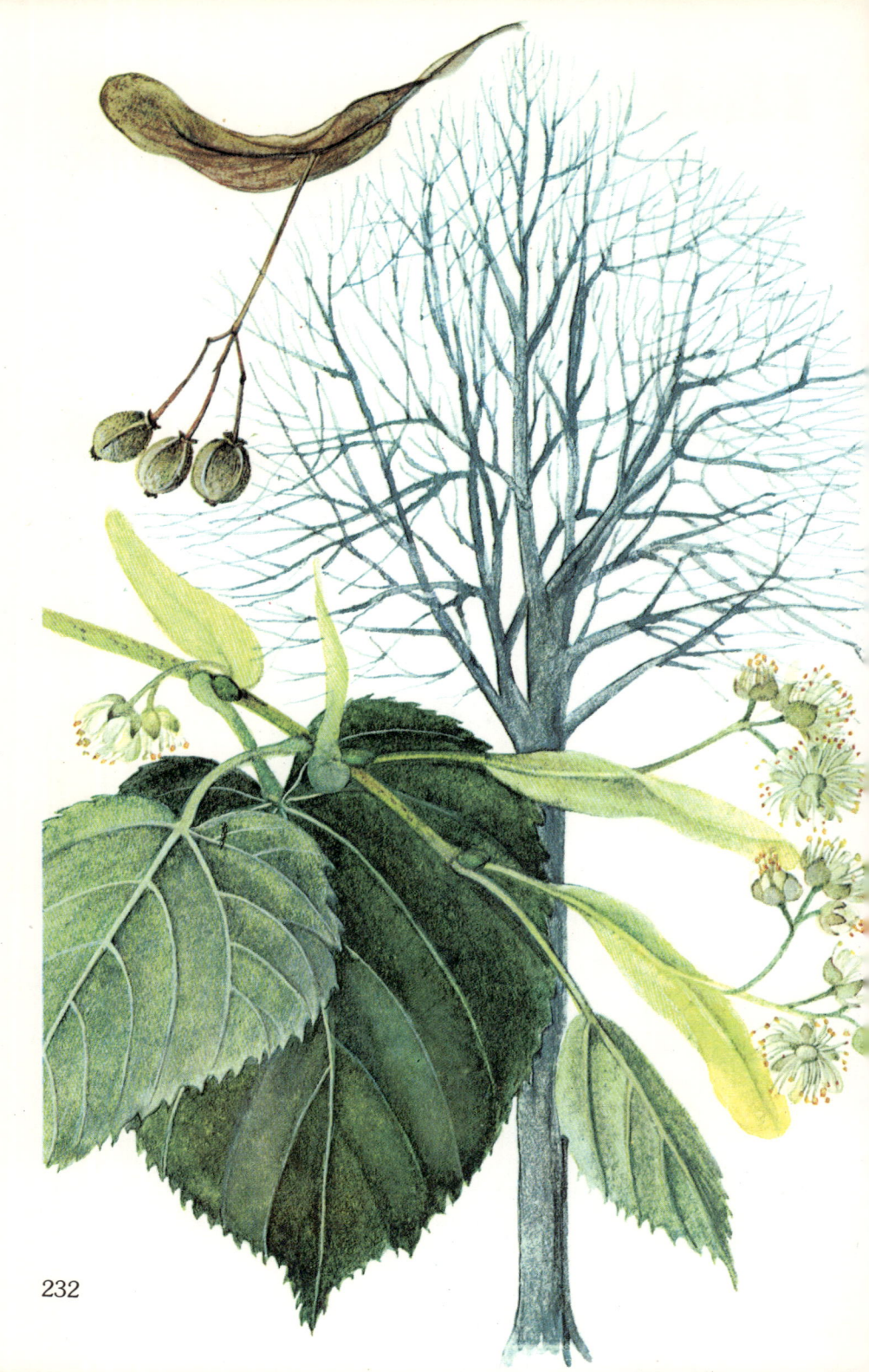

232

Noch vor gar nicht allzulanger Zeit erntete man bei uns von den Ästen einen ausgezeichneten Bast, aus dem man noch heute in Rußland Matten flechtet.

Seit dem späten Mittelalter galt die Lindenholzkohle als geeignete Arznei bei Geschwüren und Hautausschlägen. Die Heilwirkung der Blüten, die heute die wichtigste medizinische Bedeutung besitzen, erkannte man erst im 18. Jahrhundert, wo die Linde in der Heilpflanzenkunde ihren eigentlichen Anfang fand.

Die am häufigsten verwendeten Drogen sind die Blüten, die als Aufguß zubereitet einen hochwirksamen Schwitztee ergeben. Gleich zu Beginn der Blütezeit werden die ganzen Blütenstände mit ihren zungenförmigen, hellhäutigen Hochblättern geerntet und im Schatten vorsichtig getrocknet. Von nicht geringer Bedeutung ist die Lindenholzkohle, welche zu Pulver verarbeitet wird.

Der Hauptbestandteil des ätherischen Öls ist das Farnesol. Es gibt den Lindenblüten ihren angenehmen Geruch. Weiterhin ist sehr viel Pflanzenschleim nachgewiesen worden, Gerbstoffe, Zucker, Flavonglykoside, Vitamin E und andere, noch ungeklärte Substanzen.

Lindenblütentee ist eines der bekanntesten Hausmittel, das erfolgreich bei Erkältungen, Bronchitis und Halsentzündung einzusetzen ist. Die Eigenschaften wirken sich krampfwidrig, schweiß- und harntreibend sowie hustenstillend aus, wobei der Schwerpunkt auf der Förderung der Schweißsekretion liegt. Immer wenn

Schwitzen Erleichterung schaffen kann, ist der Lindenblütenaufguß angebracht. Der Tee, am Abend getrunken, schenkt einen ruhigen, erholsamen Schlaf und kämpft gegen leichte, innere Unruhe an.

Die Lindenblütenkohle hat die besondere Eigenschaft, andere Substanzen in der vielfachen Menge ihrer eigenen Stoffmenge zu binden. Wo immer giftige Stoffe ausgeschieden werden sollen, müssen diese zuerst gebunden werden, was sehr wirkungsvoll und durch Verabreichung von Lindenholzkohle geschieht.

Die Kohle wurde früher äußerlich bei Geschwüren, Hautausschlägen und eiternden Wunden verwandt, wobei auch hier die Heilwirkung darin bestand, daß die Schadstoffe des Eiters aufgesogen wurden. Heute ist der innerliche Gebrauch weitverbreitet, und zwar bei hartnäckigen Durchfällen, Blähungen, Magen- und Darmentzündungen.

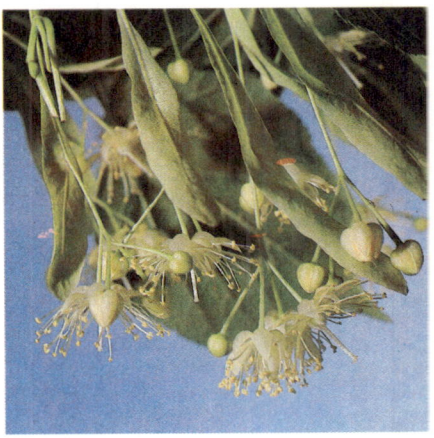

Das hohe Alter der Linden bedingt die späte Erstblüte. Sie tritt nicht vor 20–30 Jahren ein.

Zubereitung und Dosierung:

Aus 1 EL (je Tasse) der getrockneten Lindenblüten wird ein Aufguß bereitet, der möglichst heiß und mit Honig gesüßt mehrmals täglich getrunken werden soll. Eine Verstärkung der Wirkung läßt sich durch das Hinzufügen von Holunder und Kamille erzielen, wobei von allen drei Drogen die gleiche Menge genommen und von der Mischung 1 EL je Tasse verwandt wird.

Bei Einnahme der Lindenholzkohle werden 1–2 EL des Pulvers in etwas Flüssigkeit aufgelöst und getrunken. Nach 1–2 Stunden, wenn die Schadstoffe von der Kohle gebunden sind, trinke man einen leichten Abführtee, damit die unerwünschten Substanzen ausgeschieden werden.

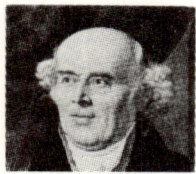

Samuel Hahnemann
(1755–1843)

Als Sohn eines in bescheidenen Verhältnissen lebenden Meißener Porzellanmalers gelang dem jungen Samuel Hahnemann der Sprung in den angesehenen Stand der Ärzteschaft. Sein Studium in verschiedenen Städten mußte er sich durch Sprachstunden und Übersetzungen selbst verdienen. Auch während seines folgenden, unsteten Lebens als praktischer Arzt unterhielt er sich und seine Familie mehr durch schriftstellerische Arbeiten und vor allem durch großartige Übersetzungstätigkeiten, als durch medizinische Praxis. Der ungeheuerlich geistesbegabte Hahnemann beherrschte schließlich zehn Sprachen perfekt, darunter das Arabische.

Aus seiner 1782 geschlossenen Ehe gingen elf Kinder hervor. Sein Trieb häufig umzuziehen, ist darauf zurückzuführen, daß er immer auf der Suche nach günstigeren Arbeits- und Verdienstbedingungen war. Als unerschrockener Kämpfer und ehrlicher Arzt wurden ihm von zu vielen Seiten Knüppel in den Weg gelegt, besonders dann, als er die Entdeckung der Homöopathie gemacht hatte.

In dem sächsischen Städtchen Köthen baute er sich schließlich eine gutgehende Praxis auf, zu der aus der ganzen Welt homöopathiebegeisterte Patienten dem Meister zuströmten. 1835, fünf Jahre nach dem Tod seiner Frau, heiratete Hahnemann im Alter von 80 Jahren eine junge Französin, die ihn noch zu einem Umzug nach Paris bewegen konnte.

Die folgenden letzten acht Jahre waren erfüllt von einem erstaunenswerten Schaffen des Greises. In dieser Zeit gelangte er auch erstmals zu Wohlstand, der ihn jedoch in seiner großzügigen menschlichen Denkweise nicht zu verändern vermochte. So hielt er stets einmal in der Woche für die Armen kostenlos Sprechstunde.

Hahnemann kämpfte zeitlebens für eine Arzneiheilkunde der Erfahrung, die sich auf geprüfte Einzelmittel, und nicht auf die vielfach verwandten Gemische stützt.

In seinem 1810 erschienenen »Organon der Heilkunst« veröffentlichte er die Grundzüge der von ihm entdeckten Homöopathie, die Krankheiten in niedrigen Dosen mit solchen Mitteln behandelt, die in höheren Dosen bei Gesunden ähnliche Erscheinungen hervorrufen. Hahnemann stellte den Satz auf: »Similia similibus curentur« (Ähnliches werde durch Ähnliches geheilt).

Obwohl von der Allopathie (ein Begriff, der übrigens auch von Hahnemann stammt) stets mißachtet und heftig bekämpft, hat die Homöopathie in der heutigen Heilkunde einen unumstößlichen Platz eingenommen.

Außer daß die Homöopathie ebenfalls Rohsubstanzen pflanzlicher Herkunft verwendet, hat sie mit der Pflanzenheilkunde nichts gemein, denn Zubereitungsform und Dosierung weichen erheblich von der Phytotherapie ab. Doch werden auch häufig von Naturheilärzten und Heilpraktikern die Homöopathica gern und erfolgreich angewandt.

Löwenzahn
Taraxacum officinale, L.

Kuhlattich, Bärenzahnkraut, Bettseicherkraut, Eierkraut, Mönchsplatte, Maienzahn, Milchgrasblumen, Sonnenwirbel, Saublumen, Rheumatismusblätter, Wilde Zichorie, Pusteblume, Pferdeblumenkraut, Pfaffenkraut, Milchstöckel, Milchdistelkraut, Hundzahnkraut, Laternenblumen, Kuhblumen, Kettenkraut, Brummehuppen, Hupeblume, Milchling.

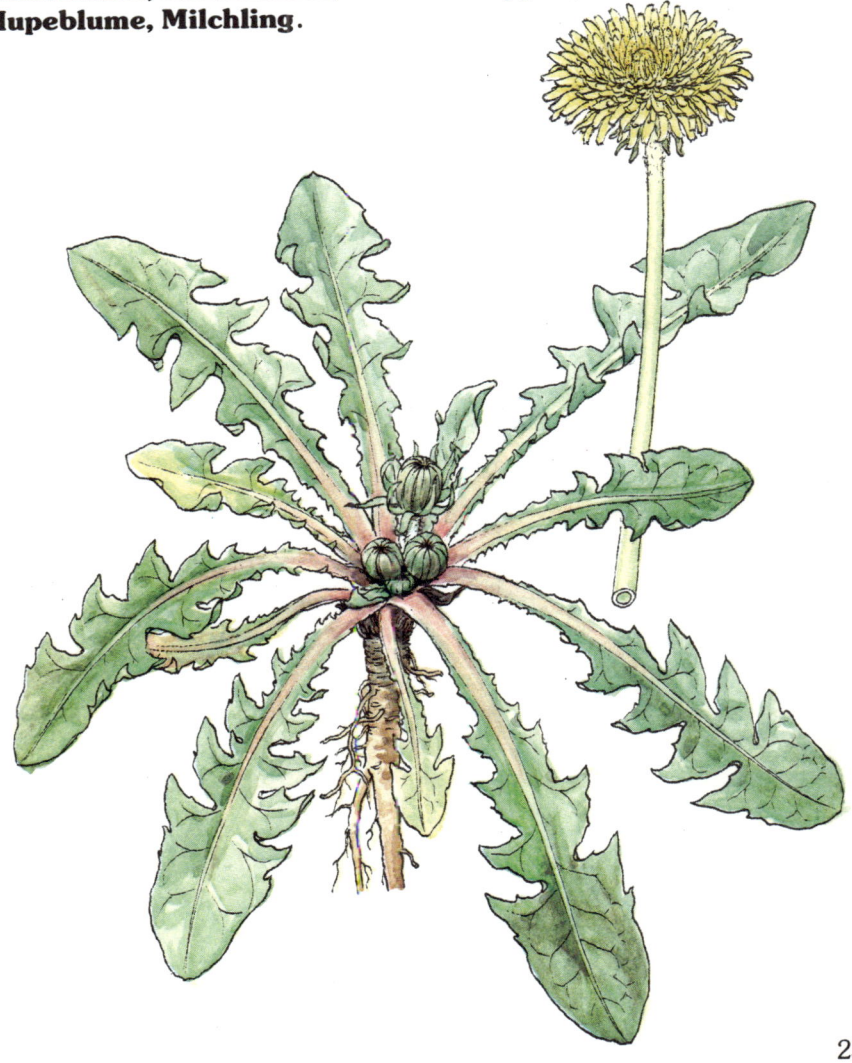

Wäre der Löwenzahn nicht so eine massenhaft verbreitete Pflanze, die von Landwirten und Gärtnern als Unkraut bezeichnet wird, würde man ihn sicher umhegen, da das objektive Auge diesen wunderschön leuchtenden Körbchenblütler eher als Zierpflanze, denn Unkraut betrachten könnte. So nehmen wir jedoch den Löwenzahn als Selbstverständlichkeit der Natur hin, die ihn für uns von April bis Oktober in goldgelben Farben blühen läßt.

Fast die ganze nördliche Hemisphäre kann sich glücklich schätzen, Heimat dieser seit dem Altertum bekannten Heilpflanze zu sein. Wir finden sie auf Wiesen, Feldern, an Straßen- und Wegrändern. Sie ist im Alpenvorland besonders zahlreich. Die äußerst ausdauernde, sehr formenreiche Pflanze gedeiht aber auch auf trockenen Böden, wo dann ihr Schaft dünner und niedriger ist. Bricht man diesen Stengel ab, quillt sofort ein weißer Milchsaft hervor, an dessen Menge das geübte Auge die Bodenqualität beurteilen kann.

Der finger- bis daumendicke Wurzelstock reicht pfahlartig tief in den Boden. Aus ihm heraus bildet sich eine bodenständige Blattrosette mit sehr vielen eingeschnittenen Blättern, die je nach Sonnenbestrahlung mehr oder minder gezähnt sind. Der glatte, hohle Blütenstengel ragt aus der Rosette bis zu 30 cm empor, in günstigen Lagen erreicht er eine Höhe von bis zu 50 cm. Auf ihm sitzt die Korbblüte, die von zahlreichen, zungenförmigen Randblüten, die sehr nektarreich sind, umgeben ist. Das Blüten-

körbchen ist von einem Kelch umhüllt, der sich aus schmalen Hochblättern zusammensetzt und die wertvolle Blüte gegen allerlei Unbill zu schützen hat. So schließt sich die Blüte rasch, wenn nur eine Wolke den Sonnenhimmel bedeckt. Im Sonnenschein breitet sich die Blüte dann sofort wieder aus. Nachts und bei feuchter Witterung tritt der Hüllkelch ebenfalls schließend in Funktion.

Wenn sich die kräftige Blüte zum filigranen Fruchtstand der Pusteblume entwickelt, zeigt sich die Natur von ihrer wundersamsten Seite. Ist die Frucht dann reif, öffnet sich bei schönem Wetter der Hüllkelch und läßt den Samen, der an einem feinen Stengel mit fallschirmartig ausgebreiteten Härchen hängt, vom Wind aus dem Fruchtboden reißen und neuem Verbreitungsgebiet entgegenwehen.

Ist dann das kleine Samennüßchen gelandet, wird es durch winzige, zahnartige Auswüchse am Boden festgehalten.

Als Droge finden Kraut und Wurzel Verwendung, oft beide zu gleichen Teilen vermengt. Die Blätter und Wurzeln werden im Frühjahr, wenn sich die Blütenköpfe noch nicht zeigen, geerntet. Da die Wurzel aber im Herbst den größten Wirkstoffgehalt besitzt, gräbt der Pflanzenkundige die gut verankerte Pfahlwurzel erst am Ende des Jahres aus. In Wurzel und Blätter ließen sich bis heute annähernd 50 Wirkstoffe nachweisen, die sich alle gegenseitig unterstützen. Die wichtigsten Inhaltsstoffe sind: der Bitterstoff Taraxin, der keine einheitliche

Substanz ist, sondern ein Gemisch von mehreren Stoffen darstellt, ferner Harz, Kautschuk, ätherisches Öl, Kieselsäure, Cholin, die Vitamine B und C, Metalle und Fette.

Als allgemein reinigende, stark entwässernde und verdauungsfördernde Heilpflanze ist der Löwenzahn schon lange bekannt. Schriftlich findet er in Mitteleuropa erst im 13. Jahrhundert Erwähnung, wo Hieronymus Bock in einem schlesischen Arzneibuch die Pflanze bei Augenentzündungen und als Schönheitsmittel preist: »Weiber pflegen sich unter Augen mit diesem Wasser (gemeint ist Löwenzahnwasser) zu waschen, verhoffen dadurch ein lautter Angesicht zu erlangen und die roten Bläterlin (Sommersprossen) damit zu vertreiben.«

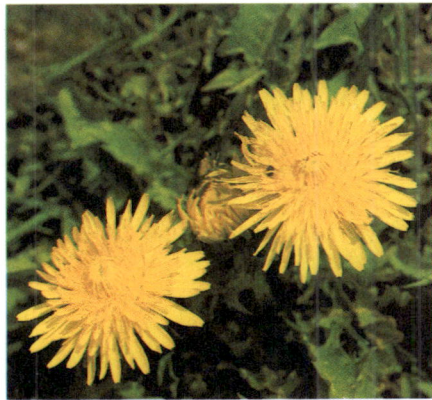

Der Löwenzahn ist ein typischer Körbchenblütler unserer Heimat. Seine leuchtend gelben Blütenköpfchen signalisieren dem Heilkundigen eine wertvolle Arzneipflanze, den Landwirten und Gärtnern ein unbeliebtes Unkraut.

Dies nachzuweisen war nicht im Interesse der modernen Pflanzenheilkunde. Sie bewies aber die einzigartigen Wirkungen auf Leber und Galle, nachdem bereits die Homöopathie zahllose Erfolge verbuchen konnte.

Schon Pfarrer Kneipp sagte hierzu: »Er (der Löwenzahnsaft) ist der Gesundheit sehr zuträglich. Wenn man ihn in der Frühe nimmt, fängt er schon im Halse an zu wirken und kommt bald ins Blut. Für Leberleidende ist er sehr zu empfehlen...« Tatsächlich lindert der Löwenzahnsaft die Anfangsstadien der Leberzirrhose, da er stark galletreibend wirkt. Neben den Leber- und Gallestörungen sind vor allem die blutreinigende und wassertreibende Eigenschaft des Löwenzahns bekannt. Durch die Bitterstoffe ist er auch verdauungsfördernd und der hohe Vitamin-C-Gehalt wirkt Skorbut entgegen. Sein heilsamer Einfluß bei Wassersucht schlug sich schon recht früh bei den verschiedensten Volksnamen nieder: Bettseicherkraut und in Frankreich pissenlit, was soviel bedeutet wie »piß ins Bett«.

Die jungen, im Frühling sprießenden Blätter werden zum blutreinigenden Löwenzahnsalat gesammelt und, wenn vorhanden, zusammen mit Bärlauch und anderen frischen Kräutern zubereitet.

Stets sollte man sich ins Gedächtnis rufen, daß gerade die bitteren Salatpflanzen, wie Chicorée und Endivien die wertvollsten Inhaltsstoffe dem Körper zuführen. Der treibhausgezogene, geschmacklose Kopfsalat bringt mit Sicherheit keine Gesundheit! Als Gewohnheitswesen sollte sich der Mensch mit gutem Willen die Löwenzahn-Frühlingskur zur alljährlichen Selbstverständlichkeit werden lassen.

Eine solche Kur, die nicht nur das allgemeine Wohlbefinden steigert, sondern auch durch den geförderten Stoffwechsel günstige Wirkungen bei Gicht, Rheuma, Verkalkung, Blutkrankheiten und manchmal sogar bei Diabetes zur Folge hat, geschieht am einfachsten mit dem frischen Pflanzenpreßsaft.

Heil- und Kochkunst gingen bei vielen Arznei- und Gewürzpflanzen oft gemeinsame Wege. So ist vor allem in Frankreich und Italien der frühjährliche Löwenzahnsalat nicht mehr wegzudenken. Leider hat sich diese so einfach zu erntende Heilpflanze bei uns in Deutschland nicht so sehr durchgesetzt, obwohl sie neben der Brennessel die verbreitetste und für den Laien wirkungsvoll einsetzbare Arzneipflanze ist.

Über den weißen Milchsaft in Blättern und Stengel wurde viel Widersprüchliches berichtet und dadurch viele Menschen verunsichert. Es wurde bei Kindern, die diesen Saft aus den Löwenzahnstengeln ausgesogen hatten, leichte Vergiftungen festgestellt, die sich mit Übelkeit, Erbrechen, Durchfall und Herzrhythmusstörungen zu erkennen gaben. Bei Kindern scheint also Vorsicht geboten zu sein. Dem erwachsenen Menschen wird der Milchsaft kaum etwas anhaben.

Gerade den Kranken, die an chronischer Leberentzündung leiden, wird empfohlen, täglich 6 Stengel ohne Blüte zu verzehren.

Zubereitung und Dosierung:

Vom Pflanzenpreßsaft nimmt man kurmäßig 4–6 Wochen lang 3mal täglich vor den Mahlzeiten 1 EL Saft ein, der mit der 6fachen Menge Flüssigkeit verdünnt wird.

Neben dem frischen Löwenzahnsaft findet der bewährte Tee die häufigste Verwendung. Aus 2–3 TL von Blättern und Wurzeln bereitet man eine leichte Abkochung je Tasse Wasser. Es dürfen mehrere Tassen täglich getrunken werden.

Die vor allem in der Homöopathie verwandten Tinkturen werden mit 3mal täglich 10 Tropfen dosiert.

Zur Entfernung von Harnleitersteinen trinke man morgens 1 ½ Liter Löwenzahntee, so lange, bis die Beschwerden vorüber sind. Zur Vorbeugung kann dieselbe Menge einmal in der Woche getrunken werden.

Nicht nur im Krieg stellte man aus der gerösteten Löwenzahnwurzel einen Kaffee-Ersatz her, weshalb auch die Bezeichnung Wilde Zichorie aufgekommen ist. Wer diesen Kaffee mag, bereitet ihn aus der getrockneten Herbstwurzel, die in Scheiben geschnitten, im Backofen geröstet und dann in einer Kaffeemühle gemahlen wird. Man verwendet ihn wie normalen Bohnenkaffee oder mischt ihn zu beliebigen Teilen unter.

Mariendistel
Silybum marianum
früher auch: Carduus marianus

**Stechkraut, Leberdistel, Gallendistel, Stichsamen,
Stechkörner, Frauendistel, Venusdistel, Weißdistel.**

Zu der mitgliederstarken Familie der Körbchenblütler, die auf der ganzen Erde mit nicht weniger als 15 000 Arten vertreten ist, gehört auch die Mariendistel. Ihre Heimat sind die südeuropäischen Länder, wo sie vereinzelt, im Mittelmeerraum häufiger in Gruppen, auf felsigen Hügeln, Schutt- und Steinhalden, in Haus- und Gartennähe, an Wegrändern, auf Feld und Acker gedeiht.

Während sie in Nord- und Südamerika eingeschleppt und dort auch richtig heimisch wurde, kommt sie in Deutschland und dem restlichen Mittel- und Nordeuropa nur selten wildwachsend vor. Man findet sie nur in den Arzneipflanzenkulturen oder als Zierpflanze der Hausgärten.

Aus der spindelförmigen Wurzel wächst im Frühjahr zuerst eine dornig gezähnte Blattrosette mit weit ausladenden Blättern. Die Distelblätter sind buchtig gelappt, grün glänzend und mit einem großen weißen Adernetz versehen. Außerdem sind sie auffallend weißgefleckt, als sei geronnene Milch darübergeschüttet worden. Die wenig beblätterten Blütenstengel recken sich bis zu einem Meter, manchmal bis zu eineinhalb Meter empor. Sie sind stielrund und

an der Spitze von großen, purpurroten Blütenkugeln gekrönt. Diese stachelbewehrten Kugeln sind eigentlich Blütenstände, die aus vielen winzigen Einzelblüten bestehen, was für alle Körbchenblütler ein charakteristisches Merkmal ist. Ihre Blütezeit reicht von Juni bis September.

Jede Einzelblüte bringt ähnlich dem heimischen und gut bekannten Löwenzahn eine Frucht hervor, die durch ihre fallschirmartige Flugvorrichtung vom Winde weit weggetragen werden kann.

Die Mariendistel ist eine sehr alte Heilpflanze, von der schon im ersten Jahrhundert n. Chr. der römische Arzt Dioskurides nur Gutes zu berichten wußte. Im Mittelalter war sie auch in unseren Breiten als Heilpflanze bekannt und wurde in den Klostergärten kultiviert. Die heilkundige Äbtissin Hildegard von Bingen schrieb im 12. Jahrhundert sehr ausführlich über diese Pflanze, um die sich eine fromme Legende rankt. Der Name Mariendistel läßt sich nämlich, so die Überlieferung, auf die Muttermilch Marias zurückführen, die beim Stillen des Jesukindes auf die Blätter des Distelgewächses getropft sein soll. Es ist daher nicht verwunderlich, daß auf Madonnenbildern häufig eine Ma-

239

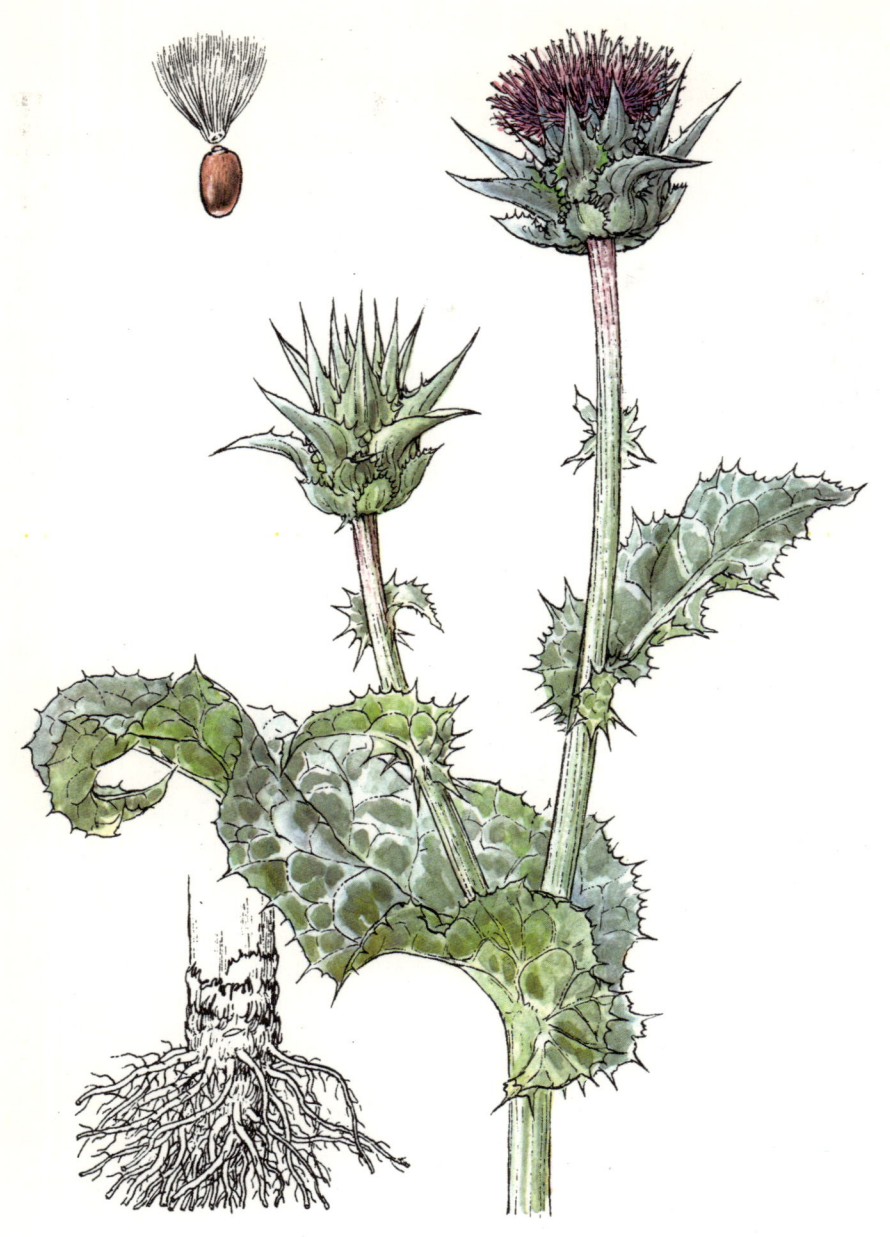

240

riendistel mit abgebildet ist. Die englische Bezeichnung »ladies milk« weist ebenfalls auf diese Legende hin.

Zur Droge verarbeitet werden heute nur noch die reifen Früchte. Die wesentlichen Wirkstoffe sitzen in der Eiweißschicht unter der Samenschale, so daß es von größter Wichtigkeit ist, die Frucht mit der Schale zu verwenden. Neben dem Hauptwirkstoff Silymarin finden sich in den Früchten ätherisches Öl, Flavone, Gerbstoff, viel fettes Öl, Bitterstoffe und reichlich Eiweiß. Der Geschmack der Droge ist ölig, herb bis sehr bitter.

Während früher die Mariendistel lediglich als vielverwandtes Bittermittel bekannt war, wurde sie durch den deutschen Arzt und Begründer der Erfahrungsheilkunde Johann Gottfried Rademacher (1772–1850) in den Stand eines sehr wirkungsvollen Lebermittels gehoben. Richtig als Leberschutzarznei pflanzlicher Herkunft hat sich die Pflanze jedoch erst in jüngster Zeit durchgesetzt, als es gelang, den eigentlichen, bis dahin unbekannten Hauptwirkstoff zu finden und zu isolieren. Man gab diesem Naturstoff, der zur Gruppe der Flavone gehört, den Namen Silymarin.

Anhand von Tierversuchen konnte die Bedeutung des Silymarins als vielversprechendes Leberschutzmittel nachgewiesen werden. Die Wissenschaftler gaben den Versuchstieren das stärkste Lebergift, das aus dem gefährlichen Knollenblätterpilz gewonnen wird. Die Giftwirkung beruht auf einer lebensbedrohlichen Zerstörung der Leberzellen, was

schließlich zu einem Ausfall der vielfältigen Leberfunktionen führt.

Als man den Ratten nun die isolierte Hauptsubstanz der Mariendistel verabreichte, überlebte der größte Teil der Versuchstiere. Man stellte dabei nicht nur eine eindeutige Erholung der angegriffenen Leberzellen fest, sondern wies auch eine Rückbildung der zerstörten Zellen nach.

Die Mariendistel schützt also nicht nur die Leber, sie ist vielmehr auch ein hochwirksames Heilmittel. Heute gilt sie als das bevorzugteste pflanzliche Mittel bei Lebererkrankungen. Das Silymarin wird üblicherweise schon im akuten Stadium einer Leberentzündung (Hepatitis) gegeben und findet bei allen chronischen Lebererkrankungen bis hin zur Fettle-

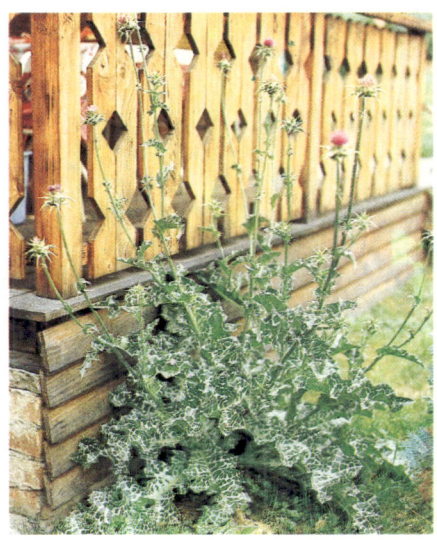

Die Mariendistel stammt aus Südeuropa. Für arzneiliche Zwecke wird sie bei uns in Heilpflanzenkulturen angebaut.

ber und Leberzirrhose erfolgreiche Verwendung.

Obwohl die Einnahme eines Mariendisteltees oder einer -tinktur von nicht geringer Wirksamkeit ist, geben die Medikamente mit dem isolierten Hauptwirkstoff Silymarin dem Arzt eine wertvollere, exakt zu dosierende Arznei pflanzlicher Herkunft in die Hand. In der Apotheke sind silymarinhaltige Mittel meist in Form von Dragées erhältlich.

Da Silymarin ein absolut ungiftiger Wirkstoff ist, bei dem keinerlei Nebenwirkungen zu befürchten sind, können Zubereitungen der Mariendistel und aus ihr gewonnene Arzneimittel unbedenklich über längere Zeit eingenommen werden. Dies ist in den meisten Fällen sogar erwünscht und für einen sicheren Heilungsverlauf unerläßlich. Die gute Verträglichkeit und die Wirkung aufgrund einer Langzeittherapie sind charakteristische Merkmale vieler Heilpflanzen. Es lassen sich hier Vergleiche mit dem Weißdorn als Herz- und Kreislaufmittel ziehen.

Zubereitung und Dosierung:

Man übergießt 1 TL (je Tasse Wasser) der Mariendistelfrüchte mit heißem Wasser und läßt 10–15 Minuten ziehen. Vor dem Frühstück und vor dem Mittagessen eine Tasse Mariendisteltee warm und schluckweise trinken. Eine kranke Leber hat gegen den Zusatz eines Teelöffels Honig nichts einzuwenden. Um die wertvollen Inhaltsstoffe des Honigs nicht zu zerstören, fügt man ihn erst dem Tee zu, wenn dieser Trinkwärme erreicht hat. Eine dritte Tasse wird vor dem Schlafengehen getrunken. In akuten Fällen noch am Nachmittag zusätzlich eine Tasse zu sich nehmen.

Wirkung und der bittere Geschmack von Mariendisteltees können durch Zugabe einiger Pfefferminzblätter erhöht bzw. verbessert werden, da auch diese Heilpflanze die Leber- und Gallenfunktion günstig beeinflußt. Dem heilpflanzenkundigen Arzt bzw. Heilpraktiker stehen zahlreiche Fertigpräparate zur Verfügung, die er den Leberkranken verschreiben kann. Die Vorteile dieser Art von Pflanzenarzneien aus der Apotheke liegen auf der Hand. Einerseits ist die Wirkung aufgrund genauer Dosierung besser zu überprüfen, andererseits sind diese Mittel bequemer einzunehmen und für viele Berufstätige die einfachste und diskreteste Einnahmeform. Die Dosierung erfolgt nach Angaben des Arztes oder nach Packungsvorschrift.

Viele Präparate beinhalten außer dem Silymarin Wirkstoffe von Löwenzahn, Rhabarber, Schöllkraut, Schafgarbe, Johanniskraut oder Wermut. Meistens sind 2–3 dieser Pflanzen in einem Mittel vereinigt und als Dragées oder als flüssige Zubereitungen erhältlich.

Melisse
Melissa officinalis

Zitronenmelisse, Zitronenkraut,
Zitronellkraut, Bienenblatt,
Frauenkraut, Herztrost,
Immenblatt, Römische Melisse,
Gartenmelisse, Frauenwohl,
Wanzenkraut, Pfaffenkraut.

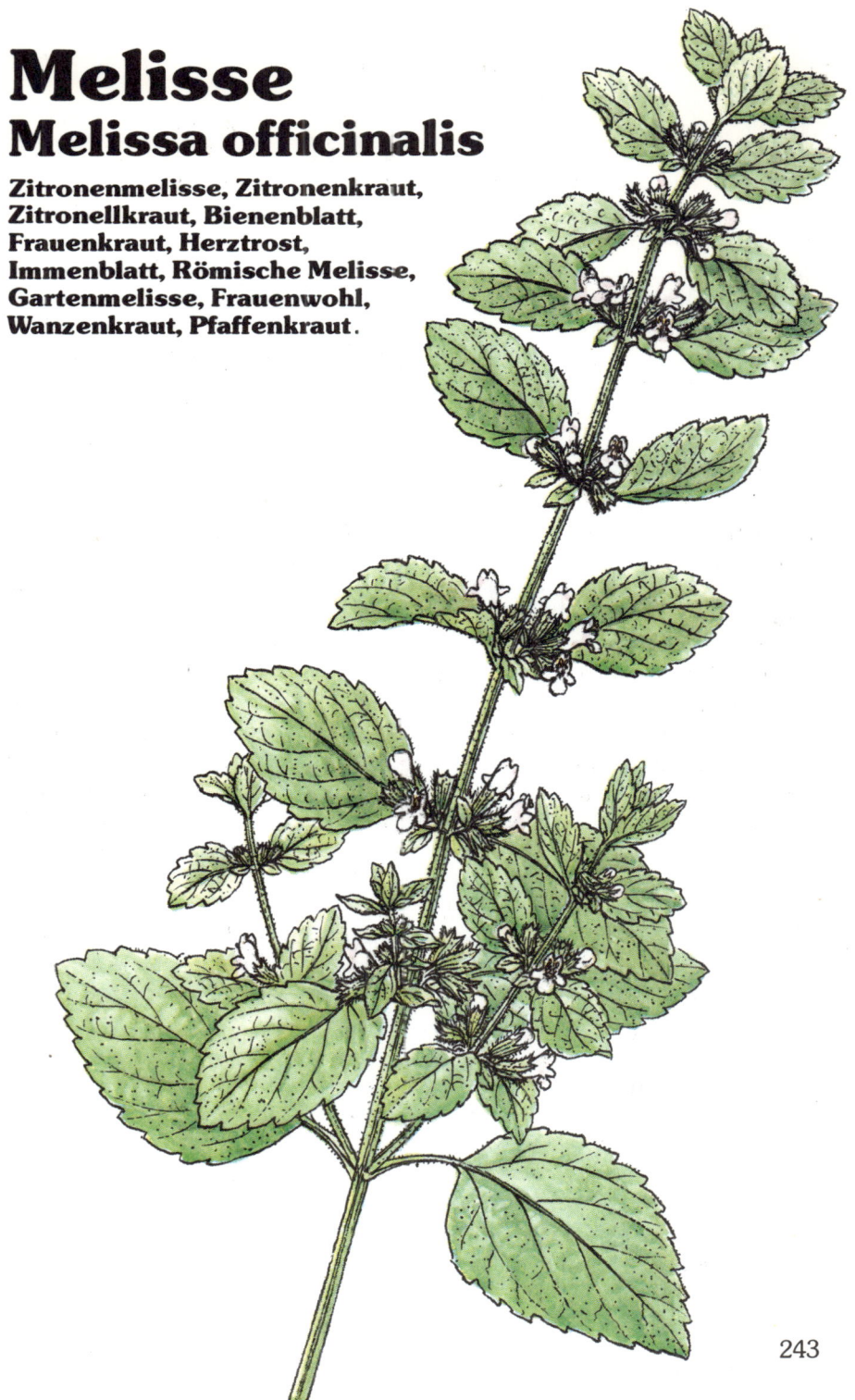

243

Die seit alters her hochgeschätzte Melisse wächst wild in Südeuropa, vor allem auf Korsika, in Nordafrika, Kleinasien, im Kaukasus und der Südschweiz. In Deutschland kommt diese Heilpflanze nur selten wildwachsend vor, man findet sie fast ausschließlich in Gärten.

Dagegen wird sie heute in fast allen Ländern in großangelegten Anbauflächen kultiviert, sofern ein lockerer, humusreicher Boden mit viel Sonnenbestrahlung in windgeschützter Lage vorhanden ist.

Das ausdauernde Gewächs aus der heilpflanzenreichen Familie der Lippenblütler wächst in dichtgedrängten Büscheln, deren verzweigte Stengel aus dem zahlreich Ausläufer treibenden Wurzelstock sprießen. Wie bei allen Lippenblütlern ist der Stiel vierkantig und ein wenig behaart. Die Melisse erreicht eine Wuchshöhe von 40–110 cm und ist von ovalen, spitz zulaufenden, stumpf gezähnten Blättern dicht besetzt. Sie sind paarweise angeordnet und zeichnen sich durch ihre gelblichgrüne Farbe sowie dem charakteristischen, zitronenähnlichen Duft aus. Zerreibt man ein Blatt zwischen den Fingern, entströmt ihm verstärkt dieses typische ätherische Öl.

An den oberen Blattachseln sitzen die weißen, unscheinbaren Blüten, die in der Zeit von Juli bis September dank ihres Nektarreichtums eine ungeheuer fruchtbare Bienenweide darstellen. Die Melisse ist eine richtige Honigpflanze, zu welchem Zweck sie bereits von den alten Griechen angebaut wurde. Bei den Griechen haben

daher die Bienen und die Pflanze denselben Namen (Melissa).

Die Melisse stammt ursprünglich aus den Ländern des östlichen Mittelmeergebietes und des Orients. Die Araber waren es, die im 10. Jahrhundert die Heilpflanze und die Kunde von ihren heilsamen Eigenschaften über die Meerenge von Gibraltar nach Spanien brachten. Von dort ging der Weg der Melisse dank einigen Benediktinermönchen nach Mitteleuropa weiter und dann in die ganze Welt. Die Mönche begannen auch sogleich mit der Kultivierung der Arzneipflanze in ihren Klostergärten, wo zu dieser Zeit bereits eine erkleckliche Zahl heimischer und fremdländischer Heilpflanzen unter den wißbegierigen Augen der geistlichen Brüderschaften heranwuchs.

So ist es auch nicht verwunderlich, daß das berühmt gewordene Melissenwasser von Barfüßerkarmeliten entdeckt und hergestellt wurde. Sie führten dieses Heilmittel im Jahre 1611 in Paris erstmals den weltlichen Zeitgenossen vor und hüteten dann jahrhundertelang das Geheimnis der Zusammensetzung. Sie verwandten dazu Melissenblätter, Zitronenschalen, Zimt, Gewürznelken, Muskatnuß, Koriander und Weißwein.

Der noch heute im Handel befindliche Melissengeist, der auf den alkoholischen Auszug der Karmelitermönche zurückgeht, dient denselben medizinischen Zwecken wie die Teezubereitungen. Er wird lediglich nicht mehr durch das einfache Auslaugen der Pflanzenteile gewonnen, sondern enthält deren reine ätherischen Öle.

Neben dem Melissengeist, dem Melissenöl (das jedoch zumeist aus dem Öl einer verwandten ostindischen Grasart, dem Zitronenöl, besteht) und dem Preßsaft ist noch der Aufguß aus den Blättern am gebräuchlichsten.

Die Blätter werden kurz vor der Blütezeit geerntet. Aber auch noch nach dieser Periode sind die wertvollen Inhaltsstoffe enthalten, die vornehmlich aus ätherischen Ölen, Gerb- und Bitterstoffen, Kaffeesäure, Harz, Schleim u. a. Substanzen bestehen.

Die Melissenzubereitungen wirken beruhigend auf Nerven und Gehirn, sind schmerzstillend, krampflösend, schweiß- und blähungstreibend. Sie galten früher bereits bei allerlei großen und kleineren Schmerzen als Universalmittel, was gar nicht so übertrieben ist, wie es klingt.

Äußerlich wie innerlich angewandt hilft Melissengeist, das Öl oder der Aufguß bei allen Schmerzen und Leiden des Unterleibs, seien es Magen- und Darmkoliken, Durchfall, Blähungen oder Menstruationsschmerzen bei schwächlichen Mädchen und Frauen. Die gleichmäßige Wirkungsweise der Melisse ähnelt der Pfefferminze, ist jedoch etwas milder. Bei stärkeren Beschwerden ist der Pfefferminzzusatz durchaus angebracht, da dieser die Melissenwirkung unterstützt. An die Melisse sollten auch alle Schwangere denken, die besonders während des Schwangerschaftsbeginns unter Übelkeit und Erbrechen leiden. Einreibungen mit dem Öl oder Melissengeist sowie die innerliche Einnahme von 2 Tassen Melissentee beseitigen solche Beschwerden.

Melissenöl dämpft Zahn-, Ohr- und Kopfschmerzen, lindert Migräneanfälle und beseitigt Ohrensausen und Schwindelgefühle.

Äußerliche Anwendungen sind auch bei den immer mehr zunehmenden neuralgischen Schmerzen angezeigt.

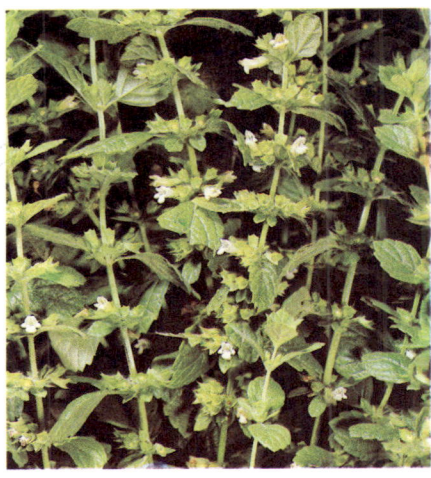

Das ätherische Öl befindet sich in kleinen, sehr empfindlichen Drüsen auf der Blattoberfläche. Beim Trocknungsvorgang tritt daher ein verhältnismäßig hoher Verlust ein, der sich auf die Droge wertmindernd auswirkt. Getrocknete Melissenblätter sind trotzdem als mild wirksame Drogen zu Recht anerkannt, werden aber meist zur Geschmacksverbesserung Baldrian und Hopfen zugegeben.

Zubereitung und Dosierung:

1–2 TL je Tasse Wasser benötigt man von den getrockneten Melissenblättern, die als Aufguß verwandt werden. Je nach Beschwerden täglich 2–3 Tassen trinken. Vom Melissengeist nimmt man, wenn nicht anders verordnet, 3–4mal täglich 1 TL eventuell auf etwas Zucker zur innerlichen Einnahme oder mehrmals täglich für Einreibungen. Wer sich einer Preßsaftkur unterziehen möchte, die sich nachhaltig auf den Organismus auswirkt, nimmt 3mal täglich vor den Mahlzeiten 1 EL Saft (Empfindliche und Kinder 1 TL), in etwas Kamillentee oder Wasser verdünnt, ein.

Der nervöse, streßgeplagte Mensch sollte sich hin und wieder ein Melissenbad gönnen, das allgemein entspannt und die Nerven beruhigt. Dazu werden 2–3 EL Melissenöl dem Vollbad zugefügt.

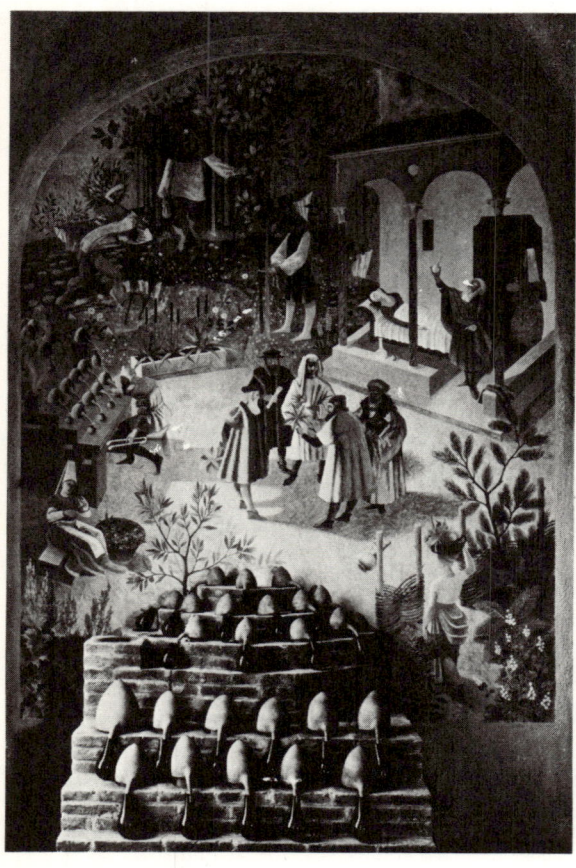

Rekonstruktion eines mittelalterlichen Kräuterherdes im Deutschen Museum München. Das Fresko im Hintergrund wurde nach einer Holzschnittvorlage von 1578 gemalt und zeigt einen Kräutergarten aus jener Zeit. Links ein Kräuterherd, in der Mitte besprechen sich Heilpflanzenkundige, und rechts betrachtet ein Arzt den Harn eines Kranken in einem Glas.

246

Odermennig
Agrimonia eupatoria, L.

Ackermännchen, Ackerkraut, Bruchwurz, Steinwurz, Ackermengkraut, Ackermünze, Adermennig, Fünfmännertee, Fünfblatt, Griechisches Leberkaut, Leberklettenkraut, Beerkraut, Stubkraut, Otterminz, Kuhschwanz.

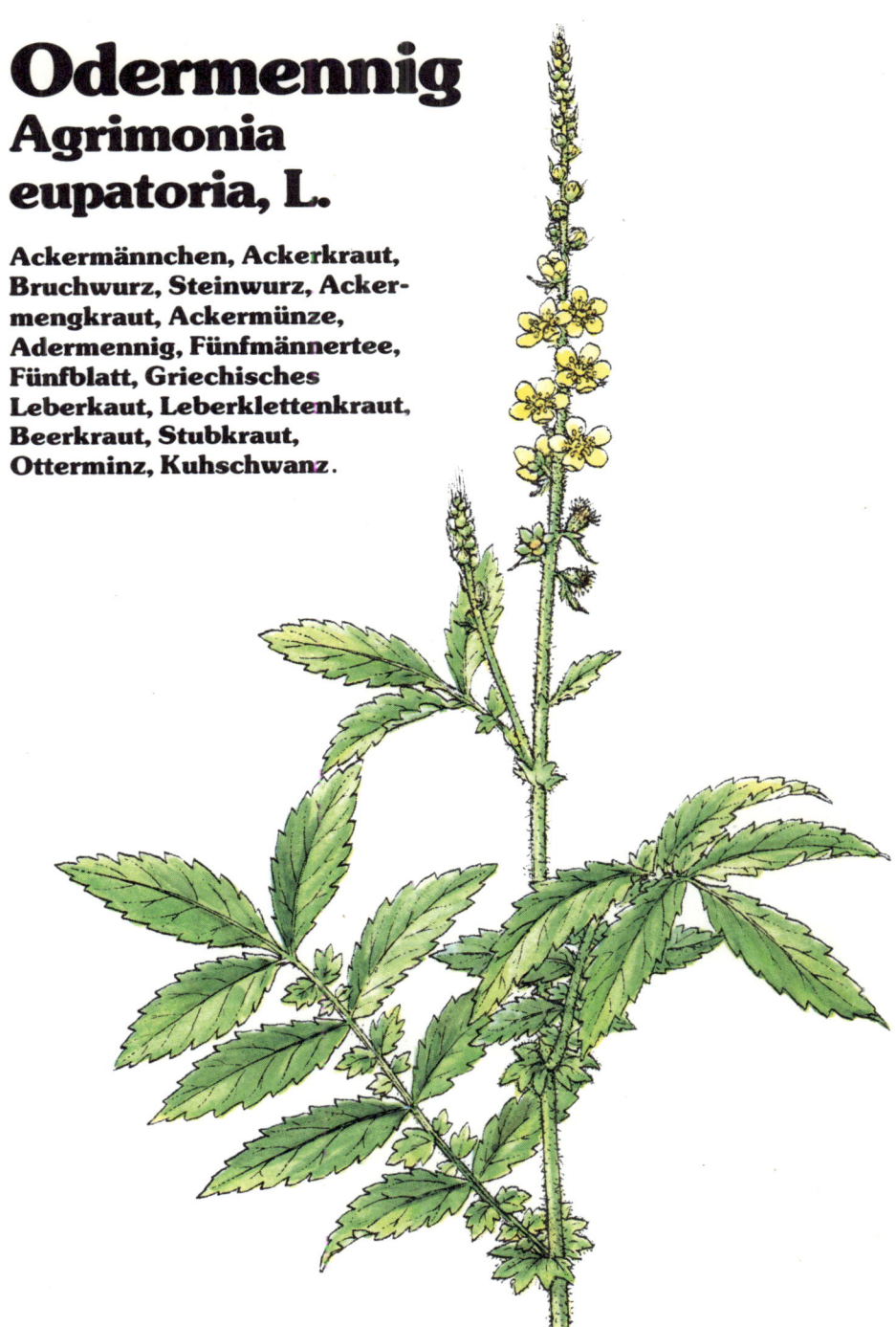

Unter der Familie der Rosengewächse, zu der man den Odermennig zählt, und der tatsächlich botanisch mit der Rose verwandt ist, findet sich keine Pflanze, die weniger anmutig ist als der Odermennig. In Farbe und Erscheinungsbild lebt er ein bescheidenes Dasein, lediglich die übermäßig langen Blütentrauben suchen die Aufmerksamkeit des Naturfreundes zu erhaschen, deren Anblick jedoch meist das Bild eines Kuhschwanzes in Erinnerung ruft. Dieser Vergleich kam zumindest der früheren Landbevölkerung in den Sinn, die den Odermennig deswegen auch schlicht Kuhschwanz taufte. Doch wie es die Natur so oft unter Pflanzen, Tieren und auch Menschen bewerkstelligt, äußere Attraktivität geht nicht immer mit den inneren, guten Eigenschaften einher.

Der mehrjährige Odermennig ist fast über die ganze Erde verbreitet, kommt am häufigsten aber in Europa und Asien vor. Er nimmt mit allen Bodenarten vorlieb, bevorzugt jedoch besonders Lehmböden und magere Weiden. Man findet ihn an sonnenbeschienenen Waldrändern, Bahndämmen, an Hügeln und auf Feldern.

Aus seinem kriechenden, kurzen und wenig verzweigten Wurzelstock treibt meist ein einzelner, behaarter Stengel 30 bis 70 cm aufrecht empor, der nur selten etwas verzweigt ist. Am Boden befinden sich rosettenartig angeordnete Blätter, die unregelmäßig gefiedert sind und weit auseinander stehen. Wie die Blätter am Sproß sind sie von graugrüner Farbe und leicht behaart. Am Ende des Stengels bilden die kleinen, goldgelben Blüten die nicht zu übersehende, lange, ährenförmige Traube. Die Blüten, die von stacheligen Außenkelchen umgeben sind, verströmen ihren schwachen, angenehm riechenden Duft von Juni bis September. Ihre Früchte sind mit weichen Stacheln versehen, so daß sie sich im Fell vorüberziehender Tiere oder auch an den Kleidern von Spaziergängern festklammern können. Diese Vermehrungsweise ermöglichte dem Odermennig sein weltweites Vorkommen.

Die Artenbezeichnung (eupatoria) dieser alten Heilpflanze geht vermutlich auf den Arzt und König von Pontus, Mithridates Eupator (132–63 v. Chr.), zurück, der im antiken Kleinasien ein Experte der Pflanzenheilkunde war und der die medizinische Verwendungsmöglichkeit des Odermennigs angeblich entdeckt hat. Der Straßburger Apotheker W. Ryffius hingegen schrieb im Jahre 1573 seine Vermutung nieder, daß sich der Name eupatoria von der griechischen Bezeichnung für Leber, Hepar (Hepatorium), abgeleitet hat. Des Odermennigs Gattungsname Agrimonia weist auf den bevorzugtesten Standort der Pflanze, den Feldern, hin.

Nach gefundenen Papyrusschriften verwandten schon die alten Ägypter den Odermennig als Heilkraut bei kranken Augen. Plinius d. Ä. und der Grieche Dioskurides, Avicenna und Galen hoben in ihren Aufzeichnungen die Pflanze als allgemeines Reinigungsmittel hervor, das bei Leberkrankheiten sehr hilfreich ist.

Die Ärzte des Mittelalters stützten sich auf ihre berühmten Kollegen und verwandten Odermennig bei allerlei Krankheiten. Adamo Lonicero lobt die Heilpflanze in seinem 1679 erschienen »Kreuterbuch« mit folgenden Worten: »Ist gut / wer von vergifteten Tieren gestochen / des Safts getrunken / vertreibt auch das Bauchwehe. Odermennig frisch und grün gestoßen / auf böse Geschwer gelegt / darvon sich der Wolff erhebt / heilet dieselbige. Wer ein bös Milz hat / der brauche Odermennig und Hirtzung in der Speis / es hilft bald. Die Wurzel in Wein gesotten / davon getrunken / ist gut den erlahmten Gliedern / der verstopften Leber und Darmgicht. Abends und morgens die erfrorenen Glieder / und von Kälte eingefallene Löcher gebadet / heilts in acht Tagen...«

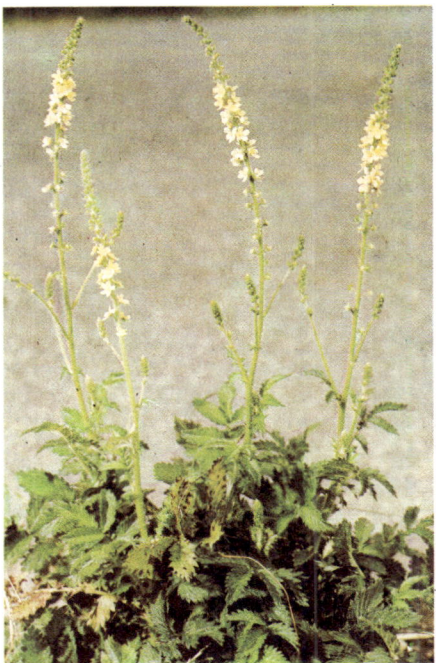

Als Heilpflanze ist der Odermennig seit der Antike bekannt, wo die Ärzte bereits die regelnde Gallen- und Leberfunktion der Pflanze erkannt hatten. Der anspruchslose Odermennig ist dank seiner besonderen Vermehrungsweise heute auf der ganzen Welt verbreitet.

Zur Droge werden Blüten und Blätter verarbeitet, die in der Zeit von Juni bis August geerntet werden können. Odermennig hat einen relativ hohen Gerbstoffanteil (bis zu 5 %), Kieselsäure und andere organische Säuren (insgesamt ca. 10–12 %), Bitterstoffe, Pflanzensäuren und ätherische Öle, die jedoch nur durchschnittlich 0,2 % ausmachen. Die Droge hat einen eigentümlich würzigen Geruch und schmeckt herb bis bitterlich.

In der modernen Pflanzenheilkunde findet der Odermennig vor allem bei chronischen Gallenerkrankungen Verwendung, die mit Magenübersäuerung oder einem Darmleiden einhergehen. Er ist fast immer Bestandteil von gallentreibenden und auf die Verdauungsorgane wirkenden Tees.

Die Odermennigdroge regelt die Funktion von Leber und Galle. Nierenleidenden kommt ihre Harnsäureausscheidung fördernde Eigenschaft zugute. Bei entzündeten Harnorganen, Nierenkoliken und anderen Nierenleiden ist Odermennig – meist in Verbindung mit anderen Heilpflanzen – immer angebracht. Seine heilungsfördernde Eigenschaft bei

Magenschleimhautentzündungen und bei Darmleiden ist durch Erfahrung bestätigt.

Die Inhaltsstoffe bewirken durch Zusammenziehung eine Wundheilung bei Schnittwunden, Geschwüren und Entzündungen. Odermennig zu Gurgelwasser bereitet, hilft bei Angina, Mundfäule und Halsbeschwerden.

Zubereitung und Dosierung:

Innerlich nimmt man einen Aufguß zu sich, der aus 2 TL der getrockneten Blätter bereitet wird. Täglich 3–4 Tassen warm und schluckweise trinken.

Für die äußere Anwendung empfiehlt es sich, frisch zerquetschtes Odermennigkraut zu Breiumschlägen zu verarbeiten. Oder man macht eine leichte Abkochung aus 100 g Odermennigkraut auf 1 Liter Wasser.

Gurgelwasserrezept: 2–3 Handvoll Odermennigkraut oder nur die Blätter in 1 Liter Wasser so lange kochen, bis ungefähr die Hälfte der Flüssigkeit (eher etwas mehr) verdampft ist. 4–5 EL Salbei hinzufügen und noch einige Minuten ausziehen lassen. Abseihen und 3–5 EL Honig darin auflösen. Mehrmals täglich damit gurgeln und spülen.

Odermennig wird fast ausschließlich als Arzneitee verabreicht. Seine Wirkung ist mild und gerade bei chronischen Krankheitszuständen angezeigt. Als Einzelgabe genommen, kann nur eine langdauernde, d. h. kurmäßige, Einnahme zum gewünschten Erfolg führen.

Petersilie
Petroselinum sativum

Silkwurzel, Kräuterwurzel, Felswurzel, Garteneppichwurzel, Petersilling, Petersöll, Bittersilche, Zuppenkraut, Peterle, Peterling.

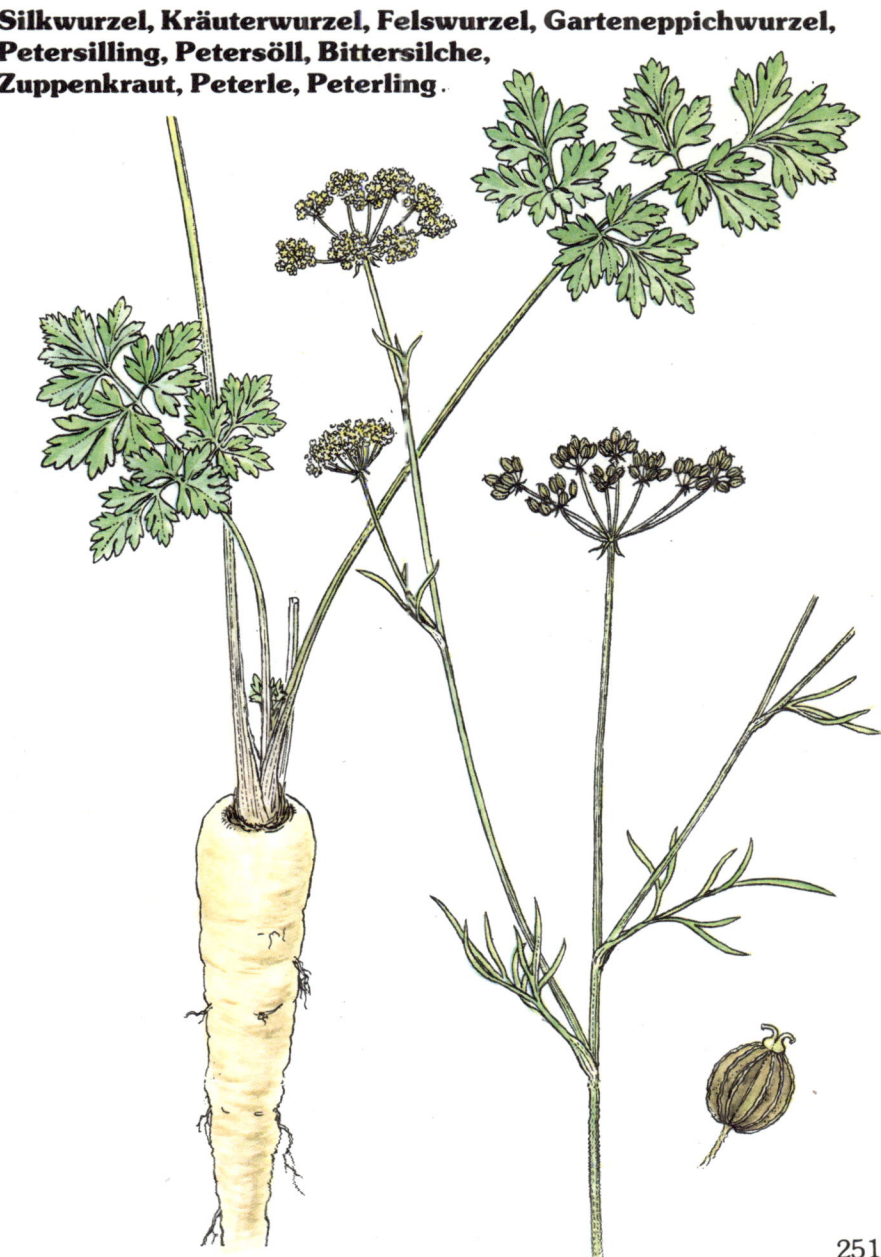

Die allseits bekannte Petersilie stammt ursprünglich aus Südeuropa. Als vielgebrauchtes Küchengewürz wurde sie über die ganze Welt verbreitet und fehlt heute in fast keinem Nutzgarten. Daß die Petersilie aber auch eine sehr wirkungsvolle Heilpflanze ist, dürfte den wenigsten bekannt sein. In der Tat wird die unscheinbare Petersilie vielerorts zur Gewinnung ihres ätherischen Öls angebaut. Wildwachsend kommt sie nur in den südlichen und westlichen Mittelmeerländern vor, wo sie felsige und steinige Plätze bevorzugt.

Die zur Familie der Doldengewächse gehörende Petersilie ist eine zweijährige Pflanze. Aus ihrer weißgelblichen, spindelförmigen Wurzel sprießt im ersten Jahr eine grundständige Blattrosette mit mehrfach gefiederten, oberseits glänzenden, hell- bis dunkelgrünen Blättern. Erst im zweiten Vegetationsjahr bildet sich ein fein gerillter Blütenstengel, der bis zu einem Meter emporwächst. Seine Seitenzweige sind meistens gegenständig angeordnet und überragen häufig den beblätterten Hauptstengel, der nach der Fruchtreife abstirbt.

Die kleinen, unscheinbar grünlichgelben Blüten sitzen auf langstieligen Dolden, die sich aus 10–20 fast gleichlangen Strahlen zusammensetzen. Bis zu 3 mm lang und 1–2 mm breit sind die reifen kümmelähnlichen Früchte, aus denen das für die Heilkunde wertvolle ätherische Öl gewonnen wird. Petersilie ist die verdeutschte Form des lateinischen Gattungsnamens Petroselinum. Petros

steht für Fels bzw. Stein und bezeichnet die bevorzugten steinigen Plätze der wildwachsenden Pflanzen. Selinum war die Bezeichnung der alten Griechen für die Petersilie und weist auf die ursprüngliche Berglage des Doldengewächses hin. Und schließlich erklärt der lateinische Artname Sativum, daß Petersilie zu den genußfähigen Pflanzen gehört.

Schon in den Jahrhunderten vor und nach Beginn unserer Zeitrechnung wußten die Heilkundigen um die medizinische Wirksamkeit der Petersilie. So finden sich in den Schriften von Hippokrates, Dioskurides, Plinius und Galen ausführliche Beschreibungen, welche die alte Bedeutung dieses Krautes bezeugen. So nimmt es nicht wunder, daß auch der sehr heilpflanzen- und bildungsbewußte Kaiser Karl der Große den kulturmäßigen Anbau der Petersilie verfügte. Das so wertvolle Petersilienöl wurde erstmalig im 15. Jahrhundert durch Destillation gewonnen.

Die unscheinbare Pflanze spielte im Aberglauben der romanischen Völker eine nicht unbedeutende Rolle als probates dämonenabwehrendes Mittel. Sie galt mitunter auch als Unglückspflanze.

Recht gute Kenntnisse über die Eigenschaften der Petersilie als Heilpflanze beweisen die Aufzeichnungen von Petrus Andreas Matthiolus in der Mitte des 16. Jahrhunderts: »....alle geschlecht des Eppichs (Petersilie) treiben den harn / stein / und frawenzeit. Oeffnen die jnnerliche verstopffung / dienen derhalben wider die geelsucht / und wasserseuch. Sie zertreiben auch die winde. Der samen hat mehr krafft dann die wurtzel. Petersilien wurtzel und kraut sindt jnsonderheit nutz und gutt in aller speiss / dann sie drucken nider die auffblähung des magens / und hellfen wider obgenandte gebresten. Ettliche schreiben / das Petersilgkraut mit frischem Semmelbrot zerknitschet / und uber die hitzige geschwollene Augen gelegt / zerteyle die geschwulst / mit hinlegung der entzündung. Allso gebraucht / sey es gutt für das rotlauffen / oder wild fewer / und uber den hitzigen magen gelegt / es miltere den schmertzen / und lesche den brandt / das soll offtmals warhafftig erfunden sein...«

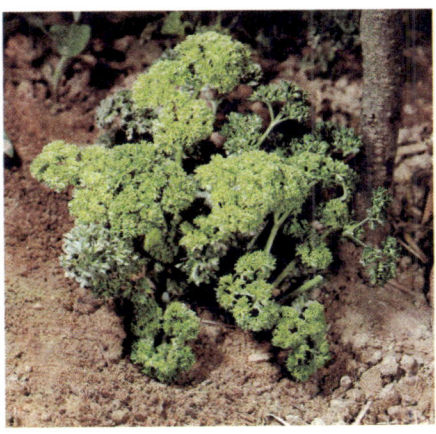

Das Foto zeigt eine bekannte Abart der Petersilie, die gerne zur Dekoration von Gerichten hergenommen wird. Überhaupt ist das Kraut dieser Pflanze aus der Küche nicht wegzudenken. Daß aber aus den Petersiliensamen eine hochwirksame Arznei hergestellt wird, ist kaum bekannt.

Arzneilich verwertbar sind Kraut, Wurzeln und Früchte der Petersilie. Die Wurzel wird entweder im Frühjahr oder Herbst ausgegraben, das Kraut erntet man vor der Blüte, und die Früchte werden nach ihrer Reife gesammelt. Alle Pflanzenteile enthalten neben anderen Substanzen ein ätherisches Öl, das die Grundlage jeder Petersilienarznei ist. Doch nur in den Früchten ist sein Gehalt bemerkenswert hoch, nämlich bis zu 8 %. Als weitere Inhaltsstoffe sind zu nennen: Schleim, Gummi, Kohlenhydrate, Mineralstoffe, bis zu 20 % fettes Öl, das Glykosid Apiin u. a.

Hauptbestandteil des ätherischen Öls ist das Apiol – ein stark reizendes Gift. Isoliert, d.h. im Reinzustand verabreicht, kann es schwere organische Schädigungen, wie Vergiftung mit Lähmungserscheinungen, Unterleibsblutungen, Entzündungen von Magen und Darm sowie Kreislauf-, Leber- und Nierenschäden zur Folge haben. Die Verordnung und Dosierung der Petersilienfrüchte oder von daraus hergestellten Präparaten (z.B. Petersilienöl u.a.) bedarf daher unbedingt der ärztlichen Führung.

Das ätherische Öl der Petersilie ruft eine sehr gut harntreibende Wirkung hervor. Mit den Früchten kann eine äußerst kräftige Anregung der Nieren erfolgen. Da die Droge aus den Früchten keineswegs harmlos ist, bleibt dem Laien nur die eigenmächtige Verwendung von Wurzeln und Kraut, deren Wirkung milder und ungefährlicher zum Ausdruck kommt.

Die Petersilie findet bei all jenen Erkrankungen arzneiliche Verwendung, bei denen eine vermehrte Harnausscheidung erwünscht ist. Die pflanzlichen Zubereitungen dürfen nicht angewandt werden, wenn eine Nierenentzündung vorliegt! Ist dieser Fall mit Sicherheit ausgeschlossen, können mit den Petersilienfrüchten kräftige Harnschübe ausgelöst werden. In der Hand des Arztes oder Heilpraktikers ist diese Droge eine sehr stark wirkende Arznei, die direkt auf die Niere einwirkt, indem sie die Nierengefäße erweitert.

Neben diesem Hauptanwendungsgebiet konnte bei der Verabreichung von Petersiliendrogen eine leichte Steigerung der Menstruation sowie eine milde Anregung der Verdauungsorgane bestätigt werden.

Zubereitung und Dosierung:

Wegen des ätherischen Öls dürfen Petersiliendrogen niemals gekocht werden, da sich das Öl ansonsten verflüchtigen und die Wirkung vermindert oder gar ausbleiben würde. Man bereitet sich von Wurzel und Kraut mit 1 EL auf 1 Tasse Wasser einen Aufguß, von dem täglich 1–2 Tassen getrunken werden.

Von den Samen nehme man nur ½ TL auf ¼ l Wasser. Ebenfalls als Aufguß zubereiten und 2–4 Tassen täglich trinken. Diese Dosierung darf nur unter ärztlicher Aufsicht erfolgen. Auch andere Zubereitungen, die aus den Früchten gewonnen werden, müssen vom Arzt verordnet sein. Eine Überdosierung oder sonstige falsche Handhabung geht selten glimpflich ab, so daß diese Vorsichtsmaßnahme nicht übertrieben ist.

Schwangere dürfen überhaupt keine Petersilienpräparate aus den Früchten einnehmen, da das Apiol abtreibend wirkt!

Wer sich selbst ein natürliches harntreibendes Mittel verordnen will, greift also nur zu den Drogen aus Wurzeln und Kraut und bereitet sie wie oben beschrieben zu oder bedient sich des sehr bewährten Petersilienpreßsaftes, der ebenfalls nur aus Wurzeln und Kraut gewonnen wird. Er regt außerdem die Drüsentätigkeit im Organismus sanft an und hat sich zur Stärkung des Magens und zur Verdauungsförderung bestens bewährt.

Von diesem naturreinen Preßsaft, wie er in Apotheken und Reformhäusern erhältlich ist, nimmt man 3–4mal täglich vor den Mahlzeiten 1 EL ein. Nach Bedarf verdünnt man diese Menge mit etwas Flüssigkeit.

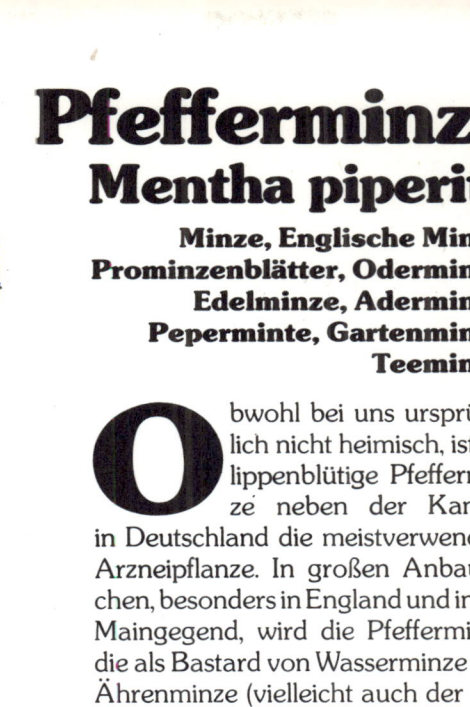

Pfefferminze
Mentha piperita

Minze, Englische Minze, Prominzenblätter, Oderminze, Edelminze, Aderminze, Peperminte, Gartenminze, Teeminze.

Obwohl bei uns ursprünglich nicht heimisch, ist die lippenblütige Pfefferminze neben der Kamille in Deutschland die meistverwendete Arzneipflanze. In großen Anbauflächen, besonders in England und in der Maingegend, wird die Pfefferminze, die als Bastard von Wasserminze und Ährenminze (vielleicht auch der grünen Roßminze) im 17. Jahrhundert aus England kam, kultiviert.

Auf Brachböden, Aufschüttungen, Schutthalden, an feuchten Waldstellen und in Gartennähe finden wir öfters wildwachsende Minzenarten, vor allem die Wasserminze. 25 Arten wissen wir heute zu unterscheiden, wovon viele sehr leicht und häufig Bastarde hervorbringen. Die Pfefferminze besitzt einen ausdauernden Wurzelstock, der holzige Ausläufer treibt, und aus denen im Frühjahr die vierkantigen, braunvioletten Stengel sprießen. Die 30–60 cm hoch werdende Pflanze hat zahlreiche eiförmige, gestielte Blätter, die am Rand gezähnt sind und vorne spitz zulaufen. Sie sind gegenständig angeordnet, schwach behaart, und von dunkelgrüner, manchmal purpurner Farbe. Aus den Blattachseln treiben Anfang Juli blaßrosa bis violett gefärbte Blüten, die in

255

Trauben angeordnet sind. Die Blütezeit der sehr nektarreichen Pfefferminze endet im September. Da sie fast unfruchtbar ist, pflanzt sie sich durch ihre Wurzelsprossen fort.

Die Minzen zählen zu den ältesten Arzneipflanzen der abendländischen Kulturgeschichte. Sie waren schon den Hebräern und alten Ägyptern wohlbekannt. Und auch heute noch treiben die Araber mit der Minze einen wahren Kult. Vermutlich stammt sie aus Asien, obwohl ihre Abarten besonders in den gemäßigten nördlichen Zonen angebaut werden. In Japan sind jedoch sehr wertvolle Minzensorten bekannt, die sich durch andersartige Zusammensetzung der Inhaltsstoffe von unseren Arten unterscheiden, und die den Rohstoff des hochwertigen japanischen Heilpflanzenöls bilden.

Der Name Mentha geht vermutlich auf die Nymphe Menthe zurück, die nach der griechischen Sage von der Zeustochter Persephone in diese Pflanze verwandelt wurde. Piperita kommt von lateinisch piper = Pfeffer, was in dem scharfwürzigen Geschmack begründet ist, der die Pfefferminze auch zum Gewürz werden ließ. So gehört die Mintsauce in England unbedingt zum Hammelbraten, und im Süden sowie Nordafrika verleihen die Blätter den Salaten einen erfrischenden Geschmack. Die Amerikaner erfanden den Mint-Cocktail, und die Frühlingsrollen der Vietnamesen entlocken dem Gourmet tatsächlich frühjährliche Gefühle.

Allein die Blätter finden medizinische Verwendung, da in ihnen der höchste Gehalt der wirksamen ätherischen Öle ist. Ohne Rücksicht auf die Blüte werden die Blätter von Mai bis August mehrmals geerntet, gleichwohl die erste Ernte kurz vor der Blüte dank höchstem Ölgehalt am wertvollsten ist. Dieses ätherische Öl besteht bis zu 90 % aus Menthol, dessen durchdringender Geschmack selbst noch in einer Verdünnung von 1 : 100 000 wahrgenommen werden kann. Daneben finden sich Gerb- und Bitterstoffe, organische Säuren, Fermente u. a. Substanzen.

Die Pfefferminzblätter gehören zu den sogenannten Species aromaticae, den aromatischen Kräutern, deren breites Wirkungsfeld den meisten Zeitgenossen überhaupt nicht in ganzem Umfang bekannt ist.

Pfefferminztee wird auch heute noch fälschlicherweise als beliebter Haustee betrachtet, obwohl der reine Pfefferminztee nie über längere Zeit getrunken werden soll, da er unter Umständen die Magenschleimhaut reizt. Als Zusatz oder stark verdünnt kann die Pflanze jedoch auch bei ständigem Gebrauch keinen Schaden anrichten.

Pfefferminze ist aber eine reine Arzneipflanze, die äußerlich und innerlich genommen, vielfache Hilfe bringt, und die ihren Fähigkeiten gemäß gezielt eingesetzt werden sollte. Die Pfefferminze wirkt deutlich krampflösend, schmerzstillend und entzündungswidrig. Letztgenannte Eigenschaft steht jedoch der der Kamille hintenan, weshalb die Kamille bei Verabreichung von Minze gerne mitverwandt wird. Überhaupt vertragen sich diese zwei alten, geradezu klassisch gewordenen Heilpflanzen sehr gut; sie ergänzen sich in Geschmack und Wirkung und ergeben zusammen ein nicht zu unterschätzendes Allheilmittel.

Pfefferminze regt den Stoffwechsel an, beruhigt und entspannt den Magen-Darmtrakt. Innerlich eingenommen, helfen die Drogen bei: Magen-Darmkatarrhen, Magenverstimmung, Blähungen, Leibschmerzen, Übelkeit, Erbrechen, Aufstoßen, Appetitlosigkeit und Magenübersäuerung.

Zusammen mit Kamille, Melisse und Raute (zu gleichen Teilen gemischt) schafft die Pfefferminze Erleichterung bei schmerzhafter Menstruation, wiewohl die Minze auch die Periode verstärkt. Die Wirkung auf den Unterleib ließ diese Heilpflanze schon seit alters her zu einem vielgerühmten Aphrodisiakum werden. Eine direkt potenzsteigernde Wirkung

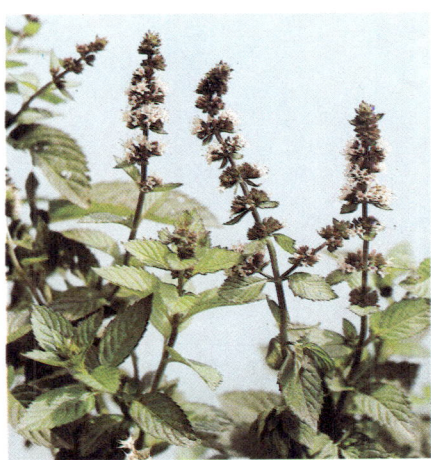

Pfefferminztee ist kein Haustee, sondern dank seinem Gehalt an starken ätherischen Ölen ein Arzneitee.

ist aber bislang nicht nachgewiesen worden, doch sind die anderen vielfach erwähnten Aphrodisiaka wie Knoblauch, Zwiebeln usw. imstande, eine allgemeine Belebung durch Stoffwechselsteigerung herbeizuführen, was auch bei der Minze der Fall ist. Pfefferminze hilft ferner bei Nerven- und Herzschwächen, bei Abgespanntheit, Wechseljahresbeschwerden, und ist durch ihre gallebildenden und -treibenden Eigenschaften bei entzündlichen Leber- und Galleerkrankungen ein erfolgreiches Pflanzenmittel.

Zur äußeren Behandlung wird meist das Pfefferminzöl eingesetzt, das als wertvolles Hausmittel in jedem Arzneischränkchen griffbereit stehen sollte. Um zwei Liter dieses hochwertigen Öls zu gewinnen, benötigt man eine Tonne Pfefferminzblätter. Die Anwendungsmöglichkeiten scheinen damit grenzenlos zu sein:

1. Bei örtlichen Schmerzen und Neuralgien, Kopfschmerzen und lästigem Juckreiz einige Tropfen auf den betroffenen Stellen verreiben.

2. Rheuma, Muskelschäden, Wirbelsäulen- und Gelenkerkrankungen: 3mal täglich die schmerzende Stelle mit 5 Tropfen Öl einreiben und warmhalten. Wenn mit heißen Kompressen behandelt wird, gibt man in das Kompressenwasser 15–20 Tropfen und beläßt die Auflage bis zu 30 Minuten.

3. Erkältungskrankheiten des Hals-, Nasen- und Rachenraumes, wie Bronchialkatarrh, Husten, Schnupfen und Halsentzündung. 3 Tropfen Pfefferminzöl in ein Glas heißes Wasser geben und die aufsteigenden Dämpfe tief einatmen. Dazu trinkt man

schluckweise 2mal täglich ein warmes Glas Wasser, in das 2 Tropfen Öl gegeben werden.

4. Bei Herz- und Kreislaufschwächen wirken Auflagen belebend und unterstützen die innerliche Einnahme, die mit Tee oder auch mit dem Öl (2 Tropfen in einem Glas lauwarmer Milch oder Wasser) erfolgen kann.

Zubereitung und Dosierung:

Pfefferminze wird als Aufguß zubereitet, wozu man 1–2 TL der Droge je Tasse Wasser benötigt. Je nach Bedarf 2–3 Tassen täglich trinken.

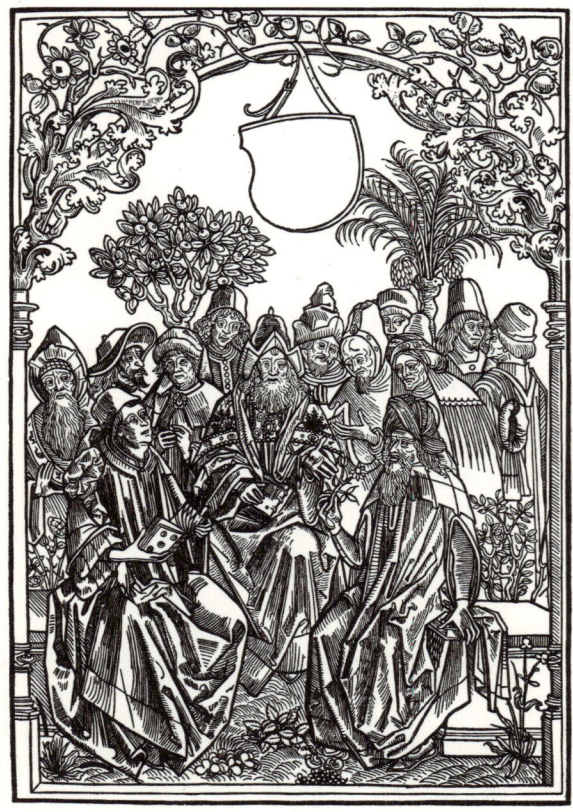

Ärzte und Kräuterkundige im Concilium (Holzschnitt von 1485). Die Arzneipflanzensammler waren mehr als reine Pflanzenlieferanten der Ärzte. Sie besaßen einen zumeist untrüglichen Instinkt, der sie über Wirkungsweise und Inhaltsstoffe der einzelnen Kräuter nicht im unklaren ließ. Sie berücksichtigten bei der Ernte die Mondphasen, den Standort, die Tageszeit und die Wetterverhältnisse, die alle zusammen den Wirkstoffgehalt der Arzneigewächse beeinflussen können. So waren diese Menschen am therapeutischen Erfolg mindestens genauso beteiligt wie der Arzt, der die Pflanzen oder die daraus hergestellten Medikamente verordnete.

258

Rhabarber
Rheum palmatum

**palmblättriger Rhabarber,
chinesischer Rhabarber**

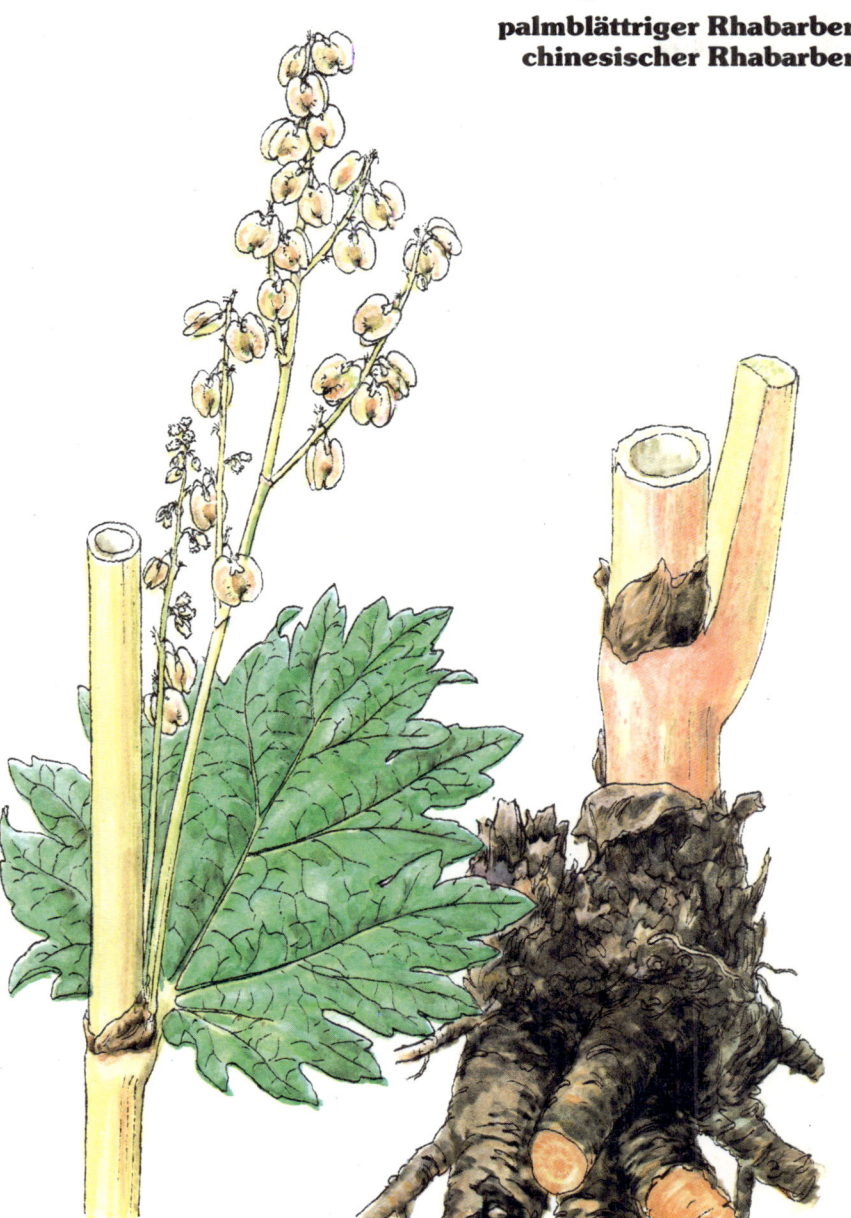

Der Rhabarber stammt ursprünglich aus den Hochgebirgen Chinas und Tibets. Mit über 60 verschiedenen Arten ist diese zur Familie der Knöterichgewächse gehörende Pflanze heute fast auf der ganzen Erde verbreitet, wo sie vor allem in den Nutzgärten als säuerliches Gemüse gezogen wird. Dieser Gartenrhabarber ist jedoch für arzneiliche Zwecke unbrauchbar, zumal die Rhabarbergewächse sehr dazu neigen, Bastarde hervorzubringen. Zur Droge werden daher nur wenige Arten verarbeitet, vor allem Rheum palmatum, die die beste aller Drogen liefert.

Der vielköpfige, dicke, zur Verknollung neigende Wurzelstock ist weitverzweigt und bringt im Frühjahr hohle, rotbraun gestreifte, fleischige Stengel hervor, die je nach Lage bis zu zwei Metern emporwachsen. An den großen, tief handförmig, fast fiederig eingeschnittenen und langgestielten Blättern kann man den Arzneirhabarber von unserem Gartenrhabarber unterscheiden. Von Juli bis August steht an den Stengeln die große Blütentraube, die aus kleinen, rosa bis roten Blüten besteht, die meist zwittrig sind. Die Frucht ist ein dreiflügeliges Nüßchen.

Der Arzneirhabarber gehört zu den ältesten Heilpflanzen der Welt. In seiner chinesischen Heimat war den Heilkundigen die Pflanze mit ihrer medizinischen Eigenschaft schon 3000 Jahre vor Christus bekannt.

Den Weg nach Europa nahm sie vermutlich in der Antike. An der Wolga und in den Ländern des Schwarzen Meeres gab es alte Warenumschlagplätze. Von dort brachten Händler den Rhabarber über Konstantinopel und Griechenland nach Rom. Die Römer nannten die Pflanze Rha barbarum, was heißt, 'die Wurzel, die von den Barbaren gebracht wurde'. Rha ist der Name der Pflanze in der Gegend des Schwarzen Meeres und leitet sich vermutlich von dem persischen Wort ra = Wurzel ab. Der Gattungsname Rheum kommt von rheon (griechisch) und bedeutet soviel wie ›Pflanze vom Flusse Rha‹, womit die Wolga gemeint ist. Aus Rha barbarum entstand schließlich Rhabarber.

Wie bei den meisten Deutungen der Wortursprünge gibt es auch bei dem Rhabarber mehrere Auslegungen. So gibt es die Vermutung, daß die Endung ›barber‹ nicht Bezug auf die Barbaren nimmt, sondern sich vielmehr auf die alte Hafenstadt Barbarike am Schwarzen Meer bezieht. Der Artname palmatum hingegen weist eindeutig auf die handförmige Teilung der Blätter hin (palma = die flache Hand).

Etwa im 7. Jahrhundert breitet sich, von Rom ausgehend, die Kunde von dieser fremden Heilwurzel rasch über ganz Europa aus. Der damit einsetzenden, ständig wachsenden Nachfrage standen jedoch die heftig umkämpften Transportwege und Monopole verschiedener Länder gegenüber, die eine ständige Verfügbarkeit der Droge in Europa nicht gerade förderten. Dies mag auch der Grund dafür sein, daß die Rhabarberwurzel im Mittelalter nicht zu den häufigst verwandten Arzneipflanzen zählte, weshalb sich auch außer der offiziellen Bezeichnung Rhabarber keine volkstümlichen Namen entwickelt haben.

Um von den unsicheren Importen aus China unabhängig zu werden, begann man in Deutschland bereits um 1760 mit der Kultivierung des chinesischen Rhabarbers. Diese Versuche waren teilweise recht erfolgreich, dennoch blieben die Europäer bis zum Anfang des 20. Jahrhunderts auf die ausländische Importware angewiesen. Bekannteste Handelssorten waren und sind auch heute noch der Shensi-, Shanghai-, Canton- und Szetschuan-Rhabarber. Heute kann zumindest Deutschland seinen eigenen Bedarf an dieser exotischen

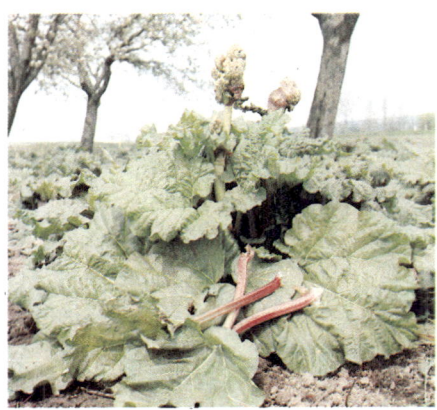

Der bei uns so beliebte und häufig anzutreffende Gartenrhabarber (Foto) ist nur eine der über 60 verschiedenen Rhabarberarten. Für arzneiliche Zwecke kommt er jedoch nicht in Betracht, da sein Gehalt an Wirkstoffen, die den medizinischen Effekt ausmachen, viel zu gering ist.

Wurzeldroge selbst decken, nachdem die absolute Gleichwertigkeit mit der chinesischen Droge wissenschaftlich bewiesen ist.

Im Herbst vor der Samenreife werden die mindestens dreijährigen Wurzeln (radix rhei) und Wurzelstöcke (rhizoma rhei) ausgegraben. Ergiebiger und somit bevorzugter sind die Wurzeln der 6–10jährigen Rhabarberpflanzen.

Zur Droge werden ausschließlich diese unterirdischen Pflanzenteile verarbeitet, medizinische Verwendung finden weder die fleischigen Stengel noch die großen Blätter. Beim Kauen der Droge wird der Speichel auffallend gelb; sie schmeckt bitter bis herb und besitzt einen eigentümlichen Geruch. Hauptwirksame Drogeninhaltsstoffe sind Anthrachinonglykoside, Gerbsäureglykoside, organische Säuren, Enzyme, etwas ätherisches Öl, Flavone, Zucker, Harz. u.a. Substanzen.

Die Rhabarberdroge verfügt über einen merkwürdigen, entgegengesetzt gerichteten Doppeleffekt. Sie wirkt nämlich einerseits stopfend, andererseits abführend. In welche Richtung nun die Droge wirkt, hängt nur von der Dosierung ab, weshalb bei dieser Heilpflanze die Angaben über Zubereitung und Dosierung genauestens eingehalten werden müssen. Daher sind heute auch die Fertigpräparate am häufigsten in Gebrauch, bei denen die exakte Verabreichung keinerlei Schwierigkeiten bereitet.

Die stopfende Eigenschaft kommt bei kleiner Dosierung zum Ausdruck.

261

Solche Gaben sind magenstärkend und gallentreibend, weshalb sie bei Verdauungsbeschwerden, Aufstoßen, Sodbrennen, Appetitlosigkeit, Leberleiden, Durchfällen sowie zur endgültigen Ausheilung von alten Magen- und Darmgeschwüren gegeben werden. Bei ausreichend hoher Dosierung tritt die bekannte abführende Wirkung ein, die durch Anregung der Darmeigenbewegung (Peristaltik) ausgelöst wird.

Da die stark abführenden Mittel pflanzlicher Herkunft wie Aloe und Faulbaum von Kindern und schwächlichen Patienten oft nicht gut vertragen werden, weil sie eine Schleimhautreizung hervorrufen können, wird der recht gut verträgliche Rhabarber gerade hier gerne verabreicht. Rhabarber darf trotzdem nicht bei Entzündungen, Hämorrhoiden und Gallenleiden sowie bei Erkrankungen der Harnorgane eingenommen werden. Während der Schwangerschaft ist eine Einnahme ebenfalls nicht angebracht.

Bei langdauerndem Gebrauch kann die Gerbsäurewirkung zu stark hervortreten und stopfen. Nach gegebener Zeit sollte das Abführmittel stets gewechselt werden. Rhabarber ist wegen seiner Oxalsäure (die ein starkes Gift ist) sowieso nicht für einen Dauergebrauch geeignet. Wohldosiert und als kurzfristiges Abführmittel angewandt, ist diese Droge jedoch immer noch die bestverträgliche.

Zubereitung und Dosierung:

Will man auf die stopfende Eigenschaft der Rhabarberwurzel abzielen, nimmt man auf 4 Tassen Wasser 1 geh. TL in leichter Abkochung. Zum Gebrauch als Abführmittel bereitet man sich je Tasse Wasser einen Aufguß, zu dem man je nach Verträglichkeit 1 TL bis 1 geh. EL benötigt. Nach Bedarf bis zu 3 Tassen täglich trinken.

Rhabarberdrogen unterliegen einer Verkaufsbeschränkung. Es empfiehlt sich daher, auf die käuflichen Präparate zurückzugreifen, die den gewünschten Erfolg eher garantieren, da die Dosierung genauer ist. Rhabarberpräparate werden als Extrakte, Tinkturen, Sirupe, Pulver und letztlich auch als Fertigtee angeboten. Zubereitung und Dosierung erfolgt nach Anweisung des Arztes bzw. nach Packungsvorschrift.

Ringelblume
Calendula officinalis

Wucherblume, Ringelnelken, Fallblumen, Warzenblumen, Weckbrösel, Totenblume, Gugelkopf, Hühnernelken, Gartenbutterblumen, Gilgenbutterblumen, Kohlblumen, Rinderblumen, Sonnenwendelblumen, Göhl, Ringelrose, Regenblume, Monatsblume.

Dieser typische Körbchenblütler hat zwar seine Heimat in Südeuropa, doch wird er als beliebte Zierpflanze vielfach in unseren Gärten angebaut, stellenweise kommt die Ringelblume in Varianten wildwachsend an sonnigen, windgeschützten Plätzen vor. Als Arzneipflanze wird sie besonders im Franken- und Böhmerwald auf großen Anbauflächen gezogen und geerntet.

Das Ursprungsland dieser anspruchslosen, schönen und gleichermaßen nützlichen Heilpflanze ist bis heute nicht klar festgestellt worden, manche Botaniker vermuten, daß es Ägypten sei, von wo aus sie sich über die ganze Erde ausgebreitet hat.

Die einjährige Pflanze sprießt im Frühjahr aus einem spindelförmigen Wurzelstock zu einer Höhe von bis zu 60 cm. Als Sonnenpflanze hängt ihr ganzer Wuchs von der täglichen Sonnenscheindauer ab.

Ihr verästelter, mit kleinen Härchen besetzter Stengel ragt aufrecht empor, und hat weichhaarige, etwas fleischige, zungenförmige Blätter. Der reiche Blütenstand von gelber bis rot- und orangegelber Farbe verbreitet besonders in praller Sonne seinen angenehmen, charakteristischen Duft.

Wie viele Körbchenblütler ist Calendula eine Wetterblume, die sich nachts und bei Regen schließt, um sich sofort wieder zu öffnen, wenn sie von der Sonne beschienen wird. Sebastian Kneipp, dem diese Beobachtung nicht fremd war, schrieb dazu: »Die Ringelblume hat etwas Gescheites. Wenn Sie morgens nach sieben Uhr geschlossen ist, dann regnet's gewiß noch an diesem Tag; geht sie aber zwischen sechs und sieben auf, dann regnet es sicher nicht.«

Die leuchtenden Blütenköpfe der Pflanze verblühen rasch, machen aber den vielen nachsprießenden damit den notwendigen Platz frei. Dieses Kommen und Gehen beschert dem Menschen eine reichhaltige Ernte, zumal sich die Blütezeit fast über den ganzen Sommer erstreckt. Je nach Lage blüht die Ringelblume von Mai/Juni bis Oktober/November.

Ihre medizinischen Eigenschaften sind schon seit dem Altertum bekannt. Im 12. Jahrhundert finden sich die ersten Pflanzen in den europäischen Gärten, wo sie der Medizin und dem Auge zugleich dienten. Wer sie heute in seinem Garten als Zierpflanze hält, weiß zumeist nicht um ihre wertvollen Wirkstoffe, die sie zu einer Arzneipflanze erheben.

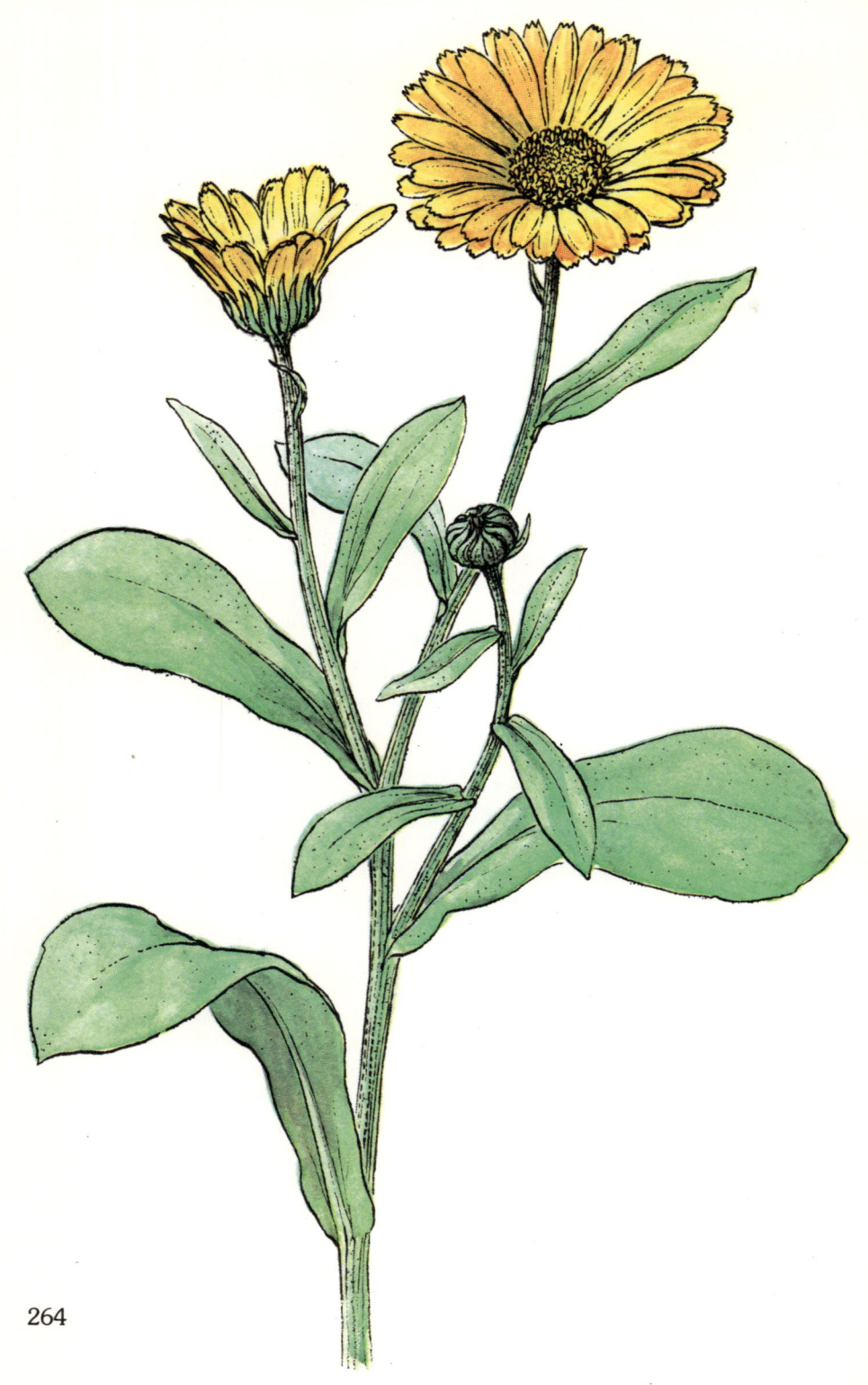

264

Die Ringelblume verdient es u.a. am meisten, wieder den angestammten Platz als Hausmittel in der Volksheilkunde einzunehmen.

Während der ganzen Blütezeit werden die Blütenköpfe geerntet. Da die Randblüten (Zungenblüten) am wertvollsten sind, können auch nur diese vom Köpfchen abgezupft werden. Die beste Sammelzeit ist der Morgen, wenn sich die Blüten voll entfaltet haben und schon von der Sonne bestrahlt werden.

Obwohl bereits die meisten Inhaltsstoffe der Ringelblume bekannt sind, steht die Erforschung ihrer Heil- und Wirkungsweise noch aus. Neben dem hohen Anteil von bis zu 19% des Bitterstoffs Calendulin, finden sich in den Blütenblättern ätherische Öle (mit Carotin und Lycopin), Harz, Fette, Wachse, Saponin, Schleim, Fermente und organische Säuren.

Jahrhundertelange Erfahrungen und Beobachtungen bestätigen die Heilwirkung bei innerer und äußerer Anwendung, wobei gerade bei letztgenannter die Wundheilung im Vordergrund steht. Die gewebsreinigende und antibakterielle Eigenschaft der Ringelblume verhindert eindeutig das Entstehen von Entzündungen und Eiterungen bei Verletzungen und offenen Wunden. Ringelblumensalbe (Calendulasalbe) oder -tinkturen finden somit als Umschläge oder Einreibungen vorzügliche Verwendung bei Quetschungen, Verrenkungen, Prellungen, Muskelzerrungen, wobei sie hier in der Wirkung der Arnika ähnlich ist. Ringelblumenpräparate sind jedoch immer dann der Arnika vorzuziehen, wenn es sich um offene Wunden handelt, da bei diesen die Arnika mehr Schaden als Heilung anrichten würde. Es geht dabei vor allem um: Brandwunden, Schnittwunden, Sonnenbrand, Ekzeme, Frostschäden, Milchschorf, Entzündungen bei Wundliegen und äußerlich zugängige Geschwüre aller Art.

Calendulasalben beseitigen Schrunden und machen rissige, rauhe und spröde Haut wieder geschmeidig.

Die Ringelblumensubstanzen bewirken eine Förderung der Granulation, was eine rasche und gute Wundverschließung und Vernarbung zur Folge hat.

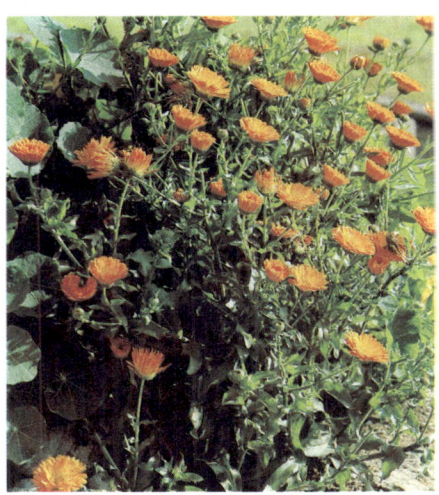

Die leuchtenden Blüten der Ringelblumen beinhalten wertvolle Wirkstoffe, die vor allem bei der Wundheilung benötigt werden. Sie reinigen die Wunde, wirken antibakteriell und fördern die Granulation, durch die eine rasche Wundverschließung eintritt.

Innerlich genommen regt die Ringelblume die Blutzirkulation an, wirkt krampflösend, schweißtreibend und sekretionsfördernd. Ringelblumentee empfiehlt sich also besonders bei Galle- und Leberbeschwerden, da die Gallenabsonderung angeregt wird, bei Verdauungsstörungen und schwacher sowie schmerzhafter Menstruation. Ringelblumendrogen befinden sich auch meist in Kräutermischungen, die bei Magengeschwüren verschrieben werden.

Zubereitung und Dosierung:

Ringelblumentees werden als Aufguß zubereitet, wofür man je Tasse Wasser 1–2 TL benötigt.

Um den Ablauf der Menstruation zu normalisieren, nimmt man eine Woche vor dem errechneten Eintritt der Periode alle 1–2 Stunden 1 EL des Aufgusses ein. Die Kur sollte bis zum Eintreten der Blutung durchgehalten werden.

Zur äußeren Anwendung sind die Calendulasalben am gebräuchlichsten. Sie eignen sich neben den Tinkturen auch zu Umschlägen. Wer ein Garten sein eigen nennen darf und die Ringelblume bislang lediglich als Zierpflanze wachsen ließ, kann die Blüten selbst ernten und zu Tee, Salbe oder Tinktur verarbeiten.

Ringelblumensalbe: 200 g der Blüten in 150 g Weingeist (90prozentig) und 5 g Ammoniakflüssigkeit (10prozentig) eindrücken und gut verschlossen mindestens 12 Stunden ausziehen lassen. Diese Masse wird dann in 1000 g Wachssalbe eingeknetet und 5–7 Stunden lang im Backofen oder einer anderen Wärmequelle bei 60 Grad Celsius stehen gelassen.

Ringelblumentinktur: 5–7 geh. EL Ringelblumenblüten in 1 Liter guten Branntwein ausziehen lassen. Die Flasche während dieser Zeit gut verschlossen halten, nach 3–4 Wochen abseihen.

Rosmarin
Rosmarinus officinalis

Merdow, Meertau, Mariareinigung, Weihrauchkraut, Brautkraut, Kid Rosmarie, Weihrauchwurz.

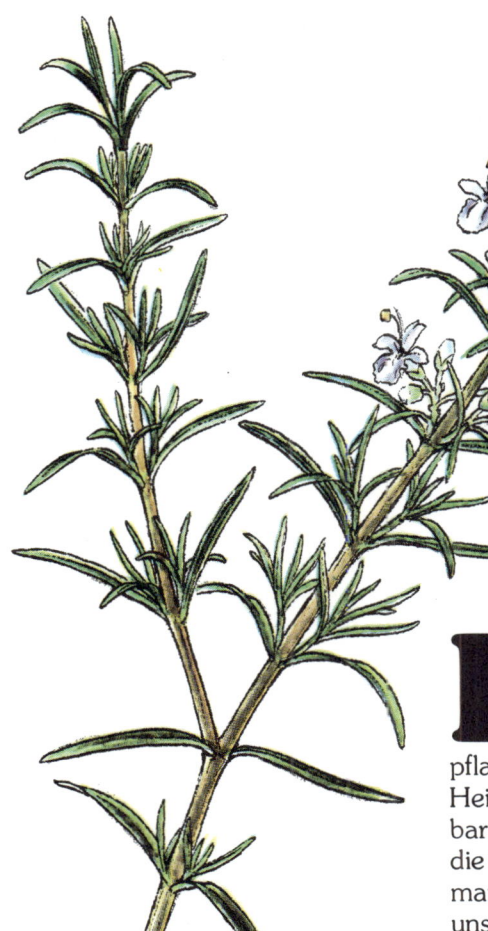

Der zur Familie der Lippenblütler gehörende Rosmarin zählte zu Sebastian Kneipps Lieblingspflanzen. Er schrieb über sie: »Als Heilkraut ist der Rosmarin unbezahlbar, und es gibt wohl wenige Kräuter, die ihm gleichkommen. Ich stelle Rosmarin unter die ersten Pflanzen, die uns durch ihre Heilwirkung bekannt sind.«

An dieser hochgeschätzten Stellung haben auch die wissenschaftlichen Forschungen nicht rütteln können. Vielmehr wurden die gepriesenen Eigenschaften heute bestätigt. Als äußerst frostempfindliche Pflanze kommt der Rosmarin wildwachsend nur in seinen Heimatländern des Mittelmeers vor. Bei uns kann er in Gärten mit kalkhaltigem, fruchtbarem Boden den Sommer über gehalten werden, den Winter muß er jedoch in der warmen Stube am Fenster verbringen.

Der immergrüne buschige Zwergstrauch ist dichtverzweigt und erreicht je nach Lage eine Höhe zwischen 50 und 100 cm. bei sehr günstigen Verhältnissen kann er mannshoch werden.

Seine wertvollen Blätter, die Rohsubstanz aller Rosmarindrogen und -erzeugnisse sind, haben eine nadelförmige, fast lineale Form, sind oben dunkelgrün, unterseits gräulich und von dicker, lederartiger Beschaffenheit. Sie sind nach außen mondförmig gebogen und verströmen ihren unverwechselbaren und durchdringenden Duft.

Die kleinen, lebhaft blau bis hellviolett gefärbten Blüten sind zweilippig und blühen in den Monaten Mai bis Juni. Ganz selten sieht man sie noch im Juli.

Den Griechen und Römern waren die wohltuenden Eigenschaften des Rosmarins seit der Antike bekannt. Als Symbol der Liebe, Ehe und Fruchtbarkeit flochten sich die jungen Bräute den Rosmarin in ihr Haar. Im alten Ägypten legte man den Pharaonen Rosmarinzweige mit in ihr Grab, um die Reise in das Land der unsterblichen Seelen mit ihrem Duft zu versüßen. So kam dem Rosmarin schon sehr früh die Bedeutung als Zeichen der Unvergänglichkeit zu, die sich noch bis ins Mittelalter halten konnte, als diese Heilpflanze über die Alpen zu uns gebracht wurde.

Man begann die Pflanze mit ihren vielfältigen Eigenschaften schätzenzulernen und kultivierte sie beizeiten in den mittelalterlichen Klostergärten.

Im 14. Jahrhundert wurde sogar die 72jährige Königin von Ungarn, Elisabeth, durch Rosmarin von ihrem Rheumatismus und der Gicht befreit und so gesund, daß der König von Polen um ihre Hand anhielt. Diese wunderliche Begebenheit brachte dem Rosmarin im Volksmund auch die Bezeichnung »Wasser der Königin von Ungarn« ein.

Mit der Zeit erkannte man die mannigfachen Eigenschaften dieser Pflanze immer mehr und verwandte sie nicht nur in der Heilkunde. sondern auch in der Küche als Gewürz und seit dem 16. Jahrhundert in der Kosmetik. Bis heute sind die Anwendungsmöglichkeiten auf diesen Gebieten sehr verfeinert worden: Die Wissenschaft erforschte erfolgreich die wirksamen Substanzen, die Köche lernten ihre Gerichte auf vielerlei Weise mit Rosmarin zu würzen und nehmen das Kraut für Braten, Geflügel, Fisch, Steaks und Kartoffelgerichte sowie Suppen und Salate, und die Parfumindustrie bedient sich gerne des Wohlgeruches bei der Seifenherstellung, deren Produkte besonders bei den Franzosen beliebt sind.

Im Juni, Juli und August werden die Rosmarinblätter geerntet. die zu verschiedenen Erzeugnissen verarbeitet werden: den Drogen, dem Rosmarinöl, alkoholischen Auszügen in Wein und Spiritus, Preßsaft und Salben.

Rosmarin ist eine ausgezeichnete Arznei, die bedenkenlos in den richtigen Dosen über längere Zeit eingenommen werden kann. Innerlich verabreichte, übermäßig hohe Gaben führen aber unter Umständen zu Vergiftungen. Eine Rosmarin-Langzeittherapie empfiehlt sich daher immer mit einem naturheilkundigen Arzt oder Heilpraktiker abzusprechen. Bei den vielen Inhaltsstoffen, die in den Rosmarinblättern gefunden wurden, tritt als Hauptsubstanz das ätherische Öl hervor, das bis zu 2 % der Gesamtmenge ausmachen kann und vornehmlich aus Terpenen besteht. Viel Gerbstoff, Harz, Saponine, Flavone, organische Säuren. Bitterstoffe und andere Substanzen bewirken in der na-

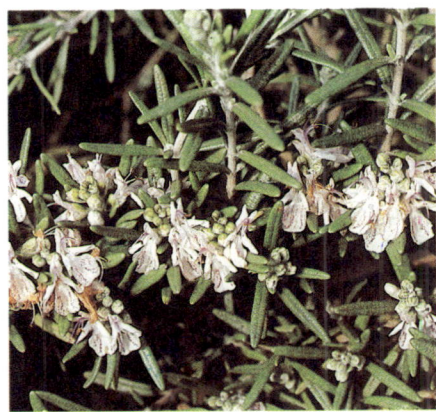

Unter günstigen Wachstumsbedingungen kann der Rosmarinstrauch ein Meter, manchmal sogar mannshoch werden.

türlichen Einheit mit dem ätherischen Öl den therapeutischen Effekt.

Dieser besteht in erster Linie in der allgemeinen Stärkung des Kreislaufs und Nervensystems. Rosmarin unterstützt das schwache Herz, greift aber dort nicht unmittelbar ein, sondern bewirkt eine Regulierung der Blutgefäße durch Beeinflussung des Zentralnervensystems. Bei körperlichen und geistigen Erschöpfungszuständen sind Rosmarinanwendungen stets angebracht, zudem die Pflanze sich besonders für ältere Menschen mit dem sogenannten Altersherz eignet, das ja nicht unbedingt krank, vielmehr schwächlich ist und einer wohldosierten, milden Unterstützung und Stärkung bedarf. Rosmarinwein, regelmäßig in kleinen Dosen genommen, stärkt beispielsweise nachhaltig den Kreislauf, so daß die Abwehrkräfte steigen oder sich diese nach überstandener Krankheit schneller wiederherstellen können. Wer die Verbindung mit Alkohol scheut, kann zum Rosmarinpreßsaft greifen, der in der Wirkung sogar noch stärker ist.

Ein weiteres Anwendungsgebiet, wo der Rosmarin erfolgreich seine Wirkstoffe ansetzen kann, sind die weiblichen Geschlechtsorgane, die durch diese Heilpflanze besser durchblutet werden, was bei zu schwacher Regelblutung eine Steigerung des Menstrualblutflusses zur Folge hat.

Rosmarin fördert auch die Tätigkeit der Verdauungsdrüsen in Magen und Darm, hemmt hier das Wachstum schädlicher Bakterien und hilft deshalb bei Verdauungsstörungen. Blähungen und Magen-Darm-Katarrhen.

Äußerliche Anwendungen in Form von Bädern oder Einreibungen helfen bei Gicht und Rheumatismus, heben die Leistungsfähigkeit und überwinden chronische Müdigkeitserscheinungen. Die Bäder, die ihrer Anregung wegen nur vormittags genommen werden dürfen, geben Spannkraft für den ganzen Tag.

Zubereitung und Dosierung:

Für die Teezubereitung verwende man je Tasse Wasser 1 TL Rosmarin und bereite damit einen Aufguß. Je nach Bedarf 2–3 Tassen täglich. Wessen Organismus sehr auf diese Pflanzenauszüge reagiert, trinkt den Tee besser nur vormittags.

Vom frischen Rosmarinsaft werden 3mal täglich vor den Mahlzeiten 1 EL (Empfindliche und Kinder 1 TL) mit etwas Wasser oder unverdünnt eingenommen.

Für Genießer, denen der Alkohol nicht gestrichen ist, eignet sich der Rosmarinwein, der sich leicht selbst herstellen läßt. Pfarrer Kneipp verordnete ihn besonders gerne älteren Patienten und rühmte diesen stärkenden Wein als wahre Labsal.

Rosmarinwein: 60 g Rosmarin werden in 1 Liter guten Weißwein verschlossen stehengelassen. Mehrmals täglich die Flasche schütteln. Nach zwei Wochen abseihen. Zum Abend- und Mittagessen trinkt man je ein kleines Glas Rosmarinwein.

Rosmarinbäder: Man bereitet zuerst einen Aufguß aus 60 g Rosmarin auf ½ Liter Wasser, seiht ab und setzt ihn einem Vollbad zu, das nicht länger als 10 Minuten dauern darf.

Rosmarinspiritus: 1 Teil Rosmarinöl mit 50 Teilen Spiritus vermengen und damit bei Rheumatismus und neuralgischen Schmerzen Einreibungen vornehmen.

Auch das erhältliche Rosmarinöl und die -salben erzielen beachtliche Erfolge bei äußerem Gebrauch. So reibt man sich bei Schmerzen in der Herzgegend, die meist auf Störungen des vegetativen Nervensystems hinweisen, etwas von der Salbe auf die betreffende Stelle.

Roßkastanie
Aesculus hippocastanum, L.

Foppkastanie, Pferdekastanie, Wilde Kestene, Judekedt, Säukestene, Kastangel, Kristanje, Keschte.

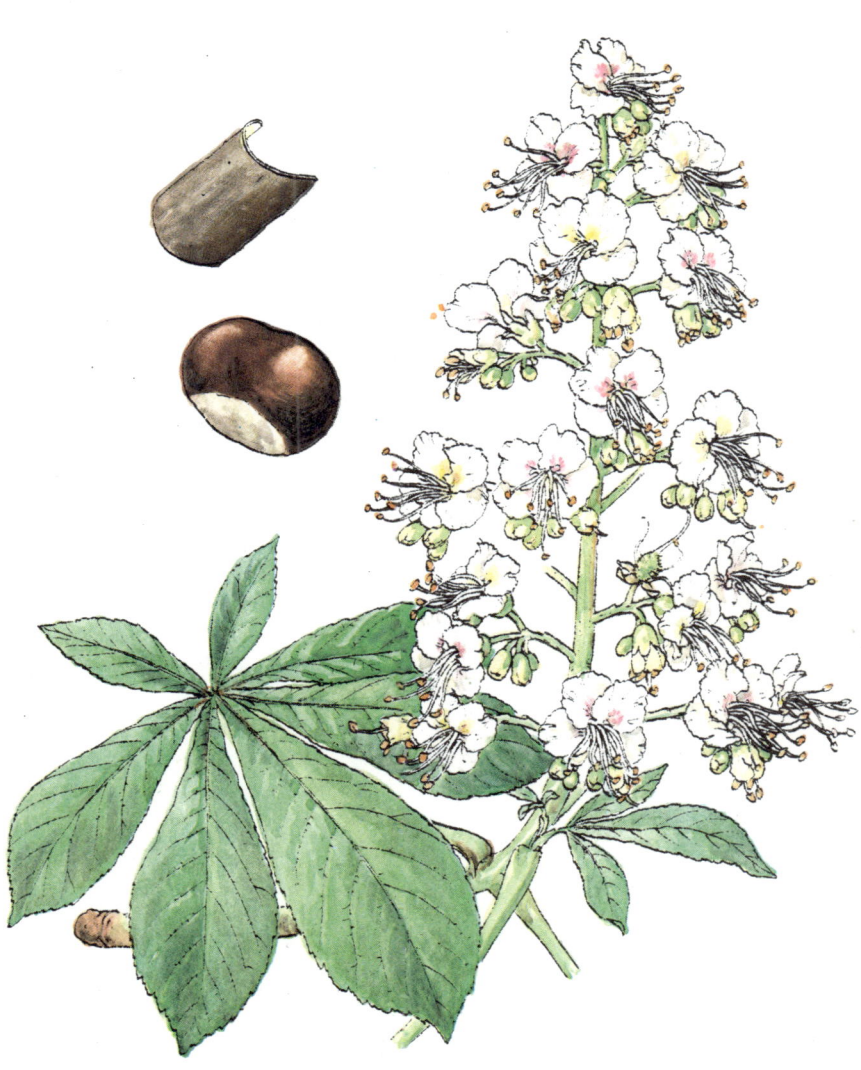

Der stattliche Baum mit seiner dichten, schön gewölbten Krone spendet bei uns im Sommer wohltuenden Schatten an Alleen, in Parks und Biergärten. Er scheint sich in unseren Breiten wohl zu fühlen, gedeiht er doch an vielen Straßen und Wegen bis zu 35 Meter hoch. Dennoch findet man ihn nur selten wildwachsend in freier Natur. Und selbst dort muß er dann von einem Liebhaber angepflanzt worden sein. Die gemeine Roßkastanie wie auch alle anderen Vertreter der Roßkastaniengewächse, die Hippocastanaceen, sind hier im mittleren Europa nicht heimisch. Zu ihrer Heimat zählen Nordgriechenland, Nordspanien, die Gebiete des Kaukasus und einige Regionen des Himalajas. Angepflanzt wird sie jedoch heute in ganz Europa, mit Ausnahme des nördlichen Teils.

Die stämmige Roßkastanie wird von zahlreichen, starken, flach verlaufenden Wurzeln gehalten. In der Jugend ist ihre Rinde glatt und graubraun, später reißt sie auf, nimmt eine grauschwarze Farbe an und blättert in dünnen Schuppen ab. Bereits im Herbst fallen die dicken und stark klebrigen Knospen auf, die in diesem Zustand überwintern, um sich dann am Anfang des Frühjahrs zu öffnen.

Die kleinen weißen Kastanienblüten bilden aufrecht stehende, kegelförmige Pyramiden. Ihr Nektarreichtum ist den Bienen im Frühjahr willkommene Nahrung. Die länglichen Laubblätter sind 5–7zählig gefingert und werden zum etwa 20 cm langen Stiel hin keilförmig schmal. Ihr Rand ist ungleich kerbig gesägt.

Von Kind an sind jedem die stacheligen Kastanienfrüchte bekannt, die in großen Mengen zum Herbst von den Bäumen fallen. Die derbe Schale mit ihren schützenden Stacheln birgt den glänzenden, rotbraunen, flachkugeligen Samen, der auf der flachen Seite einen hellen Nabelfleck besitzt. Die Kastanienfrüchte sind leider für den Menschen ungenießbar, da sie einen zu bitteren Geschmack besitzen. Ihr hoher Stärkegehalt ergäbe jedoch ein wertvolles Nahrungsmittel, das leider nur dem Vieh und vor allem dem Wild in der Winterzeit zugute kommt.

Die Industrie bedient sich der Kastanien wegen ihres hohen Stärkegehaltes zu ganz anderen Zwecken. Sie verwertet die Samen zur Stärkegewinnung, zur Herstellung von Rohsaponin, für Kleister zum Buchbinden und Tapezieren. Das schäumende Saponin ist häufig Bestandteil von Zahnpasten und Haarpflegemitteln.

Verhältnismäßig spät gelangte die Roßkastanie aus ihren gar nicht so weit entfernten Heimatländern nach Mitteleuropa. Ende des 16. Jahrhunderts erst brachten Kaufleute kleine Kastanienpflänzchen von Konstantinopel nach Wien, von wo dann in kürzester Zeit dieser beliebte Baum das restliche gemäßigte Europa eroberte.

Seit dem 18. Jahrhundert ist die Kastanie in der Volksmedizin bekannt. Hinter ihren eigentlichen medizinischen Wert kamen die Ärzte jedoch erst viel später. Damals verwandten sie die Rinde als Fiebermittel und hofften, mit ihr die ausländische Chinarinde ersetzen zu können. Man verabreichte Blätter, Rinde, Früchte und Blüten bei Verdauungsstörungen und Durchfällen. Der Volksglauben, daß eine Kastanienkette um den Hals oder einige Früchte in der Hosentasche getragen, gegen Rheuma, Gicht und Rückenschmerzen helfe, hat sich bis heute in verschiedenen ländlichen Gegenden halten können.

Nach dem 2. Weltkrieg nahm der Siegeszug der Kastanie seinen eigentlichen Lauf, der durch die intensive wissenschaftliche Erforschung des Baumes ausgelöst wurde. Wie bei keiner anderen Heilpflanze versuchten die Forscher im Labor den Rätseln der Kastanien auf die Spur zu kommen.

Mit der Entdeckung des Hauptwirkstoffes Aescin, einem Saponin, wurde die wahre Bedeutung des Kastanienbaumes erkannt. Heute sind Arzneien auf der Basis der Kastanie die häufigst verordneten und gekauften pflanzlichen Mittel. Dies ist auch der Grund, weshalb die Roßkastanie in diesem Buch nicht fehlen darf, auch wenn eigene Zubereitungsformen nicht möglich sind und man auf die Fertigpräparate aus der Apotheke angewiesen ist.

Den Gattungsnamen Aesculus erhielt der Baum von dem schwedischen Naturforscher Carl von Linné, der sich den Namen von den Römern lieh, die eine Eichenart so benannten. Hippocastanum, der Artname, setzt sich zusammen aus hippos = Pferd und kastanos = Edelkastanie. Die Roßkastanie, die nicht mit der echten Kastanie (Castanea vesca) verwechselt werden darf, unterscheidet sich vor allem durch die unedlen, nicht eßbaren Früchte. Die Edelkastanie liefert ja die bekannten, nahrhaften Maronen. Diesem charakteristischen Unterschied mag auch die Vorsilbe ›Roß‹ zugrunde liegen, die die Roßkastanie als minderwertig einstufen sollte. Der kulinarische Wert ist zwar nicht im geringsten gestiegen, dafür schätzt man heute die medizinische Eigenschaft um so höher.

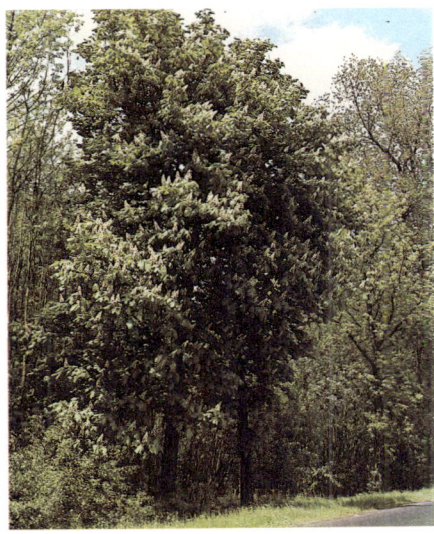

Die charakteristischen pyramidenförmigen Blütenstände der Roßkastanie sind sehr nektarreich und geben den Bienen nach dem Winter willkommene Nahrung. Nur die im Herbst reifenden Früchte, die Kastanien, werden einer arzneilichen Verwendung zugeführt. Aus ihnen bereitet man vielverordnete Heilmittel für die Venentherapie.

Heute werden hauptsächlich die Samen, die Kastanien, für arzneiliche Zwecke verarbeitet. Weniger bedeutend sind Rinde, Blätter und Blüten.

In den Kastanien befinden sich zwischen 30 und 60% Stärke, etwa 30% Saponin, darunter die hauptwirksame Substanz Aescin, ferner bis zu 10% Eiweiß, 3–7% fette Öle, Zucker, Gerb- und Bitterstoffe.

Die Kastanien liefern die wertvollsten pflanzlichen Heilmittel für Venenerkrankungen. Das saure Saponin Aescin bewirkt eine Verringerung der Kapillardurchlässigkeit, beschleunigt somit die Blutströmung und verhindert Blutstauungen. Alle Roßkastanienextrakte haben diese deutliche Wirkung auf das Gefäßsystem. Darüber hinaus werden die Venenwände elastischer und deren Brüchigkeit gemindert. Diese Eigenschaften lassen Roßkastanienheilmittel Anwendung finden bei: Krampfadern, Hämorrhoiden, Venenentzündungen, Durchblutungsstörungen, sofern diese durch die Venen hervorgerufen wurden, Blutergüssen, örtlicher Blutgerinnung, wie Blutpfropfenbildung (Thrombosen), nächtliches Einschlafen der Gliedmaßen.

In der Kosmetik sind Kastanienextrakte beliebte und wirkungsvolle Badezusätze, die die Hautfunktion anregen und somit Durchblutungsstörungen entgegenwirken.

Zubereitung und Dosierung:

Zur optimalen Entfaltung ihrer Wirkstoffe müssen die Kastanien aufbereitet werden. Daher sind heute nur noch Fertigpräparate gebräuchlich, die in zahlreichen Zubereitungsformen angeboten werden: Tropfen, Zäpfchen, Injektionsampullen, Salben u.a. Hochkonzentrierte Heilmittel aus der Roßkastanie beinhalten in einem Ausmaß Saponine, die sich u. U. bei unsachgemäßer Handhabung giftig auswirken können. Diese Präparate werden ausschließlich nach ärztlicher Verordnung eingenommen.

Kastanienanwendungen müssen in der Regel über einen längeren Zeitraum hinweg verabreicht werden, damit der gewünschte Erfolg eintreten kann. Eine angeborene Venenschwäche kann mit Kastanienextrakten niemals aufgehoben werden. Die Arznei wird hier nur lindernd eingreifen, das bedeutet weniger Schmerzen und Vermeidung weiterer Funktionsstörungen.

Durch zusätzliche Einnahme von Vitamin B_1 ist der Arzt in der Lage, eine deutliche Wirkungssteigerung der Kastanienheilmittel herbeizuführen. Die Beschwerden klingen damit rascher ab, die Heilung wird beschleunigt. Auch wenn die Ursache dieser Wirkung noch unklar ist, wurde der Effekt durch Erfahrung bestätigt und verdient somit Beachtung bei der Therapie von Venenerkrankungen.

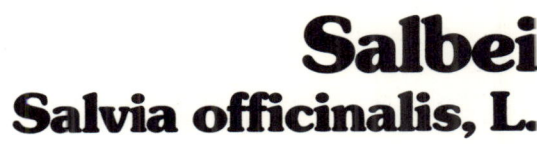

Salbei
Salvia officinalis, L.

**Rauchsalbei, Kreuzsalbei, Salfere,
Schmale Salbe, Schmale Sofie,
Sparleibblätter, Tugendsalbei,
Königssalbei, Zafferblätter,
Zahnsalvei, Salvert, Griechischer Tee.**

Die Heimat des Echten Salbeis ist Südeuropa und die westlichen Mittelmeerländer. Im frühen Mittelalter brachten pflanzenkundige Benediktinermönche die zur Familie der Lippenblütler gehörende Heilpflanze zu uns, wo man sie sogleich zu kultivieren verstand.

Mit über 500 Arten ist der Salbei in seiner Familie die zahlenreichste Gattung, die durch ihren besonderen Blütenbau günstig an die Bestäubung durch Insekten angepaßt ist.

Bei uns ist wildwachsend der Wiesensalbei anzutreffen, der in seiner Wirkung und Heilkraft dem Gartensalbei, von dem hier die Rede ist, weit zurücksteht.

Der Salbei wird heute in großem Maße in Jugoslawien, England und Nordamerika angebaut. Die fruchtbare Adriaküste zählt zu den Hauptanbaugebieten, von wo jährlich über 1 Million Kilogramm getrockneter Blätter und etwa 10 000 kg Salbeiöl exportiert werden.

Der immergrüne, stark verzweigte Halbstrauch wird zwischen 20 und 50 cm groß, kann aber auch je nach

Lage, zu einer stattlichen Größe von 100 cm anwachsen.

Aus dem krautartigen, filzig behaarten Stengel, der nach unten verholzt ist, wachsen regelmäßig gezähnte Blätter, die länglich bis oval geformt sind. Von grün bis silbriggrauer Farbe sind sie vor allem bei der jungen Pflanze samtig behaart, und sehen insgesamt etwas runzelig aus. Auf ihrer Rückseite befindet sich ein ausgeprägtes Blattgerippe, in das ein feines Wabenmuster eingespannt ist. Der balsamartige herb-würzige Duft, der den kleinen Drüsenhärchen der Blätter entströmt, rührt von dem intensiv wirkenden ätherischen Öl her.

An der Stengelspitze blühen im Juni und Juli die zweilippigen, violett bis rosarot gefärbten Blüten, die in Ähren geordnet sind.

Schon der lateinische Name Salvia, von dem sich die deutsche Bezeichnung Salbei abgeleitet hat, spiegelt die Wertschätzung wider, die man dieser hochwertigen Heilpflanze seit der frühesten Antike (da nannte man sie Elelisphakon) entgegengebracht hat: Salvare bedeutet soviel wie »gesund sein, sich wohl fühlen, heilen, wohlbehalten«.

Alle Heilkundigen hoben die besondere Wirkung des Salbeis hervor, was unweigerlich zu ungeheuerlicher Übertreibung führen mußte, wie es dann auch vor allem im deutschen Mittelalter der Fall war. Man betrachtete ihn zu dieser Zeit als lebensverlängerndes Mittel schlechthin.

Obwohl es gewissermaßen den Rahmen dieses Buches sprengt (trotzdem es zur Kulturgeschichte der Heil-

pflanzen gehört), soll dem Leser eine Kostprobe dieser mittelalterlichen Leichtgläubigkeit nicht vorenthalten werden, zumal diese verdeutlicht, wie ungenau oft die alten medizinischen Beschreibungen über die verschiedensten Heilpflanzen sind. Vieles hat sich durch die Forschungen der modernen Phytotherapie als falsch erwiesen, was früher vielleicht als ehernes medizinisches Gesetz galt; so manche neue Wirkung oder Erkenntnis, wie sie gerade bei der Kamille festgestellt wurden, sind andererseits hinzugekommen. Man darf sich also niemals blindlings alten Heilpflanzen- und Kräuterbüchern anvertrauen, sondern sie eher als historisches Zeugnis betrachten.

Doch zurück zur Magie und Aberglauben des Mittelalters. Ein »sicheres Mittel«, um die Geliebte an sich zu fesseln, bestand darin, drei Löcher in ein Salbeiblatt zu stechen und einige abgeschnittenen Haare des Liebchens zusammen mit eigenen hindurchzuziehen. Das Ganze mußte nun unter der Türschwelle der Angebeteten vergraben werden, um ewige Zuneigung und Treue zu besiegeln.

Konrad von Megenberg empfahl im 14. Jahrhundert Fieberkranken, drei oder neun Salbeiblätter unter Beschwörungsformeln zu verzehren. Dieses Rezept bewahrte gleichzeitig vor Dämonen, Hexen und anderen schrecklichen Dingen, mit denen die damaligen Menschen ständig zu kämpfen hatten. Weniger der Zauberei, als des ätherischen Öls zuzuschreiben, war der Brauch älterer Frauen im alemannischen Sprachraum der Schweiz und Badens, duftende Salbeibüschelchen mit in die Kirche zu nehmen, um gelegentlich daran zu schnuppern. Der Salbeiduft sollte sie vor dem Einschlafen bewahren, wenn die Predigt zu langweilig und endlos wurde. Altweiberschmekkete hießen diese Würzsträußchen.

Genug der Übertreibungen, wenden wir uns den gesicherten Erkenntnissen zu, die bei der Salbeipflanze gar nicht so spärlich sind und nicht nur den medizinischen Bereich betreffen.

Seit der Antike zählt der Salbei nämlich auch zu den Würzpflanzen, die den Speisen eine kräftige Note verleiht. Bei fetten Braten, Wildbret, Kräuterkäsen und Gewürzsaucen

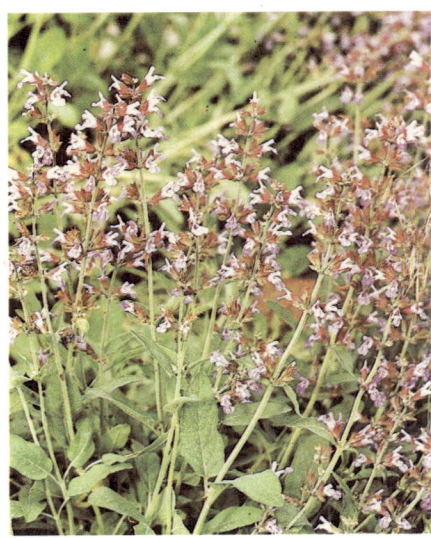

Der Gartensalbei begnügt sich mit trockenem felsigem Boden, der aber kalkhaltig sein muß. Er liebt die Sonne und gedeiht am besten an windgeschützten Stellen.

dürfte Salbei der Gesundheit und des Geschmacks wegen nicht fehlen. Seit jeher zeigt die italienische Küche eine große Vorliebe für diese Pflanze. Gibt es doch nichts angenehmeres, als eine Arznei in einem guten Gericht zu verstecken, das dadurch noch aufgewertet wird! Ähnlich dem Knoblauch müßte der Salbei wieder seinen angestammten Platz in der gesunden (und wohlschmeckenden) Küche einnehmen.

Und schließlich ist der Reichtum und die Besonderheit des Salbeis noch von einer ganz anderen Seite geschätzt und fleißig genutzt worden. Seit langem schon finden die verschiedenen Salbeiarten in der Parfümerie Verwendung. Es wird berichtet, daß schon Königin Elisabeth von England (1558–1603) in ihren Gärten den Salbei als Duftkraut anbauen ließ. Und in der Renaissance bauten die Architekten einen Destillierraum in die Paläste ein, in dem das zarte Geschlecht seiner Vorliebe für schöne Gerüche frönen konnte, und sich selbst sein Parfum aus Salbei sowie Rosen, Akelei, Veilchen. Schlüsselblumen, Melisse und Nußblättern hergestellt hat.

Halten wir es also mit Hieronymus Bock, dem schriftstellernden Arzt und Theologen des 16. Jahrhunderts, der in seinem »New Kreuterbuch« schrieb: »Under allen stauden ist kaum ein gewechs über Salbey, dann es dienet dem Arzte, Koch, Keller, armen und reichen«.

Wie bei vielen Lippenblütlern sind Duft und Geschmack der Blätter, die als Drogen Verwendung finden, kurz vor der Blüte am ausgeprägtesten. Man erntet bei trockenem, sonnigen Wetter um die Mittagszeit, wenn sich der höchste Gehalt der wertvollen ätherischen Öle gebildet hat. Die Blätter werden im Schatten getrocknet. Man kann mehrmals im Jahr pflücken, doch ist die erste Ernte die wertvollste.

Neben dem Hauptbestandteil der ätherischen Öle, die bis zu 2,5 % ausmachen, finden sich im Salbei Gerbstoffe, Harz, organische Säuren, Bitterstoffe und eine östrogen wirksame Substanz, die bislang noch ungeklärt geblieben ist. Die günstige Beeinflussung des Salbeis auf die weiblichen Geschlechtsorgane ist jedoch durch Beobachtung bestätigt.

Bereits zu Beginn des 18. Jahrhunderts wird in ernsthaften medizinischen Schriften auf die Hemmung der Schweißsekretion bei Salbeigebrauch hingewiesen. Tatsächlich kommt der schweißhemmenden Eigenschaft dieser Heilpflanze die größte Bedeutung zu. Die Wirkung tritt schon etwa zwei Stunden nach der Einnahme ein und hält längere Zeit (bis zu mehreren Tagen) an. Der unvermeidbare Nachtschweiß der Lungenkranken kann damit gut reguliert werden, ferner die Schweißausbrüche während Pubertät und Klimakterium.

Ein bewährter schweißhemmender Tee setzt sich aus 80 g Salbei, 10 g Zinnkraut und 10 g Baldrianwurzel zusammen. Für 1 Tasse Wasser nimmt man 1 EL des Gemisches und bereitet daraus einen Aufguß.

Ein weiterer klassischer Anwendungsbereich ist der Mund- und Rachenraum sowie die Atmungsorgane. Wegen seiner zusammenziehenden, entzündungs- und bakterienhemmenden Wirkung, benützt man Salbeitee als Gurgelwasser bei Mandelentzündungen, Husten und Heiserkeit. Bei Mund- oder Zahnfleischentzündungen empfehlen sich Spülungen mit Salbeitee, besser noch mit Kamillenzusatz (1 TL Kamille, 1 TL Salbei je Tasse Wasser) und Honig. Wenn vorhanden, kaut man bei Zahnfleischentzündungen auch einige frische Salbeiblätter.

Wie bereits erwähnt, üben die Wirkstoffe des Salbeis einen günstigen Einfluß auf die weiblichen Geschlechtsorgane aus. Die östrogen wirkenden Substanzen kräftigen die Gebärmutter, regeln die Menstruation, beseitigen Weißfluß sowie Beschwerden während des Klimakteriums, und geben jungen Mädchen ihr hormonelles Gleichgewicht wieder. Neben der innerlichen Gabe sind auch Salbei-Sitzbäder angezeigt.

Damit ist jedoch der Wirkungskreis der Salbeipflanze noch längst nicht erschöpft: Sie aktiviert den Blutkreislauf und unterstützt das Nervensystem bei allgemeiner Unruhe, wirkt ausgleichend bei Müdigkeit, und greift mild bei Störungen des Verdauungstraktes ein. Insbesonders wirkt sie hier Blähungen und Durchfall entgegen und nimmt Appetitlosigkeit.

Frisch zerriebene Blätter leisten gute erste Hilfe bei Insektenstichen, und Auflagen um schlecht heilende Wunden sind alte Hausmittel, die auch heute noch ihre Berechtigung haben.

Zubereitung und Dosierung:

Wenn nicht anders verordnet, bereitet man sich täglich 2 Tassen Salbeitee als Aufguß, für den man je Tasse Wasser 1 TL der Droge verwendet.

Ein Salbeiwein, der bei Verdauungsstörungen getrunken werden darf, stellt man sich selbst her: 3–4 Handvoll Salbeiblätter läßt man in einem Liter guten Weißwein 1–2 Wochen ausziehen. Zu den Mahlzeiten genehmigt man sich davon ein kleines Glas.

Salbeischnaps: Man füllt frisch gepflückte oder getrocknete Salbeiblüten in eine Weinflasche und füllt diese dann mit einem Hefeschnaps halb voll. Ziehen lassen bis der Schnaps eine dunkelbraune Färbung angenommen hat. Bei Unpäßlichkeit ein kleines Gläschen trinken.

Zum inneren, als auch äußeren Gebrauch darf auch beim Salbei der reine Preßsaft nicht unerwähnt bleiben. Zur Bekämpfung übermäßiger Schweißbildung wird 1 EL Saft mit 6 EL Wasser, Tee oder Suppe verdünnt, 3mal täglich vor den Mahlzeiten eingenommen.

Um das Zahnfleisch zu festigen und zum Gurgeln und Spülen bei katarrhalischen Entzündungen des Nasen-, Mund- und Rachenraumes, verdünnt man 1 TL Saft in einem Glas Wasser.

Salbei-Sitzbäder bereitet man sich wie folgt: 3–4 Handvoll Salbeiblätter läßt man über Nacht in kaltem Wasser ausziehen. Mindestens jedoch 10 Stunden stehen lassen. Den erwärmten Auszug fügt man dem warmen Sitzbadewasser zu und verweilt darin zwischen 15 und 20 Minuten. Dabei darf der Herzbereich nicht untergetaucht sein. Es empfiehlt sich, 30–60 Minuten im Bett gut zugedeckt nachzudünsten.

Der Salbei hat auch heute seinen Platz als wertvolle, unentbehrliche Arzneipflanze nicht eingebüßt. Doch muß stets bedacht werden, daß man seine Drogen nicht ohne Unterbrechung langfristig einnehmen sollte. Und da sich das hochwirksame ätherische Öl mitunter nierenreizend auswirkt, darf Salbei bei ernsthaften Nierenerkrankungen nicht vorbehaltlos angewandt werden.

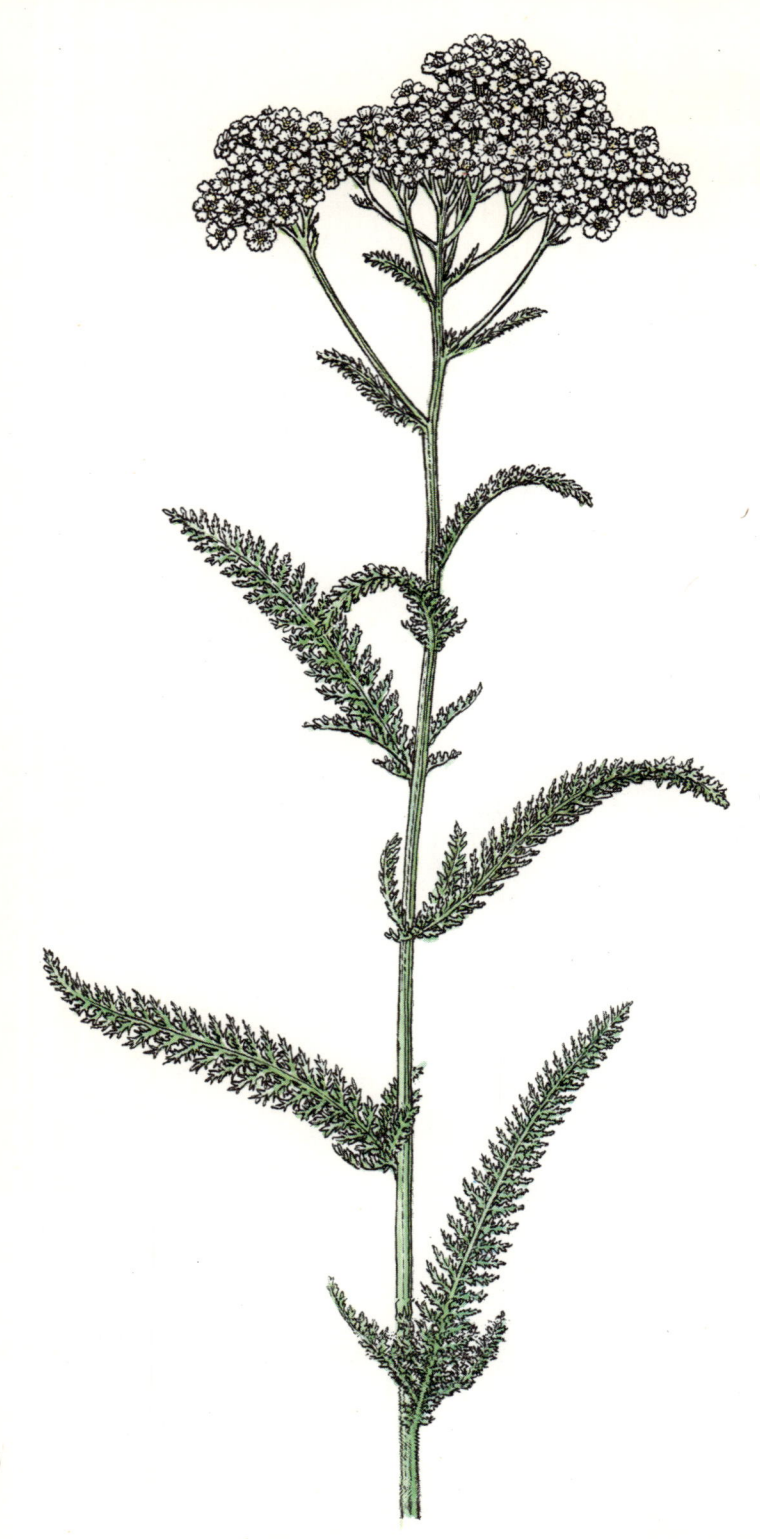

Schafgarbe
Achillea millefolium

Katzenschwanz, Garbenkraut, Achilles, Fasankraut, Stichelkraut, Schoberkraut, Gänsezungen, Gerbel, Gotteshand, Grillenkraut, Judenkraut, Sägekraut, Schafzungen, Kachelkraut, Kelken.

Selbst dem wenig achtsamen Wanderer fällt diese ausdauernde und weitverbreitete Heilpflanze auf, die sich – vom Kaukasus stammend – fast die ganze nördliche Erdhalbkugel zur Heimat gemacht hat.

Die Tausendblättrige (= millefolium) findet man auf trockenen Wiesen, Weiden und angebauten Feldern, an den Hecken der Wege in der Ebene und auch an Böschungen und Hängen der Gebirge.

Ihr charakteristisch herb-aromatischer Duft entfaltet sich vor allem in der Sonne und betört die Nasen von Mensch und Tier. Im Frühjahr richtet sich der zähe, stämmige Stengel auf und wächst Knoten für Knoten bildend in die Höhe, bis er sich schließlich zu den feingliedrigen Ästen auseinanderzweigt, an deren Ende sich dann im Mai/Juni die flachen Trugdolden entwickeln. Mit diesem weiß bis rosa schimmernden Blütenstand hat die Schafgarbe eine Höhe von 30–60 cm erreicht. Man zählt sie zur Familie der Körbchenblütler. Die Kenntnis um die Heilkraft dieser kräftigen Pflanze reicht weit in die Antike hinein. Nach den griechischen Helden- und Göttersagen hatte Achilles, der Held bei Trojas Eroberung, die Heilkraft der Schafgarbe benutzt, um seine Fer-

senverletzung, die ihm durch einen vergifteten Pfeil zugefügt worden war, zu heilen und die Schmerzen zu lindern. Die um ihn besorgte Liebes- und Schönheitsgöttin Aphrodite soll ihm den Wink dazu gegeben haben. Anderen Überlieferungen zufolge hat der Zentaur Cheiron, welcher Achilles gegen Zeus' Willen großgezogen hatte, ihn in die Heilpflanzenkunde eingeführt. Wie dem auch sei, der Mensch

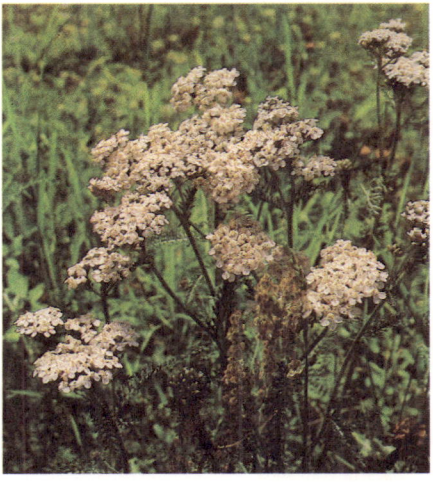

Die Schafgarbe gehört zur Familie der Körbchenblütler. Sie wird zwischen 30 und 60 cm hoch und hat ihre weiß bis rosa schimmernden Blüten zu flachen Trugdolden geordnet.

wußte um die Eigenschaften der Schafgarbe genau Bescheid und verwandte sie sogar außerhalb der Medizin. So fanden die Früchte im Mittelalter bei den deutschen Winzern Verwendung, die festgestellt hatten, daß diese sich zur Konservierung ihres Weines eigneten. In den nordischen Ländern ersetzte die Schafgarbe den Hopfen bei der Bierbrauerei.

Bis auf die Wurzel werden alle Pflanzenteile für arzneiliche Zwecke verwandt. Man sammelt die Blätter im Mai und Juni, während das blühende Kraut in der gesamten Blütezeit von Mai bis Oktober zu ernten ist. Damit sich die vielen wertvollen ätherischen Öle in höchstem Ausmaß entfalten können, sollten besonders die Blüten bei kräftigem Sonnenschein gesammelt werden. Neben diesen Ölen sind vor allem die reichlich vorhandenen Bitter- und Gerbstoffe sowie mehrere organische Säuren medizinisch wirksam. Obwohl die zahlreichen Inhaltsstoffe allesamt eindeutig nachzuweisen waren, ist die Wirkungsweise auf den menschlichen Organismus bislang nicht eindeutig erklärbar.

So kommt auch hier wohl die Gesamtheit der wirkenden Stoffe zur Geltung.

Pfarrer Kneipp empfahl die Schafgarbe immer wieder den Frauen, die von Menstruationsbeschwerden geplagt wurden. Bei unregelmäßigen Blutungen, krampfartigen Schmerzen und während der Wechseljahre sollte dieses Heilkraut gebraucht werden.

Darüber hinaus zeigten die Erfahrungen mit der Schafgarbe einen günstigen Einfluß auf den Blutkreislauf. Die Pflanze greift regelnd bei Bluthochdruck ein, ist ähnlich der Kamille krampflösend und hat eine zusammenziehende Wirkung auf die Venen, weshalb sie bei Hämorrhoiden und Krampfadern angezeigt ist.

Neben der blutstillenden ist auch die keimfreimachende Eigenschaft der Pflanze zu nennen, die sie zur Wundbehandlung geeignet macht. Bei inneren Blutungen ist besonders der Saft der frischen Schafgarbe angebracht, der aus den oberen Pflanzenteilen (mit den Blüten) gepreßt wird.

Als bitteres Stärkungsmittel hilft die Schafgarbe bei Appetitlosigkeit, Magenkrämpfen und regt die Drüsentätigkeit der Verdauungsorgane nachhaltig an.

Ihre antirheumatische Eigenschaft läßt sie bei Rückenschmerzen Verwendung finden. Hier wird sie äußerlich und innerlich angewandt. Schafgarbe ist auch ein hilfreiches Mittel, das zur Minderung lästiger Schweißsekretion eingesetzt wird.

Zubereitung und Dosierung:

Für Teezubereitungen nimmt man je Tasse Wasser 2 TL von Kraut und Blüten und bereitet einen Aufguß, niemals kochen lassen. 2–3mal täglich 1 Tasse trinken.

Vom frischen Preßsaft wird 3-4mal täglich 1 EL vor den Mahlzeiten mit der 6fachen Menge Flüssigkeit verdünnt eingenommen.

Für den äußeren Gebrauch kommen Umschläge oder besser eine Salbeneinreibung in Frage. Salbenrezept: Frischer Schafgarbensaft mit gleicher Menge Schmalz gründlich verrühren.

Schlüsselblume
Primula officinalis

Primel, Wiesenschlüsselblume, Himmelsschlüssel, Petriblumen, Bärenröhrchen, Gichtblumen, Hühnerblind, Kirchenschlüsselblume, Kersenblumen, Kraftblume, Schlagkrautblumen, Aurikel, Badenken, Frauenschlüssel, Eierkrautblumen, Rötheli.

Auf den trockenen Wiesen und Hängen, Böschungen und in lichten Wäldern Mitteleuropas, Kleinasiens, Nordamerikas und selbst den Anden finden sich die zahlreichen Arten der Primelgewächse. Als Volksarzneipflanze hat sich aus der großen Familie der Primeln vor allem die Schlüsselblume hervorgetan, die in den Gebirgen und Ebenen unserer Breiten zahlreich vertreten ist.

Ihr braun gefärbter Wurzelstock ist klein und verzweigt und bildet im Frühjahr zuerst eine bodenständige Blattrosette aus, deren Blätter oval bis länglich geformt, runzelig und unterseits samtig behaart sind.

In ihrer Mitte recken sich wenige blattlose Stengel bis zu einer Höhe von 20 cm empor, die in den Blütendolden enden. Die kleinen gold- bis dunkelgelben Blüten stecken in einem langen, hellgrünen Blütenkelch und sind an ihrem Grunde von etwas rötlicher Farbe. Sie neigen stets leicht nach unten und zur Seite und bieten auf Grund ihres Nektarreichtums in den Monaten April und Mai den Bienenvölkern eine gute Weide.

Die zahlreichen Primelarten unserer Heimat kreuzen sich leicht untereinander. Der Hohe Himmelsschlüssel, oder auch Weiße Schlüsselblume genannt (Primula elatior), ist noch häufiger als die Wiesenschlüsselblume. Er wird bis zu 30 cm hoch und hat den gleichen medizinischen Wert wie die Primula officinalis. Für alle wildwachsenden Primelgewächse besteht ein berechtigtes Handelsverbot. Auch dürfen die rotblühenden Primeln sowie die Wurzeln aller Arten in freier Natur überhaupt nicht gesammelt werden, da sie unter Naturschutz stehen.

Primula kommt von Prima = die erste, was sich auf die frühe Blütezeit der Schlüsselblume bezieht.

Aus dem späten deutschen Mittelalter gibt es Zeugnisse über die medizinische Verwendung der Schlüsselblume, wobei ersichtlich wird, daß man seinerzeit den eigentlichen Heilwert der Pflanze noch gar nicht gekannt hatte: »Das Wasser von diesen Blumen an die Stirn und Haupt gestrichen, leget das Hauptweh. Welchen das Gryen verieret und kalte Flüß in dem Rucken hat, der trink dieses Wasser. Denn es treibt solche Feuchtigkeiten durch den Harn hinweg. Das Angesicht mit diesem Wasser gewaschen vertreibt die Masen (Flekken), und so jemand auch das Haupt und das Angesicht geschwollen von

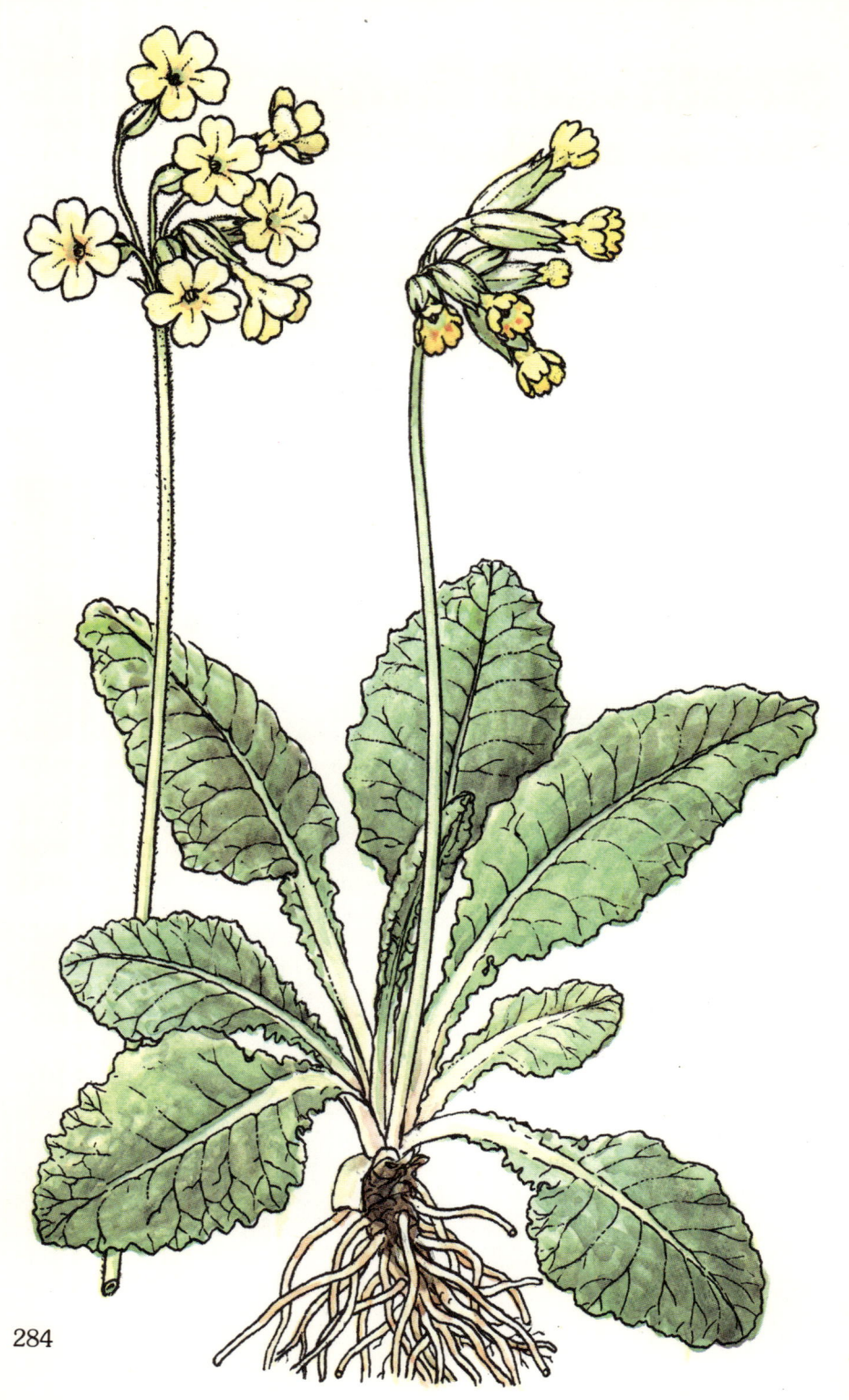

284

Vergyfft, der netz ein Tüchlein in diesem Wasser, es legt die Geschwulst...«

Blüten, Blätter und Wurzeln ergeben die Schlüsselblumendroge. Blätter und Blüten erntet man zur Blütezeit im April und Mai, wobei letztere mit oder ohne Blütenkelch gepflückt werden. Den Blüten dürfen während des Trocknungsvorganges keine Farbveränderungen anzusehen sein; solche Drogen sind wertlos. Die Wurzeln werden vor der Blüte während der Vegetationsruhe ausgegraben und verarbeitet. Sie stammen ausschließlich von kultivierten Pflanzen.

Als Inhaltsstoffe der Schlüsselblume sind u.a. zu vermerken: die Glykoside Primverin und Primulaverin, ätherisches Öl, Flavone sowie Saponine, die sich nur in den Blütenkelchen, in größeren Mengen (bis zu 8%) in den Wurzeln befinden.

Die Wurzeldroge schmeckt bitter und kratzt unangenehm im Hals, ihr Geruch erinnert zum Verwechseln an Anis. Die getrockneten Blüten sind fast geruchlos und schmecken leicht süßlich.

Als saponinhaltige Heilpflanze wirkt die Schlüsselblume vor allem auf die Schleimhäute und deren Drüsen. Diese werden durch Reizung zu verstärkter Absonderung angeregt und beeinflussen somit günstig den Heilungsvorgang.

Der relativ hohe Saponingehalt bedingt aber auch eine vorsichtige Dosierung der Droge, da zu hohe Gaben die Schleimhäute auch in einem Maße reizen können, daß eine Unverträglichkeit oder Entzündung eintreten kann.

Der Wirkungskreis der Schlüsselblume erstreckt sich vor allem auf die Schweißdrüsen, die Bronchial- und alle Verdauungsdrüsen. Ihr erstes Anwendungsgebiet sind demnach die durch Erkältungskrankheiten und grippale Infekte in Mitleidenschaft gezogenen Atemwege. Die auswurf- und hustenfördernden Eigenschaften der Heilpflanze machen sie insbesondere geeignet bei trockener Bronchitis, Husten und Keuchhusten.

Die durch die Schlüsselblume gesteigerte Schweißdrüsentätigkeit er-

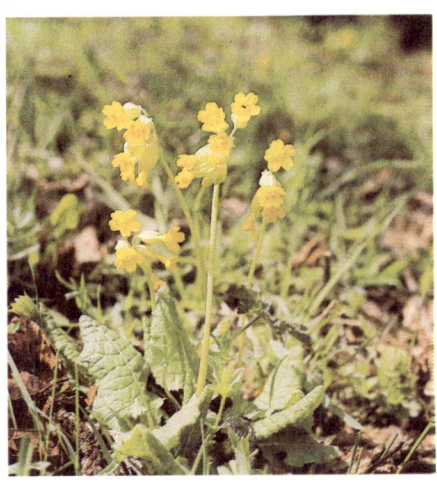

Die Wurzeln aller Primelarten stehen unter Naturschutz und dürfen somit nicht gesammelt werden. Alle käuflichen Wurzeldrogen stammen ausschließlich von kultivierten Pflanzen. Die Blüten mit dem Kelch haben dieselben medizinischen Eigenschaften, sind jedoch in der Wirkung schwächer. Eine Verdreifachung der Menge schafft dann den Ausgleich.

folgt mit aller Wahrscheinlichkeit reflektorisch über das vegetative Nervensystem, was bei fieberhaften Erkältungskrankheiten von bedeutend unterstützender Wirkung ist.

Bei Appetitlosigkeit und chronischer Verstopfung wirken die Saponine direkt auf Speichelfluß, Magen- und Darmsekretion sowie auf erschlaffte Darmmuskulatur.

Die Wiesenschlüsselblume ist häufig Bestandteil von Brusttees, auch solchen, der Asthmatikern Erleichterung verschaffen soll.

Zubereitung und Dosierung:

Aus 2 TL der Blüten und Blätter (je Tasse Wasser) bereitet man eine 10minutige Abkochung, von der 2 Tassen täglich getrunken werden.

Von Schlüsselblumenextrakten, die in der Apotheke erhältlich sind,

nimmt man im akuten Stadium alle 30 Minuten 20 Tropfen. Primeltinktur, ebenfalls als Fertigpräparat zu beziehen, wird 3mal täglich eingenommen (jeweils 20–30 Tropfen).

Zur äußeren Anwendung – Einreibungen und Auflagen bei Neuralgien – verwendet man zweckmäßigerweise oben beschriebenen Absud aus Blüten und Blättern.

Schlüsselblumen, gemischt mit Johanniskraut, Hopfenzapfen und Baldrian (von jeder Droge 20 g, Aufguß für eine Tasse Wasser mit 1–2 TL der Mischung), ergeben einen vorzüglichen Tee, der leichte Neurosen beseitigt, Stoffwechselstörungen behebt und schlaflose Nächte der Vergangenheit angehören läßt. Vor dem Zubettgehen trinkt man 1 Tasse, eventuell mit Honig gesüßt, warm und schluckweise.

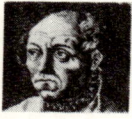

Paracelsus

(1493–1541)

Der eigentliche Name des deutschen Philosophen und Arztes lautet Theophrastus Bombastus von Hohenheim. Als Arztsohn begann er sehr früh – mit 16 Jahren – das Medizinstudium aufzunehmen und lernte in Basel und Ferrara, wo er auch promovierte.

Im humanistisch geprägten Basel lateinisierte er auch nach Humanistenart seinen Namen und nannte sich fortan Paracelsus. Unter diesem Namen ging er dann als Begründer einer neuen Heilkunde, als Reformator der überlieferten Medizin in die Geschichte ein. Bis zu seinem 32. Lebensjahr reiste er durch Europa. 1526 schließlich sann er nach Ruhe, um forschen und schreiben zu können, und erwählte die Stadt Straßburg zu seinem zukünftigen Domizil. Doch bereits ein Jahr darauf holte ihn

die Stadt Basel zu sich, verlieh ihm den Professorentitel ihrer Universität, schätzte sich glücklich solch einen erfahrenen Mann in ihren Reihen zu haben, von dem sich selbst so berühmte und einflußreiche Leute wie Erasmus von Rotterdam und andere erfolgreich behandeln ließen. Doch Paracelsus machte sich bei den Kollegen der Fakultät unbeliebt, brach mit den alten Traditionen, von denen er sich öffentlich lossagte.

Bereits 1528 mußte er auf Drängen der Neider Basel wieder verlassen – er war seiner Zeit allzuweit voraus. Selbst seine Studenten waren noch nicht reif für die neue Medizin, die sich statt der überlieferten Säftelehre bereits der chemischen Biologie und Pathologie bediente. Paracelsus glaubte an die Selbsthilfe der Natur und des menschlichen Organismus und verwandte für seine Therapie fast ausnahmslos einheimische Heilpflanzen.

Nach seinem Basler Aufenthalt begann wieder ein unstetes Wanderleben, das ihn, immer begleitet von einigen Schülern, durch ganz Deutschland führte. 1541 wurde er nach Salzburg gerufen, wo er noch im selben Jahr auf unbekannte Weise frühzeitig starb.

Spitzwegerich
Plantago lanceolata

Wegebreit, Wegetritt, Spitzweger, Heilwegerich, Wundwegerich, Aderkraut, Ballenblätter, Dreisigkraut, Fünfaderkraut, Schlafzunge.

Als Windblüher hat sich der Spitzwegerich in ganz Europa, dem westlichen Asien und Nordamerika recht zahlreich verbreitet. Sein leichter Pollenstaub wird vom geringsten Lufthauch weggetragen. Ob trockene oder feuchte Böden, die ausdauernde Pflanze der Wegerichgewächse gedeiht fast überall. Sie bevorzugt aber mittelschwere, humusreiche Erde, wo sie sich dann bis zu 60 cm emporrecken kann. Auf weniger geeignetem Grund erreicht der Spitzwegerich eine Höhe von 20–30 cm.

Die volkstümlichen Bezeichnungen weisen neben der Wundbehandlung auch auf seinen bevorzugtesten Standort hin, den Wegrändern. Tatsächlich sehen wir dieses Kraut meist an Feld- und Ackerrändern, Rainen, Wiesen, aber auch auf Brachland.

Aus der kurzen Wurzel treibt eine am Boden bleibende Blattrosette, deren lange, mit 3–5 Adern versehene, streifennervigen Blätter zum Stiel hin schmäler werden. Der dünne, gefurchte Blütenschaft trägt winzige Blüten von weißlichgelber Farbe. Sie sind zu endständigen, kurzwalzigen Ähren zusammengefaßt.

Die unscheinbare Pflanze ist von schwach grasigem Geruch und gleichem, zudem etwas schleimigem und bitterlichem Geschmack.

Als Volksheilmittel, das schon den alten Griechen zu Diensten war, ist die medizinische Bedeutung ungeschmälert geblieben, zumal der Spitzwegerich als Wund- und erstes Hilfemittel, dank seiner massenhaften Verbreitung überall gepflückt werden kann.

Ab April, wenn die Samen sich noch nicht gebildet haben, werden die Blätter des Spitzwegerichs geerntet. Sie enthalten als Hauptsubstanz viel Schleimstoffe, ferner Gerb- und Bitterstoffe, das Glykosid Aucubin, Kieselsäure, Vitamin C, Mineralsalze und neueren Forschungen zufolge auch bakterienabtötende Wirkstoffe.

Die folgende medizinische Beschreibung aus dem 16. Jahrhundert ist im wesentlichen noch heute gültig:

»Wegerichblätter trocknen aus und ziehen zusammenn. Darum so werden sie gebraucht zu den bösen faulen und fließenden Schäden. Was für Geschwäre seind, die da um sich fressen, Karbunkel und veraltete Schäden, die reiniget der Wegerich und heilet sie. Wegerich stillet das Blut, stopfet die Ruhr, mit Essig gekocht und gegessen oder in einem Clistier oder auch das Pulver davon genossen oder ein Müslein davon gemacht und gegessen. Hat sich jemand übergangen und sind ihm die Füß geschwollen, der lege die-

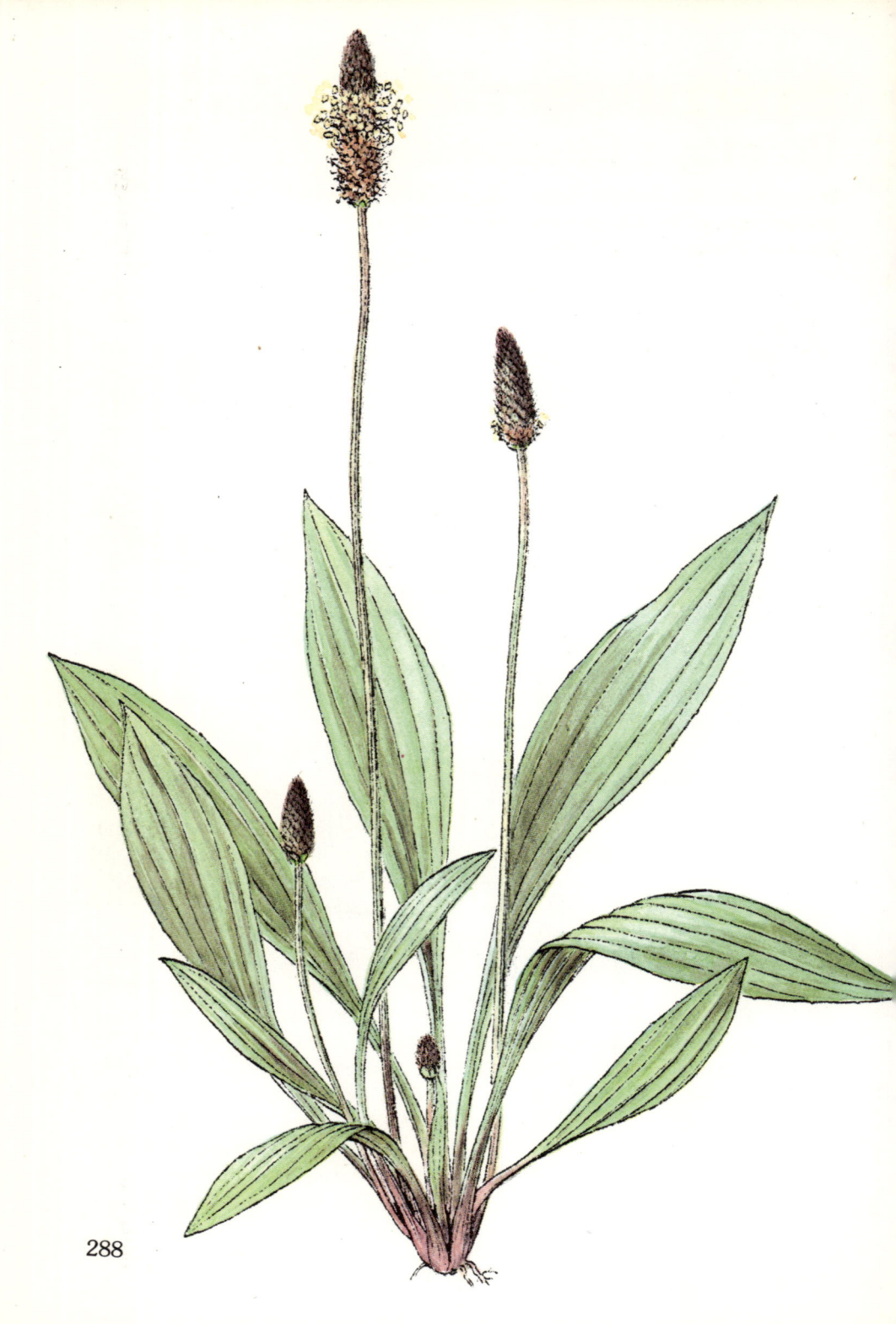

288

ses Kraut an die Sohlen der Füße, es verziehet die Geschwulst.«

Zur äußeren Wundbehandlung werden die frisch zerquetschten Blätter des Spitzwegerichs auf die offene Wunde gelegt. Sie sind tatsächlich sehr gut blutstillend, finden aber auch bei alten, schlecht heilenden Wunden sowie Ekzemen und Geschwüren Verwendung, wo ihre narbenbildende Eigenschaft zum Wirken kommt. Viele offene Wunden, die nicht heilen wollen, vermögen die Wegerichblätter zu schließen.

Auf Wanderungen bietet der Spitzwegerich einen guten Notbehelf: Bei Insektenstichen und Prellungen die Blätter kräftig zerreiben und auf den Stich bzw. die Verletzung legen.

Als bewährtes Hustenmittel – innerlich angewandt – hilft die Pflanze bei Katarrhen der oberen Atemwege, Keuchhusten, Asthma, Lungenspitzenkatarrh, und selbst bei leichter Tuberkulose kann sie erfolgreich angewandt werden.

Durch ihren Kieselsäuregehalt wirkt Spitzwegerich wie das Zinnkraut harntreibend, weswegen er auch bei Harnwegsentzündungen, Blasen- und Steinleiden eingesetzt wird. Der Kieselsäuregehalt des Zinnkrauts (Ackerschachtelhalm) ist jedoch unüberbietbar.

Die Bitterstoffe des Wegerichs fördern Appetit, sind krampflösend, blähungswidrig und beheben Durchfall.

Im Frühjahr kann mit dem Spitzwegerich eine Blut- und Gewebsreinigungskur gemacht werden. Dies geschieht am einfachsten mit dem Preßsaft oder einem Sirup, dessen Rezeptur unten angeführt ist. Die entschlackende Wirkung hat dabei einen besonderen Einfluß auf die Haut. Man sagt dem Spitzwegerich auch bluterneuernde Eigenschaften nach, indem das Knochenmark zur Blutbildung angeregt wird.

Zubereitung und Dosierung:

Zur Behandlung der Atemwege empfiehlt es sich, den Spitzwegerich

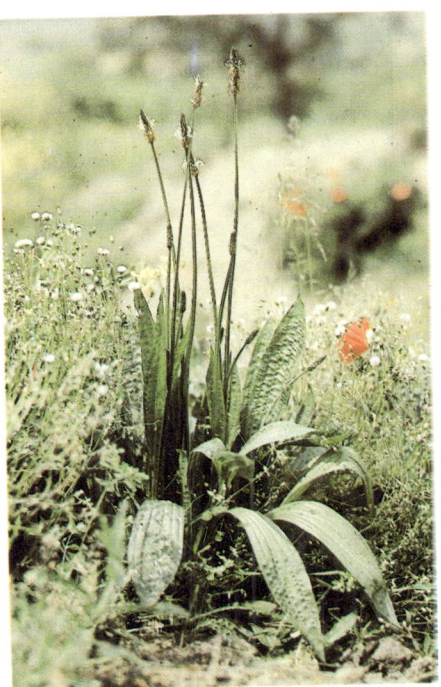

Der bei uns weitverbreitete Spitzwegerich bildet im Frühjahr eine grundständige Blattrosette mit langen, schmalen, streifennervigen Blättern aus. Eiförmige bis elliptische Blätter weisen auf den Großen Wegerich (Plantago major) hin, der manchmal ebenfalls arzneilichen Zwecken zugeführt wird.

zu gleichen Teilen mit Huflattich und Zinnkraut zu vermengen. 1 EL der Drogenmischung zu einem Aufguß bereiten und mit Honig gesüßt 2–3 Tassen täglich heiß und schluckweise trinken.

Vom naturreinen Preßsaft der drei Pflanzen werden 3mal täglich 1 EL der gemixten Säfte vor den Mahlzeiten in 6facher Verdünnung eingenommen.

Spitzwegerichtee: 1 EL der getrockneten Blätter je Tasse Wasser im Aufguß, 1–2 Tassen täglich mit Honigzusatz heiß trinken.

Spitzwegerichsaft: 3mal täglich vor den Mahlzeiten, mit der 6fachen Menge warmer Flüssigkeit verdünnt, und mit Honig gesüßt, verabreichen. Spitzwegerichsaft eignet sich besonders für Kinder ab dem 6. Lebensmonat.

Spitzwegerichsirup: Blätter waschen und durch einen Fleischwolf drehen. Das Mus knapp mit Wasser bedecken und unter Zusatz von 500 g Blütenhonig und 1000 g Rohrzucker so lange bei kleiner Flamme köcheln lassen, bis es zum Sirup eingedickt ist. In Gläser abfüllen und kühl aufbewahren. Vor den Mahlzeiten 1 EL, Kinder ab sechs Monaten 1 TL.

Diese so einfach und doch so wirkungsvoll einzusetzende Heilpflanze kann auch unter einen Wildkräutersalat gemischt werden. Spitzwegerich-Püree, eventuell etwas Spinat zugesetzt, dient als Krankenkost bei Erkältungen.

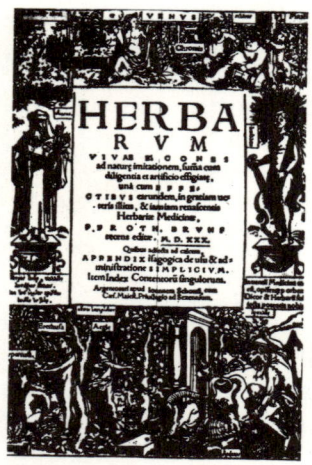

Reichverziertes Titelblatt eines medizinischen Kräuterbuches aus dem Jahre 1530. Autor ist Otto Brunfels, der neben seinen Kollegen Hieronymus Bock und Leonhart Fuchs zu den deutschen Vätern der Botanik gezählt wird. Das 16. Jahrhundert brachte der Heilpflanzenkunde einen bedeutenden Aufschwung, als viele Autoren aufgrund eigener Naturbeobachtung Wirklichkeit und Aberglauben entschieden trennten, und in ihren Schriften nur den damals ersichtlichen Wert der Arzneipflanzen festhielten.

Süßholz
Glycyrrhiza glabra, L.

Kauwurzel, Gelbe Zuckerwurzel, Süße Wurzel, Hustenwurzel.

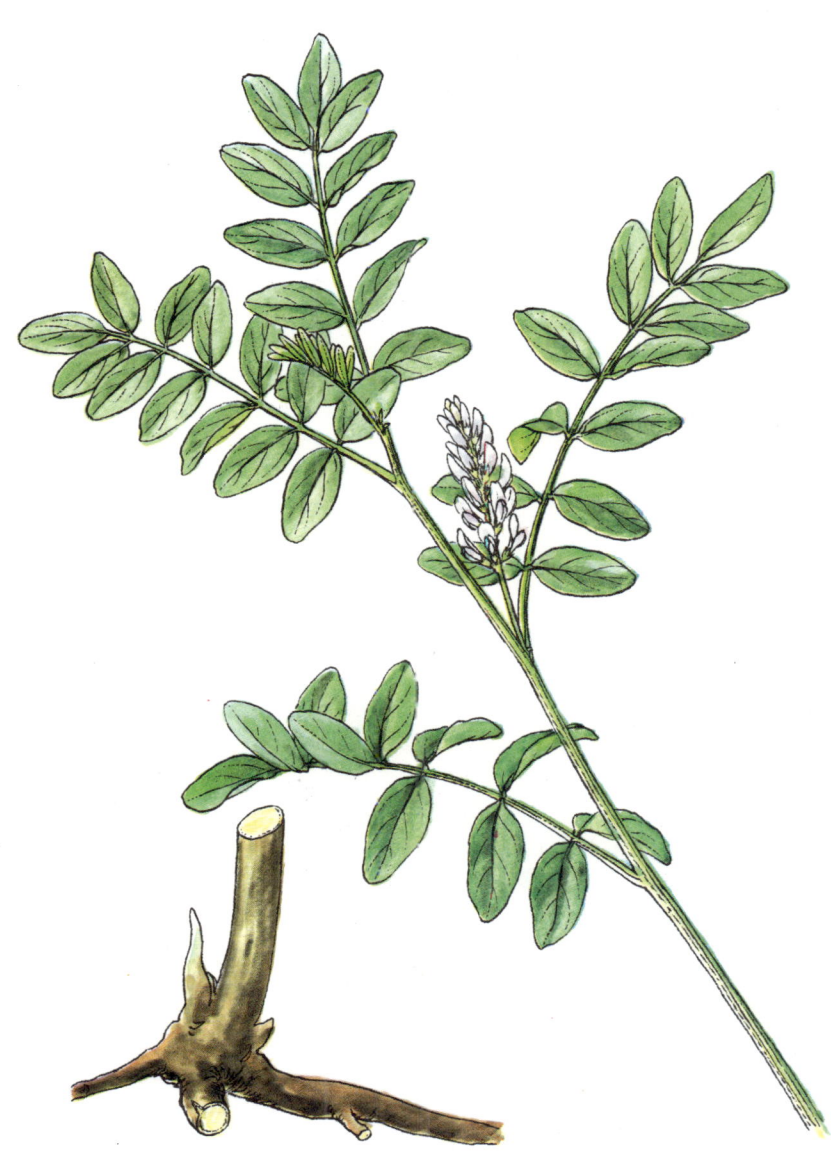

Wirklich heimisch ist die Süßholzpflanze nur in den östlichen Mittelmeergebieten, von wo sie sich dann als schwer auszurottendes Unkraut über ganz Südeuropa verbreitet hat. Obwohl in manchen Gebieten Süddeutschlands die Pflanze für arzneiliche Zwecke kultiviert wird, muß der größte benötigte Teil aus Südrußland, Süditalien, Spanien, Südfrankreich und Syrien importiert werden.

Aus ihrem spindelförmigen Wurzelstock, der meterlange, flache, aber äußerst kräftige Ausläufer treibt, richtet sich der dünne, unscheinbare Stengel zwischen 40 und 200 cm aufrecht empor. Die ovalen Blätter sind unpaarig gefiedert und unterseits sehr klebrig. An langgestielten, traubenähnlichen Ähren befinden sich im Juni und Juli die hellen, blauvioletten Blüten, deren Fruchthülsen drei oder vier Samen enthalten.

Aus dem eingedickten Saft der Wurzel bereitet man die echte Lakritze, die im deutschen Mittelalter 'Bärendreck' genannt wurde und eine sehr begehrte Nascherei war. Die Erfindung dieser wohlschmeckenden Lakritzenstangen reicht jedoch bis in das erste Jahrhundert zurück. Heute hat sich auch die Zuckerwarenindustrie der Wurzel bemächtigt, die jedoch allzu häufig billige und verfälschte Erzeugnisse auf den Markt bringt.

Zur Droge werden die dreijährigen Wurzeln und deren Ausläufer verarbeitet, wovon die geschälte russische Ware als die wertvollste anerkannt ist.

Die gelbe, faserige Süßholzwurzel ist von angenehmem, schwachem Geruch und, wie der Name schon verrät, von süßlichem Geschmack.

Neben dem Hauptwirkstoff Glycyrrhizinsäure, dessen Gehalt zwischen 3 und 15 Prozent betragen kann, fand man in der Süßholzwurzel Saponine, Bitterstoffe, Harze, Gummi, Zucker, Stärke, Asparagin, verschiedene Säuren und etwas ätherisches Öl.

Die Glycyrrhizinsäure kann im Gewebe Wasseransammlungen hervorrufen, weshalb die Süßholzwurzel nicht in unverhältnismäßig hohen Dosen und als Dauergebrauch innerlich angewandt werden soll.

Bei dieser Heilwurzel lassen sich zwei Anwendungsgebiete festhalten: Das sind erstens die Atmungsorgane, wo sich die schleimlösenden und krampfstillenden Eigenschaften vorteilhaft bei Grippe, Hustenreiz und Bronchitis auswirken. Und zweitens besteht eine stuhlgangfördernde und entgiftende Heilwirkung auf den Verdauungstrakt. Besonders hervorzuheben gilt die Beobachtung einer cor-

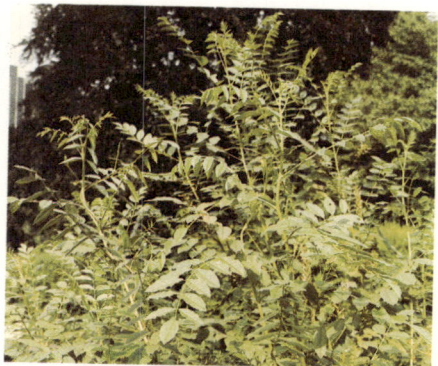

Die Süßholzwurzel war schon in der Antike begehrte Arznei.

tisonähnlichen Wirkung, die durch das überraschend gute Verheilen von Magen- und Zwölffingerdarmgeschwüren gemacht werden konnte. Für diesen eindeutig entzündungshemmenden und schmerzlindernden Effekt (Schmerzfreiheit nach wenigen Tagen) konnten die Chemiker jedoch noch keine Einzelsubstanz ausfindig machen. Vermutlich bewirkt auch hier die Gesamtheit der natürlichen Inhaltsstoffe die Heilung. Da diese jedoch dem Nebennierenrindenhormon Cortison sehr ähnlich ist (wenngleich auch schwächer), müssen Therapeut und Patient auf unerwünschte Nebenwirkungen achten, die sich unter Umständen bei zu langem Gebrauch oder falscher Dosierung einstellen können. Bei Magen- und Darmgeschwüren empfiehlt sich das Hinzuziehen der altbewährten Kamille (Mengenverhältnis 1 : 1).

Zubereitung und Dosierung:

Für 1 Tasse Wasser benötigt man 1–2 TL der getrockneten und zerkleinerten Wurzel, woraus eine leichte Abkochung oder ein 20minutiger Aufguß bereitet wird. In den letzten 10 Minuten die Kamille hinzufügen. Kamillenblüten niemals kochen! Bei Beschwerden mit Honig gesüßt 2–3 Tassen täglich warm trinken. Süßholz wird meist in Verbindung anderer Heilpflanzen gebraucht und ist häufiger Bestandteil von Brusttees.

Einfachste Verabreichungsform sind die echten Lakritzenstangen, die zerkleinert werden müssen. Man kaut etwa 20–30 g täglich, wobei die Menge in mehreren Einzelgaben über den Tag verteilt eingenommen wird.

Um Wasseransammlungen im Gewebe (Ödeme) vorzubeugen, ist während der Einnahme von Süßholzzubereitungen eine salzarme Ernährung vorteilhaft. Über das normale Maß hinausgehende Süßholzgaben sollten stets unter ärztlicher Aufsicht erfolgen, damit ein Erfolg ohne unliebsame Nebenwirkungen garantiert ist. Dosierung der Fertigpräparate erfolgt nach Anweisung des Arztes bzw. nach beiliegender Gebrauchsanweisung.

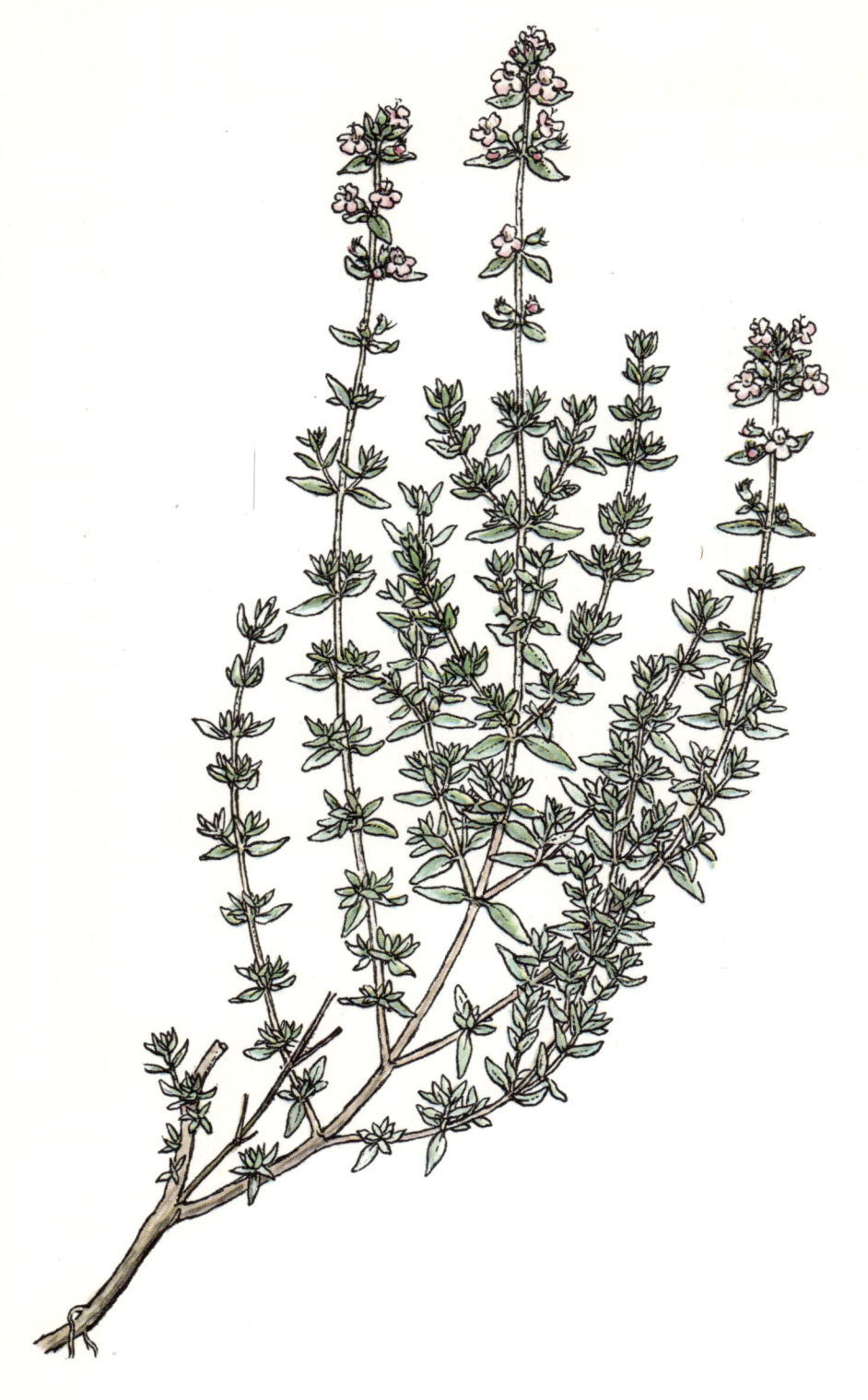

Thymian
Thymus vulgaris

Gartenthymian, Liebfrauenstroh, Kronlkraut, Marienbettstroh, Flohkraut. Volkstümliche Namen für Quendel (Thymus serpyllum, L.): Feldthymian, wilder Thymian, Felskümmel, Kinderkraut, Rainkinderle, Kunerle.

Der Thymian stammt aus den südeuropäischen Mittelmeerländern, wo er heute noch wildwachsend, teilweise sehr zahlreich, anzutreffen ist.

Da der Thymus vulgaris die häufigste medizinische Verwendung erfährt, wird er in Süd- und Zentraleuropa als Gartenthymian kultiviert. In sonniger, windgeschützter Lage gedeiht er auf trockenen, leichten, humusreichen Kalkböden mit ausreichender Untergrundfeuchtigkeit. Seine aufrechten, holzartigen, viereckigen Stengel bilden einen dichtverzweigten, graufarbenen Zwergstrauch, der zwischen 20 und 40 cm hoch wird.

Die unterseitig feinwollig behaarten Blätter sind klein, oval bis länglich und am Rand oft etwas eingerollt.

An den lippenförmigen kleinen Blüten, die zu Doldentrauben geordnet sind, erkennt man seine Zugehörigkeit zur Familie der Lippenblütler. Sie sind hellrosa bis dunkelrot gefärbt und blühen in den Monaten von Mai bis Juli/August.

Die ganze Pflanze verströmt bei Sonnenschein einen betörenden, stark aromatischen Duft, der von ätherischen Ölen herrührt, die in den Blättern enthalten sind und von großen Drüsen abgesondert werden.

Da die Bienen in den Lippenblüten reichlich süßen Nektar finden, schätzt der Imker den Thymian als Bienenweide. Die Verbreitung des Gartenthymians verdanken wir den Mönchen, die ihn schon im frühen Mittelalter in ihren Klostergärten zogen und sehr wohl um die kulinarische und medizinische Bedeutung der Pflanze wußten.

Der bei uns heimische Quendel, auch Feldthymian genannt, ist im

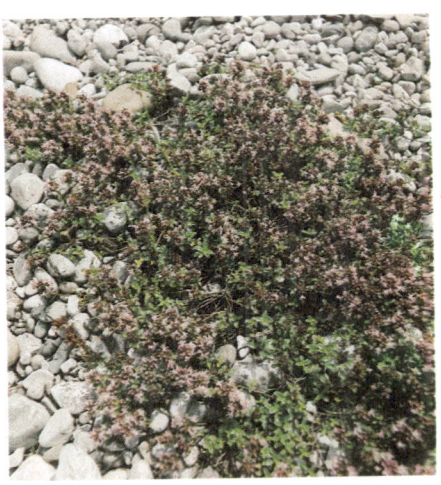

Hauptanwendungsgebiet des Gartenthymians sind Beschwerden im Bereich der Atmungsorgane. Thymianzubereitungen schaffen hier nachhaltige Erleichterung.

Wuchs kleiner, mehr kriechend und weniger würzig. Thymian und Quendel sind zwar eng miteinander verwandt und besitzen die gleichen Tugenden, der Quendel ist jedoch dem Gartenthymian unterlegen.

Der Thymian ist mit seinen verschiedensten Arten seit der Antike bekannt. Die heute übliche botanische Bezeichnung Thymus stammt vermutlich von dem griechischen Naturforscher und Philosophen Theophrastus (372–287 v. Chr.), der als bedeutendster Schüler Aristoteles' u.a. eine systematische Darstellung der Botanik verfaßt hat. Das griechische Wort »Thymos« bedeutet Mut, Herz, Geist, Gemüt, »thyein« soviel wie räuchern. In der Antike regte das Kraut als Zusatz von Räuchermitteln Geist und Gemüt an. Andere Herkunftsdeuter beziehen sich auf eine Thymianart, die im Nildelta heimisch ist und Tham heißt.

Wie viele bewährte Heilpflanzen mußte der Thymian für Magie und Aberglauben herhalten, und selbst die Germanen weihten den Thymian ihrer zauberkundigen Liebesgöttin Freyja.

Ein altes Kräuterbüchlein empfiehlt: »Nimm Dorant, Gartenheil, Kreuzrauthen, roten Knoblauch, Beerwurz, Wiederthon, Thymian; diese Stücke zusammen gepulvert und dem Vieh auf dem Brod zu essen gegeben, auf Walburgis Abend, so dann ist nie ein Vieh bezaubert worden.«

Mit anderen Kräutern zusammen setzte man bereits im antiken Rom und Griechenland den Thymian den Würzweinen zu, die im deutschen Mittelalter ebenfalls recht beliebt waren.

Die Namen der vielen Thymianarten, die in der Küche Eingang gefunden haben, weisen schon auf die verschiedenen Geschmacksnuancen hin: Zitronenthymian, Orangen- und Kümmelthymian. Man verwendet diese kräftig-würzige Pflanze – wie den Salbei – zu Füllungen, wobei der Thymian eindeutig als edleres Kraut in höherer Gunst der Köche steht. Er würzt nachhaltig Suppen, Gemüse, Fleisch von Wild, Schwein und Geflügel und hat im Süden neben kulinarischen Gründen auch die Aufgabe, die Speisen in gewissem Umfang vor zu schnellem Verderb zu schützen.

Der unverwechselbare Duft führte die Pflanze auch in die Hände der Parfumhersteller, die sie häufig zusammen mit Lavendel zu beliebten Produkten verarbeiten.

Im Sommer, wenn die krautartigen, blühenden Zweige am stärksten duften, werden sie geerntet und zu Arzneidrogen getrocknet. Um eine hohe Ausbeute der Wirkstoffe zu gewinnen, ist auch die Tageszeit von maßgeblicher Bedeutung. So ist nachmittags um 14.00 Uhr der höchste Gehalt an ätherischen Ölen festgestellt worden.

Die Pflanze enthält bis zu 2,5% dieser Öle, von denen das stark aromatisch duftende Thymol mit bis zu 50% beteiligt ist. Dieses Thymol, das vor allem im Thymus vulgaris, dem Gartenthymian, enthalten ist, wirkt sehr stark desinfizierend. Es finden sich ferner Gerb- und Bitterstoffe, saponinähnliche Verbindungen und Stoffe mit antibiotischer Wirksamkeit.

Das Thymol desinfiziert die Luftwege und unterstützt den Auswurf. Thymian ist meistens Bestandteil natürlicher Hustensäfte.

So ist auch der reine Pflanzenpreßsaft aus dem frischen, blühenden Thymiankraut bestens bei Halsentzündungen, Rachenkatarrhen und allgemeinen Erkältungskrankheiten bakteriellen Ursprungs geeignet.

Bei Nieren- und Magen-Darm-Infekten, insbesondere bei Durchfall, Blähungen, Magenkrämpfen hat sich Thymian stets bewährt. Er wirkt verdauungsfördernd und dank dem Thymol fäulniswidrig.

Das Thymianöl wird auch äußerlich erfolgreich bei rheumatischen Schmerzen angewandt.

Hauptanwendungsbereich sind jedoch die Atmungsorgane, wo alle Thymianzubereitungen nachhaltige Erleichterung schaffen. Mit antibiotisch wirkenden Kräutern wie Thymian kann man seinen Körper während den bedrohlich zunehmenden Grippeepidemien widerstandsfähig machen.

Zubereitung und Dosierung:

Ein Aufguß wird aus 1 EL Kraut oder einem kleinen, frischen Thymianzweig zubereitet. Mit Melisse oder Pfefferminze gemischt, ergibt Thymian ein auf die Verdauungsorgane beruhigend wirkender Tee (1 TL jeder Droge auf 2 Tassen Wasser im Aufguß).

Bei Keuchhusten empfiehlt sich alle 15 Minuten 1 EL des Thymianaufgusses, mit Honig gesüßt, einzunehmen.

Zum Gurgeln wird eine Handvoll Thymian 15–20 Minuten in 1½ Liter Wasser ausgekocht und mit Honigzusatz mehrmals täglich angewandt.

Naturreiner Thymiansaft 3mal täglich vor den Mahlzeiten einnehmen. Man verdünnt jeweils 1 EL Saft mit der 6fachen Menge Flüssigkeit.

Ein besonders auf die Bronchien krampfstillend wirkendes Thymianbad bereitet man aus 100 g Kraut, das mit 1 Liter kochendem Wasser übergossen wird. 30–40 Minuten ziehen lassen, abseihen und dem Vollbad zusetzen.

Veilchen wohlriechendes
Viola odorata

Märzwohlgeruchblume, Märzblüten, Veicherln, Riechende Veicherln, Jungfrauenblüten, Valalaa.

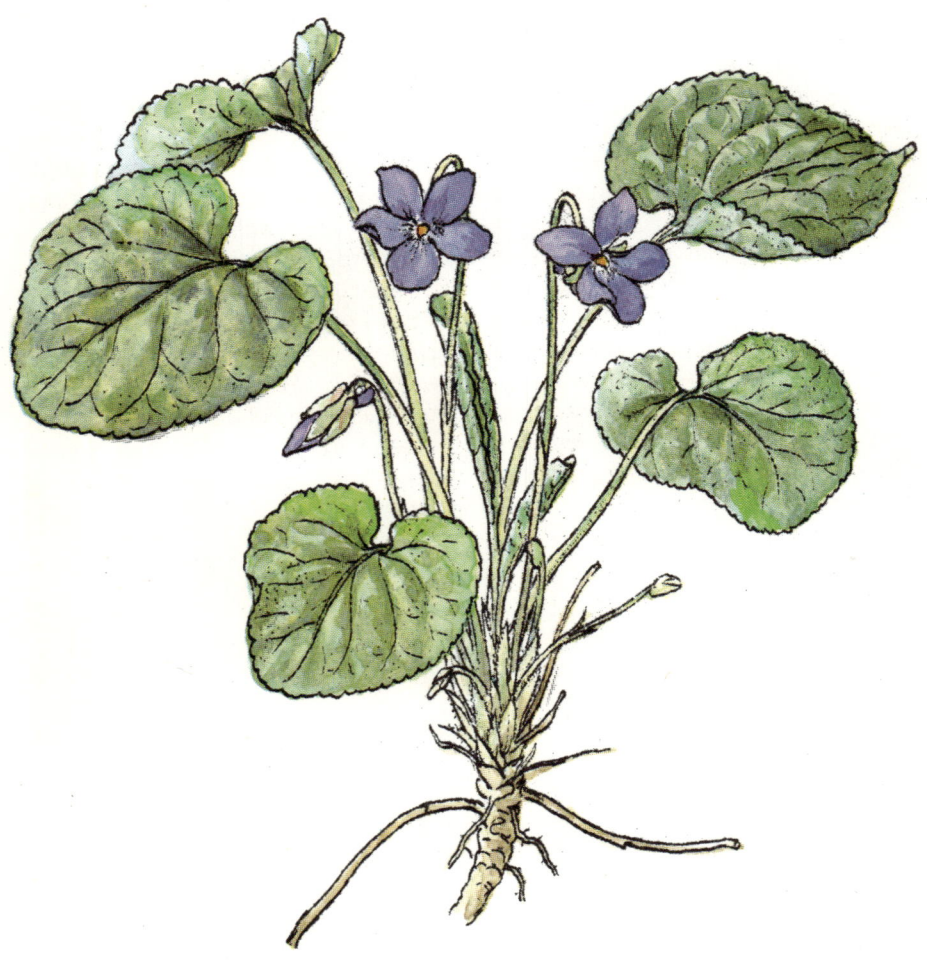

Das wohlriechende Veilchen ist in allen europäischen Ländern heimisch. Es bevorzugt sonnige Grasplätze in Zier- und Obstgärten, Hecken, Gebüschen, an Zäunen und Waldrändern. Das ausdauernde Pflänzchen wächst büschelartig und wird zwischen 5 und 15 cm hoch. Aus dem kurzen Wurzelstock, dessen unteres Ende vielfach verzweigt ist, treiben die Stengel und Blätter. Die Blätter sind leicht stumpf gezähnt, herzförmig und ordnen sich an langen Stielen zu einer grundständigen Rosette. Die zarten, unbehaarten Stengel bilden häufig Ausläufer, die bei Bodenberührung sofort Wurzeln schlagen und neue Blätter und Blütenstände hervorbringen.

Den blauvioletten Veilchenblüten, die ganz selten auch weiß blühen, entströmt ihr berühmt gewordener Duft, der den wintermüden Menschen den ersehnten Jahreszeitwechsel kundtut.

Die Blütezeit beginnt im März und reicht je nach Lage bis in den Mai hinein. Gelegentlich kommt es vor, daß sich Veilchen im Herbst noch mal zu einer Blüte aufraffen.

Das wohlriechende Veilchen ist das einzig duftende seiner Art in Europa, kreuzt sich leider jedoch auch mit vielen anderen Verwandten, deren Familie der Veilchengewächse über 200 Arten zählt und über die ganze Welt, vor allem in den Tropen, verbreitet ist. Sie verfügen über keinerlei medizinischen Wert.

Bei den Völkern der Antike war das Veilchen eine hochgeehrte Kultpflanze, die mehreren Gottheiten geweiht war. So kränzten sich die Festtagsteilnehmer am Tag des Saturns ihre Häupter mit Veilchenblüten: Pan, dem Gott der Natur und des Lebens, wurden Veilchensträußchen dargebracht, und die Göttin Persephone, Zeustochter und Sinnbild der unsterblichen Pflanzenseele, wurde bei dem Veilchenkult ebensowenig vergessen. Hippokrates verwandte angeblich das wohlriechende Veilchen erstmalig als Arzneipflanze und verordnete Veilchenauszüge bei Kopfschmerzen, Brustentzündung, Melancholie und bei bestimmten Sehstörungen.

Als eine der ersten Frühlingsblumen hat das Veilchen seit jeher bei den Menschen einen bedeutungsvollen Platz inne. Dichter ließen sich von seinem Geruch betören und inspirie-

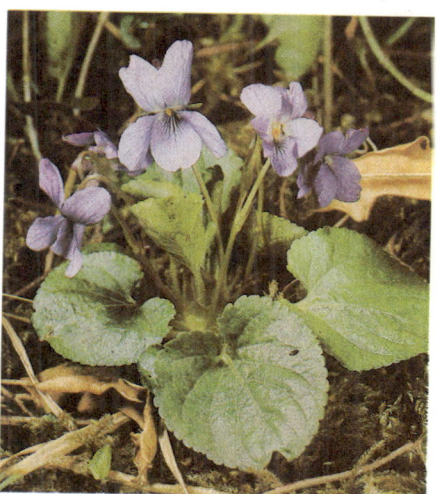

Das wohlriechende Veilchen gehört zu der überaus großen Familie der Veilchengewächse, deren zahlreiche Arten über die ganze Welt verstreut sind. Doch nur das wohlriechende Veilchen besitzt einen medizinischen Wert.

ren, Maler verewigten die verehrte Pflanze auf Leinwand, und, um einen von vielen herauszugreifen, Napoleon erkor das vom Wuchs eher unscheinbare Gewächs zu seiner Lieblingspflanze.

Als Drogen finden Blüten, Blätter und Wurzel Verwendung. Während die Blätter die ganze Vegetationsperiode über gesammelt werden können, pflückt man die Blüten – wer es übers Herz bringt – am frühen Morgen, wenn sie sich gerade geöffnet haben.

Die Wurzel wirkt abführend und ist in hohen Dosen genommen leicht giftig, was sich durch starken Brechreiz bemerkbar macht. Sie wird im Herbst so ausgegraben, daß die Ausläufer neue Wurzeln treiben können.

Die bislang gefundenen Inhalts- und Wirkstoffe sind die Saponine, von denen sehr viele vorhanden sind, ätherische Öle, Eiweiß, ein hoher Schleimgehalt, Zucker, organische Säuren und in den Blüten Salizylsäureverbindungen; in der Wurzel wurde ferner das Alkaloid Odoratin nachgewiesen.

Veilchendrogen sind bei Erkrankungen der Atemwege angezeigt, wo Auswurf und Schleimlösung erwünscht ist. Mit seiner zusätzlich schweißtreibenden Eigenschaft hilft Veilchentee bei Bronchitis, Reizhusten, Halsentzündungen und grippalen Infekten. Als Hustenmittel, das vor allem Kindern gut verabreicht werden kann, ist der Veilchensirup unumstritten.

Da die Blätter reichlich Pflanzenschleim absondern, sind Veilchenarzneien bei inneren und äußeren Entzündungen angebracht, wie Magen- und Darmschleimhautentzündungen, wo sie, mit anderen Heilpflanzen kombiniert, sehr hilfreich sind.

Veilchen regen den Stoffwechsel an, bewirken eine vermehrte Harnausscheidung und werden bei vielen Pflanzenrezepturen, die der Blutreinigung dienen, als fester Bestandteil aufgenommen.

Die allgemeine Wirkungsweise der Veilchenpräparate kann mit Kräftigung und Beruhigung beschrieben werden.

Bei Husten ist die Heilpflanze als Einzeldroge durchaus angebracht, obwohl auch hier der Huflattich gerne ergänzend hinzugefügt wird.

Die Homöopathie verwendet Veilchenverdünnungen bei Ohrenschmerzen, gewissen Augenkrankheiten und Keuchhusten.

Zubereitung und Dosierung:

Veilchentee wird als Aufguß zubereitet. 1 EL der Drogen auf 1 Tasse Wasser. Zwischen den Mahlzeiten 2–3 Tassen täglich trinken.

Veilchensirup: 100 g frische Blüten in 1 Liter Wasser kurz aufkochen und über Nacht zugedeckt stehen lassen. Am Morgen abseihen und die Veilchenblüten sehr gut ausdrücken. 1500 g Zucker hinzufügen und gründlich vermengen. Kindern gibt man 3–8 TL täglich bei Husten. 2 TL des Sirups, in etwas warmem Wasser aufgelöst, eignet sich bestens als Mundwasser zum Gurgeln.

Wacholder
Juniperus communis, L.

Reckholder, Kranewett, Stechbaum, Räucherstrauch, Queckholder, Räukholder, Jochhandel, Krammetbeerbaum, Machandel, Wachelduren, Wegholter, Machollern, Wachhandel

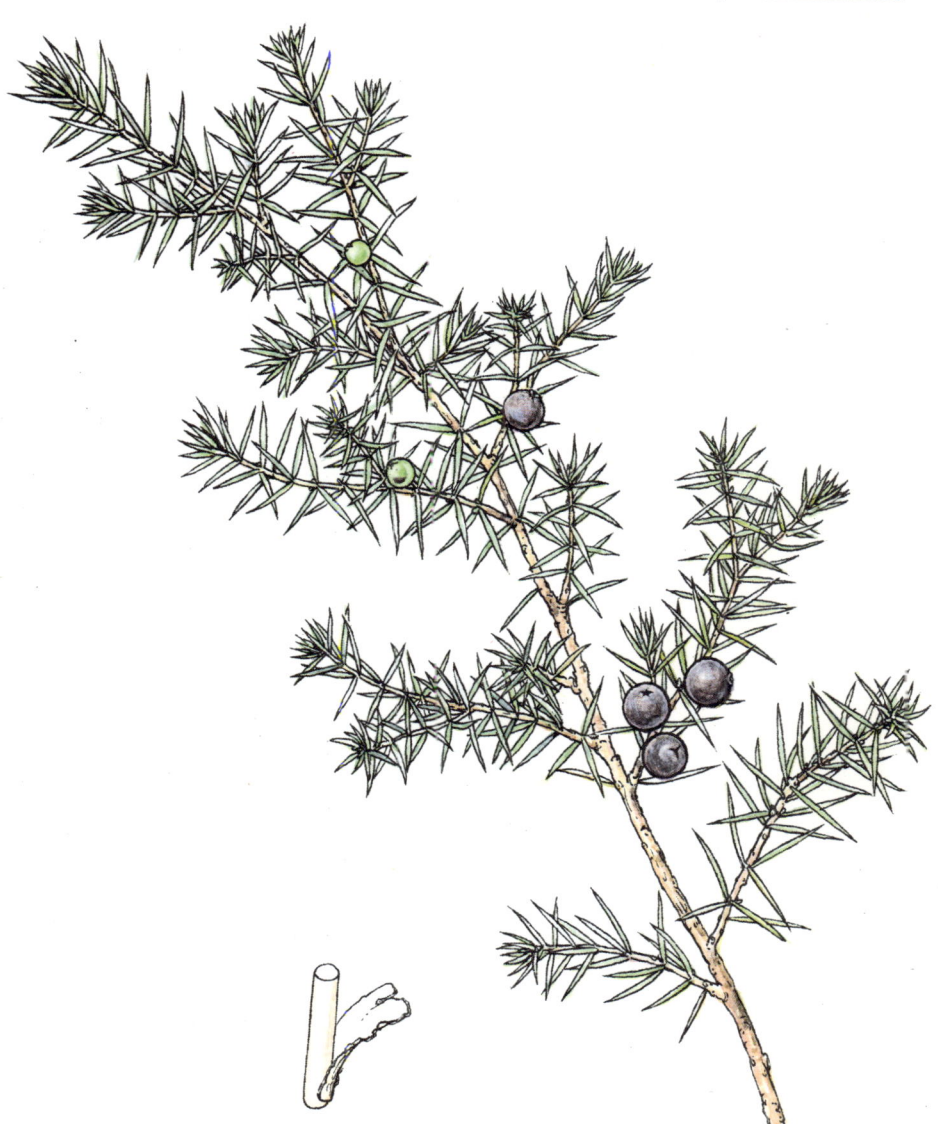

Sein pyramidal-kegelförmiges Aussehen, das uns sehr fremdländisch erscheint und so manchem Betrachter wehmütige Gefühle nach dem sonnigen Süden entlockt, prägt weite Landstriche in fast ganz Europa, den angrenzenden asiatischen Ländern sowie Teilen Nordamerikas, Nordafrikas und Nordchinas. In Südeuropa ist der immergrüne Wacholder vor allem in Nordspanien, ganz Italien, Korsika, Jugoslawien und in Griechenland beheimatet, wo sein zypressenähnlicher Wuchs mehr heimisch erscheint als im gemäßigten Mitteleuropa. Und doch ist eine Wacholderart z.B. aus der Lüneburger Heide nicht wegzudenken, wo die Pflanze mit bis zu elf Metern richtige Baumhöhe erreicht und für diese norddeutsche Landschaft charakteristisch ist.

Das Verbreitungsgebiet des Wacholders, dessen Familie die der Nadelhölzer ist, reicht bei uns von den Heiden und Mooren des Tieflandes über die trockenen Hänge unserer Mittelgebirge bis zu den kargen Böden der Hochalpen. Die Größe des lichtbedürftigen Strauchbaumes hängt von Klima und Bodenbeschaffenheit ab, schwankt jedoch durchschnittlich zwischen einem und fünf Metern. Die Wacholderbäume der Lüneburger Heide gelten als Ausnahme. In den rauheren und unwirtlicheren Alpen wird der Wacholder selten höher als 50 cm. Die Pflanze ist zwar gesellig, hält aber von ihren Artgenossen stets gebührenden Abstand, damit sie ihren Sonnenhunger immer befriedigen kann. Der Wacholder bildet zahlreiche Formen, die in Wuchs, Nadeln und Früchte voneinander abweichen. Der charakteristische zylindrische Wuchs ist jedoch allen zu eigen.

In der Jugend zeigt sich die Wacholderrinde glatt und braungefärbt, nimmt dann mit zunehmendem Alter eine mehr schmutzige, graubraune Farbe an. Die Borke wird rissig und schält sich teilweise faserig ab. Die hellgrünen, an der Oberseite mit einer bläulich-weißen Mittelrinne versehenen Nadeln werden 8–20 mm lang und 1–2 mm breit. Sie stehen in drei-, manchmal auch viergliedrigen Quirlen, laufen vorne sehr spitz zu, womit sie sich – dornenähnlich – vor gefräßigem Wild erfolgreich schützen können.

Die Wacholderblüten sind meist zweihäusig, d. h., die Pflanze bringt weibliche und männliche Blüten hervor. Letztere setzen sich aus zahlreichen Staubgefäßen zusammen, sind gelb und kurzgestielt. Zur Blütezeit in den Monaten April und Mai wirbeln ihre Pollen wie kleine Staubwölkchen empor und befruchten die weiblichen Blüten. Die kleinen weiblichen Blütenstände tragen drei Fruchtblätter mit einer Samenanlage. Nach der Befruchtung durch den männlichen Pollenstaub wachsen diese Fruchtblätter zusammen und bilden die fleischigen Beerenzapfen aus. Zu deren Reifung benötigen die Wacholderpflanzen immerhin drei volle Jahre.

Erstes Jahr ist das Blütejahr. Während des zweiten Jahres wird die weibliche Blüte befruchtet, die Frucht und geschlechtliche Generation auszubilden beginnt. Und erst im dritten Jahr reift die Scheinbeere aus den fleischig gewordenen Fruchtblättern aus. Sie beinhaltet den länglichen kantigen Samen, der von einer äußerst harten Schale umgeben ist.

Von einigen Vogelarten werden die Wacholdersamen besonders geschätzt. Durch den unverdaut ausgeschiedenen Samen verbreitet sich der Wacholder so auf natürliche Weise.

Der Wacholderstrauch steht schon seit Jahrtausenden in hohem Ansehen der Menschen. Als aromatische Pflanze ereilte ihn das Schicksal des Volksglaubens, der den Wacholder zum Zaubergewächs erhob, dem man magische Kräfte zuschrieb. In altgermanischen Gräbern, die man in den konservierenden Mooren fand,

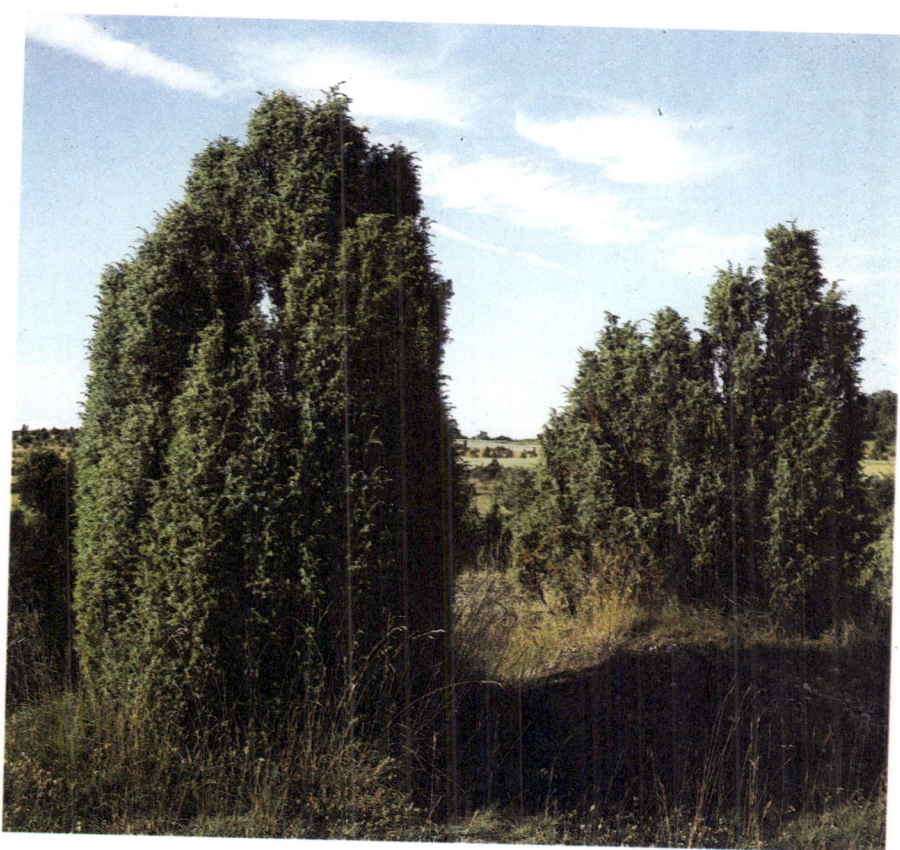

Der immergrüne Wacholder ist ein Nadelgewächs, das in ganz Europa beheimatet ist. In der Lüneburger Heide, wo er das Bild der Heidelandschaft ganz entscheidend prägt, wird die kegelförmige Pflanze bis zu elf Metern hoch. Abgesehen von dieser Ausnahme erreicht der Wacholder durchschnittlich eine Höhe zwischen einem und fünf Metern.

entdeckten die Archäologen auch Wacholderzweige, die den Verstorbenen ins Grab gelegt waren. Auch fand Wacholderreisig Verwendung bei den rituellen Opferfeuern der Germanen, die den Wacholder als Lebens- und Gesundheitsbaum betrachteten.

Der Aberglauben, der sich um den Wacholder rankte, nahm besonders im Spätmittelalter überhand. Selbst im 18. Jahrhundert noch mußte in Oberbayern der Löffel zum Ausrühren der Butter aus Wacholderholz geschnitzt sein, damit die bösen Geister bei der Zubereitung fernblieben. Überhaupt war der Wacholder probates Mittel gegen Hexen, Teufel und Unglück im allgemeinen, die Mensch, Tier und Haus zu mittelalterlicher Zeit ständig drangsalierten.

Aber neben Aberglauben und Kult war die Pflanze auch schon seit der Antike unter den Ärzten als harntreibendes Mittel bekannt. Dies geht aus den Aufzeichnungen von Hippokrates, Dioskurides, Galen und anderen berühmten Heilkundigen hervor.

Als sich dann später die Medizin mit Magie und Aberglauben zu vermischen begann, galt der Wacholder als Allheilmittel schlechthin, das unter anderem auch gegen die Pest eingesetzt wurde. Noch im 19. Jahrhundert herrschte weitverbreitet die Ansicht, daß Wacholder wirksames Mittel gegen ansteckende Krankheiten sei. So räucherte man damals noch die Krankenstuben mit Wacholderholz und -beeren aus.

Ein ganz anderes Verwendungsgebiet der Wacholderpflanze ist die Verarbeitung zu Spirituosen. Wacholderschnaps wußten bereits im Mittelalter unsere Vorfahren zu brennen. Im 16. Jahrhundert bildeten sich in der Nähe des Dorfes Steinhagen, das im heutigen Nordrhein-Westfalen liegt, mehrere Brennereien. Der »Steinhäger« geht schließlich auf die dort entwickelten Brennkünste zurück. In England heißt der Wacholderschnaps Gin, in Holland Genever.

Aber auch in der Küche sind die Wacholderbeeren nicht verschmäht. Vor allem unter deutschsprachigen Feinschmeckern sind sie unersetzliches Gewürz im Sauerkraut, Fischsud und Fischmarinade.

Bis auf die Beeren ist der gesamte Wacholderstrauch oder -baum in Deutschland und einigen anderen europäischen Ländern unter Naturschutz gestellt. Da sich der Hauptwirkstoff, ein ätherisches Öl, aber nur in den Beeren in größeren Mengen befindet, ändert sich durch den Gebrauch für arzneiliche Zwecke am Bestand dieser Pflanze nichts.

Von September bis November, wenn also die kugeligen Beeren durch ihre schwarz-braune Farbe und ihrem bläulichen Reif ihre abgeschlossene Entwicklung anzeigen, ist Sammelzeit. Die Früchte besitzen einen aromatischen Geruch und schmecken anfangs würzig-süß; im Nachgeschmack sind sie dann bitter.

Man fand in ihnen ein stoffwechselanregendes ätherisches Öl, das bis zu 2 % betragen kann. Je südlicher der Standort, desto mehr ätherisches Öl. In deutschen Wacholderbeeren beträgt der Gehalt dieses ätherischen

Öls nie mehr als 1 %, meistens sogar nur 0,5 %. Es finden sich ferner der bislang wenig erforschte Bitterstoff Juniperin, Harze, Gerbstoffe, organische Säuren, Wachse, Gummi, Pectin u.a.

Wacholder ist in der heutigen Naturheilmedizin ein wichtiges pflanzliches Mittel, das dank seiner Beeinflussung des Stoffwechsels bei chronischen rheumatischen Beschwerden und der Gicht verwandt wird (siehe auch Seite 69). Die Droge ist häufiger Bestandteil von blutreinigenden und entschlackenden Tees, da sie Verdauungsorgane und direkt das Nierengewebe zu vermehrter Tätigkeit anregt. Der Wacholder wirkt magenstärkend, blähungstreibend, appetitanregend, verdauungsfördernd und normalisiert die Magen- und Darmtätigkeit. Als mild harntreibendes Mittel war er ja schon im Altertum bekannt, woran auch heute nicht zu zweifeln ist. Somit wird er auch bei Wassersucht, Blasenleiden und Blasenentzündung angewendet.

Die Verwendung von Wacholder kann bei falscher Dosierung und zu langer Einnahme Nierenreizungen und Nierenblutungen auslösen. Bei akuter Nierenentzündung und während der Schwangerschaft darf Wacholder nicht eingenommen werden. Erstes Warnzeichen eines Wacholdermißbrauches ist Eiweiß im Harn.

Es ist ratsam, Wacholderarzneien nur unter ärztlicher Aufsicht einzunehmen, damit es nicht zu unliebsamen Nebenwirkungen kommt und die Absicht der Gesundung nicht in das Gegenteil umschlägt.

Zubereitung und Dosierung:

Es gibt die Regel: Niemals länger als sechs Wochen Arzneimittel oder andere Zubereitungen aus Wacholder einnehmen, es sei denn, ein Arzt beaufsichtigt eine darüber hinausreichende Therapie.

Sehr gebräuchlich ist heute der naturreine Wacholderpreßsaft aus Apotheke oder Reformhaus. Es werden je nach Verträglichkeit täglich 3–6 TL in etwas Flüssigkeit verdünnt eingenommen. Vom Wacholdersirup fügt man einer Tasse Wasser 3 TL zu, vom Wacholdermus sind morgens und abends je 1 EL angezeigt, wobei für Kinder und Empfindliche 1 TL die richtige Dosierung ist. Die früher so häufig durchgeführte Wacholderbeerenkur nach Pfarrer Sebastian Kneipp ist auf Seite 69 beschrieben.

Und schließlich sei auch der Wacholdertee genannt, für den man je Tasse Wasser 1–2 TL der Droge benötigt. Um das ätherische Öl nicht zu zerstören, bereitet man nur einen Aufguß von 10–15 Minuten Dauer. Niemals kochen! Vom Tee trinke man täglich 2 Tassen.

Für äußerliche Anwendungen wie Einreibungen, Umschläge usw. ist der Wacholderspiritus die gebräuchlichste Form. Die Dosierung der zahlreich angebotenen Fertigpräparate erfolgt nach Anweisung des Arztes bzw. nach Packungsvorschrift.

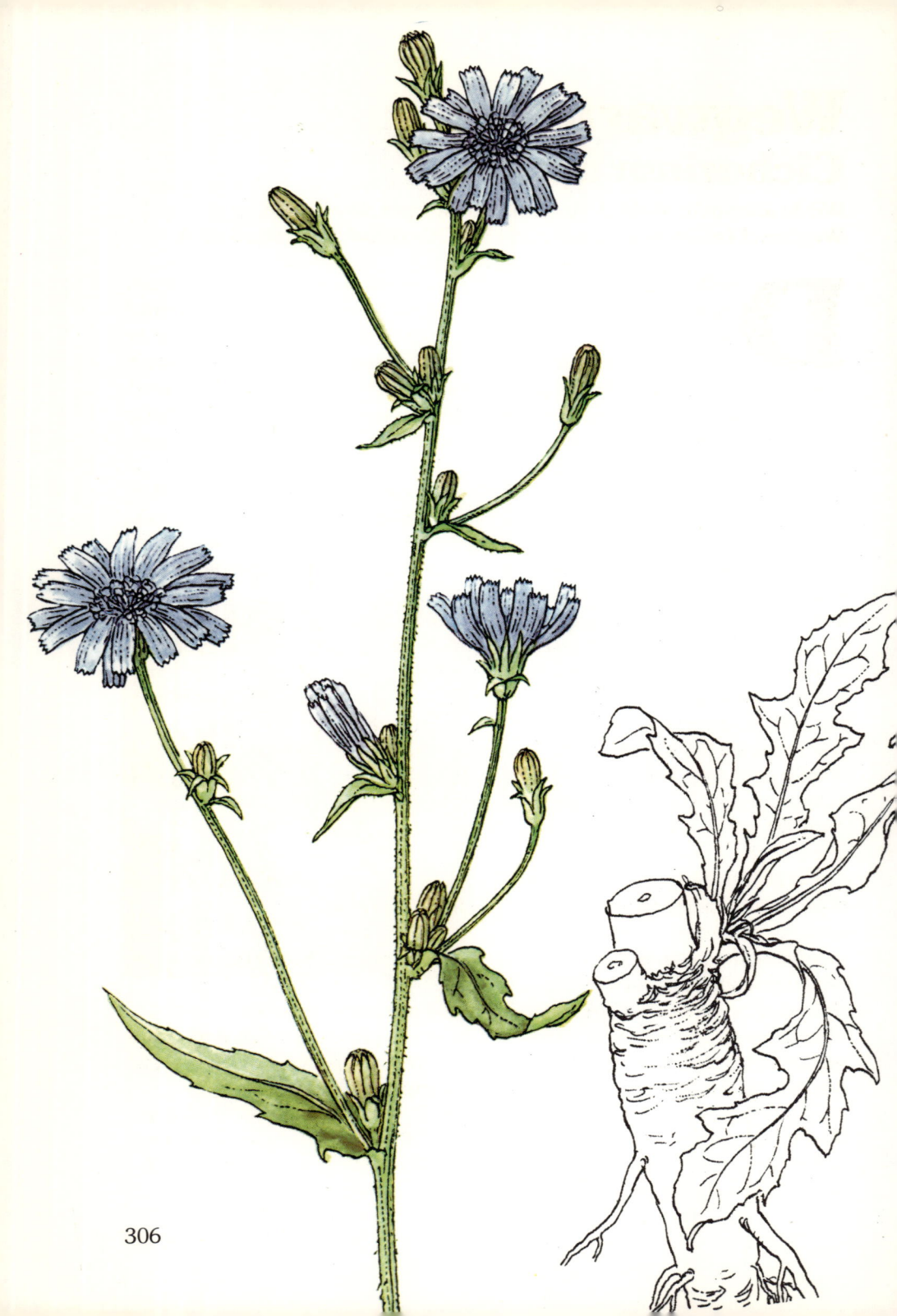

306

Wegwarte
Cichorium intybus

Wilde Zichorie, Feldzichorie, Rattenwurz, Wegweiß, Wegleuchte, blauer Sonnenwirbel, Hindlauf, Sonnenwedel.

Die Wegwarte zählt zur Familie der Körbchenblütler und ist fast über die ganze Welt verbreitet. Die nördlichen, gemäßigten Zonen Europas bieten die günstigsten Wachstumsverhältnisse, weshalb sie bei uns durch ihr zahlreiches Auftreten allzu schnell als Unkraut betrachtet und abgewertet wird.

Wir finden dieses ausdauernde, bis zu einem Meter hoch wachsende Heilkraut an Weg- und Feldrändern, Bahndämmen, auf Böschungen, Brachböden und Aufschüttungen.

Ihre tiefreichende, bitter schmekkende Pfahlwurzel ist milchsafthaltig, daher innen von weißer, ansonsten von gelblicher Farbe. Aus ihr sprießt der harte, kantige, wenig verzweigte Stengel, der manchmal behaart ist und vereinzelt kleine Blättchen trägt.

Die Blätter bilden eine bodenständige Rosette. die ähnlich dem Löwenzahn – nur gröber – fiederspaltig und gelappt sind. Die ziemlich großen Blüten sind lebhaft bis himmelblau gefärbt und bestehen nur aus Zungenblüten. Die sonst den Körbchenblütler eigenen Röhrenblüten fehlen gänzlich. Nur an den Vormittagen der Monate Juli bis September richten sich die Blütenköpfchen der im Osten aufgehenden Sonne zu, um bereits schon am Nachmittag, kraftlos geworden,

zu verwelken. Aus dieser Beobachtung heraus entwickelte sich im Mittelalter die Sage, daß die Wegwarte ein verzaubertes Fräulein sei, das seines Geliebten harre, der nach Beendigung seines Kreuzzuges ins Heilige Land aus dem Osten auftauchen müsse.

Im 19. Jahrhundert wurde die Wegwarte auf großen Flächen kultiviert Die gezogenen Pflanzen werden insgesamt größer, die Blätter glatter und

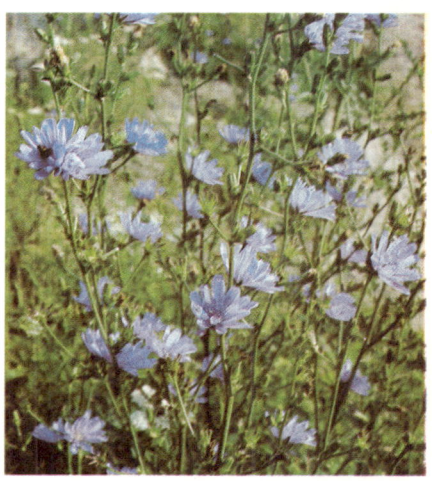

Die ganze Wegwarte wird arzneilich verwertet und bei der Behandlung der verdauenden Organe eingesetzt. Sebastian Kneipp empfahl die Wegwarte besonders bei Gallestauungen im Pfortadergebiet.

307

die Wurzeln stärker. Letztere lieferte die Zichorienwurzel, die geröstet auch heute noch zu einem Kaffee-Ersatz verarbeitet wird.

Die jungen Blätter enthalten viel Vitamin C und ergeben einen schmackhaften Frühlings-Wildkräutersalat. Eng verwandt mit der Wegwarte ist die Endivie, die als Salatpflanze heute in großem Maße angebaut und wie Kopfsalat zubereitet wird.

Von allen Zichorienpflanzen kommt nur der Wegwarte eine medizinische Bedeutung zu. Man verwendet Wurzel, Blätter und Blüten. Die Pharmazie bedient sich meist nur der Wurzel, die zweijährig im Herbst gezogen wird.

Blüten und Blätter erntet man in der Blütezeit zwischen Juli und September.

Die Drogen der Wegwarte sind ohne besonderen Geruch, jedoch von bitterem Geschmack, der auf das Bitterstoffglykosid Intybin zurückzuführen ist. Dieser Bitterstoff ist absolut unschädlich und kann selbst bei Geschwüren des Verdauungstraktes bedenkenlos eingesetzt werden.

Cichoriin, Cholin, ätherisches Öl, salz-, salpeter- und schwefelsaures Kali, Harz, Gerbstoff, fettes Öl und Inulin ergeben u.a. die heilwirksamen Inhaltsstoffe der Wegwarte. Die Wurzel hat den größten Inulingehalt, der zwischen 20 und 50% betragen kann. Wie alle inulinhaltigen Heilpflanzen regt die Wegwarte den Stoffwechsel nachhaltig an.

Intybin, Kali sowie Inulin zählen als hauptwirksame Substanzen, die die Wegwarte zur Arzneipflanze bei Verdauungs-, Leber/Galle- und Nierenleiden werden ließ.

Die Drogen fördern durch Anregung der Verdauungsdrüsen die Darmentleerung, werden bei Appetitlosigkeit und Magen- sowie Darmgeschwüren angewandt und helfen mangelnde Magensäure zu bilden.

Die Funktion von Leber und Galle wird bei Schwäche gesteigert und normalisiert. Leberstauungen werden beseitigt, Gallenabsonderung gefördert und die Entstehung von Gallensteinen unterbunden.

Die harntreibenden Eigenschaften der Wegwarte unterstützt die Behandlung von Nierenunterfunktion.

Zubereitung und Dosierung:

1–2 TL der Blätter und Blüten (je Tasse Wasser) werden zu einem Aufguß benötigt. Von der Wurzel muß eine Abkochung zubereitet werden, zu der man 2 TL der zerkleinerten Droge für 1 Tasse Wasser verwendet. Täglich 1–2 Tassen 30 Minuten vor den Mahlzeiten warm trinken.

Weißdorn, zweigriffliger
Crataegus oxyacantha

Mehlbeeren, Zaundorn, Heckendorn, Mehlbeerdornen, Hagedorn, Hageapfel, Mehlhosen, Müllerbrot, Christdorn. (Siehe auch Weißdorntherapie unter Herz/Kreislauf, Seite 35).

Der in den letzten Jahrzehnten sehr zu Ehren gekommene Weißdornstrauch ist fast in ganz Europa beheimatet und wächst wild an Waldrändern, in Hecken, Gebüschen und Gärten, an Autobahnen, Bahndämmen und in lichten Wäldern. Der dornige Baumstrauch erreicht je nach Lage eine Höhe von bis zu fünf Metern, bevorzugt lehmigen, wenig feuchten Boden und Schattenlage.

Der zur Familie der Rosengewächse gehörende Weißdorn wird für arzneiliche Zwecke im Anbau baumartig gezogen.

Durch sein dichtes Zweigengeflecht ist er von sperrigem Wuchs. Er hat eine glatte, aschgraue Rinde, die auch – jedoch sehr selten – arzneilich verwertet wird. Seine kleinen, wenig gelappten Blätter sind kurzgestielt und glänzend. Über und über ist der Weißdorn im Mai und Juni von seinen dichtgedrängt sitzenden, schneeweißen oder rosafarbenen Blüten betupft, in deren fünf runden Blütenblätter viele hellrote Staubgefäße sitzen, die einen eher unangenehmen Duft verströmen.

Zum Herbst reifen die leuchtend roten, eiförmigen Früchte, die der Ha-genbuttenfrucht sehr ähnlich sind. Jedes dieser Samengefäße enthält beim Crataegus oxyacantha 2–3 Nüßchen.

Neben dem oben beschriebenen zweigriffligen Weißdorn ist auch der eingrifflige (Crataegus monogyna) bei uns heimisch, der zudem in Nordasien anzutreffen ist.

Beide Arten sind leicht zu verwechseln, nur beim genaueren Hinsehen zeigen sich kleine Unterschiede. So sind die Blätter beim eingriffligen Weißdorn drei- bis siebenlappig und oft tief eingeschnitten, und die Früchte besitzen lediglich ein Samennüßchen.

Die häufig anzutreffenden Mischformen, die sich im Laufe der Zeit gebildet haben, machen eine Unterscheidung allerdings manchmal unmöglich. Da beide Arten in ihrer Bedeutung als Arzneipflanze gleichwertig sind, ist eine Trennung auch ohne therapeutischen Belang.

Lediglich die rotblühende Abart des Weißdorns, der Rotdorn sowie manche in Anlagen und Parks angepflanzten Ziersträucher, die man an den wesentlich längeren Dornen und größeren Blüten erkennen kann, gelten als Verfälschung, die keiner medizinischen Verwendung zugeführt werden.

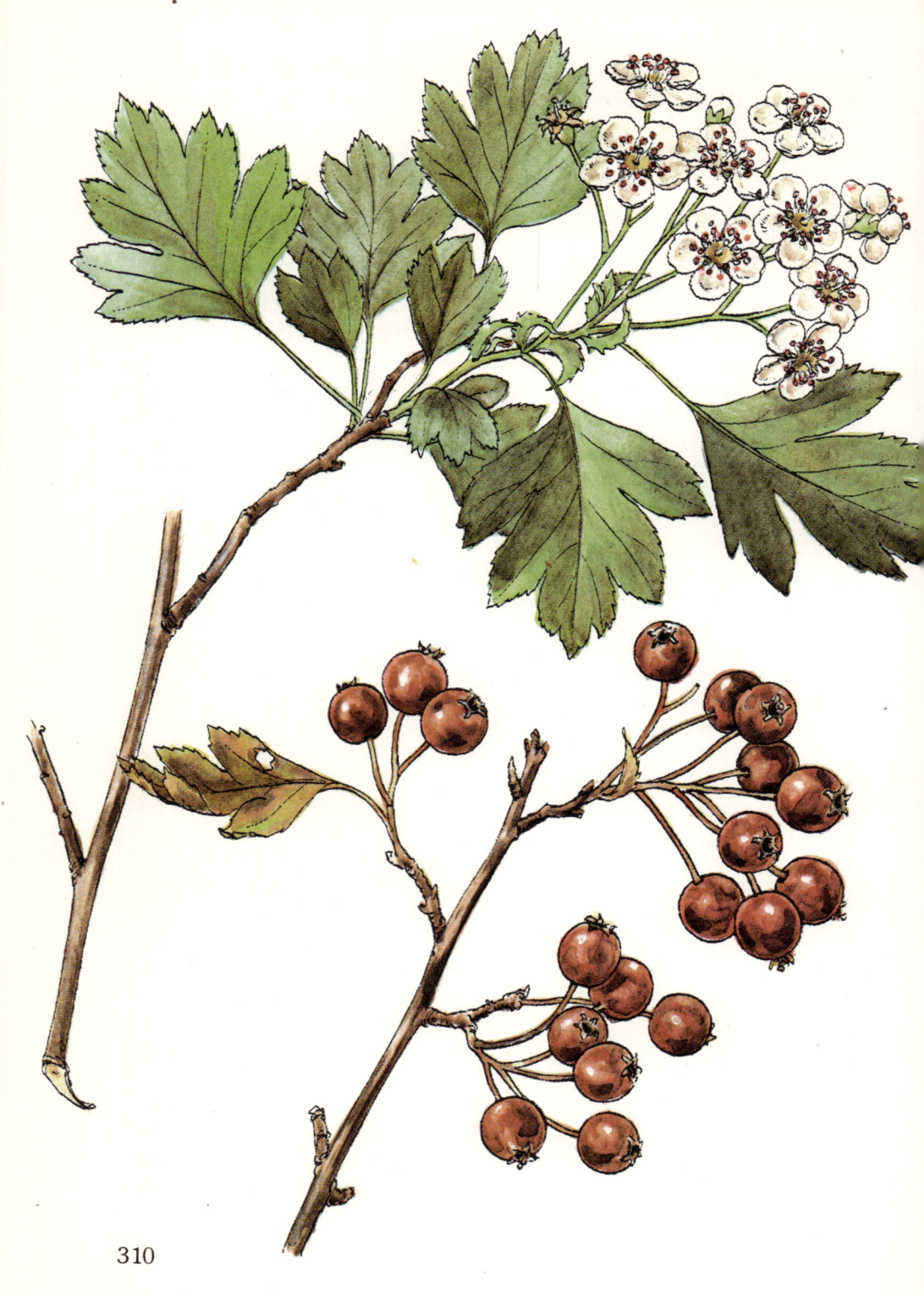

310

Unter den Schriften des griechischen Gelehrten Dioscurides (1. Jahrhundert n. Chr.) finden sich die ersten detaillierten Beschreibungen des Weißdorns. In den folgenden Jahrhunderten gehörte diese großartige Arzneipflanze zum festen Bestandteil der Volksmedizin, die jedoch über das heutige Hauptanwendungsgebiet nicht Bescheid wußte. Man verwandte vielmehr den Weißdorn bei Durchfällen und pries ihn als wahres lebensverlängerndes Elixier an. Richtig dosiert ist der Weißdorn tatsächlich auch heute noch ein reiner Lebens- und Gesundheitstrank.

Im Mittelalter bemächtigten sich Aberglaube und Magie dieser Heilpflanze, bis die Homöopathie im letzten Jahrhundert den Weißdorn aus den mystischen Fesseln der mittelalterlichen Vorstellungswelt befreite.

In Deutschland wurden die Mediziner Vorreiter in der Erforschung dieser Pflanze, die auch heute noch in unserem Land häufigste Verwendung als Mittel der Herztherapie findet.

Der wissenschaftliche Name Crataegus leitet sich von dem griechischen Wort crataios ab, das mit »widerstandsfähig« übersetzt werden kann. Tatsächlich ist das Weißdornholz von ungeheurer Zähigkeit, das für Drechslerwaren sehr geschätzt wird.

Die deutsche Bezeichnung rührt von der Rindenfarbe her, die im Gegensatz zum Schwarzdorn sehr hell ist.

Blüten und Blätter des Weißdorns (selten auch die Früchte) bilden die Grundlage für die medizinische Verwendung. Während der Blütezeit im Mai und Juni werden sie von den wildwachsenden Sträuchern oder den für diesen Zweck gezogenen kultivierten Arten geerntet.

Als herzwirksam konnten die Wissenschaftler die Säuren (Crataegussäure) feststellen, deren Wirkungsweise an Froschherzen geprüft wurde. Da jedoch die Pflanzenheilkunde, im Gegensatz zur Allopathie, nicht mit isolierten Stoffen arbeitet, kommt die Gesamtheit der Inhaltsstoffe auch hier beim Weißdorn zur Geltung. Man fand ferner u.a. sehr viele Flavone, deren vitaminähnlicher Charakter für die Zellatmung unentbehrlich ist und auf die Herzmuskeltätigkeit und zu hohen Blutdruck eine günstige Beeinflussung ausübt, ferner Rutin, das die

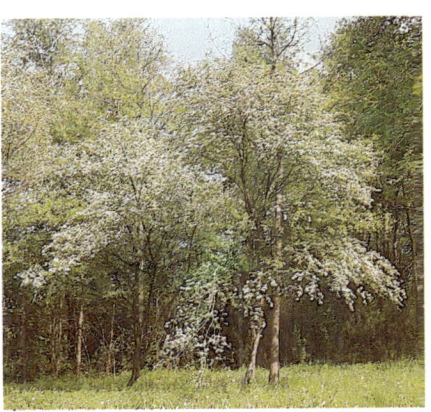

Der Weißdorn wird ein mehrere Meter hoher Baumstrauch. Man findet ihn an Waldrändern, in lichten Wäldern, Hecken und Gebüschen. Aus seinen Blättern und Blüten gewinnt man die Crataegussäure, die man als Hauptwirkstoff erkannt hat.

Blutgefäße geschmeidig und funktionsfähig erhält, Glykoside, Acetylcholin, Gerbstoffe und Saponine. In den Früchten kommen auch ätherische Öle, Pektin und die Vitamine B und C vor.

Weißdorn zählt zu den beruhigenden Heilpflanzen, was ihm auch die Bezeichnung »Baldrian des Herzens« einbrachte. Er ist das bestgeeignete Mittel, das beim schwachen Herzen, dem sogenannten Altersherz, und bei Kreislaufstörungen angewendet wird. Er zeichnet sich vor allem durch seine ausgezeichnete Verträglichkeit aus, die selbst bei Dauergebrauch keinerlei Nebenwirkungen zeigt. Ganz im Gegenteil, eine Langzeitbehandlung ist sogar erwünscht und erforderlich, um eine nachhaltige Wirkung zu erzielen.

Weißdornpräparate fördern die Durchblutung der Herzkranzgefäße und erhalten die Funktionsfähigkeit des Herzmuskels. Weißdorn beugt Arteriosklerose vor und findet bei Schlaflosigkeit und Beschwerden in den Wechseljahren erfolgreiche Verwendung.

Der günstige Einfluß auf die Konzentrationsfähigkeit, besonders älterer Menschen, konnte ebenfalls beobachtet werden.

Zubereitungsarten und Dosierung der Weißdorndroge, siehe auf Seite 36.

Galenus von Pergamon
(129–199)

Neben der hippokratischen Lehre galten die mannigfachen Schriften des Galenus von Pergamon, genannt Galen, bis ins späte Mittelalter hinein als unumstößliche Gesetze der Medizin. Erst die Renaissance machte der galenischen Autorität ein Ende.

Galen stammte aus dem griechischen Kleinasien und erlangte dort lokale Berühmtheit als erfolgreicher Gladiatorenarzt.

Selbstachtung und Ehrgeiz trieben ihn nach Rom, wo er eine beispiellose Karriere machte, und als Leibarzt des Philosophen und Kaisers Marc Aurel zum bedeutendsten Arzt der Antike wurde.

Das gesamte medizinische Wissen seiner Zeit trug er in über 500 Werken zusammen, immer bemüht, seine Wissenschaft bis ins Detail zu systematisieren. Er war sich seiner Fähigkeiten nur allzu genau und gern bewußt, was auch aus dem Tonfall seiner mathematischen und philosophischen Schriften herauszulesen ist.

Anatomie und Physiologie bildeten für ihn die Grundlagen der Medizin, die er auf die hippokratische Säftelehre aufgebaut hatte.

Noch heute erinnern an ihn die Begriffe galenische Pharmazie und Galenika, mit denen die Arzneiformen und ihre Herstellung, wie Aufgüsse, Abkochungen, Tinkturen, Extrakte, Salben, Pasten, Pillen usw. bezeichnet werden.

Wermut
Artemisia absinthium

**Wermet, Würmet, Absinth,
Grabekraut, Hilligbitter,
Magenkraut, Wiegenkraut.**

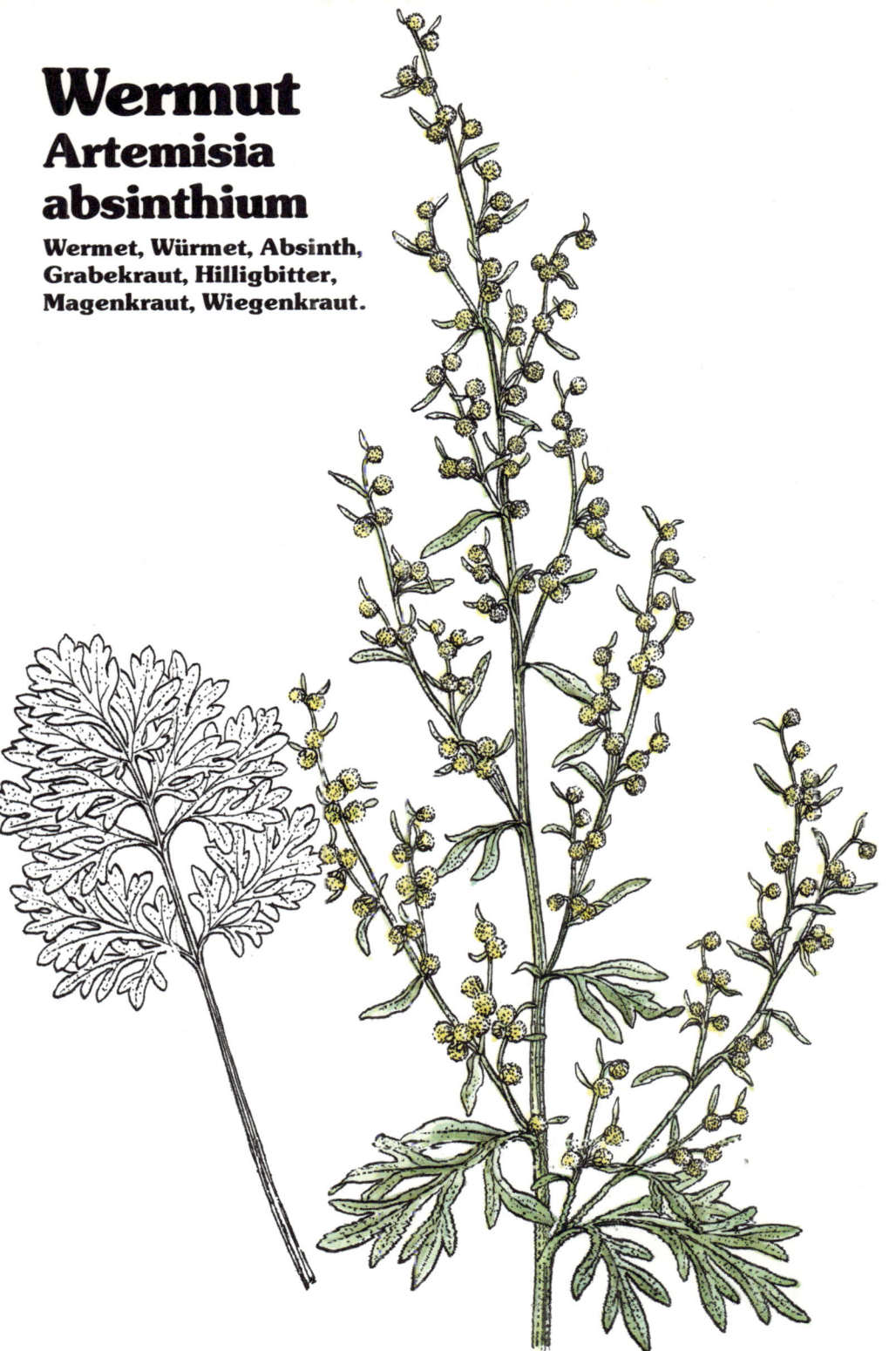

Der ursprünglich aus Sibirien stammende Wermut fand seine Heimat in Mittel- und Südeuropa. Dort wächst er vorzugsweise auf stickstoffreichen, kalkhaltigen Böden, oft in Ruinen, auf Schutthalden oder ähnlich steinigem Untergrund. Außer in den warmen Mittelmeerländern finden wir diesen ausdauernden Zwergstrauch in Asien und sogar in manchen Alpentälern der Schweiz.

Der Wermut wird zwischen 50 und 100 cm hoch, trägt viele Sprossen, an denen quastenähnlich kleine blaßgelbe Blütenkörbchen sitzen. Stengel sowie die zwei- und dreigefiederten Blätter sind silbrig bis graugrün gefärbt und mit flaumigen Härchen besetzt. Man erkennt den Wermut außerdem an seinem starken, durchdringenden Geruch, der den zwischen den Fingern zerriebenen Blättern entströmt. Unsere Nase empfindet diesen aromatischen Geruch als nicht sehr angenehm, was auch der wissenschaftliche Name dieser Heilpflanze zum Ausdruck bringt (das griechische Wort absinthion bedeutet soviel wie Mißvergnügen). Die griechische Jagdgöttin Artemis, welche als Zwillingsschwester des Sonnen- und Heilgottes Apollon auch die Schutzgöttin der Frauen war, empfahl der Sage nach den Frauen erstmals den Wermut gegen ihre Leiden.

»Wermuth ist ein unübertreffliches Kraut, bey den Alten gehalten, in Gottesdiensten und Triumphen herrlich gebraucht«, verrät ein mittelalterliches Kräuterheilbuch. Tatsächlich hatte der Wermut seit dem Altertum nicht nur die bekannte medizinische Bedeutung, sondern trat auch vielfach – vornehmlich bei den Ägyptern und Kelten – als Kultpflanze in Erscheinung. Wohl durch seine konzentrierten Bitterstoffe wurde der Wermut zum Symbol des Leids und der Prüfung irdischen Lebens.

Obwohl mit dieser Heilpflanze (früher wie heute) viel Mißbrauch getrieben wurde, hat sie ihren uneingeschränkten Platz unter den bekanntesten Heilpflanzen erfolgreich verteidigen können.

Die zu Beginn der Blütezeit (Juli/August) gesammelten Blätter beinhalten ein sehr wirksames ätherisches Öl, drei Bitterstoffe, relativ viel Kalium, organische Säuren, Gerbstoff, Harz und Vitamin C und B2.

Wohl haben die zur Droge verarbeiteten Blätter eine menstruationsfördernde Eigenschaft, doch liegt der Schwerpunkt der heutigen Verwendung im Bereich der Verdauungsorgane. Richtig dosiert, regt der Wermut die Speicheldrüsen, die Magen- und Darmdrüsen und die Absonderungen der Leber und Bauchspeicheldrüse an. Er ist blähungstreibend und fördert den Gallenfluß, die Gallenbildung in der Leber und die äußerst verdauungswichtige Magen-Darmbewegung. Diese vielfältig ausgeprägten Eigenschaften machen Wermut zu dem appetit- und verdauungsanregenden Mittel schlechthin – wenn nur sein Geschmack nicht so abscheulich wäre. Wer sich allerdings damit anfreunden kann, leistet seiner Leber, Galle, Magen und Darm gute Dienste, wenn diese durch Funktionsstörungen belastet sind. Bei Magendruck,

Völlegefühl und Sodbrennen ist Wermut ebenfalls ein guter Freund. Auch die altbekannte Bedeutung als Wurmmittel gilt ungeschmälert fort.

Dem starken ätherischen Öl ist die Giftwirkung zuzuschreiben, die bei zu hoher Dosierung und bei längerer Einnahme auftreten kann. Trotzdem zählt Wermut zu den besten Heilmit-

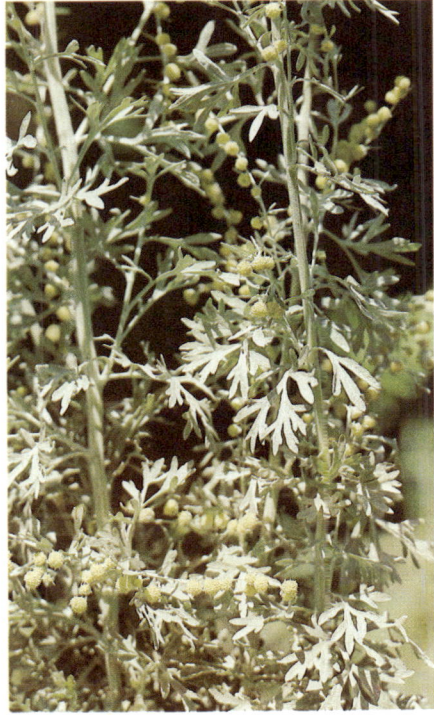

Zerreibt man die Wermutblätter zwischen den Fingern, entströmt ihnen ein starker, durchdringender Geruch, der unangenehm in die Nase steigt. Im Geschmack ist die Pflanze geradezu abscheulich, weshalb sie sich als Heilpflanze keiner allzu großen Anhängerschar erfreut.

teln pflanzlicher Herkunft, wenn Einnahmedauer und Dosis ärztlich überwacht werden.

Die Folgen von Wermutmißbrauch beginnen mit Kopfschmerzen, Schwindelgefühl, Krämpfen und Bewußtlosigkeit. Der gewohnheitsmäßige Genuß von Absinth, dem aus Wermut hergestellten Branntwein, führt durch chronische Vergiftung zum Tode, indem das gesamte Nervensystem geschädigt wird. Nicht wieder gutzumachender körperlicher und geistiger Verfall, der zur Verblödung führt, geht voraus. Absinth wurde aus diesen Gründen in Deutschland 1923 verboten. In vielen europäischen Ländern, beispielsweise Frankreich, wird dieser Schnaps jedoch immer noch legal hergestellt und vertrieben.

Schwangere und stillende Mütter sowie Kranke, die an entzündlichen Prozessen im Magen-Darm-Bereich leiden, müssen auf Wermut verzichten.

Zubereitung und Dosierung:

Im Gegensatz zum Absinth kann der Wermutwein unbedenklich eingenommen werden, da er nur die wertvollen Bitterstoffe enthält. Man bereitet diesen Wein aus 2 EL der zerkleinerten Droge, die mit einem Liter Weißwein angesetzt werden. Nach 14 Tagen abseihen. Wermutwein darf wie alle Wermutzubereitungen nicht zum Dauergebrauch verführen. Zur Appetitanregung nimmt man bei Bedarf vor den Mahlzeiten 2 TL des Weines mehrere Tage hintereinander ein.

Wenn die Verdauung erleichtert werden soll, wird dieselbe Menge nach dem Essen verabreicht.

Bereitet man lieber einen Aufguß (leicht gelbe Farbe), darf nur ½ TL der Droge je Tasse Wasser Verwendung finden. Mehr als 2–3 Tassen täglich sind ohne ärztliche Verordnung nicht angezeigt.

Von der Wermuttinktur nimmt der Patient 3mal täglich 15 Tropfen in etwas Flüssigkeit. Wird zum Wermutpulver gegriffen, muß prisenweise dosiert werden: 3mal täglich 1 kleine Prise vor den Mahlzeiten.

Die Gesamtheit der natürlichen Bestandteile, die den Wermut so wertvoll macht, erschließt sich besonders wirksam im Preßsaft der frischen Pflanze. Es empfiehlt sich eine kurmäßige Einnahme von 2–3 Wochen. Dabei nimmt man 3mal täglich ¼ Stunde vor den Mahlzeiten 1–2 TL Saft, mit der 6fachen Menge Flüssigkeit verdünnt, ein. Je nach Befinden kann die Kur nach einer Pause von 4–6 Wochen wiederholt werden.

Verzeichnis der Krankheiten

A

Angina 41 f, 149, 250
Angina pectoris 35 f
Angstzustände 134
Appetitlosigkeit 124, 223, 257, 262, 278, 282, 286
Arterienverkalkung 177
Arteriosklerose 31, 32, 35, 37, 312
Arthritis 64 ff
Arthrose 64 ff
Asthma 135, 173, 183, 204, 285, 289
Aufstoßen 257, 262
Augenentzündung 177, 237
Augenschwäche 135
Augenstörungen 135
Avitaminose 28

B

Bewußtlosigkeit 315
Blähungen 112, 211, 216, 223, 233, 245, 257, 269, 278, 297
Blasenentzündung 94, 121, 305
Blasenkatarrh 27, 131, 189
Blasenleiden 230, 305
Blutbrechen 150
Bluterguß 58, 128, 274
Blutharn 150
Bluthochdruck 377, 282, 311
Bluthusten 150
Blutkrankheiten 238
Blutspucken 183
Brandwunden 58, 265
Bronchialasthma 143
Bronchialkatarrh 158, 173, 204, 257
Bronchitis 285, 292, 300

D

Darmblutungen 192
Darmentzündung 181, 233
Darmgeschwüre 262, 292, 308
Darmkatarrh 257
Darmkoliken 245
Darmkrämpfe 211, 223
Darmschwäche 161
Durchblutungsstörungen 274
Durchfall 143, 181, 216, 233, 245, 262, 278, 289, 297

E

Ekzeme 265
Erbrechen 257

F

Fieber 138, 177
Frostbeulen 59, 265

G

Gallenkolik 166
Gallensteine 79 ff, 166
Gallenstörungen 237, 249, 260, 308
Gastritis 45
Gebärmutterblutungen 192
Gebärmutterkrämpfe 223
Gelbsucht 139, 183
Gelenkrheumatismus 28, 147
Geschwüre 233, 250
Gicht 21, 64, 72, 143, 147, 151, 189, 196, 238, 270
Grippe 41, 292

H

Hämorrhoiden 40, 207, 274, 282
Halsentzündungen 257, 297, 300
Halsschmerzen 155, 200
Harnbeschwerden 196
Harnsteine 189
Hautentzündungen 226
Hauterkrankungen 183, 219, 233
Heiserkeit 143, 158, 196, 204, 278
Herzinfarkt 31, 37
Herzinsuffizienz 21
Herzklappenfehler 30
Herzklopfen 135, 170
Herzmuskelentzündung 30
Herzneurose 135, 200
Hexenschuß 151
Husten 120, 124, 135, 143, 158, 183, 196, 204, 257, 278, 285, 292, 300

I

Infektionskrankheiten 216
Insektenstiche 58, 289
Ischias 151

J

Juckreiz 257

K

Keuchhusten 173, 204, 285, 289
Kopfschmerzen 59, 135, 196, 245, 257, 315
Krämpfe 135, 155, 215, 315
Krampfadern 274, 282
Kreislaufschäden 253, 312

L

Leberbeschwerden 260, 308
Leberentzündung 81, 242
Leberschäden 253, 262
Leberzirrhose 237
Leibschmerzen 155, 216, 223, 257
Luftröhrenkatarrh 158
Lungenspitzenkatarrh 289

M

Magenblutungen 192
Magendruck 314
Magenentzündung 181, 207, 233
Magengeschwür 216, 262, 292, 308
Magenkatarrh 269
Magenkoliken 245
Magenkrämpfe 211, 223, 297

Magenschwäche 161
Magenübersäuerung 249
Mandelentzündungen 278
Menstruationsschmerzen 111 f, 216, 223, 245, 282
Migräne 200
Mundfäule 250
Muskelschmerzen 204, 207
Muskelschwäche 177
Muskelzerrung 265

N

Nasenbluten 193
Nervenschmerzen 204, 207, 226
Nervenschwäche 177, 200
Nervosität 226
Nesselausschlag 55
Nierenbeckenentzündung 121, 131
Nierenblutungen 305
Nierenentzündung 92, 254, 305
Nierenkoliken 249
Nierenleiden 230, 253, 308
Nierenstein 92

O

Ohrensausen 170
Ohrenschmerzen 196, 245

P

Parasiten 143, 161
Prellungen 207, 265, 289
Prostatahypertrophie 98

Q

Quetschungen 128 265

R

Rachenkatarrh 297
Rheumatismus 60 ff, 189, 207, 238, 257, 270
Rippenfellentzündung 151
Rückenschmerzen 282

S

Schlaflosigkeit 134, 200, 312
Schleimhautentzündungen 207, 300
Schnittwunden 250, 265
Schnupfen 41, 196, 257
Schweißausbrüche 116
Schwindel 135, 170, 315
Skorbut 237
Sodbrennen 45, 262
Sonnenbrand 265
Stuhlverstopfung 46 f, 170, 173, 286

T

Thrombosen 274
Tuberkulose 24, 289

Ü

Übelkeit 257

V

Venenentzündungen 274

Verdauungsbeschwerden 124, 155, 216, 266, 269
Verkalkung 238
Verrenkungen 128, 265
Verstauchungen 128

W

Wassersucht 95, 147, 189, 196, 237, 305
Weißfluß 114 f, 278

Z

Zahnfleischentzündung 138, 211, 278
Zahngeschwüre 183
Zahnschmerzen 59, 177, 196, 212, 245
Zerrungen 207

Verzeichnis der deutschen Pflanzennamen

A

Ackergauchheil 87
Ackerschachtelhalm 24, 71, 74, 91, 95, 113, 115, 119 ff
Ackerwinde 20
Adoniskraut 39
Alantwurzel 43, 54, 96, 114
Aloe 50, 114
Alpenveilchen 23
Andorn 86 f, 96
Angelikawurzel 39, 45, 50, 87, 103
Anis 42, 46, 48 ff, 54, 90, 95, 112, 123 ff
Arnika 36, 38 f, 40, 49, 54, 59, 96 f, 114, 116, 127 ff
Artischocke 82

B

Bärentraube 90, 95, 98, 129 ff
Bärlappkraut 49
Baldrian 32, 37, 39, 53, 55, 95, 96, 101, 103, 112, 115 f, 133 ff
Benediktenkraut 86
Berberitze 39, 86 f, 95, 136 ff
Bibernelle 39, 95, 140 ff
Birkenblätter 65, 71, 73, 90 f, 95, 112, 144 ff
Bitterklee 32, 86, 103
Bittersüß 40. 56, 65, 70 f
Blasentang 31
Bockshornklee 40
Bohnenschale 65, 73, 90
Brennessel 14, 40, 48, 65, 70 f, 73 f, 91, 113, 149 ff
Brombeere 43
Bruchkraut 90
Brunnenkresse 31, 32
Buchweizen 31

C

Chinarinde 60

D

Dost 152 ff

E

Ehrenpreis 95
Eibisch 25, 42 f, 54, 95, 156 ff
Eichenrinde 49, 59, 98
Engelsüßwurzel 31, 32, 40, 86
Enzian 45, 49 f, 159 ff
Erdrauch 48, 84, 163 ff

F

Faulbaumrinde 48 f, 54, 71, 74, 86 f, 112, 114, 167 ff
Fenchel 45, 48 f, 54, 96, 171 ff
Fingerhut 21, 27, 35
Frauenmantel 113, 175 ff

G

Gänsefingerkraut 39, 48, 96, 179 ff
Gartenraute 114 ff
Ginster 73
Goldrute 58, 73, 91 f, 95, 182 ff
Gottesgnadenkraut 39
Grindeliakraut 54
Guajakholz 56, 71
Guarana 60
Gundelrebe 86

H

Hagebutte 43
Hauhechelwurzel 31, 32, 71, 73, 89 ff, 95, 186 ff
Heidekraut 32, 60, 103, 112
Heidelbeerblätter 40
Herbstzeitlose 21
Heublume 59, 75
Hirtentäschelkraut 32, 58, 113, 191 ff
Hohlzahn 43
Holunder 41, 48, 195 ff
Hopfen 60, 97, 102 ff, 116, 199 ff
Huflattich 42 f, 54, 202 ff
Hundszunge 60

I

Isländisches Moos 46, 54

J

Johanniskraut 38, 40, 51, 55, 59, 65, 74, 86, 97 f, 103 f, 116, 205 ff

K

Kalmus 37, 49 f, 53, 55, 59, 65, 74, 86 f, 209 ff
Kamille 15, 40, 43, 45 ff, 53, 55, 59 f, 86, 90, 103 f, 111 ff, 116, 213 ff
Klette 40, 56, 86, 217 ff
Knoblauch 33 ff, 51
Kola 60
Königskerze 54
Kümmel 46, 49, 87, 112, 220 ff

L

Lavendel 32, 104, 224 ff
Leinsamen 95
Liebstöckelwurzel 39, 89 f, 95, 227 ff
Linde 41, 98, 231 ff
Lobelienkraut 54

Löwenzahn 14, 40, 51, 65, 69, 73, 83, 87, 91, 95, 235 ff

M

Mais 95
Majoran 45 f
Malve 42 f, 103
Mariendistel 81, 239 ff
Mate 90
Melisse 14, 32, 38, 45 f, 54 f, 87, 95 ff, 102 f, 114 ff, 243 ff
Minze 45
Mistel 31, 32, 39, 103, 113, 116
Mutterkorn 112
Myrrhe 50

O

Odermennig 32, 40, 49, 54, 84, 86 f, 97, 103, 247 ff
Oleander 39
Olive 85
Orangenblätter 103, 116

P

Petersilie 89 f, 251 ff
Pfefferminze 14, 32, 43, 46 ff, 54, 85 ff, 103 f, 112, 255 ff

Q

Quecken 48, 95
Quendel 74

R

Raute 32, 39, 96, 111
Rauwolfiawurzel 37, 53, 55
Rettich 84
Rhabarber 50, 87, 259 ff
Ringelblume 40, 50, 59, 71, 96, 114, 263 ff
Rosmarin 14, 38 f, 55, 74, 96, 114 ff, 267 ff
Roßkastanie 271 ff
Rote Beete 43

S

Safran 50
Salbei 14, 43, 58, 74, 87, 95, 116, 275 ff
Sandelholz 90
Sarsaparillwurzel 56
Sassafrasrinde 31, 32, 56
Sauerkraut 50
Schafgarbe 31, 32, 37 ff, 51, 53, 55, 60, 65, 71, 74, 86 f, 91, 96 f, 104, 111 ff, 116, 281 ff
Schlangenknöterich 40
Schlüsselblume 60, 71, 283 ff
Schöllkraut 54
Sennesblätter 48, 50, 96
Spiere 65, 71
Spitzwegerich 43, 287 ff
Stechapfel 21
Sternanis 54
Stiefmütterchen 40, 90
Süßholz 42 f, 49 f, 56, 74, 89 f, 95 f, 104, 291 ff

T

Tausendgüldenkraut 45, 74, 86
Teufelskralle 70
Thymian 14, 42 f, 46, 95, 295 ff
Tollkirsche 13, 27, 111
Tormentillwurzel 48 ff, 87, 113

V

Veilchen 42, 48, 71, 298 ff
Vogelknöterich 54

W

Wacholder 65, 69, 71, 74, 87, 89 ff, 95, 301 ff
Walnußblätter 40, 48, 86
Wasserpfeffer 113
Wegwarte 40, 48, 65, 86, 307 ff
Weidenrinde 71
Weißdorn 31, 32, 35 ff, 53, 116, 309 ff
Weiße Taubnessel 115 f
Wermut 49 f, 74, 83, 313 ff

Z

Zinnkraut 31, 32, 40, 49, 59
Zuckerrübe 82

Verzeichnis der lateinischen Pflanzennamen

A

Achillea millefolium 281 ff
Acorus calamus 209 ff
Aesculus hippocastanum 271 ff
Agrimonia eupatoria 247 ff
Alchemilla vulgaris 175 ff
Althaea officinalis 156 ff
Arctium lappa 217 ff
Arctostaphylos uva-ursi 129 ff
Arnica montana 127 ff
Artemisia absinthium 313 ff
Atropa belladonna 13

B

Berberis vulgaris 136 ff
Betula pubescens 144 f
Betula verrucosa 144 ff

C

Calendula officinalis 263 ff
Capselle bursa-pastoris 191 ff
Carum carvi 220 ff
Cichorium intybus 307 ff
Crataegus oxyacautha 309 ff

E

Equisetum arvense 119 ff

F

Foeniculum vulgare 171 ff
Fumaria officinalis 163 ff

G

Gentiana lutea 159 ff
Glycyrrhiza glabra 291 ff

H

Humulus lupulus 199 ff
Hypericum perforatum 205 ff

J

Juniperus communis 301 ff

L

Lavandula officinalis 224 ff
Levisticum officinale 227

M

Matricaria chamomilla 213 ff
Melissa officinalis 243 ff
Mentha piperita 255 ff

O

Olea europaea 85
Ononis spinosa 186 ff
Origanum vulgare 152 ff

P

Petroselinum sativum 251 ff
Pimpinella anisum 123 ff
Pinpinella saxifraga 140 ff
Plantago lanceolata 286 ff
Potentilla anserina 179 ff
Primula officinalis 283 ff

R

Rhamnus frangula 167
Rheum palmatum 259 ff
Rosmarinus officinalis 267 ff

S

Salvia officinalis 275 ff,
Secale cornatum 112
Sambucus nigra 195 ff
Silybum marianum 239 ff
Solidago virga-aurea 182 ff

T

Taraxacum officinale 235 ff
Thymus vulgaris 295 ff
Tilia cordata 231 ff
Tilia platyphyllos 231 ff
Tussilago farfaro 203 ff

U

Urtica dioica 149 ff
Urtica ureus 149 ff

V

Valeriana officinalis 133 ff
Viola odorata 298 ff